出版说明

中医药学是中国古代科学的瑰宝，也是打开中华文明宝库的钥匙。中国古代药学著作主要以本草类图书为主，历代都有官府重修本草和民间新撰本草著作出现，内容日趋增多，知识日益丰富，但编修体例变化不大。晚清以来，中国传统药学著作的编写出现重大变化。西方药典编写方法不断影响，中医药科学化思潮不断扩展，中药新研究成果不断涌现，中药新分类体系不断梳理，中药教材和普及读物不断需求，都是传统大型综合本草著作无法承担的。与此同时，中药辞典应运而生，代替综合本草著作，承担起总结中药学知识的任务，中药辞典编纂蔚然成风。

据不完全统计，民国时期编纂出版的中药辞典多达十余种，比较重要的药典有[①]：

书名	编纂者	出版
《中华药典》	卫生部	内政部卫生署 1930 年铅印本
《国药字典》	陈景岐	上海中西书局 1930 年铅印本
《中药大辞典》	卫生报馆	上海卫生报馆 1930 年铅印本
《中国药物新字典》	江忍庵	上海中国医药研究会 1931 年铅印本
《药性字典》	吴克潜	上海大众书局 1933 年铅印本
《中国药学大辞典》	陈存仁	上海世界书局 1934 年铅印本
《中华新药物学大辞典》	吴卫尔	中国新医学研究会 1934 年铅印本
《应用药物辞典》	章巨膺	民友印刷所 1934 年铅印本
《实用药性辞典》	胡安邦	上海中央书店 1935 年铅印本
《标准药性大字典》	潘杏初	上海医药研究学会 1935 年铅印本
《药物辞典》	董坚志	上海文业书局 1937 年铅印本
《药性辞源》	冯伯贤	上海中央书店 1937 年铅印本
《中西药典》	张公让	张公让诊所 1943 年铅印本

民国时期的中药辞典编纂工作虽然处于探索阶段，但大多是参考了古今中外各方面资料基础上编写而成，内容丰富，资料翔实。这些药典的编写体例、内容均较传统本草著作有很大变化，主编者多秉持对中药知识“以科学方法整理”的理念，“采用现代科学实验方法”而产生的新的中药学知识被编写者大量吸收，新式辞典严谨、规范、简明、清晰的编写风格逐渐吸收、融合，随着编纂经验的积累，编排体例亦不断完善，并有合理、便捷的展现。这些药典的主要特点有：① 科学性。内容上既重视对传统本草著作的总结、提炼，又大量吸收了中药科学研究的新成果，尤其重视药物成分、形态、分科、用量的各自清晰的表述。② 条理性。通过词目的设置，将传统本草著作中混在一起的性味、归经、功效、主治等叙述内容，进行分门别类，分条纂述，有序排列；对于新科研成果，亦通过药物“有效成分”“生理效应”等新设条目予以系统归纳，科学表述。③ 检索性。通过建立索引系统，或采用笔画顺序等编排体例，使读者便于查找所需内容。④ 便利性。通过系统化梳理，使每一种药物的相关内容集中在同一词条下，可以独立成章，不必前后翻找；对不同药物的知识，通过统一的编排体例与叙述模式，以消除阅读理解的障碍。

这批中药辞书是现代中药研究著作中具有基础性的重要成果。对于这批具有开创性意义的中药学术成果进行收集、整理、出版，既可成为当代中药研究者重要的参考资料，也是“切实把中医药这一祖先留给我们的宝贵财富继承好、发展好、利用好”（习近平语）的一项重要工作。

这批出版于 20 世纪三四十年代的药典，流传至今，已经较难访寻查阅，即便是国内一些重要的图书收藏机构，也没有一家能全部收藏这批药典的。我们希望通过不断努力，把这批中药药典汇成“现代国药名典丛书”影印出版。

《中华新药物学大辞典》，吴卫尔编，民国二十三年（1934）天津中华新医学研究会出版，全书正文 544 页，每页上下两栏，竖排。首有自序、目录，书末附录有《本辞典应用之度量衡》《本辞典编辑引用之参考书籍》《本辞典应用之新医病名解释表》《本辞典最新药物配剂及制剂方法之解释》《本辞典药物性质分类索引》。本书是一部编纂启动较早的民国中药药典，始于 1921 年，前后费时 13 年，悉心编成，颇具功夫和新意。全书载录药物以植物、动物、矿物为主，兼收人工制造物，汇集了有科学研究价值的实用药物以及民间常用药等 1400 余种，并采用部分欧美、日本等国药用植物、矿物以资参证。按药物学名笔画编次，不分门类，附拉丁文学名、异名和俗名，度量衡采用法国克兰姆计量制。每味药品先概述药物之科属、产地、栽培方式、繁殖方法、采制时间、供药部分等，后以化学方法确定药物之成分，再论药物之功效，并通过动物试验分析药物对人体生理的作用以及可能引起的副作用；再后介绍用量，最后论药物制剂，通俗浅释。全书特色：一是用科学方法详述各种药物的成分、功效、用量、制剂。对于药物成分“以化学方法，研究生药，检明其生药所含之成分，皆详细记述”；对于药物功效“以生药研究，检定其成分，再行动物试验，而后举述其所得效果，并说明其在生理上有何作用及其副作用”；对于药物用量“所有药物均行规定一回量、一日量、中毒量、致死量……此种用量，吾国本草尚未言及”；对于药物制剂则说明药材中供药部分“提其精华，废弃渣滓，使其粉碎、阴干、晒干、酒制、浸制、油制、煎制”等各种方法。二是对采录的民间药（俗称秘传药）予以特别疗效的提示。附录《药物性质分类索引》把全书药物分为 20 类：强壮药、健胃药、泻下药、利尿药、收敛药、刺戟药、兴奋药、解热药、解毒药、祛痰药、凉清药、变质药、通经药、催吐药、驱虫药、腐蚀药、引赤药、镇痛药、镇痉药、芳香药，可供中医药研究者参考使用。

《中华新药物学大辞典》是一部民国时期编纂出版的具有一定科学实验意义的中药辞书，具有较高的学术价值。本书据原本影印。

桑行之

2018 年 4 月

注　释：

① 据《中国中医古籍总目》及焦振廉《民国时期中医药著作概述》、王鼎等《民国时期本草著作的特征初探》、李楠《民国时期中药辞典的编纂及其对中药学发展的影响》统计，民国时期编纂的中医药类辞典达 28 种，其中中药辞典 15 种。需要说明的是，这 15 种中药辞典中，《辞典本草》内容与一般本草著作无异，徒具辞典之名，而程瀚章《新医药辞典》实为西医药学辞典，收录内容与中药无关，这两部书应予剔除。

中華新藥物學大辭典

吴衛爾 著

許以栗題

中華新藥物學大辭典序

吾國藥物之源，由來久矣。始於神農，昌於漢唐，迄今垂數千年，皆宗而崇之；顧僅知就天然之產物，參雜宗教之學說，稍加煎浸配製，卽行服用。法雖簡便，惜用量不準，學理不確，以致功效不能全顯。後代固不乏關於藥理之著作，然皆本乎五行生尅，陰陽氣化之說，反覆辨論，儘爲玄奧之理，雖其書多至萬卷，不過空想揣測之辭，舞文弄墨之舉耳。邇來歐美日本諸國，其藥品之所以進步者，皆賴於對天然之原料，施以科學之技術，分析其成分，拋去其渣滓，故量確質純，效力宏大。吾國墨守舊法，不知研究改良，闡明原理，利用原有產物，不惟利權外溢，長此以往，則吾國藥物，行將受天演之公例，若然，而醫療藥品應用器械及衛生材料，勢須一一仰給於外人，設一旦運轉不便，輸入困難，中藥不能用於新醫處方，而西藥又無處購得，其害影響於國家社會者，概可想見。余感於此，十年前，卽認爲中華新藥物學大辭典之編輯，實不可稍緩。故於民國十年卽開始工作，採擇吾國神農本草經以後數十種之本草學說，更搜集歐美日本書報所載之新藥植物，加以個人平日在各處之調查，凡各藥物之產地生活狀態，培植及移植方法，採製時期及其程序，皆逐項列明；此外並以顯微鏡檢查其內部構造，分析其主要成分之含量，測算用量，試驗其功效。攝影繪圖，鑑製標本。考察學名，審定科屬。日夕工作，不遺餘力，至今十有三載，始得粗具眉目，與世相見。謬誤之處，實所難免，尚望海內外學者，不吝賜教，則幸甚焉。

中華民國二十三年，七月，二十日。

——吳衛爾序於天津市——

内容提要

《中华新药物学大辞典》是一部20世纪30年代出版的中药辞书，具有较高的学术价值。该书由民国时期医学名家吴卫尔编纂，费时13年，悉心编成。全书汇集了有科学研究价值的实用药物以及民间常用药1400余种，按药物学名笔画编次，附拉丁文学名、异名和俗名，度量衡采用法国克兰姆计量制。每味药品先概述药物之科属、产地、栽培方式、繁殖方法、采制时间、供药部分等，后以化学方法确定药物之成分，再论药物之功效，并通过动物试验分析药物对人体生理的作用以及可能引起的副作用；再后介绍用量，最后论药物制剂，通俗浅释，可供中医药研究者参考使用。

图书在版编目（CIP）数据

中华新药物学大辞典 / 吴卫尔编 . —上海：上海交通大学出版社，2018
ISBN 978-7-313-19053-6

Ⅰ. ①中… Ⅱ. ①吴… Ⅲ. ①药物－中国－词典 Ⅳ. ① R98-61

中国版本图书馆 CIP 数据核字（2018）第 043549 号

中华新药物学大辞典

编　　者：吴卫尔
出版发行：上海交通大学出版社　　地　　址：上海市番禺路951号
邮政编码：200030　　电　　话：021-64071208
出 版 人：谈　毅
印　　制：苏州市越洋印刷有限公司　　经　　销：全国新华书店
开　　本：710mm×1000mm　1/16　　印　　张：38
字　　数：320千字
版　　次：2018年11月第1版　　印　　次：2018年11月第1次印刷
书　　号：ISBN 978-7-313-19053-6/R
定　　价：380.00元

现代国药名典丛书

中华新药物学大辞典

吴卫尔 编

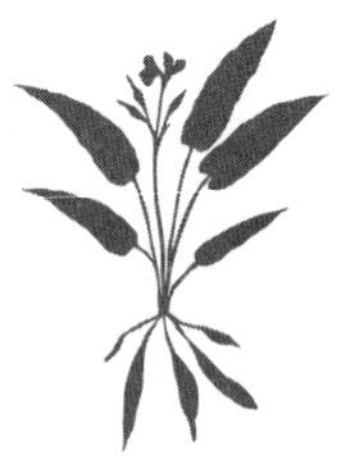

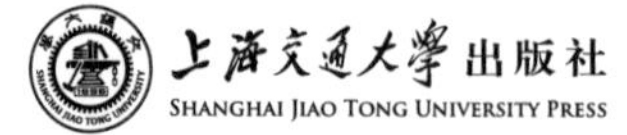

上海交通大学出版社
SHANGHAI JIAO TONG UNIVERSITY PRESS

凡例

一：本辭典編輯之目的，約分下列數項：

1 欲使舊醫學者，有藥物實際之研究，得治療確驗之效果。以洗滌陳腐之觀念，改換舊日之想像；致爲產除五行生尅之謬說，陰陽消長之芒論；

2 採取吾國有科學研究之藥物，及其民間用藥。編入辭典內，以便學者之瀏覽；

3 搜集歐美日本諸國藥用植物，礦物等學，以供學者之參証；

4 提示吾國之民間藥（卽秘傳藥），使學者能得特別效驗藥物之智識；

5 詳述各種藥物之成分，及其最新製劑方法，以爲新醫學者研究中藥之門徑，而代用西藥之指南。

二：本辭典詳載各種藥用植物，動物，礦物，及其人工製造物，共一千四百餘種，大有超過吾國本草綱目藥物之勢。

三：本辭典各種藥物，不分門類，均照藥物學名之頭一字筆畫排印，俾閱者易於尋檢。（其目錄亦然，並註明頁數，一望卽知。）

四：本辭典各種藥物之學名，係普通者及最新考查審定者。並附以拉丁文學名，及其異名與俗名。

五：本辭典各種藥物之基本，所載藥物，皆審定其科屬，並調查其產地生活狀況，栽培方法，及繁殖方法。採製時期，及其供藥部分，皆有正確之學理。

六：本辭典各種藥物之成分，以化學方法，研究生藥，檢明其生藥所含之成分，皆詳細記述，以備學者之參考。

七：本辭典各種藥物之功效，以生藥研究，檢定其成分，再行動物試驗，而後舉述其所得效果，並說明其在生理上有何作用，及其副作用。

八：本辭典各種藥物之用量，所有藥物均行規定一回量，一日量，中毒量，致死量；例如阿片用少量則興奮，多量則痲痺，更多量則致死。此種用量，吾國本草尙未言及，而本辭典皆詳明之。

九：本辭典各種藥物之製劑，係採取草根樹皮，枝梢莖葉，花果子實，選擇供藥部分，提其精華，廢棄渣滓，使其粉碎，陰乾，晒乾，酒製，浸製，油製，煎製，及其各種方法。

十：本辭典所用之度量衡，均照民國四年通令，採用法國克蘭姆量之新制。（另編度量衡詳細對照表，及其說明。）

十一：本辭典爲余個人十三年餘之心血結晶，然爲吾國一種藥物辭典創始之作，譾陋恐多，遺誤難免，幸閱者諒之。

中華新藥物學大辭典目錄

▲第五畫

▲第六畫

▲第九畫

▲第十畫

▲第十一畫

▲第十二畫

▲第十四畫

▲第十五畫

目錄終

中華新藥物學大辭典

第二畫

丁香 (桃金孃科)

『學名』Jambosa Caryophyllus, Ndz.

『產地』產於廣東，廣西，及蘇門答臘等地；而日本不產。

『基本』爲常綠喬木，其幹高二丈餘，葉對生，爲長卵圓形，先端甚尖，具有全邊。春間開花四瓣，色呈淡紫或紅白，有多數雄蕊，及一雌蕊；花簇生於新芽之頂端，花芽具有芳香氣味，可供藥用之。

『成分』含有 Caryophyllin ，及揮發油，護謨，樹脂，單寧，蓚酸，撒里矢爾酸等。

『功效』爲健胃藥，及芳香興奮藥，昔時每採其實而服用；但近來多以其油而代用之。

據開寶本草云：其氣味辛溫，無毒。能燥脾，煖胃，洩肺，溫腎，壯元陽，煖腰膝，殺蟲，辟惡，止霍亂，治冷氣，與風毒諸腫，牙槽勞臭，以及小兒吐瀉，痘瘡灰白不發等。

『用量』一回〇・二——〇・五爲粉劑，煎劑，浸劑等服用之。

『製劑』1 丁香油 Ol. Caryophyllii.

此爲丁香浸於食鹽水中，而後蒸溜所得之輕油；(每百分丁香中，約含有十八分油。)呈微黃色澄明之液體。可應用於齒痛，口腔炎等之消毒含嗽料。或一回〇・〇三——〇・〇五和於白糖，單用於消化不良等；

2 芳香丁幾 Tinctura aromatica

此即以丁香，桂皮，小荳蔻各二・〇，生薑五・〇浸於稀酒精一〇〇・〇中，取其壓濾之液，再加入枸櫞精五・〇即得赤褐色透明之液體，一回一・〇——二・〇爲健胃驅風藥服用之。

『禁忌』忌火，畏鬱金。

『採製』於二月，八月採取之。

『別稱』名見開寶本草，又稱爲丁子香；其實稍大者，名爲雞舌香，又稱母丁香。

人胞 (Placenta)

『基本』此俗稱胞衣，爲連胎兒與母體之媒介物，密着於母體之子宮部，（胎兒在母體內，時藉胎盤「即胞衣」由母體攝取營養物，而排泄自已老廢物，以營新陳代謝之作用）分娩後而脫落之。

「成分」含有刺戟素。

「功效」邇來據佛郎克（Frank）氏之實驗，証明胎盤有促進子宮發育之功能；故氏先將動物之兩側卵巢摘出，免受卵巢之影響，然後再用胎盤之乳劑，或抽出物，注射於該動物之皮下，則注射後一星期左右，見其子宮增大數倍，其肌層及黏膜層亦均肥厚焉！據云：其氣味甘鹹而溫，無毒。主治血氣羸瘦，婦人勞傷，面皮黑灰，腹內諸病，及男女一切虛損，勞極，癲癇，失志，恍惚，且能安心，養血，益氣，補精等。

「學說」李時珍曰：人胞，雖載于陳氏本草，昔人用者尤少。近因丹溪朱氏言其功，遂爲時用，而括蒼吳球始創大造丸一方，尤爲世行；其方藥味平補，雖無人胞，亦可服餌！

「別稱」又名胞衣，胎衣，紫河車，混沌衣，混元母，佛袈裟，仙人衣。

人參 （五加科）

「學名」Panax ginseng, C. A. Mey.

「產地」產於中國遼寧，吉林，黑龍江，山西各地，以及朝鮮等。多栽培於園圃，或自生於山野。

「基本」爲多年生草，通常下種至三年，始着花實。初年莖高三四寸，生一椏五葉。二年生二椏。三年生三椏。每增一年，輒增一數，至四五年之後，莖高二尺餘。其葉爲掌狀複葉，多由五小葉而成，邊端具有小鋸齒。秋日開花甚小，花瓣五枚，呈白色，爲繖形花序。其根肥大多肉，每與人形相似，可取爲藥用；但其全草，皆可供藥用之。

「成分」含有配糖體（Glykoside），皂素（Saponin），及黏液質（Bassorin），揮發性油狀物及其混合物等。

「功效」爲強壯興奮藥，有袪痰，利尿之功，嘗用於衰弱，肺癆，虛脫，盜汗等症。據云：氣味甘苦，微寒無毒。能補五臟，安精神，定魂魄，止驚悸，除邪，辟惡，明目，開心，益智，強身，消食，開胃；並療胃腸中冷，心腹鼓痛，胸脇逆滿，霍亂吐逆，止消渴，通血脈，五勞七傷，虛損癆弱，發熱，自汗，眩暈，頭痛，反胃，吐食，滑瀉，久痢，小便頻數，勞倦內傷，中風，中暑，痿痺，與吐血，嗽血，便血，淋血，及子宮出血，胎前產後諸病。

「用量」一回一・〇——三・〇——八・〇服用之。

「製劑」1複方人參越幾斯 Extractum Ginseng compositus

此卽以人參一〇・〇，天門冬，麥門冬，熟地黃，生地黃各三〇・〇浸於水五〇〇・〇中，經二週後濾過之，而蒸發製成稠厚之越幾斯，一日三回，一回三・〇——五・〇爲水劑，可應用於肺癆，咳嗽，虛熱，衰弱等。

「禁忌」與藜蘆相反；並畏五靈脂，惡皂莢，黑豆。

「採製」於二月，四月，八月之上旬，採取其根，以竹刀刮之，而暴乾，勿令見風，嚴密貯藏。

「別稱」名見本草經，又名爲黃參，血參，人銜，鬼蓋，神草，土精，地精，海腴，皺面還丹。

人中白

「基本」爲多年排尿之尿壺，其中自然沈澱，固著之灰白色物卽是。可採取之，而供藥用。

「成分」含有尿酸石灰。

「功效」每用爲強壯藥，加以人參濃煎，而服用之。

據云：其氣味鹹平，無毒。能安五臟，養丹田，滋腎水，潤三焦，降火，消熱，治虛癆，咳嗽等。

「用量」一回一・〇——三・〇服用之。

「採製」據李時珍曰：此乃人溺澄下白澱也，以風日久乾者爲良，入藥並以瓦煆過用之。

「別稱」又名爲溺白澱。

人中黃

「基本」通常以人糞，甘草末，及米糠，調和納於竹筒內，使其兩端固封，再置於沸湯中，經過數時間後，剖開竹筒，取其內中之塊狀物，卽爲人中黃，可供藥用之。

「功效」爲解熱藥，對於流行性感冒，咳嗽，痘瘡，血熱，實熱等皆可用之；並有清痰，消食，解熱，去毒之功。

據云：其氣味苦寒，無毒。主治骨蒸，勞復，癰疽，發背，痘瘡不起，天行熱狂，及惡瘡，熱毒等。

「用量」一回〇・五——二・〇服用之。

『學說』朱震亨曰：人中黃，以竹筒納入甘草末，用竹木塞其兩頭。冬月浸於糞中，立春取出，懸於風處，陰乾。而後破竹取草，晒乾用之。汪機曰：用棕皮綿紙，上鋪黃土澆糞汁，淋土濾取清汁，入新甕內，以椀覆定，埋土中一年，取出清若泉水，全無穢氣，年久者彌佳，比竹筒滲法更妙。

『別稱』日本稱為馬子疄，金汁等。

人面子 （漆樹科）

『學名』Spondias dulcis Forst.

『產地』多產生於臺灣，福建，廣東各處。

『基本』為落葉喬木，高達三丈，葉為羽狀複葉，小葉全邊。春天開小黃花，為圓錐花序。夏日結扁平果實，內中有核，兩邊具有人面之口，鼻，二目等，民間多採食之。

『成分』內含林檎酸，糖分等。

『功效』有清涼解熱之作用。

其味甘，性平，無毒。能醒酒，解毒；並治濕氣，風疹，遍身成瘡，或痛，或癢，食之卽愈。

『用量』四•〇——八•〇食服。

八仙花 （虎耳草科）

『學名』Hydrangea hortensia Dc. var. Azisai. A. gr.

『產地』多栽培於庭園中。

『基本』為落葉小灌木，高約四五尺，葉對生，呈卵圓形而平滑，邊緣有粗鋸齒。六七月間開花，多數集成圓錐花序。每由白色，而漸漸變成碧色，或紅色，非常美麗。採取其花晒乾後，而供藥用之。

『功效』為解熱藥。

『用量』一•〇——四•〇為煎劑，茶劑等，服用之。

『別稱』又名紫陽花。

八角金盤 （五加科）

『學名』Fatsia Japonica Dcne. et Planch.

『產地』多生於溫暖之地。

『基本』為常綠灌木，高七八尺，葉為掌狀分裂，具長葉柄，葉質較厚，而有光澤。冬月開小花白色，為繖形花序。採取其近根之皮，供藥用之。

『功效』可用於痲痺風毒，淋病，及打撲之溢血停積等。

其氣味苦辛，平而有毒。據云：此植物之氣，能開通壅塞；但因其猛悍之故，體弱者，不可用之。

『用量』一•五——二•〇服用之。

『別稱』又名金盤草。

八角茴香 （木蘭科）

『學名』Illicium Verum, Hook. F.

『基本』爲常綠喬木，幹高二十餘尺，其實類似莽草之實，爲複果，成熟時，呈小艇狀，每裂開而散出種子，爲褐色，而有光澤，可供藥用之。

『成分』含揮發油，樹脂，護謨，林檎酸，單寧，石灰，糖分等。

『功效』爲興奮驅風藥，又爲健胃藥。

『用量』一回〇•五——二•〇服用之。

九牛草

『功效』爲驅風鎮痛藥，其味微苦，而少有毒性；故專與甘草配伍，而服用之。

『用量』三•〇——七•〇服用。

『學說』蘇頌曰：生筠州山岡，二月生苗，獨莖，高一尺，葉似艾，圓而長，背有白毛，而面靑，五月採苗用之。李時珍曰：陳嘉謨本草蒙筌，以爲芹艾者，誤矣。

九仙子

『功效』爲外用消毒藥，可作咽頭炎，扁桃腺炎之含嗽劑。

『學說』李時珍曰：九仙子，出筠州太和山，一根連綴九枚，大者如雞子，小者如半夏，白色。二月生苗，蔓高六七尺，莖細而光，葉如烏臼葉，而短扁不圓，每葉椏生子枝，或一，或二，裊裊下垂，六七月開碎靑黃色花，隨卽結實，碎子叢簇，如穀精草子狀。九月採根，以供藥用。

『別稱』又名仙女嬌。

九香蟲

『功效』可爲神經衰弱，及胃腸衰弱藥；有用於陰莖勃起不能等症。

其氣味鹹溫無毒。主治脾胃虧損；並能壯陽，及益腎。

『用量』一回三•五——七•〇爲丸劑等。

『學說』李時珍曰：九香蟲，產于貴州永寧衛，（卽今關領縣）赤水河中，大如小指頭，狀如水龜，身靑黑色，至冬伏於石下，土人多取之爲藥。

『別稱』又名黑兜蟲。

九龍蟲

『功效』民間多用此蟲，治療各種重症；但未見有何特效。其性溫，行血分，暖脾胃，和五臟，健筋骨，去濕，搜風，壯陽道，治怯弱；並治感冒寒熱等。

『用量』七個乃至二十個，可為煎劑等服用之。

『學說』據云：此蟲於明末年，始傳入吾國。又云：於康熙初年，始有。考其由來，實出於外洋，故又名曰：洋蟲；此蟲形如米蝆子，初生如小蠶，久則變黑如豆瓣，有雌雄，今人用竹筒置穀花飼之，性極畏寒，天冷須藏之懷袖中，夜則置衾褥間，否則凍死，得人氣則生，且極易蕃衍。又有飼以茯苓屑，紅花，交桂末者，則色紅而光澤可愛，入藥尤良。

『別稱』又名洋蟲。

刀豈　（豆科）

『學名』Canavallia ensiformis, Dc.

『產地』多栽培於園圃間。

『基本』為一年生之蔓草，常纏繞於他物之上，葉為複葉，自三小葉而成。花為蝶形，花冠呈青紫色。果實為莢果，長大而扁平，如牛刀形，內含較大種子；其種子有紅白二色，多取白色者，為藥用之。

『成分』含有植物油，及來過明（Legumin）之豆素，澱粉等。

『功效』為健胃，及祛痰藥；每有用其炭末，為止吐劑等。據云：氣味甘平，無毒。主治溫中下氣，利腸胃，止呃逆，益腎，補元等。

『用量』三•○——七•○。

『別稱』又名挾劍豆。

第三畫

三七　（菊科）

『學名』Gynura pinnatifida, Dc.

『產地』庭園之間，多栽培之。

『基本』為多年生草，莖高三尺許，葉為羽狀分裂，秋間開黃褐色花，成為頭狀花序；其根，葉，皆可供藥用之。

『功效』為收歛藥，可服用於吐血，衄血，便血，及惡露不止等。更有採取其根葉擣汁，貼敷患處，而作消腫，止血，鎮痛，驅毒藥；故每外用於癰腫，蛇傷，及一切打撲，銃創等。

其味甘，微苦，無毒。能止血，散血，金刃，箭傷，血出不止，虎蛇咬傷諸病。

『用量』三•五——七•〇——一〇•〇服用之。

『製劑』1止血散 Pulvis stypticum

此以三七一〇•〇研為細末，即妥。可應用於胃腸出血，及衄血等。每服三•〇，米湯吞服；但外用於一般創傷等之出血，亦頗有效。

『採製』晒乾，剉用

『學說』李時珍曰：生廣西南丹諸州，番峒深山中，採根暴乾，黃黑色團結者，狀略似白及，長如老乾地黃，有節，味微甘而苦，頗似人參之味。或云：試法以末摻猪血，血化為水者，乃眞。近傳一種草，春夏生苗，高三四尺，葉似菊艾而較厚，有岐尖，莖有赤稜。夏秋開黃花，蕊如金絲盤紐，可愛，而氣不香，花乾則吐絮，如苦蕒絮，根葉味甘，治金瘡，折傷，出血，及上下血病甚效云！是三七，而根大，如牛蒡根，與南中來者不類，恐是劉寄奴之屬，甚易繁衍。

『別稱』又名山漆，金不換。

三白草 （三白草科）

『學名』Saururus Loureiri, Dene.

『產地』生於水田池沼之邊。

『基本』為一種宿根草，莖高二尺，葉長卵圓形，基脚呈心臟形，葉柄之基部，抱擁於莖外。夏日莖梢，生出三葉，變為白色，其葉腋綴以總穗狀花，帶淡黃色。採其根，花，供藥用之。

『功效』為利尿藥，可應用於脚氣，水腫，及小兒腹脹等。其味甘，辛寒，而有小毒。主治水腫，脚氣，利大小便，消痰，破癖，除積聚，消疔腫。

『用量』三•〇——七•〇為煎劑，服用之。

『採製』五月採取其根，花，全草，晒乾備用。

『學說』李時珍曰：三白草，生田澤畔。八月生苗，高二三尺，莖如蓼，葉如章陸，及青葙。四月其顛三葉，面上三次變為白色，餘葉仍靑不變。俗云：一葉白食小麥，二葉白食梅杏，三葉白食黍子。五月開花，成穗，如蓼花狀，而色白，微香。

上黨參 （五加科）

『學名』Companumaea Pilosula.

『功效』為祛痰，滋養藥。

其味甘，性平。治肺虛，能益肺氣。

『用量』三・〇——七・〇為煎劑，丸劑等，服用之。

『學說』百草鏡云：黨參，一名黃參，黃潤者良，出山西潞安，太原等處。有白色者，總以淨軟，壯實，味甜者佳。嫩而小枝者，名上黨參，老而大者，名防黨參。

千年艾 （菊科）

『學名』Chrysanthemum Decaisneanum, Maxim.

『基本』為一種蒿屬之植物，莖高尺許，葉之外面青色，裏面白色，而長。秋日開花，雌雄異株，雄花之頭狀花序，皆為舌狀花。雌花之頭狀花序，為筒狀花；雌花成熟，則結實，形作舟狀，或扁平狀。可採其葉，供藥用之。

『功效』為婦人經痛等之效藥。

其氣味辛微苦溫，無毒。主治男子虛寒，及婦人血氣諸病。

『用量』三・〇——七・〇為水煎劑等，服用之。

『採製』八月採葉，曝乾。

千里及

『產地』多生於田野，道傍之間。

『基本』為一種蔓草，莖圓而青，葉為細長，葉背有毛。秋月開花，黃色。可取全草，供藥用之。

『功效』民間有以其莖汁，而治麻拉里亞，黃疸等；又有外用於蛇犬之咬傷等。

據本草拾遺云：其氣味苦平，而有小毒。蘇頌云：其味苦甘寒，無毒。能退熱，明目，治時疫，結毒等。

『用量』三・〇——九・〇煎汁服之。

『學說』陳藏器曰：千里及，藤生道旁籬落間，葉細而厚，宣湖間有之。蘇頌曰：千里及，生天台山中，春生苗，秋有花，土人采花，葉，入藥。又筠州有千里光，生淺山及路旁，葉似菊而長，背有毛，枝幹圓而青，春生苗，秋有黃花不結實。采莖葉入藥，名黃花演盖一物也。

千金藤 （防己科）

『學名』Stephania hernandifolia. Wolp.

『產地』生於暖地之間。

『基本』爲攀緣灌木，葉平滑互生，長柄卵形，而作楯狀，長二三寸，闊一二寸，下面呈白色，莖上升，花淡綠色，爲繖形花序。核果平滑，內果皮扁平，作蹄鐵形，側面凹入成孔，種子如環形，子葉細長。可取其根，供藥用之。

『功效』爲解毒藥，可用於虎列拉，痲拉里亞，丹毒，癰腫，及藥石中毒等。

『學說』陳藏器曰：千金藤，有數種，南北名模不同，大略主療相似，或是皆近於藤也，生北地者，根大如指，生南土者，黃赤如細辛。舒廬間，有一種藤，似木蓼。又有烏虎藤，繞樹生，冬青，亦名千金藤。一種似荷葉，只大如錢許，亦呼爲千金藤。又云：古藤，主痢，及小兒大腹。千金者，以貴爲名，豈俱一物，亦狀異而名同耶！

千歲蘽

『產地』多生於山野之中。

『基本』爲一種蔓生植物，莖攀援木上，折斷而有白汁。葉爲小葉，如葡萄葉狀，夏月開花，秋月結子，呈赤褐色。可採其根，供藥用之。

『功效』爲強壯藥，有續骨，長肌之效。

據名醫別錄云：其氣味甘平，無毒。能補五臟，益氣血，續筋骨，長肌肉，去諸痺，久服輕身，不飢耐老，通神明。

『別稱』又名蘽蕪，苣瓜。

山丹　（百合科）

『學名』Lilium concolor, Salisb.

『產地』生於山地之間。

『基本』爲多年生草，高一二尺，地下有鱗莖，與百合相似，而較小。葉呈披針形，互生。夏日莖稍着花，紅色。可採其根，花，供藥用之。

『功效』爲驅毒藥，有用於癰腫，惡毒等。

據日華本草云：其根氣味甘涼，無毒。能治瘡腫，驚邪，婦人崩中。其花同，能活血，療疔等。

『學說』李時珍曰：山丹，根似百合，小而瓣少，莖亦短小，其葉狹長而尖，頗似柳葉，與百合迥別。四月開紅花，六瓣不四垂，亦結小子。燕齊人，採其花跗未開者，乾而貨之，名紅花菜。

『別稱』又名紅百合，連珠，川強瞿，紅花菜。

山柰 （蘘荷科亦作薑科）

『學名』Kaempferia Galanga, L.

『產地』產生於福建，四川各省爲最多。

『基本』爲一種草本植物，根形與鬱金相似，葉亦似鬱金，卵圓而尖，柄短。秋間自兩葉之中央，生披針形之苞數片，苞中出一花，全花白色；惟帽瓣之中心，見淡紫色，其花天曉開放，日沒凋萎，次日更自他苞中出一花，連續十餘日而終。可採其地下莖，供藥用之。

『功效』爲芳香性之消化藥；更有以其粉末，爲香料等。其氣味辛溫，無毒。能暖中，辟瘴，治寒溼，惡氣，霍亂，腹痛。

『用量』一•〇——三•〇服用之。

『學說』李時珍曰：山柰，生廣中，人家栽之，根葉皆如生薑，作樟木香氣。土人食其根，如食薑，切斷暴乾，則皮赤黃色，肉白色。古之所謂廉薑，恐其類也。段成式酉陽雜俎云：柰祇出拂林國，長三四尺，根大如鴨卵，葉似蒜，中心抽條甚長，莖端有花，六出，紅白色，花心黃赤，不結子。其草冬生，夏死，取花壓油，塗身去風氣，按此說頗似山柰，故附之。

『別稱』又名山辣，三奈。

山茶 （山茶科亦作茶科）

『學名』Thea joponica Nois.

『產地』生於海邊之暖地。

『基本』爲常綠喬木，高二十餘尺，葉長卵圓形而尖，質較厚且少有光澤，互生。春日開花，紅白色。果實爲蒴果，成熟則裂開，散出種子二三粒，呈淡褐色。通常採取其花，供藥用之。

『成分』種子，含多量揮發油。

『功效』爲收斂藥，對於吐血，衄血，及便血，皆可服用。其氣味苦溫，『或甘寒』無毒。能涼血，止血，治腸風，下血。

『用量』三•〇——七•〇爲粉劑，煎劑等。

山蛤

『學名』Rana temporaria, L.

『基本』爲蛙之一種，胴部略長，體爲赭色，背上雜以暗褐色之斑，後肢略長，趾間有蹼，跳躍頗巧，肉可供

食○

『功效』民間有食此，以療小兒勞瘵等○

『學說』蘇頌曰：山蛤在山石中藏蟄，似蝦蟆而大，黃色，能吞氣，飲風露，不食雜蟲，山人亦食之○

山葱 （百合科）

『學名』Allium Victorialis, L.

『產地』山地多自生之○

『基本』為多年生草，莖高二三尺，呈青紫色，葉狹長，有平行脈○春間開花，紫黑甚小○其根，入藥用之○

『成分』含有 Jelwin, Veratroilin, Veratrachin, Cevadin. 及澱粉等○

『功效』為催吐藥，殺蟲藥；但多外用於疥癬等○其味辛，微溫，無毒○除瘴氣，惡毒，久食強志，益胆氣○

『用量』一回○·一——○·二五服用之○

『學說』李時珍曰：此葱，野葱也○山原平地皆有之，生沙地者，名沙葱○生水澤者，名水葱○野人皆食之○開白花，結子，如小葱頭○世俗不察，胡葱，即蒜葱，誤指此為胡葱○

『別稱』又名茖葱○

山蒜 （百合科）

『學名』Allium nipponicum, Fr. et Sav.

『產地』生於山野中○

『基本』為多年生草，高至一二尺許，地下有鱗莖，白色○大如棗葉，細長而尖○夏月葉間抽莖，莖頂開花，花小白色，或淡紫色○採其鱗莖，供藥用之○

『成分』含有硫油，及揮發油○

『功效』用治子宮血腫，血塊等○又和米粉貼敷於癰疔，及打撲傷，能鎮痛，消腫○

本草拾遺云：其氣味辛溫，無毒○治婦人血瘕，積塊甚效○

『學說』李時珍曰：山蒜，澤蒜，石蒜，同一物也；但分生於山澤石間不同耳！人間栽時，小蒜始有三種移成，故猶有澤蒜之稱○

『別稱』又名蒚，澤蒜○

山薑 （蘘荷科亦作薑科）

『學名』Alpinia japonica, Miq.

『產地』生於暖帶之山麓○

『基本』爲多年生草，高一尺許，葉似蘘荷而小，每株着四五葉，互生，葉背有軟毛，撫之如絨狀。夏月開白花，爲穗狀花序，又類總狀花序，花後結實，大如豆粒，熟則赤色。可採取地下莖根，入藥用之。

『功效』可用於寒性腹痛，腸痛，疝痛，及虎列拉之腸痙攣等，皆有鎮痛之功能。

藥性本草云：其氣味辛熱，無毒。治腹中冷痛，甚效。

『用量』一·〇——三·〇服用之。

『學說』甄權曰：山薑根及苗，並如薑而大，作樟木臭，南人食子。又有欟子薑，黃色而緊，辛辣，破血氣，殊強於此薑。李時珍曰：山薑生南方，葉似薑，花赤色，甚辛，子似草荳蔻，根如杜若，及高良薑，今人以其僞充草荳蔻，然其氣甚猛烈。

『別稱』又名美草。

山薤 (百合科)

『學名』Allium japonicum, Rgl.

『產地』生於水濕之地。

『基本』爲多年生草，葉細長，有三稜，秋間抽花軸，高一尺餘，軸頂着以紫色之繖形小花。可採其全草，供藥用之。

『功效』爲鎮痛藥，常用於寒性腹痛等。

其氣味辛溫，無毒。治腹滿，腹脹，寒冷，霍亂，及婦女產後血攻，胸膈刺痛等。

『別稱』又名藿，䪥。

山獺

『產地』吾國兩廣之野山，多產生之。

『基本』此爲獺之一種，其性最爲淫毒，山有此獸，凡牝類動物，皆避去之；故其無偶則抱木而枯，土人婦女成羣入山，此獸聞氣必來抱之，緊束次骨，牢不可脫，因扼殺之。其骨及陰莖，皆可供藥用之。

『功效』民間用爲陰痿之效藥，以酒少許磨服，即能使陰莖勃起；而骨有外用爲解毒消腫藥等。

本草綱目云：其氣味甘溫，無毒。治陽虛陰痿，精冷而清。

山鵲

『學名』Pyrrhala grisseiventris Lafr.

『產地』山野處處有之。

「基本」爲鳴禽類，雄者，頭部黑色，咀圓錐狀，亦呈黑色，而有光澤。自頰至喉側，則呈深赤色，而背面青灰，胸腹赤紅。其翼與尾，又呈黑色。雌者，色淡，而頰與喉側，亦非紅色也。取其肉，供藥用之。

「功效」用於植物之水果中毒。

其氣味甘溫，無毒。能解諸果毒。

「別稱」又名鸞，鶽，山鵲，赤嘴烏。

山荳根 （豆科）

「學名」Euchresta japonica, Benth.

「產地」生於暖帶山野之陰地。

「基本」爲常綠蔓狀亞灌木，高一二尺，莖柔軟易傾側。夏月自葉腋出穗，開白色蝶形花；花後結實，熟則呈黑色。採取其根，而供藥用之。

「功效」爲解毒藥，對於咽頭，喉頭發炎，腫脹，疼痛，含之嚥汁，均有特效。

開寶本草云：其氣味甘寒，無毒。能解諸藥毒，止痛，消腫，去熱，殺蟲，及婦人氣血腹脹等。

「用量」一回二•〇——五•〇服用之。

「採製」八月採取其根，以水洗淨，晒乾，貯藏備用。

「別稱」又名解毒，黃結，中藥。

山茱萸 （山茱萸科）

「學名」Cornus officinalis, S. et Z.

「基本」爲落葉小喬木，高丈餘，葉長卵圓形，其端尖銳。春日開小黃花數朶，集生，葉遲於花。實呈卵圓形，赤色，可供藥用之。

「功效」爲强壯藥，可用於遺精，健忘，及一切虛損，癆傷等。

神農本草經云：其氣味酸平，無毒。能壯陽，强陰，溫肝，補腎，固精，秘氣，除風，逐寒，發汗，通竅，久服能輕身明目。

「用量」二•〇——六•〇服用之。

「採製」熟果，可用酒煮，去核。

「別稱」又名蜀酸棗，肉棗，魃實，雞足，鼠尖。

山蚿蟲 Julus

「基本」屬於馬陸類，除近於頭部數環節外，皆以二環節，密合成爲一環節；每環節，有脚二對。頭部之背側，有觸鬚二枚。每遇其他，則將觸鬚卷曲不動；並由開口於體側之腺，放出臭氣，以防禦之。

『功效』民間有取該蟲一節，以作慢性酒精中毒之禁忌品；但多食，則毒人。

本草拾遺云：此蟲有大毒，常用其燒黑，敷惡瘡。

山楂子 (薔薇科)

『學名』Mespilus cuneata, S. et Z.

『產地』庭園中，多種植之。

『基本』爲落葉灌木，初栽高約五六尺，枝有多棘，葉形似楔，邊有鋸齒。春暮開小白花，實作紅黃色，呈圓球形，核堅硬而爲黑色。其果可供藥用。

『功效』爲健胃藥，對於消化不良，及腹痛，脹滿等，皆可服用。

其氣味酸冷，無毒。能破氣，消食，磨積，化痰，補脾，健胃，活血，散瘀；並治淡飲，痞滿，癥瘕，肉積，呑酸，瀉痢，及疝氣，腰痛等。

『用量』二•〇——五•〇爲煎劑等。

『採製』採實，除去核仁，微焙用之。

『別稱』又名赤爪子，山裏果，俗稱山查。

山慈姑 (百合科)

『學名』Tulipa edulis, Bak.

『產地』山野多自生之。

『基本』爲多年生草，高尺許，葉細長如韭，莖自地下莖之中央生出，頂端開一花，色白略紫。其地下莖，狀如慈姑，可供藥用之。

『功效』爲解熱，消腫藥。

其味甘，微辛，而有小毒。能治癰腫，疔毒，瘰癧結核，以及毒蛇咬傷，皆可用之。

『用量』三•〇——七•〇服用之。

『採製』取根，去皮，煨乾，剉用。

『學說』李時珍曰：山慈姑，處處有之，冬月生葉，如水仙花之葉而狹，二月中枯一莖，如箭桿，高尺許，莖端開花白色，亦有紅色，黃色，上有黑點；其花乃衆花簇成一朶，如絲紐成，可愛。三月結子。有三稜。四月初苗枯，卽掘取。其根狀如慈姑，及小蒜，遲則苗腐難尋矣，根苗與老鴉蒜極相類；但老鴉蒜無毛，慈姑有毛殼包裹，爲異耳！用之去毛殼。

『稱別』又名金燈，鬼燈檠，朱姑，鹿蹄草，無義草。

山櫻桃 (薔薇科)

『學名』Prunus tomentosa, Thunb.

『產地』生於山地，亦有栽培於庭園之間者。

『基本』爲落葉灌木，高至七八尺，葉卵形，互生，有鋸齒。其嫩莖，及葉之下面，生毛甚密。春月開花，白色。果實爲核果，呈小球形，成熟則爲深紅色，而有光澤，大約四分許，可採取而爲藥用。

『功效』爲解熱，止瀉藥。其氣味辛平，無毒。能止洩，腸澼，除熱，調中，益脾，洩精。

『學說』李時珍曰：樹如朱櫻，但葉長尖不圓，子小而尖，生青，熟黃赤，不光澤，而味惡，不堪食。

『別稱』又名朱桃，麥櫻，英豆，李桃。

小青

『產地』多產於水濕之地。

『基本』此爲 Jsatis tinctoria, L. 之一種較小者，葉短小，而莖多。開花成簇，兩瓣紅色。可取其全草，供藥用之。

『功效』爲解熱藥。其味苦，大寒。能治傷寒熱證，目赤腫痛，翳障初發，青盲，夜盲。每與酒漿同雞肝或羊肝煑用之。

此外尚有一種，產於福建，三月開花，土人當月採其葉，而應用於腹痛，血痢，及蛇咬傷中毒，均可研汁服用；又可生搗貼敷癰腫，癤瘍等甚效。此性溫，無毒，即小青葉也。

『用量』小青二•五——五•〇服用；小青葉七•〇——一〇•〇服用。

小麥 （禾本科）

『學名』Treticum Sativum, Lain. var. vulgare, Hack.

『產地』各地田園中，多栽植之。

『基本』爲穀類植物，越年生草，莖高三四尺，中空有節，葉細長，有平行脈。初夏開小花，實爲穎果，其芒甚短，子粉甚多，體重較輕。入水浮者，爲浮小麥，多供藥用之。

『成分』含多量之蛋白質，澱粉，麥芽糖，及其他。

『功效』其味甘寒。能止盜汗，自汗，虛癆，骨熱等。

『用量』七•〇——一二•〇服用之。

『學說』蘇頌曰：大小麥，秋種，冬長，春秀，夏實，其四中和之氣，故爲五穀之貴。李時珍曰：北人種麥，漫撒；南人種麥，撮撒。北麥，皮薄，麪多；南麥，反此。

『別稱』又名曰：來。

小薊 （菊科）

『學名』Cirsium japonicum, Dc.

『產地』多產於水濕之地。

『基本』爲多年生草，莖高尺餘，葉有多刺，而葉背更有多毛，如蛛網然。夏日開淡紫色花，爲頭狀花序；惟較大薊而小。其根入藥用之。

『功效』爲止血藥。其氣味甘溫，無毒。能治吐血，衂血，及下血；並能補虛，養精，開胃，下食，止吐，解熱等。

『用量』五．五——八．〇服用之。

小蘗 （小蘗科）

『學名』Berberis Thunbergii, Dc.

『產地』生於山野之間。

『基本』爲落葉小灌木，高至五六尺，葉小而卵形。春夏之間，開小黃色花，果實爲漿果，呈長卵圓形，赤色，後變黑色。其皮外白，裏黃而薄，可供藥用之。

『功效』爲解熱，止血藥。其味苦，大寒，無毒。能殺蟲，解熱；治血崩，療口瘡。

『學說』蘇恭曰：小蘗，生山石間，所在皆有，襄陽峴山東者爲良。一名：山石榴，其樹枝葉，與石榴無別；但花異，子細，黑圓如牛李子，及女貞子耳！其樹皮白。陶弘景云：皮黃，恐謬矣。今太常所貯，乃小樹多刺，而葉細者，名刺蘗，非小蘗也。

『別稱』又名子蘗，山石榴。

小荳蔻 （蘘荷科）

『學名』Elettaria cardamomum, White. et Waton.

『產地』原產於印度之海岸。

『基本』爲多年生草，高至十尺許，葉與花之構造，頗似蘘荷。其果實，供藥用之。

『成分』含有揮發油等。

『功效』爲健胃藥，有驅風止瀉之能，芳香矯味之功。

『用量』一．〇——〇．三——一．〇服用。

小葉麥門冬 （心蘭科）

『學名』Ophiopogon japonicus Ker.

『產地』多自生於山野之樹陰，或栽種於庭園之陰地。

『基本』爲一種陰草，根莖中部肥厚，而兩端細長，具多數之鬚，外部呈黃白色，有橫皺紋。採取根莖，而爲藥用。

『功效』爲祛痰，鎮咳藥。有解熱，消炎之功；並能退面部浮腫。

『用量』一囘〇・五——五・〇服用之。

大空

『產地』山谷中，多產生之。

『基本』爲灌木之植物，高六七尺，其樹略小，葉大而厚，呈爲圓形。其根皮赤色，質甚虛軟，可供藥用之。

『功效』爲殺蟲藥。其氣味苦平，而有小毒。能殺三蟲，蟣虱。每取其研末和油，塗於患處。

大青 （十字花科）

『學名』Isatis tinctoria, L.

『產地』原產於歐羅巴洲。

『基本』爲越年生草，高二三尺，下部之葉，倒卵形，有葉柄；上部之葉，披針形，無葉柄。春日開花，黃色，四瓣，爲總狀花序。夏日採其根莖，入藥用之。

『功效』爲清涼解熱藥。其味苦，大寒，無毒。（李時珍曰：味甘・微鹹，不苦。）能治時氣，頭痛，毒熱，口瘡。有瀉心胃熱毒之功。

『用量』二・〇——八・〇服用。

大荳 （荳科）

『學名』Glycine hispida, Maench.

『產地』多栽種於陸田中；吾國北方多種之。

『基本』爲一年生草，高二尺餘，葉爲羽狀複葉，密生毛茸。秋間開小花，白色，或淡紫色。結莢長寸餘，有毛。實呈圓形，色黑者，供藥用之。

『成分』含荳油極多；且有蛋白質，澱粉等。

『功效』爲解毒藥；並有滋養之功。其氣味甘寒，無毒。能健胃，解毒，補腎，利水，調中，下氣，除熱，祛風。外用可將生黑荳研爲粉末，混於適量之水，爲貼布用；能治癰瘍，瘡腫；有鎮痛，消腫之效。

『用量』一一・〇——一五・〇爲煎劑，服用之。

『採製』取黑色大豆，炒過，去殼皮用。

『別稱』俗稱黑大豆，黑豆等；又名：菽。

大棗 (鼠李科)

『學名』Zizyphus vulgaris Lam var Inermis Bge.

『產地』多產生於庭園之中。

『基本』爲落葉亞喬木，高二丈許，葉爲卵形，互生。花小而色黃。實呈卵圓形，初青，熟紅，肉多，有核，可採取之，而爲藥用。

『成分』含有砂糖，黏液質等。

『功效』爲緩和藥。

其氣味甘平，無毒。吾國常爲調味，配合藥；但目的在理胃，和血，補中，益氣；且能滋脾，潤肺，生津液，悅顏色，通九竅，助經絡，和百藥，故補劑中，多加用之。

『用量』三・〇——九・〇——一二・〇服用之。

『別稱』俗稱乾棗，良棗，丹棗等。

大黃 (蓼科)

『學名』Rheum officinale, Baill.

『產地』吾國西北各省，皆有產生；惟四川產者，紫地綿紋，用之最良。

『基本』爲多年生草，高四五尺，地下有多肉根。葉互生，甚大，爲掌狀，有淺裂，具長柄。夏秋之交，開淡黃色之小花，爲多數穗狀花序。採其肉根，供藥用之。

『成分』含有 Chrysophan 酸 $C_{14}H_5CH_3(OH)_2O_2$, Emoidin, $C_{14}H_4CH_3(OH)_3O_2$, 與二種樹脂質，如：Aporetin, Eryth oretin, 及苦味質，單寧，沒食子酸，揮發油，蓚酸，澱粉，石灰等。

『功效』爲健胃藥，及緩下藥。對於消化不良，宿食便秘，胸滿腹脹，水腫下痢，及一切實熱等，皆可服用。

其氣味苦寒，無毒。(或作大寒，有毒。)能瀉瘀血，祛實熱，破癥瘕，積聚，留飲，宿食；蕩滌腸胃，推陳致新，通利水穀，調中化食，安和五臟。

『用量』一回〇・五——一・五爲健胃藥；二・〇——四・〇爲緩下藥。用以煎劑，粉劑等，皆可服用之。

『製劑』1 大黃越幾斯 Extract. Rhei.

此卽以大黃一・〇，酒精及水一〇・〇，浸製而成之乾燥越幾斯；用於健胃者，一回〇・三——〇・五；用於瀉下者一・〇——二・〇。爲水劑，粉劑等而服之。

2 **大黃丁幾** Tinct. Rhei.

此卽以大黃一〇・〇，桂皮，小荳蔻各一・〇，酒精與水各五〇・〇，冷浸二週而壓濾之，卽成爲黃褐色澄明之液體。用於健胃者，一回四・〇——一〇・〇爲水劑而服之。

3 **大黃舍利別** Sirupus. Rhei.

此卽以大黃丁幾五・〇混和於舍利別五〇・〇中卽成。每以其單味五・〇——一〇・〇爲小兒下藥。

『**禁忌**』忌冷水，惡乾漆。

『採製』於二月，八月採根；以火磚烤乾之卽妥。

『別稱』名見本草經，又稱爲黃良，將軍，火參，膚如。

大麥 (禾本科)

『學名』*Hordeum sativum, Jess. var. vulhare, L.*

『產地』田園中，多栽種之。

『基本』爲越年生草，高三四尺，莖中空，有明瞭之節。葉狹長，有平行脈，下部成鞘狀，包圍莖幹，爲穗狀花序；一小穗上，只有一花。各外面有二個狹長之穎，外殼上，通常有長芒。結實較小麥爲大，可入藥用之。

『成分』含有蛋白質，澱粉，及麥芽糖等。

『**功效**』爲健胃藥，有滋養，助消化之能。

其氣味鹹溫，無毒。能消渴，除熱，益氣，補中。

凡米麪諸果食積，皆能消導之。

『用量』一回八・〇——一四・〇服用之。

『採製』取大麥浸於水中，至軟爲度，復取出而去水分，使其堆積一週，則漸次鬱蒸，而生幼根及芽，卽爲麥芽 (Malz) 也；又稱：麥糵也。

『別稱』又名牟麥。

大麻 (桑科)

『學名』*Cannabis sativa, L.*

『**產地**』庭園及田地之中，多栽種之。

『基本』爲一年生草，高八九尺，莖方形。葉爲掌狀複葉，小葉五片，或七片，有鋸齒；花爲單性。其結成之種子，可供藥用。

『**成分**』含多量之植物油等。

『**功效**』爲緩和藥，有潤腸之功。

其氣味甘平，無毒。能補中，益氣，潤臟，滑腸，逐水飲，破血積。

『用量』六•〇——八•〇——一二•〇服用。

『禁忌』畏牡蠣，白微，茯苓。

『學說』李時珍曰：大麻，卽今火麻，亦曰：黃麻，處處種之，剝麻，收子，有雌雄，雄者爲枲，雌者爲苴。大科如油麻，葉狹而長，狀如益母草葉，一枝七葉，或九葉。五六月開細黃花，成穗；遂卽結實，大如胡荽子，可取油。剝其皮，作麻。其稭白而有稜，輕虛可爲燭心。齊民要術云：麻子放勃時，拔去雄者，若未放勃，先拔之，不成子也。其子黑而重，可搗治爲燭，卽此也。

『別稱』又名火麻，黃麻，漢麻；雄者名枲麻，雌者名苴麻，苧麻；花名麻蕡，麻勃。

大戟 （大戟科）

『學名』Euphorbia pekinesis, Rupr.

『產地』生於山野中。

『基本』爲多年生草，莖高三尺餘，葉如箭鏃，互生，有細鋸齒。夏季之間，開花甚小，而呈褐色。雌雄同株，有總苞四片，圍繞如萼。可採其根，入藥用之。

『功效』爲瀉下藥；並有利尿，消腫之功。對於閉尿，腹水，及一切浮腫，滿脹，積聚，閉經，與癰腫等，均能有效。

其氣味苦寒，有毒。能袪濕，行血，瀉毒，發汗，利大小便。治諸臟腑水，心腹急痛，積聚，癥結。又可消癰腫，下惡血。

『用量』一回一•〇——三•〇——六•〇服用之。

『禁忌』據云：反甘草。

『採製』二月，八月，採根，去蘆頭，（或用水煮軟）除去木心，剉晒而用。

『學說』李時珍曰：大戟，生平澤甚多，直莖高二三尺，中空，折之有白漿。葉狹長，如柳葉，而不圓；其稍葉密攢而上。杭州，紫大戟，爲上。江南，土大戟，次之。北地，綿大戟，色白；其根皮，柔靱如綿，甚峻利，能傷人，弱者服之，或至吐血，不可不知。

大蒜 （百合科）

『別稱』又名卯鉦，下馬仙。

『學名』Allium scorodoprasum, L.

「產地」多栽培於園圃中。

「基本」爲多年生草，高三尺餘，地下有鱗莖。葉狹長而扁；花帶紫色，爲繖形花序，花間有珠。可採其鱗莖等，供藥用之。

「成分」含有揮發性硫油，及大蒜油 $(C_3H_5)_2S$ 等。

「功效」爲利尿藥，祛痰藥，及殺蟲藥。

其氣味辛溫，有毒。能止霍亂，轉筋，腹痛。除邪，解溫，下氣，消穀，去風濕，破冷氣。

「用量」一回〇・五——一・〇服用。

「製劑」1 大蒜丁幾 Tinct. Allii.

此卽以大蒜頭二・〇，去皮，浸於酒精一〇・〇中，經二週後，濾過之，爲一種淡黃色之液體；其功效相同，一日三・〇——五・〇服用之。

「處方」肺壞疽藥水

此卽以大蒜丁幾三・〇，枸橼油二滴，冰糖五・〇，水一〇〇・〇，共爲水劑，一日三回分服。

「學說」李時珍曰：大小二蒜，皆八月種，春食苗，夏初食薹，五月食根，秋月收種。北人，不可一日無此物者也。

「別稱」又名葫，葷菜。

大蓼 （毛茛科）

「學名」Clematis Recta, L. var Paniculata, Thunb.

「產地」多自生於山野之濕地。

「基本」爲多年生蔓狀灌木，長達丈餘，葉對生，爲羽狀複葉，多自三葉，或七葉而成；呈心臟形，表面爲深綠色，裏面爲淡綠色。每以葉柄，纏繞於木上。秋月開花，白色，四瓣，成聚繖花序排列，後結瘦果。取其葉，花，供藥用之。

「成分」含有 Ol. Anemon. 及 Acid. Anemon. 等。

「功效」爲發泡藥，有引赤之作用。

「用量」僅可外用，爲局部少許之適宜量。

「別稱」俗名仙人杖。

大薊 （菊科）

「學名」Cirsium spicatum, Maxim.

「產地」多生於山野之濕地。

「基本」爲多年生草，高四五尺，葉呈羽狀，具有深裂，邊緣多刺。秋間開紅紫色花，爲頭狀花序，長而下垂。其根，及葉，皆供藥用之。

『功效』爲止血藥，及消腫藥。

其氣味甘溫，無毒。能破血，止血，衄血，下血，崩中；並治癰疽，腫毒。

『用量』二•〇——六•〇搗其根汁，或煎服等。

『製劑』1 大薊丁幾 Tinctura Cirsium spicatum.

此卽以大薊四〇•〇浸於酒精，及水各五〇•〇中，製成液體，爲收斂止血藥。一日三回，每回二•〇——四•〇服用之。

2 大薊煎 Decoctum Cirsium spicatum.

此以大薊根(洗)，犀角，升麻，桑白皮(去皮炙)，蒲黃(炒)，苦杏仁(去皮尖)，各七•五。甘草(炙)，桔梗(炒)，各三•七。生薑五•〇，水二五〇•〇，煎至一〇〇•〇，頓服，爲肺壞疽之效藥。

『別稱』又名虎薊，馬薊，貓薊，刺薊，山牛蒡，雞項草，千針草，野紅花。

大黃蜂

『學名』Vespa crabro.

『產地』多寄生於地窟，或空樹幹內，及他有庇蔭之所。

『基本』爲黃蜂之一種，雖具薄翼，而飛行異常靈敏。後腿無細毛，不能採集花粉；但以蜜蜂，蒼蠅，及果實，花朶等，爲食料。其體部黑色，上具黃斑痕，舌針最短，而鋒利，爲人所畏。可取其蛑子，入藥用之。

『功效』據云：其氣味甘涼，有而小毒。治心腹脹滿，疼痛，乾嘔。又外用，能治面上雀斑，面皰等。

『別稱』又名：黑色者名胡蜂，壺蜂，㼌瓠蜂，玄瓠蜂。

大楓子 (椅科)

『學名』Gynocardia odorata, R. Br.

『產地』產於柬埔寨，暹羅，馬來等處。

『基本』爲大楓子植物之種子，呈卵圓形，略扁，外面爲灰褐色，可供藥用之；或壓取其油，而用之。

『成分』含有多量大楓子油，及大楓子酸。

『功效』爲癩病(卽麻風)之特效藥；並有用於濕疹，癢疹，痕瘡等。

其氣味辛熱，有毒。能治風癬，疥癩，楊梅諸瘡。

『用量』一回〇•三——〇•八服用。

『學說』李時珍曰：大楓子，今海南諸番國皆有之。按周達觀眞臘記云：大楓乃大樹之子，狀如椰子而圓；其中有核數十枚，大如雷丸子，中有仁，白色，久則黃而油，不堪入藥。

大腹子 （棕櫚科）

『學名』Areca Dicksonii, Roxb. (Pinanga Dicksonii, Bl.)

『基本』為檳榔一種較大之子，而子實亦類似檳榔，呈扁圓形。其子皮外部為褐黑色，內部有纖維之網羅，皆可供藥用之。其子實，名為大腹子；子皮，名為大腹皮。

『功效』為利尿藥；可用於水腫，腳氣等。

其味辛，微溫，無毒。治霍亂，中暑，痞張，痰痛。能和脾，下氣，行水，通便；但氣虛者，禁忌服用。

『用量』一・七——五・〇服用。

『禁忌』忌火。

『採製』取子，先浸於酒中洗之，次浸於黑大豆之煎汁中洗之，而後晒乾，剉用。

『學說』李時珍曰：大腹子，出嶺表，滇南，卽檳榔中一種腹大，形扁，而味澀者；不似檳榔尖長，而味良耳！所謂；豬檳榔者，是也。蓋亦土產之異，今人不甚分別。陶氏：分陰陽之說；亦是臆見。按劉恂嶺表錄云：交廣生者，非舶上檳榔，皆大腹子也。彼中悉呼為檳榔。自嫩，及老，採實啖之。以扶留籐，瓦屋灰同食之，以祛瘴癘。收其皮入藥，皮外黑色，皮內皆筋絲，如椰子皮。

『別稱』又名大腹檳榔，豬榔檳。

大荳黃卷

『基本』為 Glycine hispida, Maench. 之發芽者，卽用黑大荳，浸於水中，使其生芽，去皮，陰乾。又有用黑大荳，浸水中一晝夜，用稿包裹，使之生芽，而晒乾之。用時去皮，及芽，炒過為藥。

『功效』為清涼藥；有解胃熱，袪水腫之能。

其氣味甘平，無毒。除胃中積熱，治水病，腫脹，濕痺，筋攣，膝痛，破惡血，療口瘡。

『用量』六・〇——一四・〇服用。

『禁忌』惡海藻，龍膽。

『別稱』又名荳櫱，大荳卷，黃卷皮。

大葉麥門冬 （心菌科）

『學名』Liriope spicata, Lour.

『產地』多自生於山野之陰地，或庭園之樹陰。

『基本』爲一種濕草，根之中部肥厚，兩端細長，外部呈黃白色，具有橫皺紋。其葉較小葉麥門冬，爲闊而大。所結果實，頗似紫金牛之果實，呈圓球形，爲紫黑色。採其根莖，及果實，供藥用之。

『功效』根莖：爲鎮咳祛痰藥；並可應用於口渴，灼熱，及顏面浮腫等。果實：爲強壯藥；有滋養緩和之功。

『用量』一回一•五——五•〇服用。

土芋

『學名』Dioscorea Sativa, L.

『產地』生於山野之中，或栽培於園圃之間。

『基本』爲多年生之纏繞植物，葉甚闊大，呈心臟形，互生。夏日，葉腋綴以小花，帶淡黃色，爲穗狀花序。其根球形，直徑約二三寸，此植物全形，與薯蕷相似；惟其莖，左旋爲異。採其根，而爲藥用。

『成分』含有多量之澱粉，及蛋白質，脂肪，炭水化物。

『功效』爲滋潤藥。其氣味甘辛，微寒；能解諸藥毒，去熱，止嗽。食之甘美，不飢，厚人腸胃。

『用量』四•〇——一二•〇——二四•〇服用。

『別稱』又名土卵，黃獨，土豆。

土參 （五加科）

『學名』Aralia repens, Makino.

『產地』多生於深山之陰地。

『基本』爲多年生草，春月萌出，三年者，夏月莖高至二尺餘，地下有根莖，略與竹類之根相似。葉爲掌狀複葉，花細小，白色；花瓣五枚，爲繖形花序；花後結實，大如小豆，秋日成熟，呈赤色。採其根莖，供藥用之。

『成分』含有一種糖原質。

『功效』爲健胃藥，解熱藥。因似有 Saponin 之成分，又可爲祛痰藥。

『用量』一回一•〇——三•〇爲煎劑，浸劑服用之。

『別稱』又名竹節人參，佛掌參，竹鞭人參。

土黃

『基本』據李時珍曰：用砒石二兩，木鼈子仁，巴豆仁，各半兩，硇砂二錢，爲末，用木鼈子油，石腦油，和成一塊，用油紙包裹，埋在土坑內，四十九日，取出，分作小塊，瓷器收貯，備用。

「功效」爲腐蝕藥；又可爲變質藥。其氣味辛酸，大溫，有毒。治諸瘡惡肉，贅殖，痔瘤，乳癭。

「用量」一回〇•〇一——〇•〇三用之。

土菌

「基本」爲地衣體(Lichenbody)類之一種。據陳藏器曰：凡從地生出者，爲菌；木生出者，爲蕈。此類形多種，皆一屬也。

「成分」含有 Lichenes 之類。

「功效」據云：其氣味甘寒，有毒。主療瘡疥，下瘑，須取其晒乾爲末和油，塗敷之。

「別稱」又名杜蕈，地蕈，菰子，地雞，獐頭。

土蜂

「學名」Discolia vittifrons. sch.

「產地」多生於水池，及河邊之中。

「基本」此屬於膜翅類之有劍類，黑色，小形，每營巢於水中。可取其蟲之子，及巢，而爲藥用。

「功效」民間多爲癰疽，癤瘍之消腫藥。據云：其氣味甘平，有毒。主療癰腫，以其末和醋，調敷，甚效。

「學說」陳藏器曰：土蜂，穴居作房，赤黑色。最大者，螫人至死；亦能釀蜜。其子亦大，而白。蘇頌曰：土蜂子，江東人，亦啖之。又有木蜂，似土蜂，人亦食其子；然則蜜蜂，土蜂，木蜂，黃蜂子俱可食。大抵蜂類，同科，其性效，不相遠矣。

「別稱」又名蜚零，蟺蜂，馬蜂。

土木香 (菊科)

「學名」Inula Helenium, L.

「產地」多自生於山野，或栽植於庭園之中。

「基本」爲宿根草，莖高五六尺，葉下部爲長卵圓形，有長柄，上部者細小，有茸毛，邊緣有粗鋸齒。夏月在莖上分數椏；頂上開花，黃色，爲頭狀花序；而後結實，呈淡褐色。其根，可採取，而爲藥用。

「效分」根含多量之菊糖(Inulin)物質，及 Helenin，與樹脂，揮發油等。

「功效」爲健胃藥；又可作爲肺病藥。其性溫，味苦，而有芳香之氣。能祛痰，鎮咳，平胃，療脾。

「用量」一回二•〇——二〇•〇服用之。

「製劑」1 土木香越幾斯 Extractum Inula Helenium.

此卽以土木香一〇•〇，浸於酒精一〇〇•〇中，而製成之一種褐色越幾斯。每與硇砂配伍，爲袪痰，鎭咳藥。一日三回，每回二•〇——五•〇服用之。

「採製」擇其年老(約三年)之根，採掘之，晒乾，備用。

土茯苓 「百合科」

「學名」Heterosmilax japonica, Kth.

「產地」多生於山谷之中。

「基本」爲常綠攀登植物，有雄本，雌本。春月延蔓，每葉下有卷鬚，葉腋出花梗，開十餘花，色紅綠不一。秋後結實，圓形，熟則黑色。其根如鴨卵，連綴而生，遠者離尺許，近者數寸，肉多而軟，有赤白二色；取其白者，入藥用之。

「功效」爲變質藥；有清血，解毒之作用，可爲梅毒之驅毒藥。

其味甘，淡平，無毒。能健脾胃，强筋骨，去風濕，利關節，止泄瀉。治拘攣，骨痛，惡瘡，癰腫；解汞類毒。

「用量」六•〇——一二•〇服用。

「製劑」1 土茯苓丁幾 Tinctura Heterosmilax.

此卽以土茯苓一〇•〇，浸於酒精五〇•〇，水五〇•〇中，經一週後，而壓濾之，所得液體，卽是。爲梅毒性骨膜炎，及筋肉炎之效藥。一日六•〇——一四•〇，分三回服用。

「禁忌」忌茶。

「別稱」又名土萆薢，刺猪苓，山豬糞，草禹餘糧，仙遺糧，冷飯團，硬飯，山地栗。

土荊芥 (藜科)

「學名」Chenopodium ambrosioides, L.

「產地」自生於田野，或栽植於庭園，皆有之。

「基本」爲一年生草，莖高一二尺，柔而有綫稜，呈淡綠色。葉爲披針狀，邊有鋸齒，互生。夏日葉腋開花，甚小，爲綠色。可取其葉，莖，供藥用之。

「成分」含有揮發油，樹脂，及鹽類等；並具有樟腦樣之臭氣。

「**功效**」爲健胃藥，通經藥，及神經藥，強壯藥；但外用，以其葉貼於患處，可治毒蟲刺傷。

「用量」一回〇・三——一・〇服用。

「製採」八月，採取葉莖，晒乾，備用。

「別稱」又名鵝脚草。

土骨皮　（殼斗科）

「學名」Quercus serrata, Thunb.

「產地」山野中，多自生之。

「基本」爲落葉喬木，高達二三丈，酷似栗樹。葉披針狀，邊緣有鋸齒；而新葉爲倒卵圓形，具有毛茸。開花爲單性，雌雄同株，結實爲堅果，外殼呈碗狀形。採取其幹皮，供藥用之。

「成分」含有單寧酸類之物質。

「功效」爲收斂藥；可應用於赤痢，及便血等。其氣味溫苦。能止赤白痢疾，腸風，下血；而外用以其煎汁，洗惡瘡。

「用量」一・五——七・五服用。

「採取」擇取外面蒼白，裏面褐色之幹皮，備藥用之。

「別稱」又名赤龍皮，國木皮，櫟皮，皂斗皮。

土馬騌　（土馬騌科）

「學名」Palytrichum commune, L.

「產地」生於山野陰溼之地。

「基本」爲常綠隱花植物，多年生草，莖高四五寸，細長而直立。葉小披針形，常密生，有長柄，生於莖頂。子囊方形，白色，附生長毛。可取其全草，而爲藥用。

「成分」含有 Lichenes 之類。

「功效」爲收斂藥；有止血之能。其氣味甘酸，微寒，無毒。治骨熱，敗煩，九竅出血，二便不通。

「用量」二・〇——六・〇服用。

「學說」掌禹錫曰：所在背陰古牆垣上有之，歲多雨，則茂盛，或以爲垣衣非也。垣衣，生牆垣之側，此生牆垣之上，比垣衣更長，故謂之土馬騌；亦苔衣之類也。李時珍曰：垣衣，乃磚牆上苔衣，此乃牆上之烏韭也。

土常山　（虎耳草科）

「學名」Hydrangea Thunbergii, Sieb.

「產地」生於山地，亦有栽培於庭園者。

「基本」爲落葉灌木，春間出長，葉爲廣披針形，長約三四寸，對生。夏月開花，如繖形，外面之花，大五六分，中心之花，大二三分，初青，後變紅色，亦有白色者。可取其嫩葉，供藥用之。

「成分」含有 Hydrangin 之成分。

「功效」民間多採取其新葉，除去其綠汁，使之乾燥，以供飲料。其味甘，無毒。似有清涼健胃之能。

「用量」一回二•○——五•○服用。

「採製」採取嫩葉，搾去綠汁，晒乾，(或炒乾)備用。

「別稱」日本名爲甘茶。

土殷孽

「基本」此爲石鐘乳 (Stalactite.) 之一屬；但產生於土中者是。其色白如脂，光澤可愛，故人多琢爲假山，以充玩物貨之。昔時，亦取爲藥用。

「成分」含有炭酸石灰等。

「功效」據名醫別錄云：其氣味鹹平，無毒。能治大熱，乾痂，及婦人陰蝕。

「學說」李時珍曰：此卽鐘乳之生於崖土中者；南方名山多有之。人亦掘爲石山貨之，充玩，不知其爲土中乳也。

「別稱」又名土乳。

土當歸 (五加皮科)

「學名」 Aralia cordata, Thunb.

「產地」生於山野、或栽培於園圃之間。

「基本」爲多年生草，高至五六尺，葉大，爲二回羽狀複葉；其小葉爲卵圓形，而尖。夏秋之間，開小白色花，爲繖形花序。果實，呈紫黑色。採取其根，供藥用之。

「功效」爲驅風藥。

本草綱目云：其氣味辛溫，無毒。能除風，和血。外用治手足閃拗，和荊芥，葱白，煎汁洗之。

「用量」三•○——一○•○和酒煎服。

土撥鼠

「產地」吾國東三省，以及蒙古各地，皆產生之；故蒙古語，稱爲答剌不花，卽黑牝牛之義。

「基本」此種動物，穴土而居，其形如獺，皮可爲裘，肉可爲藥。

『功效』民間，每食其肉，以治癰瘡等。

『別稱』又名答刺不花。

女青 （蘿摩科）

『學名』Cynanchum caudatum, Maxim.

『產地』吾國北方之濕地，最多產生。

『基本』爲多年生之一種蔓草，葉對生，而尖，爲心臟形；葉腋內生花，色白，形小，爲繖形花序。雄蕊，有花粉塊。果實爲紡錘狀之乾果，成熟後，則裂開，散出種子，有白色長毛。其地下莖，可供藥用之。

『成分』含有安母尼亞之臭氣。

『功效』爲刺戟藥。

神農本草經云：其氣味辛平，有毒。能逐惡氣，辟瘟疫，殺鬼祟，除蠱毒。

『別稱』又名雀瓢。

女貞 （木犀科亦作枸骨科）

『學名』Ligustrum japonicum, Thunb

『產地』多生於山野之中。

『基本』爲常綠灌木，高至十尺餘，葉對生，呈卵形，似山茶之葉。夏月枝梢開花，花小，色白，雄蕊二枚，爲圓錐花序。結成果實，形小，黑色，長卵圓狀，具有尖頭。可取其子實，及葉，供藥用之。

『功效』子實：爲強壯藥；民間有以其子炒之，而代咖啡飲用。葉：爲諸瘍消毒，鎮痛藥，皆可服用。

其味甘，苦平，無毒。能補中，安五臟，養精神，除百病。久服肥健，輕身，不老。

『用量』三•○——六•○煎服。

『學說』李時珍曰：女貞，冬青，枸骨三樹也。女貞，即今俗呼蠟樹者。冬青，即今俗呼凍青樹者。枸骨，即今俗呼猫兒刺者。東人因女貞茂盛，亦呼爲冬青，其與冬青，同名異物；蓋一類二種耳！二種皆因子自生最易。其葉長厚而柔，爲綠色。面青，背淡。女貞葉長者，四五寸；子黑色。凍青葉，微圓；子紅色，爲異。其花皆繁子，並纍纍滿樹。冬月，鸜鵒，喜食之。木肌，皆白膩。今人不知女貞，但呼爲蠟樹。立夏前後，取蠟蟲之種子，裹置枝上，半月；其蟲化出。延緣而上，造成白蠟，民間大得其利！

『別稱』又名貞朮，冬青，蠟樹。

女萎 （毛茛科）

『學名』Clematis apiifalia, Dc.

『產地』山野中，多自生之。

『基本』爲多年生之蔓草，莖甚細長，以葉柄卷絡於他物上，葉爲複葉，自三小葉而成，邊緣，有三缺裂，對生。夏月莖端，開白色小花，果實爲閉果，密生毛茸。採取其莖，供藥用之。

『功效』爲收歛藥。有消化，止瀉之作用。其氣味辛溫，無毒。治風寒洒洒，寒熱百病，驚癇，出汗，霍亂，下痢，腸鳴遊氣。

『用量』三•〇——六•〇服用。

『學說』蘇恭曰：女萎，葉似白歛，蔓生，花白，子細。荆襄之間，名爲女萎；亦名蔓楚。用苗，不用根，與萎蕤全別。今太常，謬以爲白頭翁者是也。

女菀 （菊科）

『學名』Aster fostigiatus, Fisch. et Mey.

『產地』生於原野之溼地。

『基本』爲一種宿根草，莖高一二尺，有細長之葉，互生。夏日開白黃色之小頭狀花，如傘形。採取其根，供藥用之。

『功效』爲袪痰藥，及收歛藥。本草經云：其氣味辛溫，無毒。能止霍亂，下痢。治肺傷，噫逆，出汗，久寒。

『用量』二•〇——八•〇服用。

『別稱』又名白菀，女復，柳。

第四畫

不灰木 Asbestos

『產地』常產於岩石之間。

『基本』亦角閃石之一種，其狀如絲，有彈力，質脆弱，而易碎，白色，或灰綠色，光澤如絹，狀軟如綿。昔時，亦常爲藥用。

『功效』據開寶本草云：其味甘，大寒，無毒。有用於肺熱，咳嗽，咽喉腫痛等。又有以其和棗葉，石灰，爲痱瘡之粉藥，有效。

『學說』李時珍曰：不灰木，有木石二種，石類者，其體堅重；或以紙裹蘸石腦油，然燈徹夜，不成灰。

『別稱』又名無灰木；通稱石綿也。

不凋木

『基本』爲灌木植物，高二三尺，莖赤有毛，如棠梨狀。葉似槐葉。四時不凋，故有斯名，亦爲藥用之。

『功效』據本草拾遺云，其氣味苦溫，無毒。能調中，補衰，治腰脚，祛風氣，却老變白。

丹砂

『學名』Hydrargyrum sulfuratum Rubrum.

『產地』湖南辰州，產生最多。

『基本』爲水銀，硫黃之天然化合物；呈塊形，或六角形之結晶。色甚鮮紅，即俗稱之朱砂也。但近來每以水銀，及硫黃華之混合物，納入於輕養化鉀之水溶液中，而製成之。爲鮮赤色之重粉末，在空氣中不變化，亦不溶解於水，及酒精中；惟浸於酸類，及亞爾加里類（即鹼類），則能溶解；故王水 (Acid. Nitro-Hydrochloricum) 頗易溶解之。

『成分』含硫化汞 S Hg 之成分。

『功效』昔時常用爲鎮痙鎮靜藥，服之能養精安神，清熱解毒等；但今因其所含成分已明，決不可盲從其理，現有以其爲熏烟藥者，用於梅毒性，及寄生蟲性之皮膚病。或爲吸入藥者，用於梅毒性之咽頭，喉頭，及鼻腔發炎等，然用之者亦少；惟用爲丸藥之衣等。以其鮮美赤紅，亦有用於粉粧之製藥上耳。

『用量』一回五・〇——三〇・〇爲皮膚病外用熏烟藥；又以其一・〇——三・〇飽充於烟草之內，爲吸入藥等。

『別稱』名見本草經，又稱朱砂；俗稱辰砂等。

丹參 （唇形科）

『學名』Scutellaria indica, L. var. japonica, Maxim.

『產地』多自生於山野之間。

『基本』爲一年生草，莖高二尺許，葉爲奇數羽狀複葉，呈心臟形，對生。秋初開淡紫色小唇形花，成爲長穗。根長尺餘，皮丹，肉紫，可作藥用。

『功效』爲強壯藥，及通經藥。有破宿血，養新血之能；調經，生胎之功，爲婦科之要藥。其味苦，微寒，無毒。治心腹邪氣，腸鳴幽幽如走水，寒熱積聚，破癥除瘕，止煩滿，益氣。

『用量』三・〇——九・〇煎服。

『學說』李時珍曰：處處山中有之，一枝五葉，葉如野蘇而尖，青色，皺毛。小花，成穗，如蛾形，中有細子。其根皮丹，而肉紫。

『別稱』又名赤參，山參，豨蟬草，木羊乳，逐馬，奔馬草等。

五加皮 （五加科）

『學名』Acanthopanax spinosum, Miq.

『產地』多自生於山野之間。

『基本』爲落葉灌木，幹高六七尺，有刺。葉爲掌狀複葉，一枝有大葉五枚。春日開黃綠色小花，爲繖形花序。實如豆，而熟則紫黑，皮輕而脆。可採其根皮，供藥用之。

『功效』爲鎮痛藥，有用於腹痛，疝氣等；又作爲强壯藥。其氣味辛溫，無毒。能補中，益精，强骨，健筋。治腰痛，脚疼，腹痛，疝氣；並可順氣，化痰，祛風，勝濕。逐皮膚之瘀血，療筋骨之拘攣。

『用量』一・七——五・〇煎服。

『禁忌』惡玄參，蛇皮。

『採製』採根皮，以米泔水洗去泥土，除去粗皮及木心，剉焙，備藥。

『學說』名醫別錄曰：五加皮，五葉者良，生漢中，及寃句。五月，七月，采莖，十月，采根，陰乾。李時珍曰：春月於舊枝上抽條葉，山人採爲蔬茹，正如枸杞。生北方沙地者，皆木類，南方堅地者，如草類也。唐時惟取陝川者，充貢。雷氏言：葉如蒲者，非也。

『別稱』又名五佳，五花，文章草，白刺，追風使，金鹽，木骨，豺漆，豺節。

五辛菜

『基本』據李時珍曰：五辛菜，乃元旦立春以葱，蒜，韭，蓼，蒿，芥等，辛嫩之菜，雜和食之。取迎新之義，謂之五辛盤。杜甫詩所謂：春日春盤細生菜，是矣。

『功效』民間多於歲朝食之，據云：能發五臟。其氣味辛溫，無毒。能助五臟，補中，除惡，消食，下氣。

五味子 （木蘭科）

『學名』Schizandra chinensis, H. Bn.

『產地』吾國南方，北方，皆有之。

『基本』爲落葉纏繞之植物，葉生後，出細梗，通常倒卵形，亦有作橢圓形，及卵形者；有銳端之淺齒，或全邊，凹凸作波狀。上面平滑，下面脈有短毛，長二三寸。花開後，下垂，作小穗狀，呈淡黃白色，或略帶淡紅色，花瓣九枚，在外部者，較小，漸至內部，則漸大。實如小球，供藥用之。

『功效』爲袪痰鎮咳藥，可專應用於肺癆，喘息。又爲强壯藥，可用於衰弱者。對於腸癆病者之早晨下痢，尤效。

其氣味酸溫，無毒。能斂肺氣，滋腎水，强陰，澀精，益氣，生津，補虛，明目，退熱，斂汗，止嘔，止瀉，寧咳，定喘。

『用量』一回之用量一•〇——二•〇——五•〇煎服。

『禁忌』惡萎蕤，忌鐵；故剉劈須用銅刀爲妙。

『採製』採實，酒浸，晒乾，炒用；或蜜浸至黃熟，乾用；或生用。（止咳多生用）

『學說』名醫別錄曰：五味子，生齊山山谷，及代郡。八月採實，陰乾。李時珍曰：五味，今有南北之分，南產者，色紅；北產者，色黑。入滋補藥，必用北產者，乃良。亦可取根種之，當年就旺；若二月種子，次年乃旺，須以架引之。

『別稱』又名莖豬，玄及，會及。

五倍子 （漆樹科）

『學名』Rhus semi-alata, Murr. var. osbeckii, Dc.

『產地』自生於山野之間；但日本最多。

『基本』爲落葉喬木，莖高三丈，葉爲奇數羽狀複葉，長尺餘，有柄。小葉無柄，長卵形。葉端尖，邊緣有鋸齒，面綠色，有毛；背淡綠色。夏月梢頭開花，爲圓錐花序。花小，綠白色；花後結小核果，蜜生紫色，及白色之短毛。至成熟時，則蚜蟲聚集。每由此蟲刺傷其嫩枝，或葉柄；由其生卵，自然膨脹，爲囊狀之蟲瘤，呈卵形，或不正球形；並有多數突起物。皮爲灰褐色，甚爲堅脆，中藏小蟲之卵，及死蟲。可取其囊皮，供藥用之。

『成分』含有單寧酸，樹脂，護謨，越幾斯，糖分等。

『功效』爲收斂藥；有止血之特能，可用於下痢，及出血；並亦可外用爲收斂藥。

其氣味酸平，無毒。治腸虛，泄痢，五痔，下血，脫肛，腸墜；並能生津，化痰，止嗽，止血。又外用於風濕，疥癬，膿毒，痔瘡。

「用量」一•五——三•五服用。

「製劑」1 五倍子丁幾 Tinctura Gallarum

此卽以五倍子一〇•〇，浸於稀酒精五〇•〇中，而製成。可內服，爲收歛藥。用於出血及下痢等。一日數回，與以二十滴至四十滴；但近來多外用，爲凍傷等之塗擦料。

「禁忌」忌鐵。

「採製」取其蟲囊，宜炒焦，備用。

「學說」李時珍曰：五倍子，雖知生於膚木之上，而不知其乃蟲所造也。膚木，卽鹽膚子木也。此木生叢林處者，五六月有如蟻食其汁，老則遺種，結小球於葉間，正如蛅蟖之作雀甕，蠟蟲之作蠟子也。初起甚小，漸漸長堅，其大如拳，或小如菱，形狀圓長不等。初時青綠，久則細黃，綴於枝葉，宛若結成，其殼堅脆，其中空虛，內有小蟲。山人霜降前采取，蒸殺貨之；否則蟲必穿壞，而殼薄，且腐矣。皮工造爲百藥煎，以染皂色，大爲時用。他樹亦有此蟲球，不入藥用，水性殊也。

「別稱」又名文蛤，百蟲倉；法釀過名百藥煎。

五歛子 （酢漿草科）

「學名」 Averrhoa Carambola, L.

「產地」原產於東印度等地。

「基本」爲常綠灌木，高十尺餘，葉爲羽狀複葉，自許多小葉而成。其花，與酢漿草花相似，係完全花。所結果實，可供藥用。

「成分」含有蓚酸，酒石酸等。

「功效」爲清涼解熱藥。

其味酸甘，澀平，無毒。治風熱；能生津，止渴。

「學說」李時珍曰：五歛子，出嶺南，及閩中，閩人呼爲陽桃。其大如拳，其色青黃，有五稜如刻，起作劍脊形，皮肉脆軟。其味初酸，久甘。其核如奈，五月熟，一樹可得數石，十月再熟，以蜜漬之，甘酢而美，俗亦晒乾，以充果食。

「別稱」又名五稜子，陽桃。

五靈脂

「產地」多產於熱帶之地方。

「基本」此爲寒號蟲（Pleropidae）之糞；該蟲爲蝙蝠中之最大者，古與蝙蝠，同入於鳥類，其尾甚小，頭及腹部帶赤色，餘皆黑色。體長尺餘，展翅可達二尺以外。其糞，卽爲五靈脂，可供藥用。

「功效」爲收歛藥。

其氣味甘溫，無毒。主治婦人經水過多，赤帶不絕，胎前，產後，氣血諸病，及一切腹痛，疝痛，腸風，血痢；並能除風，化痰，殺菌，消積；又可用於蛇蠍蜈蚣之咬傷。

「用量」三•○——六•○服用。

「禁忌」惡人參。

「採製」取糞，研爲細末，酒飛過炒用。（止血用炒。行血用生。）

「學說」蘇頌曰：今惟河東郡州有之，五靈脂，色黑如鐵，采無時。李時珍曰：鶡鴠，乃候時之鳥也。五靈諸山，甚多。其狀如小雞，四足，而有肉翅。夏月，毛彩五色，自鳴若曰：鳳凰不如我。至冬，毛落如鳥雛，忍寒而號曰：得過且過。其糞恒集一處，氣甚臊惡，粒大如豆，采之。有如糊者，有黏塊如糖者，人亦以砂石雜而貨之。凡用以糖心潤澤者，爲眞。

「別稱」又稱爲五靈芝，丹芝，白芝，藥本，生常山。

五色石脂

「基本」據名醫別錄云：五色石脂，生南山之陽山谷中。又曰：青石脂，生齊區山及海涯。黃石脂，生嵩山，色如鶯雛。黑石脂，生潁川陽城。白石脂，生太山之陰。赤石脂，生濟南射陽，及太山之陰。皆采無時。蘇頌云：白石脂，赤石脂，今惟潞州出之；潞州，與慈州相近。李時珍云：膏之凝者，曰：脂。此物性黏，固濟爐鼎甚良。昔時，亦常供藥用。

「功效」據本草經云：五色石脂，性皆甘平。能止吐血，下血，及洩痢，血崩；治癰疽，惡腫。久服補髓，益氣。

「禁忌」畏黃芩，大黃，官桂。

五倍子內蟲

「基本」此卽五倍子內產生之（Aplis chinensis J. Bell.）小蟲也。昔時，亦有用爲藥者。

「功效」據本草綱目云：每與爐甘石末，研爲乳狀物，點眼，以治赤眼爛弦。

井中苔

『基本』此卽廢井中所生之苔也。

『功效』據云：其味甘，大寒，無毒。能治水腫；療熱瘡，漆瘡，及湯火傷。

井泉石

『基本』據掌禹錫云：井泉石，近道處處有之，以饒陽郡者爲勝。生田野之中，穿地深丈餘得之。形如土色，圓方，長短，大小不等，內實，而外圓。重重相疊，采無時。又一種如薑石，時人多指爲井泉石，非是。昔時，亦常用之爲藥。

『功效』據云其味甘，大寒，無毒。能消腫，止痛，解除一切實熱。

井口邊草 （水龍骨科亦作羊齒科）

『學名』Pteris Serrulata, L. F.

『產地』多生於山麓石砌等處。

『基本』爲常綠草本，根莖生毛頗密，爲濃褐色，質硬而短。葉長一尺許，叢生，有裸葉，實葉之別；爲羽狀分裂，皆一回，或二回，常作雞足狀裂片線形。裸葉，邊緣有微鋸齒；實葉，在初夏時，沿葉緣而生子囊羣。其子散落，而能繁殖。

『功效』據本草拾遺謂：有取此草私着席下，以定小兒夜啼云。

元寶草 （金絲桃科）

『學名』Hypericum Sampsoni, Hce.

『產地』多生於山野之陰土處。

『基本』爲一種草本之植物，莖高尺許，葉無柄，對生。花小而黃，集生於莖頂。萼五片，長卵圓形；花瓣亦五片，而卵圓形。花後，結爲蒴果。有取其全草，供藥用之。

『功效』據本草綱目云：能治吐血，衂血，跌撲，閃腰，挫疼，癰毒。

『學說』百草鏡云：元寶草，多於陰土，及近水處產生之。穀雨後，生苗。其葉中闊，而兩頭尖，如梭子形，穿莖直上，或五六層或六七層。小滿後，開花，黃色。

升麻 （毛莨科）

『學名』Cimicifuga foetida, L. var. Simplex, Huth.

「產地」多自生於溪間之陰地，以蜀中出者爲勝。

「基本」爲多年生草，莖高二三尺，葉爲複葉，小葉有缺刻，及鋸齒。夏月開白花，成總狀花序。其地下莖，爲數塊連生而成，外部呈青黑色，內部呈青綠色，可採取之，而爲藥用。

「功效」爲解熱藥；能消除咽痛，痲疹，痘瘡，窒扶斯之熱，及諸瘡之毒。其氣味甘苦，平微，無毒。能安魂，定魄，補脾胃，發浮汗，解百毒，辟瘟疫；並治寒熱風腫，咽痛，喉痛，肺痿，咯膿等。

「用量」一．〇——三．〇煎服。

「製劑」1升麻丁幾 Tinctura Rhizoma Cimicifuga foetida. 此即以升麻一〇．〇，浸於稀酒精五〇．〇中，而製成一種液體。功用相同，一日三回，〇．五——二．〇爲水劑，服用之。

「禁忌」忌火。

「採製」採取其根，以米泔水浸之，去其黑皮，及鬚根，剉用。

「學說」據名醫別錄云：升麻，生益州山谷，二月，八月采根，日乾。蘇頌云：今蜀漢，陝西，淮南州郡，皆有之，以蜀川者爲勝，春生苗，高三尺以來。葉似麻葉，並青色。四月，五月着花似粟穗，白色。六月以後結實，黑色。根如蒿，紫黑色，多鬚。

「別稱」又名周麻。

及己 （金粟蘭科）

「學名」Chloranthus Serratus, R. et S

「產地」生於山野之陰地。

「基本」爲多年生草，高至一尺許，莖有顯明之節，不分枝；其上部之節上，則生四葉爲常，葉呈卵圓形，而尖，有鋸齒，互生。春夏之交，開細小之白花，爲穗狀花序。可採其根，入藥用之。

「功效」爲外用驅毒消腫藥。其氣味苦平，有毒。能治惡瘡，疥毒，頭禿白癬，皆可以煎汁洗之。

「用量」僅須外用，煎汁，爲洗滌料。

「學名」蘇恭云：及己，生山谷陰虛軟地，其草一莖，莖端四葉，隙着白花。根似細辛，而黑，有毒。今人以當杜衡，非也。二月采根，日乾。

『別稱』又名獐耳細辛。

巴荳　（大戟科）

『學名』Croton Tiglium, L.

『產地』吾國，及錫蘭，馬路古，麻剌拔爾各地皆產；惟日本不產。

『基本』爲常綠灌木，高丈許，葉爲卵形，端尖；葉脚有蜜腺二花，小花叢之上部，爲雄花；下部，爲雌花。色呈淡黃，實成房，其殼脆薄，熟則分裂，子出，卽巴荳子，可搾出油。其子及油，皆可入藥。

『成分』含有脂肪油，及揮發油，樹脂等。

『功效』爲峻下藥。

其氣味辛溫，有毒。能殺蟲，解毒，開通閉塞，利水穀道。破癥瘕，結聚，堅積，留飲，痰癖等。且治瀉痢，驚癇，心腹痛，疝痛。更能開胃，健脾，消痰，破血。療一切惡瘡，疥癩。

『用量』○•一——○•一五服用。

『製劑』1巴豆油 Oleum Crotonis.

此卽以巴豆壓榨而得之黃褐色，濃稠，透明之油液；有特異之臭氣。其功用相同，一回與以○•○一——○•○五爲粉劑，丸劑，服用之。

『禁忌』畏大黃，黃連，藜蘆，牽牛，及冷水。

『採製』採實，去子皮及心，用紙包裹，壓榨取油，再易紙，用細竹榨，至油盡爲度。炒過，備用。

『學說』李時珍曰：巴豆房，似大風子殼而脆薄；子及仁，皆似海松子。所云：似白荳蔻者，殊不類。

『別稱』又名豆菽，剛子，老陽子。

巴旦杏　（薔薇科）

『學名』Prunus Amygdalus, Stokes.

『產地』原產於亞細亞之中部。

『基本』爲落葉樹木，高至十五尺許，葉披針形，與桃葉相似。花無梗，雄蕊，多於花辦，雌蕊，一枝常二花，相聚而生。通常皆取其仁，供藥用之。

『成分』含有酒石酸，草菓酸等。

『功效』民間每以其爲清涼解熱用之藥。

其氣味甘溫，無毒。能淸肺，潤燥，止嗽，通氣；消除一切心腹之逆悶。

『用量』六•○——九•○——一二•○服用。

『學說』李時珍曰：巴旦杏，出回回舊地，今關西諸土亦有，樹如杏，而葉差小。寔亦尖小，而肉薄。具核，如梅核，殼薄，而仁甘美，點茶食之，味如榛子，西人以充方物。

『別稱』又名八擔杏，忽鹿麻。

巴戟天 （茜草科）

『學名』Damnacanthus indicus, Gaertn. var. giganteus. Mak. (D. major, S. et z.)

『產地』多生於山林之內；以蜀中產者，爲最佳。

『基本』爲常綠草，葉厚而大，至秋開花，結實。根如連珠，可供藥用。

『功效』爲強壯藥；可用於陰萎，遺精等。其氣味辛甘，微溫，無毒。能補中，益氣，滋精，增志，安五藏，調血脈，強筋骨，利男子。治五勞上氣，頭面遊風，脚氣，水腫，小腹及陰中相引痛，陰萎，洩精。

『用量』一回五·○——一○·○。

『採製』去心，取皮，焙之。或浸酒中一宿，剉焙入藥。

『學名』名醫別錄曰：巴戟天，生巴郡下邳及山谷。二月，八月，采根，陰乾。陶弘景曰：今亦用建平，宜都者，根狀如牡丹而細，外赤，內黑，用之打去心。蘇恭曰：其苗，俗名三蔓草，葉似茗，經冬不枯。根如連珠，宿根青色，嫩根白紫，用之亦同；以連珠多肉厚者，爲勝。

『別稱』又名不凋草，三蔓草。

孔雀

『學名』Pavo cristatus, L.

『產地』多產於印度各地。

『基本』爲屬雞類之動物，體似雉而大。雌雄頭上，戴有紅青色之毛冠。雄較雌壯麗，由背部生長羽。本爲金色，或綠青色，雜以斑點，爲眼球形，排列於上，如寶珠懸於錦繡也。真尾甚短。背上之長羽。以尾羽支攔之。擴爲扇形。雌羽色較遜。亦雌雄淘汰之結果也。時昔，以其肉，血，及糞等，皆有用爲藥者。

『功效』據云：肉味鹹涼，略有小毒。能解藥毒，蠱毒。其生血，亦然。其糞能治婦女帶下，及小便不利；又可外用於惡瘡等。

『別稱』又名越鳥。

孔公孼 Malachite.

『產地』湖南綏寧縣，四川鹽源縣，洪雅縣，最多產生。

『基本』此結晶屬一斜晶系，甚爲罕見，常見者呈葡萄狀，鍾乳狀。其集合體則爲纖維狀塊。據名醫別錄云：此卽殷孼根也。青黃色，生梁山山谷。陶弘景云：此卽今鍾乳牀也。亦出始興，皆大塊打破之。凡鍾乳之類，有三種，同一體，從石室上汗溜積久盤結者，爲鍾乳牀，卽孔公孼也。其以次小巃嵸者，爲殷孼。大如牛羊角，長一二尺，今人呼此爲孔公孼也。殷孼復溜輕好者，爲鍾乳。雖同一類，而療體各異，貴賤懸殊，三種同根而所生，各處當隨其土地爲勝耳！李時珍云：以薑石，通石，二石而推之，則似附石生而粗者，爲殷孼；接殷孼而生，以斷空通者，爲孔公孼；接孔公孼而生者，爲鍾乳。蓋殷孼，如人之乳根；孔公孼，如乳房；鍾乳，如乳頭也。

『成分』含有炭酸銅之成分。

『功效』據云：其氣味辛溫，無毒。能治傷食不化，以及惡瘡瘻痔，與男子陰瘡，女子陰蝕。

『別稱』又名孔公石，通石，俗稱孔雀石。

太乙餘糧

『產地』各處鐵礦，最多產生之。

『基本』此爲赤鐵礦之與黏土混合者也；呈赤色之石。

『成分』含有養化鐵之成分。

『功效』爲收斂藥，止血藥；可用於貧血之患者。據云：其氣味甘平，無毒。能治噎逆，上氣，癥瘕，血閉，漏下。久服耐寒暑，不饑，輕身，飛行千里。

『用量』一•〇——三•〇用之。

『別稱』又名石腦，禹哀。

天牛

『學名』*Apriona ngicollis*, Chev.

『基本』此屬鞘翅類之隱五節類，體長圓筒狀。頭部，方形。複眼，蠶豆形，黑色。觸角，鞭狀，較體猶長。大腮，尖銳。前胸背，多橫皺，兩側有一個之棘狀突起。前翅革質，爲暗綠色。基部，有黑色之小突起，爲顆粒狀。後翅膜質，透明。腹部，黃褐。脚細長，被灰色之短毛。幼蟲，謂之鐵砲蟲，體圓柱狀，被乳白黃褐之短毛。頭部扁平，長方形。具尖銳之大腮。體之第一節膨大，第二，第三兩節細；由是至尾部，漸大。腹，背均富於顆狀突起。脚缺。七八月頃，桑，楮，蜜柑，無花果等之近旁甚多。以大腮穿孔於樹幹，產卵於其內，幼蟲，最初食害樹皮下之形成層，旋竄入木質部，作卵形之孔，蛹化於其內，集木屑，以覆其體軀。通常除治之法，以黏土蜜封其孔，或以紙捻附著石炭酸以殺之；但昔時亦常取之爲藥。

「功效」據本草綱目云：此蟲，有毒。能治瘧疾寒熱，小兒急驚，及疔腫，箭毒。

「別稱」又名天水牛，八角兒；其一角者，名爲獨角仙。

天雄

「產地」山野多自生之。

「基本」此爲附子之不生稚根者，採取之，而爲藥用。

「功效」據云：其氣味辛溫，而有大毒。（陶弘景曰：味甘，大溫。）能發汗，明目，通九竅，暖腎臟，助陰道，調血脈，強筋骨，利皮膚，益志，強精；並治頭風；面腫，心腹積聚，霍亂轉筋；又能排膿止痛，治癰結，金瘡。

「用量」一•〇——三•〇煎服。

「禁忌」惡腐婢，忌豉汁。

「採製」采得，以生熟湯浸半日，勿令減氣，取出，以白灰裛之，數易，使乾，備用。

「學說」李時珍曰：天雄，有二種。一種是蜀人種附子，而生出長者，或種附子，而盡變成長者，卽如種芋，形狀不一之類。一種是他處草烏頭之類，自生成者，故名醫別錄註烏喙云：長三寸以上者，爲天雄是也。入藥，須用蜀產，曾經釀制者。或云：須重一兩半，有象眼者，乃佳。

「別稱」又名白幕。

天仙藤

「基本」據蘇頌云：此生江淮，及浙東山中，春生苗，蔓作藤，葉似葛葉，圓而小，有白毛，四時不凋。根有鬚。夏月采取根苗，南人多用之。

「功效」其氣味苦溫，無毒。能活血，舒氣，消腫，解風勞。每同麻黃而治傷寒無汗；又同大黃能墮胎。

「用量」二•〇——五•〇——一〇•〇煎服。

天名精 （菊科）

「學名」Carpesium abrotanoides, L.

「產地」生於山野中。

「基本」爲根生葉之植物，就地叢生，葉與烟草之葉相似，而稍小，有鋸齒，皺毛。夏秋之際，抽莖二尺許，自莖分枝，葉腋出短梗之頭狀花序，呈黃綠色。通常取其根及葉，供藥用之。

「功效」爲清涼解熱藥。其氣味甘苦，無毒。（李時珍云：有小毒，因生汁服用，能使人吐）。能瀉熱，吐痰，破瘀，逐水，殺蟲，解毒。並治口乾，舌燥，煩渴，衂血。療諸腫惡毒。

「用量」六‧〇——一二‧〇煎服。

「學說」李時珍曰：天名精，嫩苗，綠色，似皺葉菘芥，微有狐氣，淘淨燥之，亦可食。長則起莖，開小黃花，如小野菊花。

天花蕈

「產地」多生於山中。

「基本」爲蕈類之植物，形如松花，而大、色白，氣香。可取其全草，而供藥用。

「功效」據云：其氣味甘平，無毒。(又作有毒)能益氣，殺蟲。

「學說」吳瑞曰：天花菜，出山西五台山，形如松花，而大，香氣如蕈，白色，食之甚美。

「別稱」又名天花菜。

天門冬 （百合科）

「學名」Asparagus lucidus, Lindl.

「產地」生於海邊；亦有栽培於庭園者。

「基本」爲多年生蔓草，其莖纏絡他物，葉作鱗片狀，由葉腋生綠色小枝，彎曲如針，俗誤爲葉。夏開細白花，亦有黃紫者。其根中部肥厚，而兩端尖，爲不整之塊，以數個相連，外面灰褐色，內裏類白色，可採取之，而供藥用。

「成分」根含有亞斯巴拉金；而種子含有麻爾歐再之成分。

「功效」爲祛痰鎭咳藥；又可作爲強壯藥。其氣味苦平，無毒。能保肺氣，定喘息，去寒熱，利小便，養肌膚，強筋骨。並治五勞七傷，吐血，咯膿。又能止嗽，消痰。

「用量」四•〇——八•〇——一二•〇服用。

「製劑」1 天門冬丁幾 Tinctura Radix Asparagus lucidus.

此卽以天門冬根五•〇，浸於酒精及水各二五•〇中，經三日後，壓濾之，所得液體卽是。一日三•〇——六•〇服用，爲祛痰鎭咳藥。

「禁忌」忌鯉魚。

「採製」取根，剝其根皮，切開，去心，焙用。

「學說」名醫別錄曰：天門冬，生奉高山谷。二月，三月，七月，八月采根，曝乾。陶弘景曰：奉高，卽泰山下縣名，今處處有之，以高地，大根，味甘者，爲好。

「別稱」又名顚冬，顚勒，顚棘，天棘，萬歲藤。

天南星 （天南星科）

「學名」Arisaema japonicum, Bl.

「產地」多產於山野之陰濕處。

「基本」爲多年生草，高三四尺，葉爲複葉，夏間開花，草性黃色，列爲肉穗花序，有苞覆之。根似芋，而圓扁，外面爲灰褐色，內面呈白色之粉狀物。採取其根，供藥用之。

「功效」爲祛痰，鎭靜藥，有緩解小兒急癎痙攣之能。又可用爲健胃，發汗，驅蟲藥

其氣味苦溫，有毒。主治中風，痲痺，除痰，下氣，驚風，急癎，口眼喎斜；並治癰腫，惡毒。

「用量」一回一•〇——三•〇——五•〇服用。

「製劑」1 天南星丁幾 Tinctura Tubera Arisaema

此卽以天南星根粗末一〇•〇，浸於稀酒精五〇•〇中，而製成一種液體。其功效相同，一日三回，與以一•〇——二•〇爲水劑服用之。

2 牛胆南星

此卽十二月割取黃牯牛胆，入天南星末，風乾，陳久者良。

「禁忌」忌鐵。

「採製」取根，以紙包之，埋於熱灰中炮，銅刀剉碎，以生薑汁，或明礬水，浸之一時，取出，晒乾，焙用。

「學說」李時珍曰：大者，爲虎掌南星；小者，爲由跋，乃一種也。今俗又言：大者，爲鬼臼；小者，爲南星，殊爲謬誤。

「別稱」又名虎掌，虎骨，鬼蒟蒻。

天靈蓋 Cranial bones.

『基本』此卽人之頭蓋骨，埋於土中數年者。擇其年限愈久者，入藥愈佳。

『功效』民間有用於肺癆，瘧疾等。

據云：其氣味鹹平，無毒。主治尸疰，鬼氣，傳尸，久瘴，勞瘧，寒熱無時者。可燒令黑，研末，白飲。又有用於肺痿，乏力，羸瘦，骨蒸，盜汗等。

『別稱』又名腦蓋骨，仙人蓋，頭顱骨。

毛莨 （毛莨科）

『學名』Ranunculus acer, L. var. japonica, Maxim.

『產地』生於山野之間。

『基本』爲多年生草，高二三尺許，葉爲掌狀分裂。夏月開花於莖頂，黃色，或白色，花瓣五片，亦有複瓣者。其雄蕊，有多數排列，成爲頭狀。果實爲乾果，多而且小，集成球形。多取其子及葉，而爲藥用。

『成分』含有黃色素之乳樣液體。

『功效』爲苛烈刺戟性之引赤藥。

其氣味辛溫，有毒。能外用於惡瘡，癰腫之疼痛，而未潰者，可以其葉搗爛貼敷之；但已潰者，不可用。

『學說』李時珍曰：毛建，毛莨，卽今毛菫也。下濕者卽多。夏生苗，高者尺餘，一枝三葉，葉有三尖及細缺，與石龍芮莖葉一樣；但有細毛爲別。四五月開小黃花。

『別稱』又名毛建草，水莨，毛菫，猴蒜。

毛蓼 （蓼科）

『學名』Polygonum barbatum, L.

『基本』本植物，爲蓼屬之一種。據陳藏器云：毛蓼生山足，似馬蓼，葉上有毛，冬根不死。李時珍云：此卽蓼之生於山麓者，非澤濕之蓼也。通常取其莖葉，而爲藥用。

『功效』爲防腐消腫藥。

其氣味辛溫，有毒。每用其煎汁，以爲癰腫惡瘡之湯洗藥；兼濯足，治脚氣。

爪甲

『基本』此卽人之指甲遊離端，以剪刀剪去之，而備藥用。

『功效』民間多用之爲止血藥。

其氣味甘鹹，無毒。鼻衄，以末吹之，立止。並能催生，下胞衣，利小便，治尿血，及陰陽易病，破傷，中風，去目翳。

「別稱」又名筋退。

方解石 Calcite

「產地」江蘇萍鄉縣，安徽貴池縣，四川灌縣，以及浙江錢塘，均有產者。

「基本」爲灰石之透明而結晶者，呈菱狀六方結晶糸，硬度甚底，極易破裂，無論小至何狀，仍不失原形，有白色者，亦有褐青灰色者，可爲藥用。

「成分」含有炭酸石灰，及苦土亞鉛等。

「功效」爲制酸藥。

其氣味苦辛，大寒，無毒。治胸中留熱，結氣，黃疸。通血脈，去蠱毒。

「用量」三•〇——一二•〇煎服。

「禁忌」惡巴豆。

「學說」李時珍曰：方解石。與硬石膏相似，皆光潔如白石英；但以敲之段段片碎者，爲硬石膏；塊塊方稜者，爲方解石。蓋二種，亦可通用。唐宋諸方，以此爲石膏。今人又以爲寒水石。雖俱不是，而其性寒，治熱之功，大抵不相遠；惟解肌，發汗，不能如硬石膏，爲異耳。

「別稱」又名黃石。

比目魚

「學名」Paralichthys alivaceus, T. et S.

「產地」多產於近海之砂底。

「基本」此屬於軟鰭類，體側扁。右側面，呈白色。左側面，呈砂色。兩眼皆生在此面。蓋幼魚之眼，雖與普通魚類相同，在頭之兩側對生，然由習性上漸轉其位置，而至側面矣。可取其肉，而食之。

「成分」含多量之蛋白質，及脂肪。

「功效」爲強壯藥。

其氣味甘平，無毒。能補虛，益氣，強骨，增髓。

「用量」三•〇——一二•〇——二四•〇食服。

「別稱」又名鞋底魚。

月桂 （樟科）

「學名」Cinnamomum pedunculatum, Nees.

「產地」生於暖帶之地。

「基本」爲常綠喬木，高二三丈許。夏月自枝梢葉腋，出分歧之長梗，開淡黃花。至秋則實熟，成黑色，可取之爲藥。

「成分」含有樟油。

「功效」據云，其氣味辛溫，無毒。能治小兒耳後月蝕瘡，可以其粉末敷之。

「別稱」又名天竺桂。

月季花 （薔薇科）

「學名」Rosa indica, L.

「產地」產於東南亞細亞，或栽培於庭園之間。

「基本」爲一種灌木，高至五六尺許，其嫩莖有刺。葉爲複葉，其小葉三五枚，平滑而有光澤。開花，呈淡紅色，大如壺狀，採取之，而供藥用。

「成分」含有多量薔薇油。

「功效」民間多用爲活血消腫藥；亦有用爲香料者。其氣味甘溫，無毒。可貼用惡毒，血腫。

「學說」李時珍曰：處處人家多栽培之，亦薔薇類也。靑莖，長蔓，硬刺，葉小于薔薇，而花深紅，千葉，厚瓣，逐月開放，不結子也。

「別稱」又名月月紅，勝春，瘦客，鬬雪紅。

文蛤

「學名」Cytherea meretrix, L.

「產地」多產於濕地之砂土中。

「基本」此屬瓣鰓類中之同柱類，介殼略呈三角形，表面灰白色，具有光澤，並有二三列之放射狀暗色斑，足力甚强，可取之，晒乾，爲末，備用。

「功效」據云：其氣味鹹平，無毒。能解煩渴，利小便，化痰，定咳；並治惡瘡，五痔。

「用量」文蛤粉三•〇——九•〇服用。

「別稱」又名花蛤。

文鰩魚

「學名」Cypselurus agoo. Schleg.

「產地」多生於山海之間。

「基本」此屬喉鰾類之海魚也。脊部與臀部雖小；而胸部頗長，爲避敵難。能出海面飛行。尾歪，下葉大於上葉。肉供食用。

「功效」據云：其氣甘酸，無毒。每有取其肉燒灰服用，以治婦女難產等。

「別稱」又名飛魚。

火炭母草

『基本』據蘇頌云：生恩州原野中。莖赤而柔，似細蓼葉，端尖，近梗方形。夏有白花，秋實如椒，青黑色，味甘，可食，亦可供藥用之。

『功效』民間有用爲消炎，消腫藥者。其氣味酸平，有毒。能去皮膚風熱，流注，骨節癰腫疼痛，可取其子實搗爛，以鹽和酒炒過，貼敷腫痛之處，甚有效驗。

水仙 （石蒜科）

『學名』Narcissus Tazetta, L. var. chinensis Roem.

『產地』產於暖地之海邊；但近來庭園中，亦多培養之。

『基本』爲多年生草，高尺餘，葉狹長而扁平，有平行脈，叢生。冬月自葉叢之中心，生花莖，高約尺許，上有苞，苞開則出數花，如繖形。花白色帶黃，有香氣。其地下莖，爲重重之鱗莖，頗爲肥大，呈圓球形，或卵圓形。可採取之，而爲藥用。

『成分』含有 Colchicin 之有機鹼質，花含芳香油等。

『功效』民間每採其鮮根，碎之，貼布於癰疽，瘰癧；更有採取其花油，而爲香料。如誤食其根，則發中毒，而現吐瀉等。其氣味苦微而辛，滑寒，無毒。能治癰疽。其花，可用於婦人五心發熱。

『用量』花一．○——三．○服用。

『學說』李時珍曰：水仙花，生下濕處。其根似蒜，及薤，而長，外有赤皮裹之。冬月生葉似薤，及蒜。春初抽莖，如葱頭；莖頭開花數朶，大如簪頭狀，如酒盃，五尖，上承黃心，宛然盞樣。其花瑩然，其香清幽。一種千葉者，花皺下輕黃，而上淡白，不作盃狀，人重之，指爲眞水仙；盖不然，乃一物二種爾！

『別稱』又名金盞銀臺。

水芹 （繖形科）

『學名』Oenanthe stolonifera, DC.

『產地』多生於水田濕地之間。

『基本』爲蔬類植物，莖有稜，中空。葉爲羽狀複葉，互生。夏日開小白花，嫩葉可食。其莖亦供藥用。

『功效』爲收斂藥，及解熱藥。據云：其氣味甘平，無毒。能止血，養精，生血脈，益志氣；又可去伏熱，殺石藥；並治小兒暴熱，口鼻乾燥，煩渴。

『用量』三·〇——九·〇服用。

『學說』李時珍曰：芹，有水芹，旱芹。水芹，生江湖陂澤之涯。旱芹，生平地，有赤白二種。二月生苗，其葉對節而生，似芎藭。其根有節稜，而中空。其氣芬芳，五月開細白花，如蛇床花。

『別稱』又名芹菜，水英，楚葵。

水松

『學名』Codium mucronatumg. Ag.

『基本』爲綠色之藻類，生於淺海中，或淡水中，附着岩礁上，體樹枝狀，卽可採之爲藥。

『功效』其味甘，鹹寒，無毒。能治水毒，水腫；並能催生，下胞衣。

水英

『基本』據蘇頌云：唐天寶單方圖言：此草原生永陽池澤，及河海邊。臨汝人呼爲牛紅草，河北信都人名水節，河內連內黃呼爲水棘，劍南遂寧等郡名龍移草，淮南諸郡名海荏，嶺南亦有，土地尤宜，而莖葉肥大，名海精木，亦名魚津草。李時珍云：此草不著形狀，氣味無以考證；芹菜亦名水英，不知是此否也。

『功效』蘇頌曰：能治骨風。

『別稱』又名魚津草。

水蛇

『產地』淡水中，最多產生之。

『基本』此爲蛇類（Ophidia）之一種，體爲繩狀，背腹被鱗，四肢全缺，爬蟲類也。其形如鱓，爲黃黑，色有細紋。囓人不甚毒者，用之爲藥。

『功效』據云：其肉氣味甘鹹，無毒而性寒。能消渴，治煩熱，毒痢。

『別稱』又名公蠣蛇。

水蛭

『學名』Hirudo nipponia Whiteme.

『產地』多產於水池及小河中。

『基本』此屬於環蟲類，體爲黃褐色，有黑綠色，形略似蚯蚓，有輪紋甚多。口腔緣有如鋸齒，好吸附人畜皮膚，而吮其血。故取之，可爲藥用。

「功效」爲消炎，消腫，止痛之外用貼布藥。

其氣味鹹平，有毒。能逐惡血，瘀血，破血癥積聚，可利水道，墮胎。治癰腫，惡毒。

「用量」一•〇——二•五服用。

「學說」名醫別錄曰：水蛭生雷澤，池澤，五月，六月採，暴乾。

「別稱」又名至掌，馬蛭，馬鼈。

水萍 （浮萍科亦作眼子科）

「學名」Spirodela polyrhiza, schleid.

「產地」多生於溝池之間，而現於水面之上。

「基本」爲一種小植物，葉狀扁平而小，面背俱青，有一鬚根下垂，名爲浮萍。又有一種葉狀較大，面青，而背紫，下垂多數鬚根，名爲紫萍。

「功效」爲解熱藥，較麻黃之發汗，尤爲有力。

其氣味辛寒，無毒。能治暴熱，身癢。止消渴，下水氣，解熱毒，止衄血。

「用量」三•〇——六•〇服用。

「採製」七月，八月，採取紫背浮萍，揀淨，以竹篩攤晒，下置水一盆映之，易乾。

「學說」李時珍曰：本草所用水萍，乃小浮萍，非大蘋也。陶蘇俱以大蘋註之，誤矣。萍之與蘋音雖相近，字却不同，形亦迥別。今釐正之，互見蘋下。浮萍，處處池澤，止水中，甚多，季春始生。或云；楊花所化，一葉經宿卽生數葉，葉下有微鬚，卽其根也。一種背面皆綠者，一種面青背紫赤若血者，謂之紫萍，入藥爲良，七月采之。

水楊 （楊柳科）

「學名」Salix gracilistyla, Miq. (S. Thunbergiana, Bl.)

「產地」多產生於山野中。

「基本」爲落葉木本，雖爲喬木性者，常呈灌木狀。葉長橢圓形，而稍厚，緣邊有微細鋸齒。葉端尖銳，有毛茸，裏面灰白色。春間開花，有白毛。其木白皮及根與枝葉，皆可入藥用之。

「成分」皮含鞣酸，及配糖體，撒里珍。由其分解，而生撒里給寧，再酸化而生撒里矢爾酸，卽俗稱之水楊酸也。

「功效」爲解熱藥；又有健胃苦味藥之作用。

其枝葉氣味苦平，無毒。治久痢赤白，可搗汁服之。其木白皮及根，性味亦同。能治金瘡，乳癰，諸腫，痘瘡。

『用量』多外用爲湯洗料。

『學說』蘇恭曰：水楊，葉圓闊而尖，枝條短硬，與柳全別。柳葉狹長，枝條長軟。李時珍曰：按陸璣詩疏云：蒲柳有二種，一種皮正青，一種正白，可爲矢。北土尤多，花與柳同。

『別稱』又名青楊，蒲柳，蒲楊，萑苻。

水精 Quartz.

『產地』多生於山野，羣集於花岡岩，片麻岩之裂罅中。

『基本』爲石英之結晶，而透明者也。呈六角狀之結晶。中部稍較寬闊，兩端稍爲狹尖，然兩柱面所夾之角，恒爲一百二十度；柱面上多橫紋：質純者，爲無色透明，有玻璃樣之光澤。斷口介殼狀，或參差狀。劈開不完全。以舌試之，則有冷感；以水試之，反光甚强，爲眞。

『成分』含有酸化硅 Si C_2 之成分。

『功效』據云：其氣味辛寒，無毒。能除熱淚，亦入點眼藥中。

『別稱』又名水晶，水玉，石英。

水蓼 （蓼科）

『學名』Polygonum flaccidum, Roxb.

『產地』多生於淺水澤中。

『基本』爲一年生草，莖有結米，葉長互生，有鞘狀之托；葉包圍莖外。花蓋三片，至六片。雄蕊數同，而與花蓋之各片對生。子房上位一室，果實爲瘦果，成三角形，內含一種子，有胚乳。可採取莖葉，供藥用之。

『功效』爲消毒鎮痛藥。

其味辛，無毒。能治蛇傷，及脚氣，水腫。可搗汁敷之。

『學說』李時珍曰：此乃水際所生之蓼，葉長五六寸，比水紅葉稍狹，比家蓼葉稍大，而功用彷彿。故寇氏謂：蓼實，卽水蓼之子者，以此故。

『別稱』又名虞蓼，澤蓼。

水銀 Hydrargyrum

『產地』產於吾國東南各省，爲天然產。

『基本』本品如水滴散狀，嵌於鑛石中，然甚罕見。大都用

朱砂製成，色白如錫。在冷至零下三十九度，則凝結爲整正八面形。熱至三百五十七度，則沸而化氣。在尋常溫度，能保持其流動狀，爲白色無味無臭之重液體。可取之，而爲藥。

『功效』昔時雖屢內服，而用於頑固之便秘；但近來已廢棄矣。

其氣味辛寒，有毒。能治疥癬，惡瘡，痂皮，白禿，又云：能安神，鎮心，除熱，利水，催生，墮胎等。

『製劑』1 水銀丸 Pilulae Hydrargyri.

此即以水銀三•〇，白糖五•〇，精蜜一•〇，徐徐研和之，至不見水銀爲度。而後加入甘草末二•〇，水一滴或二滴，作爲〇•二量之丸藥。專爲瀉下藥，一回二——三丸服用。

2 水銀軟膏 Unguentum Hydrargyri.

此即以水銀三•〇，豚脂一•〇，牛脂二•〇，徐徐研和，即是。可外用爲驅毒殺蟲消炎藥。

3 水銀硬膏 Emplastrum Hydrargyri.

此即以水銀二•〇，的列並帝那一•〇，再加少許的列並油，親密研和之外，尚須加入單鉛膏六•〇，黃蠟一•〇，混和爲灰色之硬膏。專用於梅毒性潰瘍等，爲貼布料。

『禁忌』畏慈石，砒霜。

『別稱』又名汞，靈液。

水蕨 （水蕨科）

『學名』Ceratopteris thalictroides, Brongn.

『產地』自生於濕地，或水中；而地生者小，水生者大。

『基本』爲菜類植物之一，春夏之間，採葉，煮食，其質柔脆。據李時珍云：水蕨，似蕨，生水中。呂氏春秋云：菜之美者，有雲夢之豈，即此菜也。

『功效』據云：其氣味甘苦而寒，無毒。淡煮食之，能治腹中痞積。一二日間，惡物即下；但須忌雜食月餘。

水獺

『學名』Lutra vulgaris, Erxl.

『產地』河流沿岸，多穴居之。

『基本』此屬鼬鼠科，頭部扁平，耳殼甚小，其尾尖長如錐，毛暗褐色，柔軟且密。四肢短小，趾間有蹼，便於游泳潛行。夜出捕食魚類，可能得之。昔時有割取其肝腎及肉，供藥用之。

『功效』據云：其肝氣味甘溫，有毒。治虛勞，咳嗽。除鬼疰，蟲毒。其腎及肉味甘，鹹而寒，無毒。能益氣，補精。

『別稱』又名水狗。

水藻

『基本』李時珍云：藻有二種，可以熟食。水藻，葉長二三寸，兩兩對生，卽馬藻也。聚藻，葉細如絲及魚鰓狀，節節連生，卽水蘊也。俗名顯草，又名牛尾蘊是矣。爾雅云：莙牛藻也。郭璞註云：細葉，蓬茸如絲，可愛。一節長數寸，長者二三十節，卽蘊也。二藻，皆可食，亦可入藥。

『功效』民間有用爲清涼解熱者。

其氣味甘寒，無毒。能去口渴，暴熱，可搗汁服之。又能治遊毒，熱瘡，可搗爛敷之。

水蘇 （唇形科）

『學名』Stachys aspera, Michx. var. japonica, Maxim.

『產地』生於山野之間。

『基本』爲一種之雜草，高至二三尺，莖方形，直立，不分岐，密生粗毛。葉亦粗糙，多毛，披針形，生皺紋，有鋸齒；葉柄短，對生。夏月開花，花冠唇形，呈淡紅紫色。可採其莖葉，供藥用之。

『成分』含有薄荷腦之成分。

『功效』爲解熱藥。有驅風，發汗之作用。

其氣味辛溫，無毒。能清肺，下氣，解熱，消穀，散風，止血。

『用量』三．〇——九．〇煎服。

『學說』李時珍曰：水蘇，薺薴，一類二種爾。水蘇，氣香。薺薴，氣臭，爲異。水蘇，三月生苗，方莖，中虛，葉似蘇而微長，密齒，面皺，色青，對節生，氣甚辛烈。六七月開花成穗，如蘇穗，水紅色，穗中有細子，狀如荊芥子。可種，易生。宿根自生於沃地者，苗高四五尺。

『別稱』又名雞蘇，香蘇，龍腦薄荷，芥苴。

水龜

『學名』Clemmys japonica Schleg.

『產地』多棲息於池沼之中。

『基本』此龜形小，背甲扁平，呈暗褐色。腹甲黑色。雌之背甲後部，具有隆起，得與雄而區別之。多取其甲板(卽龜板)，供藥用之。

「成分」含有燐酸炭酸與石灰，及膠樣質。

「功效」爲强壯藥。

其氣味甘平，有毒。能補心，益腎，滋陰，增智。治陰血不足，骨蒸勞熱，腰脚痠痛，久瀉，久痢，久嗽，癥瘕，崩漏，五痔，難產，血弱。

「用量」甲板用三•〇——九•〇煎服。

「禁忌」惡人參，沙參。

「採製」取龜甲，鋸去四邊，石上磨淨，更以灰火炮過，塗酥炙黃。(亦可酒炙，醋炙，脂炙。)備用。

「別稱」又名玄衣督郵；其甲又名神屋，敗將，漏天機。

水甘草 (夾竹桃科)

「學名」Amsonia elliptica, R. et S.

「產地」多生於原野之水濕地。

「基本」爲一種草本之植物，莖高一尺五寸許，葉披針形，互生。夏月頂端分枝，開花，作濃桔梗色，爲聚繖花序，花後結莢。採取全草，供藥用之。

「功效」爲解熱藥。

其氣味甘寒，無毒。每與甘草同煎，而治小兒風熱及丹毒。

「用量」三•〇——九•〇爲煎劑，單服。

「學說」蘇頌曰：生筠州，多在水旁。春生苗，莖青，葉如柳，無花。土人十月，八月采，單用，不入衆藥。

水竹葉 (鴨跖草科)

「學名」Aneilema Keisak, Hassk.

「產地」生於水田，及池沼之雜草中。

「基本」本植物之莖，長約二三尺，葉披針形，細長而尖，有平行脈，互生。花二三枚，生於莖，及枝之上端。其花冠，由不等形之花瓣而成；花瓣三枚，淡紅紫色。萼片三枚，呈爲綠色。

「功效」據云：生食能殺蟣蝨。

水苦蕒 (元參科)

「學名」Veronica Anagallis, L.

「產地」生於水田，及小川等處。

「基本」爲越年生草，莖甚柔軟，高至一尺餘，葉與莖皆平滑，葉廣披針形，長二三寸許，有鋸齒，無柄，對生。初夏開小花，白色，有淡紅紫之線。其根似白朮而軟，可採取之，而爲藥用。

『功效』民間用爲消炎，消腫藥。

其氣味微苦而寒，無毒。能治風熱上壅，咽喉腫痛，及項上風癧，可以酒磨服。

『別稱』又名謝婆菜，半邊山。

水楊梅 （薔薇科）

『學名』Geum japonicum, Thunb.

『產地』生於山野之中。

『基本』爲多年生草，高至二三尺。春日敷地叢生，下部之葉，爲羽狀複葉，形似萊菔之葉。夏日葉間抽莖梢，開一花，花瓣五片，呈深黃色。結實爲小乾果，球形，大三四分。其地下莖，斜走或直走，形如圓柱，叢生肥大之鬚根。可採取之，而供藥用。

『成分』似含有揮發油，鞣酸，樹脂等。

『功效』爲强壯藥。又爲利尿藥，及解熱藥。

本草綱目云：其氣味辛溫，無毒。能治疔瘡，腫毒等。

『用量』二•〇——六•〇服用。

『學說』李時珍曰：生水邊，條葉甚多，生子如梅毒狀。庚辛玉冊云：地椒，一名水梅毒，多生近道陰濕處，荒田野中亦有之，叢生，苗葉似菊，莖端開黃花。實類椒而不赤也。

『別稱』又名地椒。

水銀粉 Hydrargyrum chloratum

『基本』此粉之製法不一，通常以硫酸酸化水銀三分，水銀一分，食鹽一分，密和，熱灼，而得之白色粉末，即是。

據李時珍曰：升鍊輕粉之法，用水銀一兩，白礬二兩，食鹽一兩，同研不見星。鋪于鐵器內，以小烏盆覆之，篩竈灰和鹽水封固盆口，以炭打二炷香，取開則粉升於盆上矣，其白如雪，輕盈可愛。一兩汞，可升粉八錢。又法：水銀一兩，皂礬七錢，白鹽五錢，同研，如上升鍊。又法：先以皂礬四兩，鹽一兩，焰硝五錢，共炒黃爲麴，水銀一兩，又麴二兩，白礬一錢，研勻。如上升鍊。海客論云：諸礬不與水銀相合；而綠礬和鹽，能制水銀成粉。何也？蓋水銀者，金之魂魄。綠礬者，鐵之精華。二氣同根，是以暫制成粉，無鹽，則色不白。

「功效」爲瀉下藥，可用於傳染病之熱性病，能掃盪腸管之毒。又爲利尿藥，可用於水腫病等。又有爲驅毒藥，可用於梅毒病等。此外更常外用爲潰瘍等之撒布藥。

其氣味辛冷，無毒。（李時珍曰：溫燥，有毒。）能殺蟲，治疥癬，刧痰涎，消積滯。治水腫，濕熱，風痰，毒瘡。

「用量」一回〇・五，爲瀉下藥。一回〇・二，爲利尿藥，服用之。

「禁忌」畏慈石，石黃。

「別稱」又名汞粉，輕粉。

水中白石

「基本」據李時珍云：此石處處溪澗中有之，大者如雞子，小者如指頭，有黑白二種。入藥用其白而小者，甚佳。

「功效」據陳藏器云：此石能治食鱠魚而發脹滿，成瘕痛悶，日漸羸弱，取數十枚燒赤，投五升水中，七遍熱飲。如此三五度，當利出瘕也。又燒淬水中，納鹽三合，洗風瘙癮疹。

木瓜　（薔薇科）

「學名」Cydonia japonica, Pers.

「產地」吾國庭園中，多栽培之。

「基本」爲落葉灌木，幹高六七尺餘，葉爲橢圓形。至春先葉，後花，分紅白色，頗美豔。實爲漿果，長二三寸，呈橢圓形，色黃，香氣頗佳，可供藥用之。

「功效」爲鎮痙藥，可用於虎列拉，日射病等。

其氣味酸溫，無毒。治濕痺、脚氣，霍亂吐瀉，轉筋不止。並能和胃，滋脾，調營衛，助穀氣。治腹脹善噫，心下煩痞。

「用量」一・〇——六・〇煎服。

「採製」採取果實，須年久者，去核，剉焙用之。

「學說」李時珍曰：木瓜，可種，可接，可以枝壓。其葉光而厚；其實如小瓜，而有鼻。津潤味不木者，爲木瓜。圓小於木瓜，味木而酢澀者，爲木桃。似木瓜，而無鼻，大於木桃味澀者，爲木李；亦曰木梨，即榠樝，及和圓子也。鼻乃花脫處，非臍蔕也。木瓜性脆，可蜜漬之爲果。去子蒸熟，搗泥，入蜜，與薑作煎，冬月飲尤佳。

木耳 （菌類）

「學名」Hirneola. Polytricha, Fr. Schroet.（Auricularia. Auricula-judae, Schrot.）

「產地」多產於山中之朽木處。

「基本」爲一種菌類植物，其體生長後，則生子實。體爲茶褐色，膠質，耳狀，約二三寸，其外面有絨狀毛。可採取之，而供藥用。

「成分」含有苦味性之樹脂，及有機酸，護謨，蛋白質等。

「功效」爲制汗藥。

其氣味甘平，而有小毒。能益氣不饑，輕身強志。

「學說」李時珍曰：木耳，生於朽木之上，無枝葉，乃濕熱餘氣所生，曰耳，曰蛾，象形也。曰檽，以軟濕者佳也。曰雞，曰㙡，因味似也。南楚人謂雞，爲㙡。曰菌，猶蜠也，亦象形也。

「用量」二•〇——六•〇服用。

「別稱」又名木菌，木㙡，樹雞，木蛾。

木狗

「基本」據熊太古冀越集云：木狗，生廣東左右江山中，形如黑狗，能登木。其皮爲衣褥，能運動血氣。元世祖有足疾，取以爲袴，人遂貴重之。又聞蜀人言：西川有木狗，大如狗，黑色，尾亦如狗。其皮作裘褥甚暖，冬月遠行，用其皮，包肉食數次，猶溫，彼土亦珍貴之。此亦木狗之類也。

「功效」據云：其皮能除脚痺，風濕氣。活血脈，暖腰膝。

木香 （薔薇科）

「學名」Rosa. Banksiae. R. Br.

「產地」庭園中多栽種之。

「基本」爲蔓生植物，莖長，常攀附他木。葉爲羽狀複葉。小葉之數，凡五，有細鋸齒。春暮開花，小而色白，香甜可愛；花大而黃者，香味微遜。

吾國本草所載之木香，頗近於此；但據小川七郎謂此不堪入藥。凡選爲藥用之木香，須形如枯骨，味濃苦，黏牙者，爲妙。

「功效」爲健胃藥，有助消化，及發汗，收歛之作用；又可作防生蠹害之料。

其氣味辛苦而溫，無毒。能升降諸氣，泄肺氣，疏肝氣，和胃氣，故爲三焦氣分之藥。並治嘔逆，反胃，霍亂，瀉痢，痰壅，氣結，癥塊，腫毒，及一切心氣痛。

「用量」一・五——六・〇服用。

「製劑」1 木香丸

此即以木香五・〇，黃蘗六〇・〇，胡黃連三〇・〇，香附子九〇・〇，共爲細末，以面糊爲丸。專治傷食，腹痛，氣鬱作痛，及諸蟲痛。

「禁忌」忌火。

「採製」除去蘆頭，剉用。

「學說」李時珍曰：木香，南番諸國皆有，一統志云：葉類絲瓜，冬月取根，晒乾。

「別稱」又名蜜香，青木香，五木香，南木香。

木虻

「基本」此爲虻 (Jabruis trigonus cop.) 之一種，體軀肥大，頭寬，眼大，觸角大形。胸扁而有黃線，腹有粗縱線。每以强銳之口吻，刺食動物之血。昔時亦有用爲藥者。

「功效」據云：其氣味苦平，有毒。治目赤痛，眥傷淚出，寒熱，瘀血。

「別稱」又名魂常。

木通 （木通科一作通草科）

「學名」Akebia quinata, Dcne.

「產地」多產生於山野中。

「基本」爲一種蔓生之落葉灌木，每纏繞於他物之上。葉互生，呈掌狀複葉。夏秋之間，開淡紫色花，花後，結二寸長橢圓形之漿果。其根，梗，及實，皆供藥用之。

「功效」與通草相同，可參考之。

木犀 （木犀科亦作枸骨科）

「學名」Osmanthus fragrans, Lour.

「產地」多栽培於庭園之間。

「基本」爲常綠亞喬木，高至十尺餘。葉爲長橢圓形，而尖，對生。秋末開花，形小，黃色。其花，及幹皮，可供藥用之。

「功效」其花氣味辛溫，無毒。每同百藥煎，孩兒茶，作餅噙。能生津，止渴，化痰，辟臭，治風蟲牙痛。同麻油蒸熟，能潤髮。其皮氣味，相同。治百病，養精神，久服反童。

「學說」李時珍曰：菌桂，葉似柿葉者是。名醫別錄所謂正圓如竹者，謂皮卷如竹筒。陶氏誤疑似木形如竹，反謂卷成圓者，非眞也。今人所栽巖桂，亦似菌桂之類，而稍異其葉，不似柿葉，亦有鋸齒，如枇杷葉，而粗澀者。有無鋸齒，如巵子葉，而光潔者。叢生巖嶺間，謂之巖桂。俗呼爲木犀。其花白者，名銀桂；黃者，名金桂；紅者，名丹桂；有秋花者，春花者，四季花者，逐月花者。其皮薄，而不辣，不堪入藥。

「別稱」又名菌桂，筒桂，小桂。

木賊 （木賊科）

「學名」Equisetum hiemale, L. var. japonica, Milde.

「產地」多自生於山野之間。

「基本」爲常綠灌木，多年生之隱花植物。高二尺許，莖中空，每寸許結節，節間生退化之葉。夏秋之交，莖頂生卵圓形短穗，爲綠褐色，如筆頭。莖粗糙者，入藥用之。

「成分」含有硅酸，及木賊酸等。

「功效」爲利尿藥，發汗藥。

其味甘，微苦，無毒。主治目疾，能退翳膜，消積塊，益肝胆，療腸風，止瀉痢，及婦人月經不斷，崩中赤白帶下。又能解肌，止淚，止血，去風。治疝痛，脫肛。

「用量」一•〇——五•〇煎服。

「採製」採莖，去節，水濕，剉焙之。

木綿 （木綿科）

「學名」Ceiba pentandra, gaertn.

「產地」多產於田園，及庭院之中。

「基本」爲常綠樹木，高百尺許，莖有刺。葉爲掌狀複葉，小葉五片。花呈紅色，果實長形，種子生長毛，質甚柔軟。可取其綿，及子，供藥用之。

「成分」含多量綿子油。

「功效」其綿氣味甘溫，無毒。能治血崩，金瘡。其子氣味辛熱，微毒。能治惡瘡，疥癬。

「學說」李時珍曰：木綿，有草木二種，交廣木綿，樹大如抱。其枝似桐；其葉大如胡桃葉。入秋開花，紅如山茶花，黃蕊，花片極厚，爲房甚繁，短側相比，果實大如拳；實中有白綿，綿中有子。

「別稱」又名古貝，古終。

木蔴

「基本」據陳藏器云：生於江南山谷林澤，葉似胡麻，相對。山人取以釀酒飲之。

「功效」其氣味甘溫，無毒。主治老血，婦人月閉，風氣羸瘦，癥瘕，久服令人有子。

木蓮

「基本」據李時珍云：木蓮，延樹木垣墻而生，四時不凋，厚葉堅強，大于絡石。不花，而實，實大如盃，微似蓮蓬而稍長，正如無花果之生者。六七月，實內空，而紅。八月後，則滿腹細子，大如稗子，一子，一鬚，其味微澀，其殼虛輕，烏，鳥，小兒，皆食之。昔時有採其葉，供藥用之。

「功效」其葉氣味酸平，無毒。主治背癰。乾末服之，下痢卽愈。

「別稱」又名薜荔，木饅頭，鬼饅頭。

木槿　（錦葵科）

「學名」Hibiscus syriacus, L.

「產地」中國，印度，及小亞細亞，皆有產生，多栽培於庭園之間。

「基本」爲落葉小灌木，高七八尺許，葉爲卵形，三裂，互生。夏秋之交，開花，五瓣，短柄如蜀葵。色紅紫白，皆備。其根，皮，花，子，皆供藥用。

「功效」其氣味皆甘，平溫，無毒。其根，皮，主治腸風瀉血，痢後熱渴，婦人赤白帶下。並能瀉熱，潤燥，明目，活血。其花，能除濕熱，利小便，袪風，消腫。並治赤白痢疾。其子，能治偏正頭風，療黃水膿瘡。

「別稱」又名日及，朝開暮落花，籓籬花，花奴玉蒸。

木蘭　（木蘭科）

「學名」Magnolia obovata, Thunb.

「產地」多栽培於庭園之間。

「基本」爲落葉喬木，高至十餘尺，葉大，倒卵形，互生。晩春新葉之先，枝梢苞開而出花，花大，外面暗紫色，內面淡紫色；花瓣長，倒卵形，殆如直立者。可採其皮，供藥用之。

「功效」其氣味苦寒，無毒。治中風，傷寒，癰疽，水腫，及面赤，身熱。並能利小便，下濕氣，明耳目，療重舌。

「學說」李時珍曰：木蘭枝葉俱疎；其花內白，外紫，亦有四季開者。深山生者，尤大，可以為舟。

木天蓼（獼猴科亦作厚皮香科及本科）

「別稱」又名杜蘭，林蘭，木蓮，黃心。

「學名」Aetinidia Polygama, Miq.

「產地」多生於山地之中。

「基本」為落葉攀登植物，木質如蔓狀，葉互生，卵圓形，而尖。梢葉在夏間。往往變為白色。夏月開花，白色，外形略似梅花，花瓣五片。果實如指頭大，而尖，內含多數細小種子。其枝葉及子，供藥用之。

「成分」含多量之植物油等。

「功效」為鎮痛藥，每用以治療疝氣等。

其枝葉氣味辛溫，而有小毒。能治癥結，積聚，風勞，虛冷。其子氣味苦辛，微溫。能治邪風，氣塊，口面喎斜，女子虛勞。

「用量」二•〇——六•〇煎服。

「學說」李時珍曰：天蓼雖有三種，而功用彷彿，盖一類也。其子，可為燭。其芽，可食。故陸機云：木蓼為燭。明如胡麻。

「別稱」又名天蓼，木蓼，南扶留。

木芙蓉（錦葵科）

「學名」Hibiscus mutabilis, L.

「產地」多生於山野之中。

「基本」為落葉灌木，高至丈許。在寒地者，每年枯萎，自宿根叢生，高僅三四尺。葉呈心臟形，為掌狀淺裂，有葉柄，互生。秋冬之際，梢頭開花，紅色，或白色，單瓣，或複瓣。果實為蒴果，種子有纖毛，易於飛散。採取其花葉，供藥用之。

「功效」為解熱藥，有清涼解毒之作用。

其氣味微辛而平，無毒。能清肺，涼血，散熱，解毒；治一切癰疽，腫毒，惡瘡，瘰癧。可以消腫，排膿，止痛。

「用量」二•〇——八•〇煎服。

「學說」李時珍曰：木芙蓉，處處皆有之，插條卽生，小木也。其幹叢生，如荊。高者丈許，其葉大如桐，有五尖，及七尖者。冬凋，夏茂，秋半始着花；花類牡丹，芍葯，有紅者，白者，黃者，千紫者，最耐寒，而不落，不結實。山人取其皮，為索。川廣有

添色拒霜花，初開白色，次日稍紅，又明日則深紅，先後相間如數色。霜時采花，霜後采葉，陰乾，入藥。

木威子 （橄欖科）

「別稱」又名地芙蓉，木蓮，華木，桃木，拒霜。

「學名」*Canarium Pimela, Koenig.*

「產地」山野中，多自生之。

「基本」本植物爲橄欖之一種。據陳藏器云：木威，生嶺南山谷，樹高丈餘，葉似楝葉，子如橄欖，而堅，亦似棗。削去其皮，可爲糝食；亦可爲藥。

「功效」其氣味酸辛，無毒。能治心中惡水，水氣。

「學說」李時珍曰：木威子，橄欖之類也。陳氏說：出顧微廣州記中。而梁元帝金樓子云：橄欖樹之南向者，爲橄欖；東向者，爲木威。此亦傳聞謬說也。

木藜蘆 （石南科）

「學名」*Leucothoe grayana, Maxim.*

「產地」多生於山野之中。

「基本」爲落葉灌木，高三四尺。葉爲長卵形，端尖，互生。夏月開花合瓣，花冠壺狀，呈黃白色，爲總狀花序。五月結子，狀如小豆。

「功效」其氣味苦辛而溫，有毒。能殺蟲，治疥癬。

「學說」李時珍曰：此又稱鹿驪，俚人呼爲黃藜蘆，小樹也。葉如櫻桃，狹而長，多皺文，四月開細黃色，五月結小長子，如小豆大。

木蠹蟲

「基本」此爲天牛（Apriona mgicollis chev.）類之幼蟲也。體圓柱狀，被乳白黃褐色之短毛。頭部扁平，長方形。腹背皆有顆狀突起。脚缺。多寄生於腐木之上，可取之爲藥。

「功效」據云：其氣味辛平，而有小毒。能治血瘀，勞損，月閉不調，腰痛，脊痛。

木鼈子 （葫蘆科）

「學名」*Momordica Cochinensis, Spreng.*

「產地」吾國湖廣各處，多產生之。

「基本」爲多年生之蔓草，春生苗作藤，生葉有五椏，狀如山藥，又似葡萄，面光青色。夏開黃花。秋結實似栝樓而大，生青，熟則紅黃，肉上有軟刺。每一實，具核三四十粒，如棋子大而扁，頗似鼈狀，故名也。可採取之，而爲藥用。

「成分」含有脂肪油。

「功效」爲衝動藥，可用爲治瘡等。其氣味甘溫，無毒。主治折傷，結腫，惡瘡。並能生肌，止痛。又能去疳積，痞塊。治大腸瀉痢，痔瘤，瘰癧。

「用量」一•〇——五•〇爲粉劑，丸劑，煎劑，服用之。

「採製」除去殼皮，剉焙用之。

「別稱」又名木蟹，土木鼈，漏藍子。

牛

「學名」Bostaurus. Linn.

「基本」此體肥大，四肢短小，各肢有二蹄。（原有四蹄，其二蹄，變爲懸蹄。）雌雄均有角，其角由前頭骨突出之骨心而成。上顎缺少門齒，及犬齒，僅以臼齒咀嚼。體面被以短毛，尾之末端，具有長毛。胃由四囊而成，腸亦頗長。爲一食草之動物。用於醫藥者，多選黃色之牛。其各臟器，及各組織，在本草上，雖載有各所不同之作用；但實際上，亦不過與牛乳相同之功效而已。

牛扁 （毛茛科）

「學名」Aconitum lycoctomum, L.

「產地」生於山野之地。

「基本」爲宿根草，莖長約二尺，根葉，多五裂，爲掌狀；莖葉，互生。開小花，呈淡紫色，或綠黃白色，爲總狀花序。可取其根。爲藥用之。

「功效」其味苦微寒，無毒。多爲熱疥，皮疹，浴湯用之。

「學說」蘇恭曰：此藥似堇草，石龍芮輩，根如秦艽，而細。生平澤下地，田野人名爲牛扁，療牛風甚效。太常名扁特，或扁毒。韓保昇曰：今出寧州，葉似石龍芮，附子等。二月，八月采根，日乾。蘇頌曰：今潞州一種便特，六月有花，八月結實，采其根苗，擣末，油調，殺蟣虱。主療大都相似，疑即扁特也；但聲近，而字訛也。

「別稱」又名扁特，扁毒。

牛魚

「基本」據陳藏器云：生東海，其頭似牛。李時珍云：按一統志云：牛魚，出女直混同江，大者長丈餘，重三百斤，無鱗骨；其肉脂相間食之，味長。又異物志云：南海，有牛魚，一名引魚，重三四百斤，狀如鱧，無鱗骨。背有斑文，腹下靑色。知海潮，肉味頗長。觀二說，則此亦鱣屬也；鱣引聲亦相近。

「功效」據云：其肉無毒。主治六畜疫疾，作乾脯，爲末，以水和灌，鼻卽流出黃涕；亦可置病牛處，令氣相熏。

牛黃

「基本」此多於病牛胆中取出之，爲肝膽間之凝結物。據陶弘景云：病牛出入鳴吼者，有之，夜視有光，走入牛角中，以盆水承而吐之，卽墮落水中。今人多就膽中得之，一子大如雞子黃，相重疊，藥中之貴，莫復過此。又蘇恭云：牛黃，今出萊州，密州，淄州，青州，嶲州，戎州，牛有黃者，必多吼喚。喝迫而得者，謂之生黃，最佳。黃有三種，散黃，粒如麻豆；漫黃，若雞卵中黃糊，在肝膽間；圓黃，爲塊形，有大小，並在肝膽中。又有犀牛黃、堅而不香；又有駱駝黃，極易得，亦能相亂，不可不審之。

「功效」爲淸涼藥。其味苦平（或甘寒）。治驚癎，寒熱，熱盛，狂痓。除邪，逐鬼，療小兒百病，諸癎，大人狂癲，亦可墮胎。主療中風，失音，口噤，驚悸，天行時疾。又能安魂，定魄，益肝膽，養精神，淸心，化熱，利痰，涼驚；而痘瘡紫色，發狂，譫語者，可用。

「禁忌」惡龍骨，龍膽，地黃，常山，蜚蠊；並畏牛膝，乾漆。

「用量」○•二——○•五服用。

牛膝 （莧科）

「學名」Achyranthes bidentata, Bl. var japonica, Miq.

「產地」多生於山野之路旁，隨處皆有之。

「基本」爲多年生草，莖高二尺許，葉呈橢圓形，而尖。夏月開花，綠色，五瓣，甚小，爲穗狀花序。實有小刺，常黏着人衣。其地下莖，細長而直，可取之，而爲藥用。

「功效」爲鎮痛藥，可治僂麻質斯性關節炎之疼痛，淋病性關節炎，及痛風等。

其味苦酸平，無毒。能治寒濕痿痹，四肢拘攣，膝痛不可伸屈；並除腦中痛，腰脊痛，產後痛，心腹痛。又能益精，補腎，生新血，逐瘀血。療金傷，癰腫。

「用量」一•〇——六•〇服用。

「製劑」1牛膝丁幾 Tinctura Achyranthes bidentata

此卽以牛膝根五•〇，浸於酒精及水各二五•〇中，而製成一種液體，卽是。一日三回，與以三•〇服用，爲關節炎，及關節痛等之鎭痛藥。

「採製」除去蘆頭，水洗，晒乾。據云：上行滋補，酒浸，焙用。下行酒浸，乾生用。

「學說」名醫別錄云：牛膝，生河內川谷，及臨朐。二月，八月，十月采根，陰乾。吳普曰：葉如夏藍，莖本赤。陶弘景曰：今出近道蔡州者，最長大柔潤。其莖有節，莖紫節大者，爲雄；青細者，爲雌，以雄爲勝。李時珍曰：牛膝處處有之，謂之土牛膝，不堪服食；惟北土，及川中人家栽蒔者，爲良。秋間收子，至春種之。其苗方莖暴節，葉多對生，頗似莧菜，而長，且尖。秋月開花，作穗，結子，狀如小鼠，負蟲，有澀毛皆貼莖，倒生。九月末取根，水中浸兩宿，剉去皮，裹紮，曝乾，雖白直可貴，而剉去白汁入藥，不如留皮者力大也。嫩苗，可作菜茹。

「別稱」又名牛莖，百倍，山莧菜，對節菜。

王瓜 （葫蘆科）

「學名」Trichosanthes Cucumeroides, Maxim.

「產地」田園中，多培養之。

「基本」爲多年生之蔓草，以卷鬚攀附他物。葉如掌狀，淺裂，背面皆粗糙。花爲單性，雌雄異株。夏開白花，下爲管狀，上作五瓣，邊緣分裂如絲。實卵圓形而長，似瓜，皮亦粗澀。其根味如薯蕷，可採取之，而爲藥用。

「成分」含多量之澱粉。

「功效」民間常用其爲解熱，利尿藥。

其氣味苦寒，無毒。能治天行熱疾，煩悶，熱勞，癰腫，惡瘡。其子味酸苦平，無毒。生用能潤心肺，治黃病。炒用治肺痿，吐血，腸風，瀉血，以及反胃，吐食。

「用量」二•〇——六•〇服用。

「學說」李時珍曰：王瓜，三月生苗，其蔓多鬚，嫩時可茹。其葉圓如馬蹄，而有尖，面青，背淡澀而不光。六七月開小黃花，成簇，結子纍纍。熟時，有紅黃二色，皮亦粗澁。根不似葛，但如栝樓根之小者，澄粉甚白膩。須深掘二三尺，乃得正根。江西人栽之沃土，取根作蔬食，味如山藥。

「別稱」又名土瓜，鉤𤬪，老鴉瓜，馬爬瓜，師姑草，公公鬚。

王孫 (百合科)

「學名」Paris tetraphylla, A. Gr.

「產地」多產生於深山之間。

「基本」爲多年生草，莖高四五寸，莖之中部生葉，約四片輪生，形橢圓而長。夏月莖頂着一花，雄蕊八枚，雌蕊一枚。可取其根莖，供藥用之。

「功效」其氣味苦平，無毒。能益氣，烏髮，除邪氣，寒濕；並治四肢痠痛，膝部冷痛。

「學說」李時珍曰：王孫，葉生顛頂，似紫河車葉。按神農本草及吳普本草，紫參，一名牡蒙。陶弘景亦曰：今方家呼紫參，爲牡蒙。其王孫，並無牡蒙之名。而陶氏于王孫下乃云：又名牡蒙，且無形狀。唐蘇恭始以紫參，牡蒙爲二物。謂紫參，葉似羊蹄；王孫，葉似及己；但古方所用牡蒙，皆爲紫參，後人所用牡蒙，乃王孫，非紫參也。

「別稱」又名牡蒙，黃孫，黃昬，旱藕。

王不留行 (石竹科)

「學名」Vaccaria vulgaris, Host.

「產地」山野及庭園中，皆有產生。

「基本」爲越年生草，莖高二尺許，葉形如箭鏃，對生，脚抱莖，無柄。春夏之間，開淡紅花，成聚繖花序，萼爲筒狀，瓣端有凹形。結子如豆，熟則黑色，可供藥用之。

「功效」民間有用爲通經藥者；亦有用爲，癰疽，瘻瘍者。其氣味苦平，無毒。能除風，去痺，止血，定痛，通經，利便，催生，下乳。

「用量」三•〇——六•〇服用。

「採製」水浸一夜，炒乾，備用。

「學說」名醫別錄曰：王不留行，生太山山谷。二月，八月采。李時珍曰：多生麥地中，苗高者一二尺。三四月開小花，如鐸鈴狀，紅白色。結實如燈籠草子，殼有五稜，殼內包一實，大如豆，實內細子，大如菘子，生白，熟黑，正圓，如細珠，可愛。

「別稱」又名禁宮花，剪金花，金盞銀臺。

第五畫

仙茅 （石蒜科）

「學名」Curculigo ensifolia, R. Br.

「產地」多自產於山野之間。

「基本」為一種宿根草，春初一根，數葉叢生，高達尺許，葉似藜蘆，而脊小，面有直脈。春夏之交，近根之部，出小莖，而開六瓣黃色之花。夏末結實，黑色。根直生，而有橫紋，大如小指，旁坼多根，外皮褐色，內面黃色，可供藥用之。

「功效」為強壯藥。

其氣味辛溫，有毒。能治一切風氣，補暖腰脚，清安五臟，助筋骨，益肌膚，補精神，明耳目；又治虛弱無子，心腹冷氣不能食。

「用量」一·五——四·〇服用。

「禁忌」忌鐵器，及牛肉，牛乳。

「採製」採取地下莖，以糯米泔汁浸之，而後剉用。

「學說」李珣曰：仙茅，生西域，葉似茅。其根粗細有節，或如筆管有節，文理黃色。今大庾嶺，蜀川，江湖，兩浙，諸州亦有之，葉青如茅，而軟；且略闊，而有縱文，又似初生棕櫚。秧高尺許，至冬盡枯。春初乃生，三月有花，如梔子花，黃色，不結實。其根獨莖而直，大如小指，下有短肉根相附，外皮稍粗，褐色，內肉黃白色。二月，八月採根，暴乾用。衡山出者，花碧。五月結黑子。

「別稱」獨茅，茅爪子，婆羅門參。

仙人杖

「基本」據陳藏器云：此是筍欲成竹時，立死者，色黑如漆。五六月收之，苦竹，桂竹多生此。可取之為藥。

「功效」其氣味鹹平，無毒。治嘔逆，噦氣，吐食，反胃，水腫，腹脹，以及小兒驚癇，夜啼，吐乳。

「禁忌」忌牛肉

仙人草 （毛茛科）

「學名」Clematis paniculata. Thunb.

「產地」山野多自生之。

「基本」為多年生之蔓生植物，有奇數羽狀複葉，對生，小葉卵形，葉柄，能卷絡他物。秋間開白花。可採其全草，供藥用之。

『成分』含有 Anemon 油之成分。

『功效』爲發泡藥。因其具有毒性，僅供外用之消炎，鎮痛等。

仙人掌 （仙人掌科）

『學名』Opuntia ficus.

『產地』庭院多栽培之。吾國滇粵各省，最多。

『基本』爲常綠灌木，莖扁闊，多腋，外面有刺，長尺許，幅二三寸，互相層疊，至高丈餘，無葉。夏月開黃赤色，複瓣之花。實之形色，頗似蜜果，外面多毛刺，熟則可食，亦可爲藥。

『成分』含有葉綠質。

『功效』其氣味甘平，無毒。能補脾，健胃，益脚力，除久瀉，久服延年。

『別稱』其子又名仙掌子

仙半夏

『基本』據本草綱目載云：近日諸醫皆用之，藥肆亦多製備。相傳製法，係仙人所傳，故名仙半夏。能化痰如神，若不信，將半夏七八粒，研入痰盌內，卽化爲清水。其法，用大半夏一斤，石灰一斤，滾水七八盌，入盆內攪涼，澄清去渣，將半夏入盆內，手攪之，日晒，夜露，七日足，撈出控乾，用井花水洗淨三四次，泡三日，每日換水三次，撈起控乾，用白礬八兩，皮硝一斤，滾水七八盌，將礬硝共入盆內，攪涼，溫將半夏入內，浸七日，日晒，夜露，足，取出清水洗三四次，泡三日，每日換水三次，取出控乾，入甘草，南薄荷各四兩，丁香五錢，白荳蔻三錢，沉香一錢，枳實，木香，川芎，肉桂各三錢，陳皮，枳殼，五味子，青皮，砂仁各五錢，右共十四味，切片，滾水十五碗，晾涼，將半夏同藥入盆內，泡二七日，足，日晒，夜露，攪之，將藥取出，與半夏同，白布包住，放在熱坑，用器皿扣住，三炷香時，藥與半夏分胎，半夏乾收用，有痰火者服之，一日大便出，似魚膠，一宿盡除痰根，永不生也。法製半夏，其製法，與此不同，今藥肆所收仙半夏，惟將半夏浸泡，盡去其汁味，然後以甘草浸晒，入口淡而微甘，全失本性。

『功效』爲祛痰藥，凡壯年痰火有餘之徵，最宜服之；然則體質衰弱者，可禁忌用之。

代赭石 Haematite.

『產地』產於山西代縣，故名也。

『基本』爲天然產生之赤鐵鑛石，如土而易碎，其色殷紅，呈半結晶樣，可用之爲藥。

『成分』含養化鐵，及黏土等。

『功效』爲收歛藥。其氣味苦寒，無毒。能養氣血，除血熱，止瀉，止血；並治小兒慢驚。

『用量』二•〇——六•〇——八•〇煎服。

『採製』宜用火煅，醋淬；或研末數次，以水飛洗用之。

『學說』李時珍曰：赭石，處處山中皆有之，以西北產者爲良。宋時虔州歲貢萬斤。外丹本草云：代赭：陽石也。與太乙餘糧，並生山峽中。研之作朱色，可點書。

『別稱』又名須丸，血師，土朱，鐵朱。

加密列 （菊科）

『學名』Matricaria chamomilla, L.

『產地』產於歐羅巴全部。

『基本』爲一年生草，葉細分裂，花背有毛，舌狀花冠白色，筒狀花冠黃色，此花晒乾，可供藥用之。

『成分』含有揮發油，及苦味質。

『功效』爲驅風發汗藥，可用於感冒等。

『用量』五•〇——一五•〇爲浸劑，茶劑服用之。

『製劑』1 加密爾列花浸劑 Infusum Flores Chamomillae 此卽以加密爾列花五•〇，浸於水一〇〇•〇中，而後濾出液體，卽是，爲發汗之頓服料。

『別稱』日本稱爲加密爾列，西洋稱爲甘菊。

加耶布的 （桃金孃科）

『學名』Melaleuca leucadendron, L.

『產地』產於東印度，及馬來地方。

『基本』爲常綠樹木，高至十五尺許，葉披針形，互生。開花白色，爲穗狀花序。其葉，及枝，蒸溜所得之油，供藥用之。

『成分』含有多量 Ol. Cajeputi 之成分。

『功效』爲興奮藥，驅蟲藥。

『製劑』1 加耶布的油 Oleum Cajeputi

此卽以加耶布的之枝葉，蒸溜所得之淡黃色，或淡綠色之揮發油，為外用之風濕藥。

加斯加刺 （鼠李科）

「學名」Rhamnus Purshianus, Dc.

「產地」多產生於美國之各地。

「基本」為落葉灌木，高十尺餘，葉橢圓形，開小花。其幹皮多為管狀，外部褐色，內部黑色，可取之為藥。

「成分」含有 Cathartin，及糖質。

「功效」為緩下藥，可用於常習性便秘等。

「製劑」1 加斯加刺越幾斯 Extractum Cascara Sagrada

此以加斯加刺幹皮，及枝皮，浸製而成之越幾斯。通常有流動越幾斯，（三滴至十五滴，服用。）及乾燥越幾斯，（一回〇•〇六——〇•一二為緩下；又〇•二——〇•五為瀉下，服用。）之不同，可為丸劑等用之。

半夏 （天南星科）

「學名」Pinellia tuberifera, Ten.

「產地」平野多自生之。

「基本」為多年生草，高七八寸，葉為複葉，以三小葉合成，葉柄生肉芽，花單性，為肉穗花序。雌花在下，雄花在上，花序以大苞包之。花軸之上部，伸長如線，突出苞外，其地下之塊狀莖，皮黃，肉白，可入藥用之。

「功效」為鎮靜藥。有鎮咳，祛痰，以及鎮嘔，鎮痛之效。其氣味辛平，有毒。能和胃，健脾，止煩吐，下逆氣，消胸痞，利水道。治咳逆，頭眩，咽腫，咽痛，痰瘧，失眠，反胃，吐食。

「用量」一•〇——四•〇——八•〇為煎劑等，服用之。

「製劑」1 半夏煎 Decoctum Tubera Pinellia Tuberifera.

此卽以半夏一五•〇，水三〇〇•〇重湯煎之。所得液體，再加生薑二〇•〇，作一日三回，二日分服之用量。專為鎮嘔藥，對於脚氣，慢性腎炎，肝臟膿瘍、胃加答兒等所發之頑固嘔吐，及胃潰瘍，而起之嘔吐，均有特效。

2 半夏麴

此卽以半夏研末，用生薑汁，白礬湯，混合作塊，楮葉包置籠中，待其發生黃衣，移於日光中晒乾，備用。

3 半夏餅

此卽以半夏研末，用薑汁作爲餅狀，晒乾備用。

『禁忌』惡皂莢。畏雄黃，生薑，乾薑，秦皮，龜甲，烏頭。忌海藻，飴糖。

『學說』據名醫別錄云：半夏，生槐里川谷。五月，八月採根，暴乾。吳普曰：生微丘，或生野中。二月始生葉，三三相偶，白花圓上。陶弘景曰：槐屬扶風，今第一出青州吳中，以肉白者佳，不厭陳久。蘇恭曰：所在皆有，生平澤中者，名羊眼半夏，圓白爲勝；然江南者大，乃徑寸許。南人持重之。頃來互用，功狀殊異。其苗似是油跋，誤以爲半夏也。

半邊蓮　（桔梗科）

『別稱』又名守田，水玉，地文，和姑。

『學名』Lobelia radicans, Thunb. (Isobolus radicans, A. DC.)

『產地』多密生於淺水，及溝池中。

『基本』爲一種小草，莖就地延長，自莖節出線根，深入地中。葉披針形，而有鋸齒，互生，秋自莖梢葉腋出長梗，每梗開一淡紅色花，或淡紫色花，僅有半邊如蓮花狀，故名也。可採之，而爲藥用。

『功效』其氣味辛平，無毒。主治蛇蚘咬傷，可搗其汁飲之，以其餘滓，再溫塗於患處，甚效。又能治寒齁，氣喘，及瘧疾寒熱，可用雄黃各二錢，搗泥，待其變青，以面糊爲丸，梧子大，每服九丸，用鹽湯空腹服用。

『用量』一・〇——三・〇服用。

占斯

『基本』此爲一種寄生植物，古多寄生於樟樹之上。其皮如厚朴狀，而色與桂相似。具有縱橫紋理。昔時有採爲藥用者。

『功效』其氣味苦溫，（或爲辛平）無毒。能除水，消積，辟邪氣。治寒熱，濕痺，腰痛，脾熱，婦人血癥，經閉，小兒躄不能行。並療癰疽，惡腫。

冬瓜　（葫蘆科）

『別稱』又名炭皮，良無極。

『學名』Benincasa cerifera, Sav.

『產地』多產生於田園之中。

『基本』爲一年生之蔓草，莖有卷鬚。葉呈心臟形，具有淺裂。夏月開花，黃色，單性，雌雄同株，合瓣花冠

○果實爲長橢圓形，長約一二尺○每爲食用，亦可爲藥○

『功效』民間常用爲止渴，消水腫，利小便之效藥○其味甘，微寒○能清熱利濕，通小水，祛水腫○治頭面發熱，心煩，消渴○

『用量』六•○——八•○煎服○

冬青 （冬青科）

『學名』Ilex pedunculosa, Miq.

『產地』園圃之間，多栽種之○

『基本』爲常綠喬木，高至二三十尺，葉互生，卵形，全邊而尖○其質厚，而有光澤○夏月開花，黃色，白色○果實圓形，如赤豆大，赤色○其子，皮，葉，皆供藥用之○

『功效』其子及皮氣味苦寒，無毒○能去風，補虛，益肌，增膚；但須浸酒服之有功○其葉每燒灰入面膏，而治瘢痕有效○

『學說』李時珍曰：凍青，亦女貞別種也○山中時有之；但以微團，而子赤者，爲凍青○葉長，而子黑者，爲女貞○

『別稱』又名凍青○

冬葵 （錦葵科）

『學名』Malva verticillata, L. (M. pulchella, Berh)

『產地』近於海濱之處，多栽種之，

『基本』爲越年生草，莖高三五尺，葉有細毛，成爲掌狀，緣邊有鈍齒○冬月至春月，常自葉腋簇生小花，淡紫白色○結爲蒴果，內藏種子，爲扁圓形，小粒，黑色，可取之，爲藥○

『功效』爲利尿藥，對於小便困難，妊娠水腫，及淋病皆效；並有催乳之功○而胎盤不脫者，服之亦能剝離○其氣味甘寒，滑而無毒，能滑尿竅，利濕熱，潤燥，通腸，行津液，利二便，消水腫，催乳，滑胎○

『用量』二•○——五•○服用○

『學說』李時珍曰：葵菜，古人種爲常食○今之種者，頗鮮○有紫莖，白莖二種；以白莖爲勝，大葉，小花，花紫黃色○其最小者，名鴨脚葵，實大如指頂，皮薄而扁，實內子輕虛，如榆莢仁，四五月種者，可留子○六七月種者，爲秋葵○八九月種者，爲冬葵，經年收採○正月復種者，爲春葵；然宿根至春，亦生。

『別稱』又名葵，露葵，滑菜。

古加　（古加科）

『學名』Erythroxylon Coca, Lam.

『產地』南美之各地，多產生之。

『基本』爲灌木植物，高至六七尺許，葉互生，長橢圓形，開小花，淡黃色，雌雄花異株。可採其葉，供藥用之。

『成分』葉含多量古加因（Cocain）等類之鹽基。

『功效』古加葉，在昔時常爲嗜好品，亦用爲鎮痛麻痺藥；但近來科學進步，多以其葉製成古加因之製劑，而應用之。

『用量』葉一回〇•三——一•〇爲浸劑，粉劑等服用之。

『製劑』1 鹽酸古加因（Cocainum hydrochloricum）此即由古加葉而製出之鹽基，呈無色柱狀之結晶，稍能溶於熱水，而易溶於酒精，依的兒，及硫化炭等，呈鹼性反應，具鹽基之特性，通常溶解於稀酸類，而生結晶鹽，即爲本品。有局部麻醉之能，故外科手術之際，有以其百分之二——五水溶液，注射於局部之皮下，經數分時之後，用刀剪切開或割除，全無痛苦。此外亦可用於胃痛，腹痛，姙婦嘔吐，頑固嘔吐，以及船暈，疫咳，酒精與阿片慢性中毒，和精神病等。一回以〇•〇〇三——〇•〇三爲水劑，丸劑，錠劑而服用之。

古文錢

『基本』此即古代之錢幣也。據云：在五百年以外者，即可入藥。

『功效』據云：其氣味辛平，有毒。能明目，去翳。治時氣溫病，心腹痛，以及五淋，便血，婦人逆產。

『別稱』又名泉，孔方兄，上清童子。

古倫僕　（防己科）

『學名』Jatrorrhiza palmata, Miers.

『基本』多產於亞菲利加之東岸。

『產地』爲多年生之蔓草，莖細，藉以纏繞於他物之上。葉爲掌狀分裂，互生。花小，單性，雌雄花異株。其根供藥用之。

『成分』含有古倫僕並（Columbin）$C_{24}H_{22}O_7$ 古倫僕酸，及倍爾別林（Berberin）$C_{20}H_{17}N_4O$ 與多量澱粉等。

「功效」爲苦味健胃藥；又可用於消化不良之慢性下痢，及赤痢，有止瀉之作用。

「用量」五•〇——一〇•〇煎服，或爲丸劑，粉劑，服用之。

「製劑」1 古倫僕丁幾 Tinctura Colombo.

此即以古倫僕根一•〇，浸於稀酒精一〇•〇中，而製成黃褐色之液體，即是。以十滴至三十滴，爲止瀉藥。

2 古倫僕越幾斯 Extractum Colombo.

此即以古倫僕，及水，與酒精，而製成乾燥越幾斯。其功效相同，一日數回，與以〇•二——〇•五——一•〇爲丸劑，水溶劑服用。

古魯聖篤 （葫蘆科）

「學名」Citrullus colocynthis, Schrad.

「產地」產於阿拉伯，小亞細亞，及非洲北部之各地。

「基本」爲一種蔓草，有卷鬚，藉以卷絡於他物之上。葉及花，酷似西瓜。果實球形，黃色，乾之可供藥用。

「成分」含有 Colocynthin, Citrullin, 等之成分。

「功效」爲劇烈之峻下藥。

「用量」〇•〇三——〇•三爲丸劑，粉劑等，服用之。

「製劑」1 古魯聖篤丁幾 Tinctura Colocynthidis

此即以古魯聖篤實末一•〇，浸於稀酒精一〇•〇中，而製成黃色之液體者是。一回〇•二——一•〇服用。

2 古魯聖篤越幾斯 Extractum Colocynthidis

此即以古魯聖篤實，除去種子，而用其末，與水及酒精而製成。一回〇•〇五服用，爲瀉下藥。

可可樹 （梧桐科）

「學名」Theobroma Cacao, L.

「產地」多生於熱帶亞美利加；其餘熱帶地方，亦有栽種之者。

「基本」爲常綠木本，幹高十六尺餘，葉橢圓形，而尖。花呈赤色。果實爲長橢圓形，長三寸許，果皮外部有肉質，內含多數種子，可採取之，爲藥。

「成分」含有多量之可可油。

「功效」爲健胃藥，有清涼，口香之作用，故能補血健胃。

「用量」一•〇——三•〇——六•〇服用。

「製劑」1 諸果力 Chocolate.

此卽以可可種子，去皮，炒過，研爲細末，加以同量之糖及膏漿，與黃色素少許，製成者是。以佐食品或溶於湯，而爲飲料。

奴柘　（桑科）

「學名」Cudrania triloba, Hce.

「基本」據陳藏器云：生江南山野，似柘，節有刺，冬不凋。又據李時珍云：此樹似柘，而小，有刺。葉亦如柘葉，而小，可飼蠶。

「功效」其味苦，小溫，無毒。能治老婦血瘕，男子痃癖，可取三稜草，馬鞭草，煎如稠糖，其病在心，食後服用；其病在臍，空腹服用。

巧婦鳥

「學名」Troglodytes fumigatus. Temm.

「基本」爲鳴禽類，其體頗小，呈茶褐色；翼及他部，更雜有細灰白色之斑條。此鳥動作敏捷，鳴聲甚高。昔時有取其肉，而用之；亦有取其窠，而用之者。

「功效」其肉氣味甘溫，無毒。炙食甚美，能令人聰明。其窠能治噎疾膈氣，以一枚燒灰，用酒呑用，甚效。

「別稱」又名桃蟲，蒙鳩，女匠，黃豆雀。

必栗香　（胡桃科）

「學名」Platycarya strobilacea S. et Z.

「產地」多自生於山野之中。

「基本」爲一種木本植物，葉爲羽狀複葉，有鋸齒。開單性花，爲葇荑花序。果實，呈爲球狀，可取之，而供藥用。

「功效」其氣味辛溫，無毒。治一切惡氣，心氣鬼疰，可以煮汁服之。

「別稱」又名花木香，詹香。

玄石　Basalt

「基本」爲火成岩之一，其質緻蜜堅牢，呈黑色，因含有橄欖石，及磁鐵鑛之故，每爲大塊。

「功效」其氣味鹹溫，無毒。能治大人小兒驚癇，女子絕孕，小腹冷痛。精少，身重服之，能令人有子。

「用量」四・〇——八・〇煎用。

「學說」李時珍曰：慈石，生山之陰，有鐵處。玄石，生山之陽，有銅處。雖形相似，性則不同。故玄石，不能似慈石之吸鐵。

「別稱」又名玄武岩，玄水石，處石。

玄參　（元參科）

「學名」Scrophularia oldhami, Oliv.

「產地」多生於山野之中。

「基本」爲多年生草，葉呈方形，高五六尺許，葉長卵形，端尖，有鋸齒，對生。夏秋之間，莖端開小唇形花，淡黃綠色，爲圓錐花序。其根，可入藥用之。

「功效」爲清涼消炎藥，可用於癰腫，瘰癧，結核等。其氣味苦鹹微寒，無毒。能益精，明目，利咽喉，通二便。治骨蒸，傳屍，癰疽，瘰癧，溫瘧，傷寒，心驚，煩熱；但脾虛泄瀉者，禁忌服用。

「用量」四•〇——八•〇——一五•〇爲浸劑，煎劑，服用之。

「製劑」1 玄參散 Pulvis Scrophularia oldhami.

此卽以玄參，芒硝，大黃，犀角，羚羊角，沈香，木香，黃耆各三五•〇，甘草一•〇，共爲細末。每次服用三•五，溫水呑服，爲癰疽消炎，鎭痛之效藥。對於煩渴，燒熱，亦可用之。

「禁忌」忌銅，火，惡黃耆，茱萸，薑棗，反藜蘆。

「學說」李時珍曰：今用玄參，正如蘇頌所說：其根有腥氣，故蘇恭以爲臭也。宿根，多爲地蠶食之，故其中空。花有紫，白二種。

「別稱」又名黑參，玄臺，重臺，鹿腸，正馬，逐馬，馥草，野脂麻，鬼藏。

玄明粉

「基本」此以朴硝，和蘿蔔，甘草，同煎，入砂罐煆煉而成，爲白色之結晶粉末，呈半透明體，卽可用爲藥。

據李時珍云：此之治法，用白淨朴消十斤，長流水一石，煎化，去滓。星月下露一夜，去水，取出。每一斗，用蘿蔔一斤，切片，同煎熟，濾汁，再露一夜，取出。每消一斤，用甘草一兩，同煎，去滓。再露一夜，取出，以大沙罐一個，築實盛之，鹽泥固封，厚半寸，不蓋口，置爐中，以炭火十斤，從文至武煆之，待沸定，以瓦一片，蓋口，仍前固濟。再以十五斤，頂火煆之，放冷，一伏時，取出。隔紙安地上，盆覆三日，出火毒，研末。每一斤，入生甘草末一兩，炙甘草末一兩，相併和勻，瓶收用，卽玄明粉也。

「成分」含有硝酸加僧讀等之成分。

『功效』為解熱，利尿藥，有消腫消炎之作用。

其氣味辛甘而冷，無毒。治心熱，煩燥，並五臟宿滯，癥結。又能明目，退熱，消腫，去毒。

『用量』二•○——八•○煎服。

『別稱』又名白龍粉。

玄胡索 （玄胡索科亦作罌粟科）

『學名』Corydalis ambigua, Ch. et Schl.

『產地』山野多自生，或栽培之。

『基本』為一種宿根草，有大葉，小葉二種。春月生苗，高五寸許，三四月開花，呈碧紫色，為總狀花序。至五月葉枯，其地下之莖，外皮黃褐色，內肉白色，供藥用之。

『成分』含有 Protopin, 及 Bulbocapnin, 二種植物鹽基。

『功效』為鎮痛藥，凡攝取冰冷之食物及飲料，而發之腹痛，疝痛，與分娩後之後陣痛等，皆能緩解之。此外並有制止出血，及吸收溢血之功。對於子宮出血，尿血，衄血，與皮下溢血等。均可服用之。

其氣味辛溫，無毒。能治月經不調，腹中結塊，崩中，淋露，產後諸血病；並能除風，和氣，暖腰膝，止暴痛，破癥癖，損瘀血。又治心氣小腹痛等，有效。

『用量』一回二•○——四•○——六•○為水劑，煎劑等服之。

『製劑』玄胡索丁幾 Tinctura Radix Corydalis Verugi.

此即以玄胡索五•○，浸於稀酒精，及水各二五•○中，經二星期後濾過之，為鎮痛止血藥，一回三•○——六•○——一○•○為水劑服用之。

『採製』於四月間採取之。

『學說』陳藏器曰：延胡索生奚國，從安東來，根如半夏，色黃。李時珍曰：奚乃東北夷人也，今二茅山西上龍洞種之。每年寒露後栽蒔，立春後生苗，葉如竹葉樣。三月長三寸高，根叢生，如芋卵樣。立夏掘起。

『別稱』王好古曰：玄胡索乃其本名，因避宋眞宗諱，改玄為延；故又名延胡索也。

玄精石

『基本』此為鹽鹵滲透於土中，經過長久期限，即結成青白色，甲殼樣之片狀石，昔時每取之為藥。

『功效』據云：其氣味鹹溫，無毒。能除風冷，邪氣，溫癖。治心腹積聚，頭痛，婦人冷漏；並能止虛汗，煩渴，咽腫，咽痛。

『學說』蘇頌曰：玄精石，出解州，解池，及通泰州；積鹽倉中，亦有之。其色青白而龜背者，爲佳，采取無時。又解池，有鹽精石，味更鹹苦，亦玄精石之類也。

『別稱』又名太乙玄精石，陰精石，玄英石。

玉

『學名』Jadeite-Nephrite.

『產地』中國西北各省，及遼東半島多產之。

『基本』通常分爲軟硬二種，軟玉，概呈灰白色，爲輝石之一種。硬玉，概呈淡綠色，爲角閃石之一種。俗稱之玉，卽軟玉也。

『功效』據云：其氣味甘平，無毒。能治五臟百病。柔筋，強骨，安魂魄，長肌肉，益氣，利血，久服能明耳目。

『禁忌』畏款冬花，青竹。

『別稱』又名玄眞。

玉柏 （石松科）

『學名』Lycopodium obscurum, L.

『產地』多自生於山野；而庭院中，亦有栽培之者。

『基本』爲常綠草木，莖爲地上地下兩部，地下莖，匍匐地中，處處抽莖，地上莖而直立，體高三四寸。其莖枝多密生鱗片狀之小葉，至秋梢頭爲穗狀，而生包子囊。多採取其莖葉，供藥用之。

『成分』含有的列並油等。

『功效』其氣味酸溫，無毒。能益氣，止渴。

『學說』名醫別錄云：生石上如松，高五六寸，紫花，用莖葉。李時珍曰：此卽石松之小者也。人皆采置盆中，養數年不死，呼爲千年柏，萬年松。

『別稱』又名玉遂。

玉簪 （百合科）

『學名』Hosta Sieboldiana, Engl.

『產地』多栽培於庭園之間；而山野自生者，亦不少。

『基本』爲多年生草，莖高四五尺餘，葉大，綠色，卵形，有長葉柄，叢生。葉面有白粉，蠟質。夏日葉間抽圓莖，上部開花，白色，亦有淡紫色者，爲總狀花序。每採其根，供藥用之。

『功效』其氣味甘辛而寒，有毒。以其搗汁服之，能解一切毒下骨哽；又可塗治癰腫。

『學說』李時珍曰：玉簪處處人家栽爲花草，二月生苗，成叢，高尺許，柔莖，如白松。其葉大如掌圍，而有尖。葉上形，如車前葉，青白色，頗嬌瑩。六七月抽莖，莖上有細葉，中出花十數枚，長二三寸，本小末大，開時，正如白玉搔頭簪形，又如羊肚蘑菇之狀。開時微綻四出，中吐黃蕊，頗香，不結子。其根連生如鬼臼，射干，生姜輩，有鬚毛。舊莖死，則莖有一臼，新芽生，則舊根腐；亦有紫花者，葉微狹，皆鬼臼，射干之屬。

『別稱』又名白鶴仙

玉蜀黍 （禾本科）

『學名』Zea mays, L.

『產地』原產於北亞美利加；而吾國近多栽種於陸田之中。

『基本』爲一年生草，高至七八尺許，葉長，而大，爲披針形，有平行脈。雄花開於莖上，雌花生於葉腋。果實爲穎果，種子甚多。其根，葉，及種子，皆供藥用之。

『功效』其子氣味甘平，無毒。能調中，開胃。其根葉能治小便淋瀝，沙石痛淋，甚效。

『別稱』又名玉高粱。

玉蘭花 （木蘭科）

『學名』Magnolia conspicua, Salisb.

『產地』庭園及寺院中，多栽種之。

『基本』爲落葉喬木，高至二十尺許，葉大倒卵形，全邊，互生。花大，花蓋九片，倒卵形，白色，而厚，微帶綠色，可採取之爲藥。

『功效』其性溫而滑。能消痰，益肺，和氣，清涼，與蜜服用尤良。

石瓜

『基本』據李時珍曰：石瓜，出四川蛾眉中，及芒部地方，其樹修幹，樹端挺，葉肥滑，如冬青狀，似桑，其花淺黃色，結實，如綴長而不圓，殼裂，則子見。其形似瓜，其堅如石，煮液黃色。可用之爲藥。

『功效』其氣味苦平，無毒。能治心痛；亦可煎汁，洗滌風痺。

石灰

『基本』此亦名養化鈣，由灰煉燒而成，熟石灰，即輕養化鈣，以石灰加水，即得。可用爲藥者，須將石灰浸於水中濾淨之，而後入胃無害。

『功效』最近學說：有用爲滅酸藥者，可治胃酸過多，消化不良；並能止津液，泄瀉等。

昔時常用治癧疽，疥癬，金瘡，惡腫。能生肌，長肉，散血，止痛。其功效是否顯着，須視其秘方，而判定之。

『別稱』又名石堊，堊灰，鍛石，白虎，礦灰，希灰。

石耳

『學名』*Gyrophora esculenta* Miyoshi.

『產地』自生於高山岩石之上。

『基本』爲葉狀地衣，全體扁平，呈不規則之橢圓形，周圍略向內方卷縮，表面灰色，光滑；裏面黑色，粗糙；中央有柄，用以固着於岩石之上。

『功效』據日用本草云：其氣味甘平，無毒。久食益色，至老不改，令人不飢，大小便少。又李時珍云：能明目，益精。

『別稱』又名靈芝。

石帆 *Rhipidogorgir.*

『產地』多生於海底之岩礁上。

『基本』爲八出珊瑚類，平面分歧，呈樹枝狀，恰如團扇，故又名海團扇，出羽狀之八觸手，骨骼爲角質，有取之而爲藥用者。

『功效』據陶弘景云：其氣味甜鹹而平，無毒。能治石淋。又陳藏器云：有用其煮汁，而治婦人月經閉止等。

『學說』陳藏器曰：石帆，生海底，高尺餘，根如漆色，至梢上，漸軟，作交羅紋。大明曰：石帆，紫色，大者如筯，見風漸硬，色如漆，人以飾作珊瑚裝。

石芝 *Fungia.*

『產地』多產於溫帶之海岸。

『基本』此屬多出珊瑚類，骨骼，成多數之褶襞，如菌類之菌褶，各褶襞與一個隔膜相當。

『功效』據本草綱目云：若服之，能輕身不老。

『學說』李時珍按圖，及抱樸子說：此乃石桂芝也。海邊有石梅，枝幹橫斜；石柏，葉如側柏，亦是石桂之類云！

石松　（石松科）

『學名』Lycopodium clavatum, L.

『產地』多自生於山地之間。

『基本』爲多年生常綠隱花植物，有蔓性匍匐於地上，處處生根，長至數尺，有許多之枝，分歧爲數條。葉小細長，而尖，如鱗片狀，密生於莖上，其繁殖器，生於直立之特別枝。胞子熟時，呈黃色，或白色，其胞中之子，卽石松子也。吾國多採其根，以供藥用之。

『成分』子含多量之脂肪。

『功效』石松子，在新醫方面，雖有內服，而用於尿道加荅兒等，及外用於濕疹等；但最多應用，以其爲丸藥之粉衣耳。

其根莖氣味苦辛而溫，無毒。能治久患風痺，脚膝痛，皮膚不仁，氣力衰弱。若久服之，去風濕，止瘻，能增顏增色。

『學說』陳藏器曰：生天台山石上，似松，高一二尺，山人取根莖用。李時珍曰：此卽玉柏之長者也，名山皆有之。

石南　（石南科）

『學名』Rhododendron, Metterniehii, S. et Z.

『產地』江南人多植之墓上；而山地亦多產生之。

『基本』爲常綠灌木，高七八尺，葉卵圓形，甚厚，面甚滑澤，背爲褐色。初夏開淡紅花，爲合瓣花冠狀，類杜鵑。秋結細實，色呈紅色。多採其葉，以供藥用之。

『功效』民間常爲內傷藥，服之能强健身體。

其氣味辛苦而平，有毒。能養腎氣，內傷，陰衰；並利筋骨皮毛。療脚弱，五臟邪氣，除熱。女子不可久服，恐令思男。

『用量』一・五——五・〇煎服。

『禁忌』惡五加皮。

『採製』取葉，晒乾，剉用。

『學說』本草衍義云：石南，葉似枇杷葉之小者，而背無毛光，並不皺正。二月間開花，冬有二葉，爲花苞，苞既開，中有十五餘花，大小如椿花，甚細碎，一苞約彈許大，成一球，一花六葉，一朶有七八球，淡白綠色，葉末微淡，赤色。花既開，蕊滿，花但見蕊，不見花。花纔罷，去年綠葉，盡脫落，漸生新葉。

『別稱』又名風藥。

石炭 Carbon

『基本』爲宇宙間存在最多之元質，不僅爲動植物體之主要成分，卽石灰石油中莫不含之。又纖維質，蠟樣質，脂肪質，以及糖分，澱粉等之有機化合物的組成爲炭輕養。動物所得各物質之組成爲炭輕養淡，加以蛋白質，膠樣物等，又成二養化炭存在空氣中；其由生物之呼吸，有機物之腐敗燃燒，或火山噴出發生，與石灰等化合而成，亦爲天然產出之純粹炭質也。近來由是產生之製劑甚多，昔時亦有用爲藥者。

『功效』據本草綱目云：其氣味甘辛，有毒。主治婦人血氣痛，及諸瘡出血，小兒痰癇；但外用最多。

『別稱』又名煤，石墨，烏金石，焦石。

石荆

『基本』據陳藏器云：石荆，似荆而小，生水旁。廣濟方，一水荆，是也。蘇頌言：洛人以當欒荆者，非也。

『功效』陳氏言其燒灰淋汁，浴頭，生髮，令長。

石韋 （水龍骨科）

『學名』Polypodium lingua, Sw.

『產地』山地多自生之。

『基本』爲隱花植物，其地下莖，有茶褐色之鱗片。葉爲深綠，闊寸餘，長六七寸。其質勁厚，背面密布濃褐色之粉末，並生子囊羣，葉柄甚長，可栽於盆中。採其葉莖，陰乾入藥。

『功效』爲利尿藥。其氣味辛平，無毒。主治勞熱，邪氣，五癃閉不通，利小便水道，並止煩，下氣，通膀胱滿，補五勞，安五臟。能治淋瀝，遺尿。

『用量』一•五——五•〇煎服。

『採製』除去葉背子囊，微炙，備用。

『說學』李時珍曰：多生陰崖陰罅處，其葉長近尺，闊寸餘，柔韌如皮，背有黃毛，亦有金星者，名金星草。此凌冬不凋。又一種如杏葉者，亦生石上，其性相同。

『別稱』又名石皮，石蘭。

石莧

「基本」爲一種河岸砂石上之生草，春日生苗，莖高尺餘，呈青色。葉如水柳，而稍短，可用爲藥。

「功效」其氣味辛苦，而有小毒。同甘草煎服，治齁齁，吐風涎。

石斛 （蘭科）

「學名」Dendrobium moniliforme, Sw.

「產地」多生於山中之岩石上，或古木上。

「基本」爲多年生草，莖高五六寸，有節梢，類木賊，而中實。每節生葉一片，葉狹而厚，有平行脈。夏月開花，色淡紅或白。拔其根，以砂石栽之，或盛一籃，挂屋下，頻澆水，經年不死，莖可入藥。舊稱蜀產者，爲勝，亦稱金釵石斛，以其狀如金釵股也。又一種木斛，莖鬆軟，色深黃，有光澤，亦稱金釵石斛，不堪入藥，故用爲藥者，須愼重選擇云。

「功效」爲健胃强壯藥。其氣味甘平，無毒。能益精，强陰，暖水臟，平胃氣，補虛勞，壯筋骨。療風痺，脚弱，自汗，發熱等。

「用量」一回〇•五——二•〇——五•〇服用。

「禁忌」惡巴豆，畏殭蠶。

「採製」取頭根，酒浸，焙用。

「別稱」石遂，金釵，禁生，林蘭，杜蘭。

石蜐

「學名」Pollicipes mutilla, Darwin.

「產地」多產生於東南海中。

「基本」此屬蔓脚類肉柄有鱗片，其先端有爪狀之介殼，如龜手然，故有斯名。介殼由大小不同之數片而成。相集而抱。其體蔓脚六對。各有分歧，潮來則由殼口伸出之。常固著於岩石之間隙。

「功效」其氣味甘鹹而平，無毒。能利小便。

石蜜 Saccharum

「產地」吾國川浙各省，製造最多。

「基本」此卽俗稱之砂糖，呈白色之結晶性塊，可作調味藥等。

「成分」含多量之蔗糖。

「功效」其氣味甘寒，冷利，無毒。主治心腹熱脹，口脣乾渴；並能消痰，祛咳，解酒，和中，助脾，緩肝。

『用量』二•〇——五•〇——一〇•〇服用。

『別稱』又名白沙糖。

石膏 Gypsum

『產地』產於山西，浙江，雲南各省，爲最多。

『基本』爲天然產出物，其結晶，成菱狀，有不等之色澤。使其入窰中，徐徐燒之，成粉，曰煆羔；亦有黃黑青紅等色者，多作肥料。選其白色無形之粉末，爲藥用之。

『成分』含有硫酸加爾叟謨 ($Ca\ So_4.\ 2H_20$) 硅酸礬土，酸化鐵等。

『功效』爲清涼解熱藥。

其氣味甘辛，大寒，無毒。能緩脾，益氣，生津，止渴。治傷寒，時氣，頭痛身熱，三焦大熱，小便赤濁，中暑自汗。

『用量』六•〇——二〇•〇煎服。

『禁忌』惡莽草，巴豆，馬目，毒公。畏鐵。

『採製』取之打碎，入土器，置炭火上，四面燒一時許，取出，紙裹，埋土中一宿，去火毒用，或將石膏研末，生甘草湯浸，水飛曬乾，炒過，備用。

『別稱』又名細理石，寒水石。

石蒜 （石蒜科）

『學名』Lycoris radiata, Herb.

『產地』多自生於山野之陰濕向陽處。

『基本』爲多年生草，高至一尺餘，葉叢生，細長，寬二三分，長一尺餘，如線狀，有平行脈。冬季生莖，至夏則枯腐。秋月開花，莖在葉枯後生長，頂上著花數枚，有柄，如繖形花，紅色。花蓋六片，深裂，各裂片開出，而反卷，有蕊突出花外。地下之莖，及其他之形狀，與水仙相似，皮外灰黑色，內裏爲白色之鱗片，可採取之，而供藥用。

『成分』含有 Lycorin $C_{16}H_{17}NO_4$ 及 Sekisanin $C_{34}H_{26}N_2O_9$ 之二種植物鹽基。

『功效』爲催吐藥，及外用治瘡藥。

其根氣味辛甘而溫，有毒。能治無名腫毒，疔瘡，惡核，用其根搗爛塗之，甚效。若毒大甚者，洗淨，以生白酒煎服，令吐或汗，即愈。

『用量』一回一•〇——三•〇取根，煎服，爲催吐藥。

『學說』李時珍曰：石蒜處處濕地下有之。古謂之烏蒜。俗謂之老鴉蒜，一枝箭，是也。春初生葉，如蒜秧，及山慈菇，葉背有劍脊，四散布地。七月苗枯，乃于平地抽出一莖，如箭幹，長約尺許；莖端開花，四五朶，六出，紅色，如山丹花狀，而瓣長，黃蕊，長鬚。其根如蒜，皮色紫赤，肉爲白色，而有小毒。

『別稱』烏蒜，老鴉蒜，蒜頭草，婁婁酸，一枝箭，水麻。

石蓴 （石蓴科）

『學名』Ulva Lactuca, Le. Jol.

『產地』多生於淺海中之木石上。

『基本』爲一種藻類植物，高二三寸，至七八寸，形如一葉，呈平面狀，係二層細胞所成，扁闊如紙，可取爲藥用。

『功效』其氣味甘平，無毒。能下水，利小便。治風秘不通，五膈氣，並臍下結氣，痟疾，可煮汁飲之。

石麪

『基本』據李時珍云：石麪，不長生，亦瑞物也。或曰：饑荒，則生之。唐玄宗天寶三載，武威番禾縣，醴泉涌出，石化爲麪，貧民取食之。憲宗元和四年，山西雲蔚代三州，山谷間，石化爲麪，人取食之。宋眞宗祥符五年，四月，慈州民饑，鄉寧縣，山生石脂如麪，可作餅餌，仁宗嘉祐七年，三月彭城地生麪。五月鍾離縣，地生麪。哲宗元豐三年，五月青州，臨朐益都，石皆化麪，人取食之。搜集於此，以備食者考求云。

『功效』其氣味甘平，無毒。能益氣，調中，食之止饑。

石燕

『基本』據李時珍云：石燕，有二。一種是此，乃石類也。狀類燕而有紋。圓大者，爲雄，長小者，爲雌。一種，是鍾乳穴中石燕，似蝙蝠者，食乳汁，能飛，乃禽類也。

『功效』其石類之石燕，氣味甘涼，無毒。能治淋疾，痔瘻，腸風，頻瀉，及婦人赤白帶下等。

其禽類之石燕，又名土燕。肉之氣味甘暖，無毒。能壯陽，暖腰，補精，增髓，益氣，潤膚；並治風寒，溫疫。

『用量』土燕，可取一二隻之肉，煮食之。石燕可用三•〇——六•〇煮汁，或磨汁服之。

石蕊

『學名』Cladonia rangiferina.

『基本』此屬樹枝狀之地衣，呈紅色之部分，爲生殖部，產於寒地，種類甚多，亦可取之爲藥。

『功效』其氣味甘溫，無毒。能明目，益精，解熱，化痰，生津，潤咽。

『別稱』又名石濡，石芥，雲茶，蒙頂茶。

石膽

『學名』Cuprum Sulfuricum.

『基本』此即膽礬，爲硫酸銅之俗稱。以養化銅，溶於稀硫酸中而製之，爲深藍色，透明之結晶。天然產者，結晶甚少，且多不透明，爲塊狀物，可用之爲藥。

『成分』含有硫酸銅之成分。

『功效』硫酸銅(新藥房出售者，質純，可用。)爲收歛藥，可用於慢性下痢。又爲催吐藥，可用於燐(火柴)類中毒。更常外用爲腐蝕藥，或收歛藥。據云：其氣味酸辛而寒，有毒。能治目痛，金瘡，諸癇痙，及女子陰蝕，崩中，下血。

『用量』硫酸銅以〇•五——一•〇爲催吐藥。以〇•〇一——〇•一爲收歛藥，可作水劑，丸劑等服用之。外用以其百分之〇•一——〇•二爲塗布料，點眼料，含嗽料等。

『禁忌』石膽畏牡桂，菌桂，芫花，辛夷，白薇。

『別稱』又名膽礬，黑石，畢石，君石，銅勒，立制石。

石蟹

『基本』爲蟹生溪澗石穴中，小而殼堅，赤色。廣東崖州榆林港內半里許，土極細，性寒，蟹入其中，即不能出，久之成石。相傳置於几上，能明目，亦有入藥用之者。

『功效』據云：其氣味鹹寒，無毒。能解一切藥毒，及蠱毒。治天行熱疾。催生，落胎。又可以醋磨而敷癰腫有效。

『學說』馬志曰：石蟹，生南海云。是尋常蟹爾！年月深久，水沫相作，因化成石。每遇海潮，即漂出。又有一種，入洞穴年深者，亦然，皆細研，水飛，入諸藥，相助用之。

石鹼

『基本』據李時珍云：石鹼，出山東濟寧諸處，彼人采蒿蓼之屬，開窖浸水濾起，晒乾，燒灰，以原水淋汁，每百引入粉麪，二三斤，久則凝淀，如石連汁，貨之四方澣衣，發麪，甚獲利也。他處以竈灰淋濃汁，亦去垢，發麪。用爲藥者，亦是此也。

「功效」其氣味辛苦，而溫，微毒。能去心熱，止心痛，消痰，磨積塊，去食滯，洗滌垢膩，並殺齒蟲，去目翳，治噎隔，反胃。同石灰爛肌肉，潰癰疽，去疣贅，甚效。

「別稱」又名灰鹼，花鹼。

石髓

「基本」據陳藏器云：石髓，生臨海華蓋山石窟中。土人采取，澄淘如泥，作丸，如彈子，有白有黃，彌佳。

「功效」其氣味甘溫，無毒。能潤皮膚，悅顏色。治寒熱，羸瘦，積聚，心腹脹滿，飲食不化，瘕塊，腸鳴，下痢，以及內傷，折骨，腰脚痛，皆可以酒研服。

石蠶 Madrepore.

「基本」爲多出珊瑚類之一種，呈塊狀，或樹枝狀。分泌石灰質之骨軸，存於各骨軸之各突出物，卽個體之附著處也。

「功效」其氣味苦熱，無毒(或有毒)。能治金瘡，止血，生肌，破石淋，血結，磨服當下碎石。

此外另有一種石蠶，生於池澤石上，形狀似蠶，作繭如釵股，色如泥，長寸許，以蔽其身，春夏羽化，出蛾飛於水面者是。其性鹹寒，有毒。能除熱，解結氣，利水道。治石淋，尿祕，可除皮殼用之。

石鼈

「學名」Liolophura japonica, Lischc.

「基本」此體扁橢圓形，無頭胴之區別，缺觸角及眼，背面具八枚之板狀殼，軟體動物也。

「功效」其氣味甘涼，無毒。能治淋疾，血病等，可磨水服之。

「學說」李時珍曰：石鼈，生海邊，形狀大小，儼然䗪蟲，蓋亦化成者，此蟲俗名土鼈。

石決明

「學名」Haliotis gigantea. Chem.

「基本」爲軟體動物，長約六寸餘，殼卵圓形，中央略高，背面有吸孔九排，故又名九孔螺。殼外褐色，甚粗糙，密生線狀突起物，內帶眞珠色肉，可食，卽鮑魚。其小者，名鰒魚。取其貝殼，供藥用之。

『功效』其作用與眞珠相同，故多爲眼科藥。其氣味鹹平，無毒。能除肺肝風熱，治靑盲，內障，水飛點眼。外障亦治。兼治骨蒸，勞熱；並通五淋。

『用量』二•〇——六•〇煎服。

『禁忌』惡旋覆花。

『別稱』又名九孔螺，殼名千重光。

石長生 (水龍骨科亦作羊齒科)

『學名』Adiantum monochlamys, Eat.

『產地』生於深山幽谷之懸崖上。

『基本』爲一種四時不凋之草本植物，春季新葉，帶有紅色。根莖密生毛茸，作黑褐色。葉長尺許，一株生數葉，全部卵狀，爲披針形。葉柄細長，質硬，而有光澤，呈紫黑褐色。葉在羽狀分歧之枝柄上，排列許多小葉，呈倒心臟形。常有一子囊羣，附着於小葉上。

『功效』其味鹹微寒，有毒。治寒熱，惡瘡，疥癬，蟲毒；並能逐諸風，辟百邪。

『別稱』又名丹草，丹沙草。

石花菜 (紅色藻類)

『學名』Gelidium cartilagineum, Grev.

『產地』生於海中之石上。

『基本』爲一種隱花植物，略呈灌木狀，高至四五寸，帶紫紅色。採取後乾燥之，卽變成黃色。

『成分』含多量之膠樣質。

『功效』據食鑑本草云：其氣味甘鹹，大寒而滑，無毒。能去上焦浮熱，發下部虛寒。

『用量』二•〇——四•〇煎服

『學說』李時珍曰：石花菜，生南海沙中，高二三寸許，狀如珊瑚，有紅白二色。枝上有細齒，以沸湯泡去砂屑，沃以薑醋食之。

『別稱』又名瓊枝。

石刺木

『產地』吾國南省多有之。

『基本』據陳藏器云：石刺木，乃木上寄生也。生南方林莨間，其樹江西人呼爲靳刺，亦種爲籬院；樹似棘而大，枝上有逆鉤。取其根皮，供藥用之。

『功效』其氣味苦平，無毒。能破血，治產後餘血結瘕。

石胡荽 （菊科）

『學名』Myriogyne minuta, Less.

『產地』生於路旁，或庭園雜草之間。

『基本』為隨處生根之植物，其根簇生數莖，高二三寸，平臥於地。葉本狹，末廣，有鋸齒三五枚。夏日葉腋開無數細花，相集成為頭狀，呈綠色。結實扁平，集為毬形，極易繁衍，可為藥用。

『成分』含多量之脂肪樣質。

『功效』據四聲本草載：其氣味辛寒，無毒。（李時珍曰：辛溫。）能通鼻氣，利九竅。治風痰，痰瘧，頭痛腦酸，耳聾，目翳，目腫。療痔瘡，散惡腫。

『別稱』又名天胡荽，野園荽，鵝不食草，雞腸草。

石香薷

『基本』據李時珍云：香薷，石香薷，一物；但隨所生而名爾。生平地者葉大；崖石者，葉細，可通用之。

『功效』據開寶本草云：其氣味辛溫，無毒。能調中，溫胃，止霍亂吐瀉，心腹脹滿，腹痛，腸鳴，比香薷，更勝。

『用量』一•〇——六•〇煎服。

『別稱』又名石蘇。

石首魚

『學名』Carvula schlegeli. Bllek.

『產地』多產於近海之泥底。

『基本』此屬硬鰭類，體側扁，呈灰綠色。顋蓋之後方，有一條斑紋。脊鰭，分前後二部，頭部有二個游離之耳骨，白色，如石狀。其肉味甚美，鰾乾製，堪為食用，名魚肚。亦可為藥用之。

『功效』據云：其肉，氣味甘平，無毒。能開胃，益氣，補中。其魫氣味鹹寒，無毒。治頭漏，利小便，下石淋，解砒毒。其鰾氣味，亦為鹹寒。能澀精，暖精，種子。治破傷，風痙，痔疾，以及產後風搐。

『別稱』又名石頭魚，江魚，黃花魚。乾者名鯗魚。

石斑魚

『學名』Richardsonius hakuensis, Gthr.

『產地』南方溪澗水石處，多生之

『基本』此屬喉鰾類，體側扁長形，頭部圓錐形，吻端尖，上顎被下顎。背部，呈淡綠色，有淡黑色之斑紋。腹部，紅色，亦可為藥用之。

「功效」據本草綱目云：其子及腸，有毒。能令人吐瀉。

「別稱」石礬魚，高魚。

石菖蒲 （天南星科）

「學名」Acorus gramineus, Ait.

「產地」多生於水石之間。

「基本」為多年生草，類葡萄莖，葉劍狀而細，無中肋，長一尺餘。花小，淡黃色。花蓋六片，雄蕊六枝，肉穗花序，如圓柱狀。其莖，供藥用之。

「成分」含有揮發油，樹脂，澱粉，及苦味質等。

「功效」為強壯藥。

其氣味辛苦，而溫。能開心竅，祛痰濕。外用有消腫，止痛之功。

「用量」二・○——八・○煎服。

「禁忌」忌鐵，飴糖，羊肉。

石硫赤

「基本」此即硫黃之色赤者，據李時珍云：硫黃之多赤者，名石亭脂；而近世通呼硫黃，為石亭脂，亦未考此也。按抱朴子云：石硫丹，石之赤精，石硫黃之類也。

「功效」近多外用，為殺蟲治疥癬之藥。

其氣味苦溫，無毒。主治婦人帶下，血崩；並能壯陽，除冷，亦治鼻赤作痛。

「別稱」又名石亭脂，石硫丹，石硫芝。

石硫青

「基本」據李時珍云：此硫黃之多青色者。蘇頌圖經言：石亭脂，冬結石，並不堪入藥，未深考此也。

「功效」其氣味酸溫，無毒。能益肝，明目。外用治疥，殺蟲。

「別稱」又名冬結石。

石硫黃 Sulfur.

「產地」多產於意大利，及日本之火山附近。

「基本」為溫泉中之結晶，或在硫氣孔之周圍。其結晶在常溫為斜方八面體，屬斜方晶系；然熔解後，使之徐徐冷却，則結成針狀之晶形，屬單斜晶系。若驟投於水中，則成黑色之非晶體，故硫黃一質，具有三種形態。其化學成分為純硫。元來黃色，呈半透明體，有脂肪樣光澤。放出臭氣，可為藥用。

「功效」近來多外用於疥癬，濕疹等。

其氣味酸溫，有毒。治婦人陰蝕，疽痔，惡血。能堅筋骨，補精氣。療心腹積聚，邪氣冷痛；並可止血衄，殺疥蟲。

「用量」〇・五——一・〇——二・五服用，有瀉下作用。

「製劑」1.硫黃軟膏 Ung Sulfur.

此即以硫黃一〇・〇豚脂二〇・〇配伍而成，爲外用疥癬，濕疹，膿泡疹，鱗屑癬藥。

「別稱」俗稱硫礦。

石腦油 Petroleum

「產地」吾國四川，陝西等省，均產出之。

「基本」爲一種流質礦物，呈黃褐色，而帶綠色閃光，入器蒸溜之。即得點燈用之煤油也。

「功效」其氣味辛溫，有毒。能塗瘡癬蟲癩。治小兒驚風，痰涎，可和諸藥作丸散。

「別稱」又名石油，石漆，猛火油，雄黃油，硫黃油。

石鮅魚 Barilius temminchi (ZN346)

「基本」據陳藏器云：生南方溪澗中，長一寸。背裏，腹下均赤。南人以作鮓，甚美。

「功效」其氣味甘平，而有小毒。能治瘡，疥，癬。

石龍芮 （毛茛科）

「學名」Ranunculus sceleratus, L.

「產地」多生於淺水，及水邊中。

「基本」爲一年生草，或越年生草，莖粗而中空洞，高至二三尺。葉互生，爲掌狀分裂，呈黃綠色。葉面，有光澤。自春至秋，開小花，五瓣，黃色。果實爲乾果，多而小，呈橢圓形。可採取其根，皮，及子，葉，皆供藥用之。

「功效」其根皮及子，氣味苦平，無毒。治風寒，濕痺，心腹邪氣。利關節，止煩滿，逐諸風，除心熱，平腎，健胃，助精，補氣。其葉氣味甘寒，無毒。能除寒熱。止霍亂，下瘀血，治結核，療癰腫。

「禁忌」畏茱萸，蛇蛻皮。

「別稱」又名地椹，天豆，石能，魯果能，水堇，苦堇，堇葵，胡椒菜，彭根。

石龍芻 （燈心草科）

「學名」Juncus balticus, Willd. var. japonicus, F. Buch.

「產地」多生於水田之中。

「基本」爲一種宿根草，莖細長，而綠色。其橫斷面，爲圓形，無尋常葉。夏日梢頭二三寸下，歧出花梗，開小花，花被爲雙穎狀。其莖，可爲藥用。

「功效」其味苦微寒，無毒。能治心腹邪氣，小便不利，風濕，鬼疰，惡腫，蠱毒。補虛，明目。

「學說」李時珍曰：龍鬚，叢生，狀如燈心草，及鳧茈，苗直上。夏月莖端，開小穗花。結細實，並無枝葉。

「別稱」又名龍鬚，龍修，龍華，龍珠，龍莞，草續斷，方賓，西王母簪。

石鐘乳 Stalaktite.

「產地」產於廣東乳源縣，乳巖者良。

「基本」此爲泉水含有炭酸石灰者，由巖隙下滴。其石灰質，日久凝積，纍纍下垂，狀如鐘之乳，故名也。可取之，爲藥用。

「成分」含有炭酸加爾叟謨 $CaCO_3$ 之成分。

「功效」爲强壯藥。

其氣味甘溫，無毒。(或云：有毒。)能安五臟，明目，益精，補氣，開聲，利九竅，通關節。治五勞七傷，肺損吐血，精泄，陽痿，以及婦人乳脈不通等。

「用量」一・五——三・五煎服。

「禁忌」惡牡丹，畏紫石英，忌參，朮，羊血，葱，蒜，胡荽。

「採製」選其白色冰柱狀石，以甘草湯洗淨，研爲細末，水飛，備用。

「別稱」又名留公乳，虛中，蘆石，鵝管石，夏石，黃沙石；俗稱鐘乳石。

白朮 (菊科)

「學名」Atractylis Lancea, Thunc var ovata, Makino, Forma Lyrata, Makino.

「產地」多產生於鄭州之山谷中。

「基本」爲多年生草，莖高三尺餘，葉呈大卵圓狀披針形。其莖下之葉，更有深缺裂；葉質頗硬，邊緣略具鋸齒。秋間開花，紅色，爲頭狀花序。採其根莖，刮去褐色之表皮，而用黃白色之內塊，供藥用之。

「成分」含有龍腦樣之物質，及菊糖(Inulin)等。

「功效」爲利尿藥，及健胃藥；可應用於水腫，小便不利，及胃與腸加答兒等。

其氣味甘溫，無毒。主治風寒，濕痺。能燥腸胃，止泄瀉，和尿道。止自汗，盜汗，傷食吐瀉，心腹脹滿；並可生津，止渴，消痰，逐水。

『用量』一回爲一•〇——三•〇服用。

『禁忌』忌桃，李，菘菜，雀肉，青魚。

『採製』二月，八月採根，以米泔浸，晒乾，細剉。

『別稱』又名山薊，楊枹，枹薊，馬薊，山薑。

白芨 （蘭科）

『學名』Blatilla hyacinthina, Rchb. F.

『產地』自生於山野，或栽培於庭園之中。

『基本』爲多年生草，高一二尺，葉長寬寸許，有平行脈。夏月開花，色紅紫或白。取其塊根，入藥用之。

『成分』含有黏液質，澱粉等。

『功效』爲止血藥。對於瘺瘍，潰瘍，有鎮痛，及促進肉芽發生之效；更有與油類煉合，而爲火傷之塗布藥。

其根氣味苦平，無毒。主治癰疽，惡瘡。除白癬，疥蟲。能止痛，止血。療風痺，癥結，溫熱，瘧疾等。

『用量』一回與以一•〇——三•〇內服，並有以其粉末，或1/2糊樣劑，外用之。

『製劑』1 白及散 Pulvis Tubera Bletilla hyacinthina.

此即以白及根二〇•〇研爲細末，分作十包。一日三回，每回一包，爲多年咳嗽，肺痿，咯血之特效藥。

『禁忌』忌烏頭。

『採製』採取生根，水洗，剉用。

『別稱』又名連及草，甘根，白給。

白芷 （繖形科）

『學名』Angelica anomala, Pall.

『產地』多培養於庭園之中，而亦有野生者。

『基本』爲一年生草，莖頭成爲傘形，高五寸許。葉卵圓，對生。花色白，而微黃。其根，可入藥用之。

『成分』含有揮發油，樹脂，Angelica 酸，Angelicin，及鞣酸，蠟質，苦味質，澱粉，糖分等。

『功效』爲興奮藥，及鎮痙藥。

其氣味辛溫，無毒。能祛風，燥濕，發表，補血，破瘀，排膿，止痛。治頭風，中風，面痛，目赤，寒熱，燥癢，嘔吐，久渴，鼻淵，口臭。

『用量』一回〇•五——三•〇服用。

「禁忌」忌火。

「採製」取根，除去蘆頭及皮，微焙用之。

「學說」名醫別錄曰；白芷，生河東川谷下澤。春生葉，相對，婆娑紫色，闊三指許。花白，微黃。入伏後，結子。立秋後，苗枯。二月，八月采根，暴乾。以黃澤者，為佳。

「別稱」又名白茝，芳香，澤芬，莞，苻蘺等；葉名藥，蒚麻。

白芩（鴨跖草科）

「學名」Pollia japonica, Hornst.

「基本」為陰濕之宿根草，春月抽莖，一二尺，上部生葉八九，如披針形，略似蘘荷。夏月莖頂開花，為圓錐花序；花瓣白色。

「功效」可參考杜若條。

白青

「基本」據李時珍云：此即石青之屬，色深者，為石青，淡者，為碧青也。今繪彩家，亦用。范子計然云：白青，出弘農豫章，新淦青色者，善。淮南萬畢術云：白青，得鐵，即化為銅也。

「功效」其氣味甘酸鹹平，無毒。能明目，利九竅。治耳聾，心下邪氣。令人吐，殺諸毒。

「別稱」又名碧青，魚目青。

白苣

「基本」此即「Lactuca」也。據陳藏器云：白苣，似萵苣葉，有白毛。李時珍云：處處有之，似萵苣，而葉色白，拆之有白汁。正二月下種，四月開黃花如苦蕒；結子亦同。八月，十月，可再種，故諺云：生菜不離園。可採其菜，供藥用之。

「功效」為解熱藥。其氣味苦寒，無毒。能補筋骨，利五臟，開胸膈擁氣，通經脈，止脾氣，令人聰明。解熱毒，酒毒，定消渴，利腸胃。

「用量」二•〇——八•〇煎服。

「別稱」又名石苣，生菜。

白前（蘿藦科亦作白前科）

「學名」Vincetoxicum japonicum Morr. et Dene. var. purpurascens, Maxim (Vincetoxicum purpurascens, Morr. et Dene.) (V. Vernyi, Fr. et Sav.)

『基本』爲多年生草，莖高一二尺，葉有短柄，倒卵狀之橢圓形，或長橢圓形。葉尖頗銳，葉底鈍形，或銳形。夏秋之間，葉腋出花莖，分爲數枝，攢簇多花，花有淡紅色，或白色等。其根可採取之，爲藥用。

『功效』爲袪痰藥。對於咳嗽，咯痰，咯血，皆有特效。其味甘，微溫，無毒。能治降氣，下痰，安肺，定咳，及一切氣悶，煩悶。

『用量』一回一•〇——五•〇煎服。

『別稱』又名石藍，嗽藥。

白英 （茄科）

『學名』Solanum Dulcamara, L. var. ovatum, Dunal.

『產地』多生於山地之間。

『基本』爲一種草本之植物，莖蔓性，常纏繞於他物之上。葉不分裂，亦無深刻。莖葉皆平滑，無毛。夏秋之間，開總狀花，紫色。花後，結實，爲紅色之果。可採其根苗等，供藥用之。

『功效』其根苗氣味甘寒，無毒。能補中，益氣，去煩熱，止消渴。治風疹，丹毒，瘴瘧，結熱。其子名曰鬼目，氣味酸平，無毒。專能明目。

『別稱』又名穀菜，白草，白幕，排風。

白茅 （禾本科）

『學名』Imperata arundinacea, Cyr. var. Koenigii, Hack.

『產地』多生於原野之路傍。

『基本』爲多年生草，高一二尺，苗如針。葉細長而尖，有平行脈。春間開花，集生於莖頂之部。根有結節，甚長而白。莖每匍匐於地中，莖頂有白毛，密生。長二寸許，採其根針，花等，供藥用之。

『功效』爲止血藥，及利尿，發汗藥。對於吐血，衄血，胃腸出血，以及小便不通，諸種水腫等，皆可服用。其根氣味甘寒，無毒。治勞傷，虛羸。能補中，益氣，除瘀血，寒熱，利小便，下五淋，去胃腸熱，止衄血，崩中。治婦人月經不調，肺喘，水腫。其針氣味甘平。能下水，破血，通小腸，止鼻衄。治癰腫，惡瘡未潰者。其花氣味甘溫。能止吐血，衄血；又外用於金瘡，止血，止痛。

『用量』一回五•〇——三〇•〇煎服。

『禁忌』忌鐵。

『採製』取根，洗淨其泥及毛根，剉用。

『學說』李時珍曰：茅有白，管，黃，香等數種，葉皆相似○白茅，短小，三四月開白花，成穗，結細實○其根甚長，白軟如筋，而有節，味甘，俗呼絲茅○可以苫蓋，及供祭祀之用，苞苴之用，本經所用茅根，是也○其根乾之，夜視有光，故腐則變爲螢火○管茅，只生山上，似白茅而長，入秋抽莖開花，成穗，如荻火○結實，尖黑，長分許，黏衣刺人○其根短硬，如細竹絲，無節，而微甘，亦可入藥，功不及白茅○

『別稱』根名茹根，蘭根，地筋○

白豆 （豆科）

『學名』Phaseolus radiatus, L. var.

『產地』園圃間多栽培之○

『基本』爲一年生草，葉爲複葉，而有三小葉○其總葉柄頗長，開淡黃色花，亦頗大，呈龍骨瓣回旋狀○結細長之莢果，種子甚小，爲橢圓形，多赤色；但有白色者，可供藥用○

『功效』其氣味甘平(或鹹平)，無毒○能暖胃腸，殺鬼氣，補五臟，調中，通十二經脈○

『學說』李時珍曰：飯豆，小豆之白色者也○亦有土黃色者，豆大，如綠豆，而長○四五月種之，苗葉似赤小豆，而略大，可食○莢亦似小豆○一種褒豆，葉大如豆○可作飯，作腐，亦其類也○

『別稱』又名飯豆○

白魚

『學名』Lepisma saccharina, L.

『產地』多產生於淡水之中○

『基本』此屬於彈尾類，體扁長，被銀色之鱗，具長觸角與尾○其性最忌日光，有取其肉，供爲藥用○

『功效』其氣味甘平，無毒⊙能利水，下氣，補肝，明目，開胃，健脾○

『禁忌』忌與棗同食○

白堊 Chalk.

『基本』爲石灰岩之一種，質軟色白，呈土狀，多由有孔蟲之遺殼，堆積而成，亦可取之爲藥○

『功效』近來齒科醫多用之○

其氣味苦溫(或辛甘)，無毒○能燥濕，溫水臟，治頭痛，和王瓜爲湯，食之頗驗○又治女子寒熱，癥癖，月閉，積聚；並能澀腸，止痢。

『用量』二・〇——五・〇煎服。

『別稱』又名白善土，白土粉，畫粉。

白菖 (天南星科)

『學名』Acorus calamus, L.

『產地』多生於池澤之中。

『基本』爲多年生草，莖及根甚長，呈淡紅色。葉狹扁而長，有平行脈。夏月葉腋出穗，開花，花細小頗多，帶淡黃色，爲肉穗花序。其根，可爲藥用。

『功效』其氣味甘辛，無毒。能殺蟲，去風濕。以其研末，調油，塗疥。

『學說』李時珍曰：此有二種，一種根大，而肥白，節疎者，白菖也。俗謂之泥菖蒲。一種根瘦，而赤，節稍密者，溪蓀也。俗謂水菖蒲。葉俱無劍脊。溪蓀，氣味勝似白菖，並可殺蟲，不可服食。

『別稱』又名水菖蒲，水宿，莖蒲，菖陽，溪蓀，蘭蓀。

白棘

『基本』據名醫別錄云：白棘，生雍州川谷。棘刺花，生道旁。冬至後，百廿日采之，四月采實。李當之云：白棘，是酸棗樹針。今人用天門冬苗代之，非眞也。蘇恭云：棘有赤白二種，白棘，莖白如粉，子葉與赤棘同，棘中時復有之，亦爲難得。其刺當用白者，爲佳；然刺有鈎直二種，直者，宜入補益。鈎者，宜用療瘡腫。花卽其花，更無別物。天門冬，一名顛棘。南人以代棘針，非矣。韓保昇云：棘有赤白二種，切韻云：棘小棗也。田野間多有之，叢高三尺，花葉莖實，俱似棗也。

『功效』其氣味辛寒，無毒。治心腹痛，癰腫痛。療虛損，陰痿，漏精。能補中，益氣，小便尿血。

『別稱』又名棘刺，棘針，赤龍爪，花名刺原，菥蓂，馬朐等。

白楊 (楊柳科)

『學名』Populus babsamifera, L. var. suaveolens, Loud. (Populus alba, L.) (Populus tremula, L. var. villosa, Wesm.)

『基本』爲落葉喬木，高至數十尺，葉互生，卵形，或長橢圓形，而尖，有鈍鋸齒，面靑，背白。春月開花，色深紫，單性花，雌雄異株，悉排列爲穗狀花序。

其果實着生於花軸上，熟則四列散出，如棉子。樹皮，呈暗灰色，初平滑，後生裂紋，可供藥用。

『功效』其木皮氣味苦寒，無毒。能治毒風，脚氣，水腫，以及撲傷，瘀血。其枝能消腹痛，並治吻瘡。其葉可治齲齒，煎水，含嗽。又治骨疽久發，可搗而敷之。

『學說』李時珍曰：白楊木高大，葉圓似梨而肥大，有尖，面青而光，背呈白色，有鋸齒，木肌細白，性堅直，用為梁拱，終不撓曲，與移楊乃一類二種也。治病之功，大抵彷彿。嫩葉亦可救荒，老葉可作酒麴料。

『別稱』又名獨搖。

白蜜 Mel,

『基本』為蜜蜂 Apis mellifica, Linn. 採取花中甘液，所釀成。藏於蜂房，人收取之，可入藥用。

『成分』含有多量葡萄糖之結晶。

『功效』為緩下藥，及調味藥，賦形藥。又可外於安魏那，咽頭加答兒之含嗽，及阿布答，鵝口瘡，之塗敷。

『用量』五〇・〇頓服，為下劑。

白蒿 （菊科）

『學名』Artemisia stelleriana, Bess

『產地』多自生於田野之水邊。

『基本』為多年生草，葉如羽狀分裂，略似青蒿而粗。葉背秘生白毛，自初生至秋，白於衆蒿故，花為小頭狀花序。可採取根苗及子，供藥用之。

『功效』其根苗氣味甘平，無毒。治風寒，濕痺。能補中，益氣，利膈，開胃。以其燒灰，淋汁煎服，能治淋瀝。以其搗汁食服，能去心熱，而治暴痢。

『學說』李時珍曰：白蒿，處處有之。有水陸二種，本草所用，蓋取水生者。故曰：生中山川澤，不曰山谷平地也。二種形狀相似，但陸生辛薰，不及水生者，香美。

『別稱』又名蘩，由胡，蔞蒿，蔏。

白膠 Gelatina alba.

『基本』此由動物之骨質，而得之骨膠也。為白色透明之片狀，無臭味，極易溶解於水，冷後則成凝膠漿，可為藥用。

『功效』用於苛烈性物質之中毒，而發胃腸炎症，可溶於牛乳等食服。又用於熱性病，及小兒虛弱，可爲膠漿服之。此外常外用於表皮剝脫等。更有以其製成膠囊，坐藥等，爲賦形藥。

「用量」一•○——五•○爲水劑，乳劑，服用。

白鮮 （芸香科）

「學名」Dictamnus albus, L.

「產地」山野及田野多自生之。

「基本」爲亞灌木，莖高二尺許，下部木質，葉爲羽狀複葉。夏開白花，或淡紅色花，香氣强烈。其根皮，可取之爲藥。

「功效」其氣味苦寒(或作鹹)，無毒。能除風，去熱，通關節，利九竅，和血脈，利小腸。並治天行時氣，壯熱，惡寒，頭風，頭痛，心熱，肺嗽，及婦人陰中腫痛，產後餘痛。

「禁忌」惡螵蛸，桔梗，茯苓，萆薢。

「學說」陶弘景曰：俗呼爲白羊鮮，氣息正似羊羶，故又名白羶。李時珍曰：鮮者，羊之氣也。此草根白色，作羊羶氣，其子纍纍，如椒，故有諸名。

「別稱」又名白羶，白羊鮮，地羊鮮，金雀兒椒。

白薇 （蘿藦科亦作白前科）

「學名」Cynanchum atratum, Bge. (Vincetoxicum atratum, Morr. et Dene.)

「產地」多自生於山野之間。

「基本」爲多年生草，莖高一二尺，葉爲橢圓形，背有白毛。夏月開小花，五瓣，深紫色，花序爲穗。結莢，長二寸許。其根，可入藥用之。

「功效」其味苦，鹹平（或大寒），無毒。能瀉血熱，去邪氣，下水，止血，利氣，益精。治風溫，寒熱，溫瘧，驚悸，風狂，多眠，身熱，遺尿，熱淋，婦人傷中，產後虛吐。療金瘡，止血。

「禁忌」惡黃耆，大黃，大戟。反乾薑，大棗，乾漆，山茱萸。

「用量」一回一•○——五•○煎服。

「學說」名醫別錄曰：白微。生平原川谷，三月三日采根陰乾。蘇頌曰：今陝西諸郡，及舒滁潤遼州亦有之。莖葉俱青，頗類柳葉。六七月開紅花，八月結實。其根黃白色，類牛膝，而短小，今人八月采之。

「別稱」又名薇草，白幕，春草。

白蠟 Cera alba.

『產地』產於四川，貴州，浙江等處。

『基本』爲漆樹科植物之果實，所取出之蠟質，呈白色光澤脂肪樣之固塊。又有從黃蠟煉出而得之者，皆可爲藥用。

『成分』含有 Palmiline 等。

『功效』爲賦形藥，可爲軟膏藥，丸藥等之基礎料。

白蘞 （葡萄科）

『學名』Ampelopsis serjaniaefolia, Rgl.（Vitis serjaniaefolia, Bge.）

『基本』爲多年生草，狀如小灌木，葉爲掌狀複葉。春夏之交，開黃綠色小花。實圓，多漿。其根皮黑，肉白，可取之入藥。

『功效』爲鎮痛藥，可用於瘤瘍，膿瘍等。其氣味苦平，無毒。主治癰腫，疳瘡。散結氣，止痛，除熱；並治小兒驚癇，女子陰中腫痛，赤白帶下。

『用量』一•五——四•〇服用。

『禁忌』反烏頭。

『學說』蘇頌曰：今江淮及荊襄懷孟商齊諸州，皆有之。二月生苗，多在林中，作蔓，赤莖，葉如小桑。五月開花，七月結實，根如雞鴨卵而長，三五枚同一窠；皮黑，肉白。一種赤斂，花實功用皆同，但表裏俱赤耳。

『別稱』又名白草，白根，兎核，貓兒卵，崑崙。

白鷴

『基本』據李時珍云：鷴，似山雞而色白，有黑文，如漣漪，尾長三四尺，體備冠距，紅頰，赤嘴，丹爪，其性耿介。李太白言：其卵，可以雞伏，亦有黑鷴。

『功效』其肉氣味甘平，無毒。能解毒，補中。

『別稱』又名白鷩，閑客。

白丁香

『基本』爲鳴禽類雄雀（Passer montanus, L.）之糞。五月，或十二月拾收之，爲藥。

『成分』含有窒素有機物，尿酸安母尼亞，及燐酸鹽類等。

『功效』其氣味苦溫，微毒。療目痛，治癰疽。止痛，癥瘕，積聚，脹滿，目翳，弩肉。

『採製』於五月採取雄雀之糞，研爲細末，以甘草湯煎，晒乾，備用。

『別稱』本草綱目名曰：雄雀屎；本草拾遺名曰：靑丹；炮炙論曰：雀蘇。

白玉髓 Chalcedony.

『產地』多產於岩石之空洞，及裂縫中。

『基本』此乃水晶之爲隱微晶質，有脂肪樣之色澤，不透明者也。

『成分』含有硅之酸化物。

『功效』據名醫別錄云：其氣味甘平，無毒。能治婦人無子，不老延年。

『別稱』又名玉脂，玉膏，玉液。

白石英 Quartz

『基本』此爲硅之酸化物，或爲花岡岩等之主成分。常自爲大塊，或散見於砂礫之中，槪呈白色，有玻璃樣光澤，質堅而脆。和以硼砂曹達，加熱則漸漸熔解，變成玻璃。

『成分』含多量無水硅酸。

『功效』因其所含成分之故，以致功效尙有疑問。據云：其味甘，微溫，無毒。能治消渴，陰痿，肺癰，咯膿。

『禁忌』惡馬目，毒公。

『學說』名醫別錄曰：白石英，生華陰山谷，及太山，大如指長二三寸，六面如削，白澈有光，長五六寸者，彌佳。其黃端白稜，名黃石英。赤端白稜，名赤石英。靑端赤稜，名靑石英。黑澤有光，名黑石英。二月采亦無時。

白冬瓜 （葫蘆科）

『學名』Benincasa cerifera, Savj.

『產地』原產於亞細亞諸國，及亞菲利加；近來各田園皆栽種之。

『基本』爲蔬類植物，春暮生苗，引蔓，葉如掌狀分裂，莖葉皆有毛刺。夏月開黃白花，結實大者，徑尺餘，長二三尺。瓜皮堅厚，嫩時，色綠有毛。老則蒼色，上浮白霜。其瓜實子仁，皆供藥用之。

『功效』其瓜味甘微寒，無毒。治小腹水脹，可利小便，止渴。搗汁服能解毒，止煩悶。其瓜練氣味甘平，無毒。絞汁服，止煩燥，熱渴。利小腸，治五淋。其瓜子能悅顏色，益氣，亦可除煩解悶。

『用量』二·〇——八·〇服用。

『別稱』又名白瓜，水芝，地芝。

白羊石

『學說』據蘇頌云：生兗州白羊山，春中掘地採之，以白瑩者爲良。又有黑羊石，生兗州宮山之西，亦春中掘地採之，以黑色有墻壁光瑩者，爲良。

『功效』據云：味淡，生涼，熟熱，無毒。能解藥毒。

白花菜（白花菜科）

『學名』Pedicellaria Viscila, Malsumura.

『產地』多生於暖地之間，而園圃中，多栽種之。

『基本』爲一年生草，莖一二尺餘，葉爲掌狀複葉，小葉五片，倒卵形，全邊，或有微鋸齒。夏月莖頭開花，白色，或紫色。

『功效』其氣味苦辛，微毒。能下氣，止瘧。治風濕，痺痛。又搗汁可洗痔疾。

『學說』李時珍曰：白花菜，三月種之，柔莖，延蔓，一枝五葉，葉大如拇指，秋間開小白花，長蕊。結小角，長二三寸。其子黑色，而細，狀如初眠蠶沙，不光澤，菜氣羶身，惟宜鹽菹食之。

『別稱』又名羊角菜。

白花藤

『基本』據蘇恭云：生嶺南交州廣州平澤，苗似野葛，葉似女貞，莖葉俱無毛，而白花。其根似葛，而骨柔。皮厚，肉白，大療毒用根，不用苗。韓保昇云：蔓生，白花，葉有細毛，根似牡丹骨柔，皮白而厚，凌冬不凋。其根，可爲藥用。

『功效』其氣味苦寒，無毒。能治虛勞，風熱。解諸藥菜肉之毒。

白花蛇

『基本』據本草綱目李時珍云：花蛇，湖蜀皆有，今惟以蘄蛇擅名；然得市肆所貨，官司所取者，皆自江南興國州諸山中來。其蛇龍頭虎口，黑質白花，脇有二十四個方勝文，腹有念珠斑，口有四長牙，尾上有一佛指甲，長一二分。腸形如連珠，多在石南藤上。食其花葉。人以此尋獲，先撒沙土一把，則蟠而不動，以叉取之，用繩懸起，劙刀破腹，去腸物，則反尾，洗滌其腹，蓋護創爾，乃以竹支定，屈曲盤起，紮縛炕乾，出蘄地者雖乾枯，而眼光不陷。

他處者，則否矣。故羅願爾雅翼云：蛇死目皆閉，惟蘄州花蛇，目開如生。舒蘄兩界者，則一開一閉，故人以此驗之。

『功效』其肉甘鹹而溫，有毒。作爲風藥，較諸蛇爲速。治中風濕痺，筋脈拘急，口喎，半身不遂，小兒急驚風，及痘瘡黑陷。

『用量』四•○——一二•○服用。

『採製』取蛇，宜用中段，頭尾皆有毒，不可用。乾者，宜用酒浸去皮肉，而骨刺尤有毒，用者能令人死。

『別稱』又名蘄蛇，褰鼻蛇。

白屈菜 （罌粟科）

『學名』Chelidonium Majus, L.

『產地』多自生於原野之路傍。

『基本』爲多年生草，葉爲羽狀複葉，小葉有缺刻，互生。其色上面黃綠，下面帶白色，有毛。花有長柄，爲繖形花序。莖脆弱，約二三尺高，斷之則有黃色之汁液。其地下部，或全草，供藥用之。

『成分』含有 Chelelidonine, Sanquinarine, Chelilonine, 及黃色素等。

『功效』爲腐蝕藥，可外用於乳咀之腐蝕，及癌腫等之內服。民間更有以其生汁，塗布於創傷，及毒蟲螫傷，而爲鎮痛，消毒藥。

『用量』一•○——一•六服用。

白附子

『產地』濕地自生，以高麗新羅產生爲最多。

『基本』本植物之莖，類似鼠尾草，並無旁枝，細葉叢生，開花成穗。根長寸許，與附子相似，故名也。大約其根，入藥用之。

『功效』其氣味辛甘，大溫，而有小毒。主治諸風冷氣，心痛，血痺，中風，失音，面上百病。補肝虛，祛風痰。並治疥癬風瘡，陰下濕癢。

『用量』○•五——一•五服用。

『採製』名醫別錄曰：白附子，生蜀郡，三月采。李時珍曰：根如草烏頭之小者，長寸許，乾者，皺紋有節。可焙，剉，用之。

白兎藿

『基本』據蘇恭云：荊襄山谷今有之，蔓生，山南人謂之白葛：苗似蘿藦，葉圓厚，莖有白毛，與衆草異。用蕾療毒有效，而交廣，又有白花藤，亦解毒用根，不用苗。

『功效』其氣味苦平，無毒。除蠱毒，鬼疰，以及蛇蜂諸大毒，不可入口者，皆消除之。又去血，用末着痛上，立淸。若有毒入腹者，煑汁飮之，卽解。

『採製』五月六月採之，日乾，備用。

『別稱』又名白葛。

白胡椒

『基本』據通雅云：廣舶胡椒，有一種玉椒，色白，味獨辛於他椒。今寗波貨之頗多，其色如雪，以內外通白者，爲上。白皮內黃者，劣。解魚蝦毒，入房術用。又蓬萊，李金什言：洋舶帶來白胡椒。據彼中人云：卽用胡椒之嫩者，生去皮，晒乾，卽如白玉色，非別有他種。物理小識，胡椒，出番國，亦是蔓生，有白色者，或曰卽畢澄茄。按畢澄茄，非白色，乃黑褐色也。恐另有一種，姑記之，以待證明。

『功效』據本草綱目所載：能治胃痛，及一般心痛。又可製爲白痧藥，以白胡椒一兩，牙皂一錢，火硝，檀香末，明礬，丁香，蟾酥各三錢，北細辛二錢，氷片，麝香各五分，，金箔量加，共研細末。鼻聞，或內服均可。

白茅香

『基本』據陳藏器云：白茅香，生安南，如茅根，道家用作浴湯。李珣云：廣志云生廣南山谷，合諸名香甚奇妙，尤勝舶上來者，李時珍云：此乃南海白茅香，亦今排香之類，非近道中白茅，及白土茅香花也。其根，可爲藥用。

『功效』其氣味甘平，無毒。治惡氣，令人身香。煑湯服之，能治腹冷。合桃葉煎湯，能浴洗小兒遍身瘡泡，甚效。

白荳蔻　（蘘荷科）

『學名』Amomum Cardamomum, L.

『產地』多產於新嘉坡，馬剌巴爾地方。

『基本』爲類於縮砂之果實，呈圓形，或稍帶三稜狀，爲灰白色，而有短毛，極易破碎。內有三房，藏九至十二個種子，呈淡黃色，有爽快之溫氣，及辛辣之香氣，可爲藥用。

『成分』含有揮發油等。

『功效』為芳香健胃藥。
其氣味辛而大溫，無毒。能止吐逆，冷氣，可以補肺，益脾，去寒熱，解酒毒。治反胃，噎膈。

『用量』一•〇•四——一•二服用。

『學說』據開寶本草所載：白荳蔻，出伽古羅國，呼為多骨。其草形如芭蕉，葉似杜若，長八九尺，而光滑。冬夏不凋，花淺黃色。子作朵如葡萄，初則微青，熟則變白，七月採之。李時珍云：白荳蔻，子圓大如白牽牛子。其殼白厚，其仁如縮砂仁。

『別稱』又名多骨。

白頭翁 （毛莨科）

『學名』Anemone cernua, Thunb.

『產地』河南洛陽最多產生之。

『基本』為多年生草，全部密生白毛，高至一尺許，葉為羽狀複葉，簇生，於地下莖，自其中部出花莖。春月開花，單性，生於花莖之頂，與總苞接近。萼片六枚，頗大，內面呈濃紫色。結實甚多，有長鬚，至成熟，呈白色，恰似老翁之頭，故名也。其根，供藥用之。

『功效』為收斂，止瀉藥。於赤痢，腹痛等，皆可服用；並有外用於疝痛，痔痛，及禿瘡等症。
其氣味苦溫，無毒。治溫瘧，痰熱，癥瘕，積聚。並能定腹痛，療金瘡，止鼻衄，治赤痢，暖腰膝，明耳目。

『用量』一•〇一•五——五•〇煎服。

『學說』名醫別錄曰：白頭翁，生高山山谷，及田野，四月採。蘇恭曰：其葉似芍藥而大，抽一莖，莖頭一花，紫色，似木槿花。實大者，如雞子，白毛寸餘，皆披下，似白頭老翁，故名也。

『別稱』又名野丈人，胡王使者，奈何草。

白龍鬚

『基本』據李時珍云：劉松石，保壽堂方云：白龍鬚，生近水旁有石處，寄生，搜風樹節，乃樹之餘精也。細如棕絲，直起無枝，葉最難。真者一種，方纏，草生於白線樹根，細絲相類，但有枝莖稍粗為異，誤用不淺。愚按所云：二樹名用隱語，均無考證。

『功效』據云：能治婦人風濕，腰腿疼痛，左癱右瘓，口目喎斜，及產後氣血流散，頭目昏暗，腰腿疼痛不可忍。

『用量』一•〇——二•〇服用。

白檀香　（檀香科）

『學名』Santalum album, L.

『產地』多產於廣東，雲南等地。

『基本』爲常綠灌木，葉爲長卵形，端尖，無花瓣，萼裂爲四片，實爲核果。其木堅重，淸香，可爲藥用，或爲香料用。

『成分』含有揮發油，樹脂等。

『功效』爲衛動藥，有香竄之作用。其氣味辛溫，無毒。能調脾肺，利胸膈，去邪惡，散冷氣，引胃氣上升，進飲食。並止心腹痛，霍亂，消風熱腫毒。又治中惡，鬼氣，殺蟲。

『用量』一回〇•四——〇•八服用。

『禁忌』忌火

『別稱』又名旃檀，眞檀。

白藥子

『基本』據蘇恭云：白藥子。出原州，三月生苗，葉似苦苣，四月抽赤莖，長似壺蘆蔓。六月開白花，八月結子，亦名瓜蔞。九月，葉落，枝折，采根，洗切，暴乾。根皮黃色，名白藥子，可供藥用。

『功效』其氣味辛溫，無毒。能消痰，止嗽。治腫毒，惡血，咽中腫痛，喉中熱痛；並能止渴，鎭吐血。又解野葛，生金，巴豆，藥毒。刀釜折傷，以乾末敷之，止血，定痛，對於金瘡，能生肌去毒。療一切天行熱疾。

『用量』二•〇——六•〇服用。

白殭蠶　Silk-worm driod.

『基本』此卽蠶之患白殭病而死者，由一種菌類，寄生蠶體，吸取精液，致蠶殭死，死後其體硬直，而外面生白粉，卽是。其菌之胞子，有傳染性。可取其爲藥用之。

『功效』民間多用於中風，失音，喉痺，癇症，諸瘡等。其氣味辛鹹，微溫。能治風，化痰，散結，行經。喉痺，咽腫，丹毒，瘋瘧，並療中風，失音，小兒驚癇，婦女崩中，帶下。

『用量』一回一•〇——五•〇服用。

『禁忌』忌桑螵蛸，結梗，茯苓，茯神，萆薢。

生薑 （蘘荷科或作薑科）

「學名」Zingiber officinale, Rosc.

「產地」園圃間多栽培之。

「基本」爲蔬類植物，苗高二尺許，葉狀如箭鏃，對生。花被大小不整，色淡黃。其地下莖，色黃，味辛。秋初，出新芽，尤嫩美，可食。採取根莖，而供藥用之。

「成分」含有百分之一——二揮發油。

「功效」爲芳香性刺戟藥，有驅風及健胃之功。
其氣味辛而微溫，無毒。能歸五臟，除風邪寒熱，傷寒頭痛，散煩悶，開胃氣，止嘔，去痰，破血，調中。治咳喘，脹滿，霍亂不止，腹痛冷痢。

「用量」一回〇·二——一·〇爲粉劑，丸劑，水劑等，服用之。

「製劑」1 生薑丁幾 *Tinctura Zingiberis*
此即以薑根粗末五·〇，浸於酒精五·〇中，經五日後，濾過之，而得微黃色之液體。用爲健胃藥，與以〇·五——一·〇爲水劑服用之。
2 生薑舍利別 *Sirupus Zingiberis*
此即以生薑丁幾一·〇，混於單舍利別九·〇中，即成。爲芳香調味藥，以其一五·〇，加入其他水劑服用之。

「禁忌」惡黃芩，黃連，天鼠糞。

「學說」李時珍曰：薑，宜原隰沙地。四月取母薑，種之。五月生苗，如初生嫩蘆，而葉稍濶似竹葉，對生；葉亦辛香。秋社前後，新芽頓長，如列指狀，采食無筋，謂之子薑。秋分後者，次之，霜後，則老矣。

生瓜菜

「基本」據蘇頌云：生瓜菜，生資州平田陰畦間。春生苗，長三四寸，作叢生。葉青，而圓，似白莧菜，夏開紫白色花，結細實，黑色。其味作生瓜氣，故以爲名。

「功效」其氣味甘而微寒，無毒。治虛邪。賊風走攻頭面四肢，陽毒傷寒，壯熱頭痛，心神煩燥；並能消腫，利胸膈。

田父

「基本」據云：此種之動物，較蝦蟆爲大，能傷食蛇類，遇蛇輒銜其尾，蛇死，則食其肉，僅遺尾後寸餘之皮不損。

『功效』其毒最劇，能治蠶咬傷，可以其脊背上之白汁，和蟻子灰炭塗之。

田螺 Viviparus

『產地』多產生於淡水之中。

『基本』爲前鰓類之一種，狀似蝸牛，而尖長殼高，呈靑黃色。其肉可食，又可爲藥。

『功效』其肉味甘，大寒，無毒。治目熱赤痛，消渴，黃疸。能解酒，清熱，下水氣，利二便，去腹中結熱。

由跋 （天南星科）

『學名』Arisaema ringens, Schott. var Sieboldii, Engl.

『產地』多生於山間之陰濕地。

『基本』爲多年生草，地下莖球形。葉爲掌狀複葉，小葉三片。春日開花，單性，爲肉穗花序。表面暗黃綠色；裏面帶紫色。其根及草，可供藥用。

『功效』其氣味辛苦而溫，有毒。能治毒腫，結熱。

『學說』李時珍曰：此卽天南星之小者，其氣未足，不堪服食，故醫方罕用。

甲煎

『基本』據陳藏器云：甲煎，以諸藥及美果花燒灰，和蠟成口脂，所主與甲香略同，三年者良。李時珍云：甲煎，以甲香同沉麝諸藥花物製成，可作口脂及焚爇也。唐李義山詩所謂：沉香甲煎爲廷燎者，卽此。

『功效』其氣味辛溫，無毒。主治甲疽，小兒頭瘡，吻瘡，口旁㗘瘡，耳後月蝕瘡，蜂蛇蠍之瘡，並傅之。

甘松 （敗醬科）

『學名』Valeriana officinalis, L.

『產地』產於亞細亞，及歐羅巴等地。

『基本』爲多年生草，春日抽莖，高至一二尺許。葉爲羽狀複葉，對生，小葉有鋸齒。四月間，莖頭分細椏，簇生，各花如繖狀，花小，淡紅色，形似敗醬。雄蕊三枚，著生於花冠之筒部，莖葉頗柔軟，中含水液甚多。可採其根，供藥用之。

『成分』含有 Valeren $C_{10}H_{16}$ 及 Baldriankampfer $C_{12}H_{20}O$ 之揮發油也。

『功效』爲神經病之鎭痙藥，可用於癲癇，舞蹈病等；又爲興奮藥，可用於急性病，及熱性病之虛脫狀態時。

『用量』一回〇•五——二•〇爲丸劑，粉劑，浸劑等，服用之。

『製劑』1 甘松丁幾 Tinctura Valerianae.

此卽以甘松根一〇•〇，浸於稀酒精五〇•〇中，製成爲澄明帶黃褐色之液體。其功用與甘松同，一回一•〇——二•〇服用。

甘草 (荳科)

『別稱』又名穿心排草，鹿子草，䕡草。

『學名』Glycyrrhiza glabra, L.

『產地』產於川陝各省爲最多。

『基本』爲多年生之草本，春月生新芽，高至二三尺。葉爲羽狀複葉，通常由十餘片小葉而成，小葉長卵形。夏秋之際，葉腋生花，花呈蝶形，花冠淡紅。此植物之地下莖根，色黃，有特殊之甘味，採掘，而乾貯之，爲藥。

『成分』含有 Glycyrrhizin $C_{12}H_{36}O_9$ 及 Asparagin 與膠質。

『功效』近來多用爲丸劑等之賦形藥，或爲調味藥。

其氣味甘平，無毒。生用氣平，補脾胃不足，而瀉心火。炙用氣溫，補三焦元氣，而散惡寒。除邪熱，去咽痛，緩正氣，養陰血。並能潤肺，止嗽，通九竅，利百脈。調和百藥，解百藥毒，故有國老之名。

『用量』一•〇——六•〇服用。

『禁忌』與海藻，大戟，甘遂，芫花，皆反。

『別稱』又名密甘，密草，美草，路草，靈通，國老。

甘遂 (大戟科)

『學名』Euphorbia sieboldiana, Morr. et Dene.

『產地』多自生於山野之間。

『基本』爲多年生草，莖高尺許，葉爲長橢圓形。春暮開花，褐色，花後結實，黏滑。其根皮赤，肉白，可供藥用之。

『功效』爲瀉下藥，專能消除水腫等。

其氣味苦寒，有毒。能瀉水，去痰，消面目浮腫，留飲，宿食。破癥堅積聚，利水穀道。治痰迷，癲癇，噎膈，痞塞。

『用量』一•〇——三•〇服用。

『禁忌』惡遠志，反甘草。

『學說』名醫別錄曰：甘遂，生中山川谷，二月採根陰乾。

蘇頌曰：今陝西，山西，江東亦有之，苗似澤漆，短小，而葉有汁，根皮赤，肉白，作連珠，大如指頭。

『別稱』又名甘臺，陵稿，陵澤，甘澤，重澤，苦澤，白澤，主田，鬼醜。

甘蔗 （禾本科）

『學名』Saccharum officinarum, L.

『產地』多栽種於園圃之中。

『基本』爲多年生之大草，本能直立，莖高十餘尺，徑約寸許。葉狹而尖，線狀，披針形，長至二三尺。開花，爲圓錐花序，果實爲穎果。其莖外形似竹，惟中實不空。秋冬之際，取莖用之。

『成分』含有多量蔗糖屬 $C_{12}H_{22}O_{11}$ 等之成分。

『功效』其味甘平澀，無毒。能下氣，和中，助脾氣，利大腸，消痰，止渴。除心熱，解酒毒，寬胸，止嘔。

『用量』一〇・〇——二〇・〇服用。

『製劑』1 蔗糖 Saccharose.

此即由甘蔗製出之緻密乾燥純白色之結晶粉。除用於營養品及嗜好品之外，每用於熱性病者，爲止渴之飲料。又有以其爲緩和，及祛痰藥，而用之者。更常用爲賦形藥，調味藥等。

2 單舍利別 Syrupus simplex.

此即以蔗糖六五・〇溶解於蒸溜水三五・〇中而製成之。以爲配伍舍利別劑，或作調味藥等。

『學說』李時珍曰：蔗皆畦種，叢生最困，地下莖似竹而內實，大者，圍數寸，長六七尺，根下節密，以漸而疏抽。葉似蘆葉而大，長三四尺，扶疏四垂。八九月收莖，可留過春，充果食。

甘藷 （旋花科）

『別稱』又名竿蔗，藷。

『學名』Ipomaea batatas, Lam.

『產地』生於暖地，原爲中央亞美利加之所產。

『基本』爲多年之生草，莖細長，匍匐於地上，葉卵形，或心臟形，有長柄，互生。花爲合瓣，花冠紫色，如漏斗狀，與牽牛子之花相似。其根塊多肉，可供藥用之。

『成分』含有澱粉，及蔗糖等。

『功效』其氣味甘平，無毒。能補虛乏，益氣力，健脾胃，強腎陰。

『用量』二•〇——八•〇服用。

『學說』李時珍曰：按陳祈暢異物志云：甘藷，出於交廣南方，民家以二月種，十月收之。其根似芋，亦有巨魁大者如鵝卵，小者，如雞鴨卵。剝去紫皮，肌肉正白如肌。南人用當米穀，果實蒸炙，皆香美。初時甚甜，經久得風稍淡也。

甘蕉 （芭蕉科）

『學名』*Musa sapientum*, L.

『產地』多栽培園圃中，而熱帶地方有之。

『基本』爲一種樹木，高至二十尺餘。其全形與芭蕉相似，頂上叢生大葉，有八片至十片。又自其中央出花叢，形大，花呈紫色。果實長四五寸許，直徑寸餘，爲黃色柔果。可採其根，果，花，油，供爲藥用。

『成分』含多量之蕉油，及葡萄糖，澱粉等。

『功效』其果味甘大寒，無毒。生食止渴，潤肺。熟食通血，增髓。其根味同，能療癰腫，結熱，搗汁服之，去煩渴，解肌毒。治天行熱狂，風熱頭痛。其油氣味甘冷，無毒。治頭風，去煩渴。又可敷用湯火傷。花能治心痺痛，燒存性用鹽湯服之。

『學說』李時珍曰：按萬震南川異物志云：甘蕉，卽芭蕉，乃草類也。望之如樹株，大者一圍餘，葉長丈許，廣尺餘至二尺。莖虛軟如芋，皆重皮相裹。根如芋魁，青色，大者如車轂，花着莖末，大如酒盃，形色如蓮花。子各爲房，實隨花長。每花一闔，各有六子，先後相次，子不俱生，花不俱落也。蕉子凡三種，未熟時皆苦澀，熟時皆甜而脆，味如葡萄，可以療飢。一種大如拇指，長六七寸，銳似羊角，兩兩相抱者，名羊角蕉。剝其皮，黃白色，味最甘美。一種子大如雞卵，有類牛乳者，名牛乳蕉，味微減。一種子大如蓮子，長四五寸，形正方者，味最弱也，並可密藏爲果。

『別稱』又名芭蕉，天苴，芭苴。

甘藍 （十字花科）

『學名』*Brassica oleracea*, L.

『產地』多產於亞細亞之海邊。

『基本』爲越年生草，高至二尺餘，葉平滑白色，嫩時聚成球形。花大於芸薹之花。花瓣四枚，呈淡黃色，爲總狀花序。其葉莖，爲藥用之。

「功效」其氣味甘平，無毒。能益腎，塡髓，安五臟六腑，利關節，通經絡，下結氣，明耳目，健人，少睡，益心力，壯筋骨。作葅，經宿色黃，和鹽食，治黃毒，

「學說」陳藏器曰：此卽西土藍也，葉闊，可食。李時珍曰：此亦大葉冬藍之類也。按胡洽居士云：河東隴西羌胡多種食之，漢地少有。其葉長大而厚，煮食甘美。經冬不死，春亦有英。其花黃，生角結子。其功與藍相近也。

「別稱」又名藍菜。

甘藤

「基本」據陳藏器云：生江南山谷，其藤大如雞卵，狀如木防己，斫斷吹之，氣出一頭，其汁甘美，如蜜。可取其汁，供藥用之。

「成分」含有糖液質，及黏液質等。

「功效」其氣味甘平，無毒。能調中，益氣，通血脈，解諸熱，除煩，止渴。

「別稱」又名甜藤，感藤。

甘露 Honigtau.

「基本」此之甘露，在夏令庭園之樹葉上，常常有甘味之汁降下，以潤其樹下之地面，或植物。自古謂甘露，有種種之臆說。其實爲蚜蟲之分泌物，蓋是蟲以口咀刺葉，吸收細胞內含水炭素，蛋白質等，於體內成多量之甘汁，自肛門漏泄。於一日間，能分泌四十八滴；若有多數此虫，其分泌量，當亦不少，故可取之爲藥。

「成分」含有多量葡萄糖質，及含水炭素。

「功效」可用爲淸涼止渴料，或爲緩下藥等。其味甘，大寒，無毒。食之能潤五臟，長年不飢。

「用量」五．○——一○．○服用。

「別稱」又名膏露，瑞露，天酒，神漿。

甘松香 （敗醬科）

「學名」Nardoschys jatamusi, Royle.

「產地」吾國四川，最多產生。

「基本」爲多年生草，二葉對生。地下莖爲灰褐色，長約三四寸，徑約二三分，可採取之，而供藥用。

「成分」含有 SesquiterpenC $C_{15}H_{24}$ 之揮發油。

『功效』爲芳香料，似有健胃之作用。

其氣味甘溫，無毒。能理元氣，去鬱氣。治心腹痛滿，脚氣，膝腫。外用能殺蟲，止痛。

『用量』一回一・〇——三・〇服用。

『禁忌』忌火。

『學說』馬志曰：廣志云：甘松出姑臧涼州諸山，細葉，引蔓，叢生。可合諸香，及裛衣。蘇頌曰：今黔蜀州郡，及遼州亦有之，叢生山野，葉細如茅草，根極繁密。八月采之，作湯浴，令人身香。

『別稱』又名苦彌哆。

甘扁桃 （薔薇科）

『學名』Prunus Amygdalus Stokes, var. dulcis Baill.

『產地』園圃之間，多栽培之；以歐州各地，爲最多。

『基本』爲落葉灌木，高四五尺許，莖上有刺。葉爲羽狀複葉，平滑而光澤。開花，呈紅白各色。結實，呈橢圓形，多尖而扁，子皮爲桂褐色，有縱皺，浸於水中，則易剝離，而內有二枚之油性肉質狀白色之子葉，可取之爲藥。

『成分』含有多量脂肪油，扁桃油，及蛋白質，糖質，護謨，亞斯排拉根等。

『功效』多爲脂肪性緩和藥，可用爲乳劑而內服之。又有以其十倍至二十倍水，研爲乳白液，加白糖而用爲賦形藥等。

『用量』一五・〇——二〇・〇服用。

『製劑』1 扁桃油 Oleum Amygdalarum.

此即以甘扁桃而製出之脂肪樣乳白色油，可爲小兒之緩下藥，一回與以五・〇——一〇・〇服用。對於苛烈性物質之中毒，可與以二〇・〇服用，或稍大量亦可。

甘菊花 （菊科）

『學名』Chrysanthemum sinense, Sab.

『產地』吾國庭院及園圃之間，多栽培之。

『基本』爲多年生之木本草，於春月由宿根生出，夏至後，分植，深秋開花。莖略帶木質，葉有缺刻，花冠周圍爲舌狀，中部呈管狀，爲頭狀花序。種類至繁，須採其白色而味甘者，入藥用之。

『功效』爲清涼藥，有解熱止渴之功。

其氣味甘苦，無毒。能治頭目風熱，眩暈。散濕痺遊風，除胸中煩熱。能補肺，益腎，養目，去翳。療疔腫，惡毒。

『用量』一•五——三•〇為浸劑，煎劑等服用之。

第六畫

伏翼

『學名』Plecotus auritus.

『基本』為翼肢類之動物，其體形與鼠相似，而指間與前後肢以及尾部，連結成為一種皮膜（即翼），傍晚飛出，迴翔空中，有食蟲，食果之不同，皆可為藥用之。

『功效』其氣味鹹平，無毒。治目瞑癢痛，能明目有光。療五淋，利水道。治婦人帶下，小兒驚風。

其糞即為天鼠屎，又名夜明砂。氣味辛寒，無毒。主療癰腫，瘰癧，能破寒熱積聚，除驚悸。並治目盲，障翳。

『採製』據李時珍云：近用者，多煆存性耳。

『別稱』又名蝙蝠，天鼠，仙鼠，飛鼠。

伏牛草 （茜草科）

『學名』Damnacanthus indicus, Gaertn.

『產地』生於山中之暖地。

『基本』為常綠亞灌木，莖高二三尺許。其枝繁茂，密生細針，與葉同長。葉小卵形，質頗堅硬。初夏枝梢開花，形小，白花。果實為小漿果，圓形，赤色。採其花，供藥用之。

『成分』含有 Berberis 之成分。

『功效』為苦味健胃藥，對於胃液分泌機能沈衰，而起之消化不良諸症，服之，即能振起食慾，恢復營養；惟有胃痛者，則宜禁忌之。

其氣味苦甘而平，無毒。治久風濕痺，四肢拘攣，骨肉疼痛，風眩，頭痛，五痔下血。

『用量』一回〇•五——一•〇——四•〇為煎劑服用之。

『製劑』1 伏牛花浸 Infusum Flores Damnacanthus

此即以伏牛花頭二•〇，浸於溫湯一〇〇•〇中，而後濾過。一日三回分服，為健胃藥。

『採製』三月採花，陰乾，貯藏而用之。

『學說』蘇恭曰：伏牛花生蜀地，所在皆有。今惟益州蜀地有之，多生川澤中。葉青細似黃蘗葉，而不光。莖亦有刺，開花淡黃色，作穗，似杏花而小。

「別稱」又名隔虎刺花。

伏龍肝

「基本」據陶弘景云：此竈中對釜月下黃土也。以竈有神，故號爲伏龍肝；幷以迂隱其名耳。今人又用廣州鹽城屑，以療漏血，瘀血，亦是近月之土，盎得火燒之義也。此確係竈心土，以年久者佳，可爲藥用。

「成分」含有炭酸曹達及炭末等。

「功效」民間多用爲止嘔藥，或爲收斂藥。

其味辛微溫，無毒。主治婦人崩中，吐血，咳逆，反胃，遺精，尿血。能去濕，消腫，催生，下胞，止心痛，安狂癲，除風邪，去蠱毒。又和醋敷療癰腫，惡毒。

「用量」二•〇——六•〇服用。

伏雞子根

「別稱」又名竈心土。

「基本」據陳藏器云：生四明天台山，蔓延生。葉圓薄，似錢。根似烏形者，佳良。

「功效」其氣味苦寒，無毒。能治天行黃疸，瘧瘧，中惡，寒熱頭痛。解百藥毒，諸熱煩悶。療癰腫，疽瘡，黃牛瘡。

「別稱」又名承露仙。

光明鹽

「基本」此即鹽泉（Salinespring）產生之精鹽，選其色白光澤而透明者，爲藥用之。

「成分」含鹽酸加里，及鹽酸曹達等之成分。

「功效」民間多用爲消炎，消毒之洗滌藥。

其氣味鹹而甘平，無毒。主治頭痛，諸風，目赤，腫痛，多淚。

列當　（列當科）

「學名」Orobanche coerulescens, Steph. var. typica. Beck.

「產地」多生於海濱之沙塲。

「基本」爲一種寄生之植物，莖肉質，高五六寸。葉爲鱗片狀，呈黃褐色。夏秋之間，開小花，排列作穗狀，脣形，花冠上部之花，略帶紫色。其根可採取之，而爲藥用。

「功效」爲强壯藥。

其氣味甘溫，無毒。主治男子五勞七傷，陽事不興。能補腰，利腎。

「用量」三・〇——六・〇服用。

「學說」馬志曰：列當，生南山巖石之上，如藕根。初生掘取，陰乾用之。韓保昇曰：原州秦州渭州靈州皆有之，暮春抽苗，四月中旬採取，長五六寸，至一尺以來，莖圓，白色，采取壓扁，日乾。蘇頌曰：草蓯蓉根，與肉蓯蓉根極相類，刮去花，壓扁，以代肉者，功力殊劣，即列當也。

「別稱」又名栗當，草蓯蓉，花蓯蓉。

合歡 （荳科）

「學名」 Albizzia julibrissin Boiv.

「產地」多生於山野之中。

「基本」爲落葉喬木，高至十尺餘，葉爲羽狀複葉，自許多小葉而成，小葉形小，夜間閉合。夏月梢頭開小紅花，甚美。其根皮，可供藥用。

「功效」爲鎭痛藥，多用於打撲骨折等傷。其氣味甘平，無毒。能安五臟，和心志，强身，明目，消癰腫，殺蠱毒，和血，止痛。

「用量」一・五——六・〇煎服。

「採製」取根，去皮，剉炒，備用。

「學說」蘇頌曰：今汴洛間，皆有之，人家多種於庭除間。木似梧桐，枝甚柔弱，葉似皂角，極細而繁密，互相交接。每一風來，輒自相解了，不相牽綴。采皮即葉用，不拘時月。

「別稱」又名合昬，夜合，靑囊，萌葛，烏賴樹。

吉利草

「基本」此草，莖如金釵股，根類芍藥，，可取其根，供藥用之。

「功效」其氣味苦平，無毒。能解蠱毒

吉祥草 （百合科）

「學名」 Reineckia carnea, Kth.

「產地」多生於暖帶之濕地。

「基本」爲多年生草，莖匍匐於地下及地上，處處生葉，葉之下部，生出叢根。葉細長而尖，有平行脈，長約尺餘。葉中叢生花莖，着許多之花，呈淡紫色。其根及根下子，皆供藥用之。

「功效」其味皆甘涼，無毒。能淸肺，理血，明目，補心。解熱毒，消咽腫。治小兒急驚，可搗汁，加冰片少許服之。婦人願產子者，忌服用。

吐根 （茜草科）

『學名』Uragoga Ipecacuanha, J. Baill.

『產地』產於西部巴西者，爲最多。

『基本』爲小灌木，高尺許，葉橢圓形，對生。花小而白，集於多數總苞之上。實爲漿果，色青黑。其根製爲粉末，或其他製劑，供藥用之。

『成分』含有 Emetin $C_{20}H_{30}NO_5$ 之鹽基。

『功效』爲催吐藥，或爲祛痰藥，可用於氣管枝加答兒等。又每與阿片配伍，而用於急性慢性腸加答兒；並有裏急後重，及腹痛者，甚效。

『用量』以〇•五——一•五爲催吐藥；又以〇•〇一——〇•〇六爲祛痰藥等。

『製劑』1 吐根丁幾 Tinctura Ipecacuanhae

此卽以吐根一•〇冷浸稀酒精一〇•〇中，經五日而製成之，爲黃褐色之液體。以二•〇——四•〇爲催吐藥；又以〇•五——一•五爲祛痰藥。

2 吐根舍利別 Sirupus Ipecacuanhae

此卽以吐根丁幾一•〇單舍利別九•〇混合而成。一日一〇•〇——三〇•〇配伍其他水劑服用之。

3 吐根酒 Vinum Ipecacuanhae

此卽以吐根末一•〇冷浸設里酒一〇•〇中，經十日後而成。其用量與吐根丁幾相同。

4 吐根錠 Trochisci Ipecacuanhae

此卽以吐根粉末一•〇白糖九〇•〇而製成〇•〇一之土根錠。專用爲小兒祛痰藥，一日一——三個服用之。

守宮

『學名』Gecko japonicus, D. et B.

『基本』此屬於蜥蜴類，體較蛇舅女大，呈灰色，略扁。四肢有五趾，其趾裏面有皺，供吸盤之用，故得自由步行於直立壁板之上。

『功效』據本草綱目云：其氣味鹹寒，而有小毒。能治中風，癱瘓，手足不舉，或歷節氣痛，風痙，驚癇，小兒疳痢，血積成痞。並療蝎螫。

『學說』李時珍曰：守宮，處處人家墻壁有之，狀如蛇醫，而灰黑色，扁首，長頸，細鱗，四足，長者六七寸，亦不聞噬人。南方，有十二時蟲，卽守宮之五色者。

「別稱」又名壁宮，壁虎，蝎虎，蝘蜓。

安石榴　（安石榴科）

「學名」Punica Granatum, L.

「產地」庭園間多栽培之。

「基本」爲落葉灌木，高八九尺許，葉平滑，爲長橢圓形，或倒卵形，對生，或散生。花大，萼赤色，花瓣深紅色。子房下位，有橫室。果實球形，大而鮮紅。上部存萼，熟則裂開，現出種子，肉多，紅色。其果皮，及枝幹根皮，皆供藥用之。

「成分」果皮含有鞣酸，護謨，越幾斯質等。石榴根皮，及其枝幹皮中含有 Pelletierin $C_8H_{15}NO$ 又名 Punicin 之植物鹽基。

「功效」爲收斂藥，及清涼藥。其根皮等，爲驅蟲藥。其果皮氣味酸而溫澀，無毒。能止下痢，下血，脫肛，崩中，帶下。治筋骨風濕，腰脚不遂，行走攣急疼痛。其根皮，以東行者爲佳，味同，能治寸白蟲。

「用量」三．○——九．○煎服。

「製劑」1 石榴皮越幾斯 Extractum Granati. 此卽以石榴皮浸於水中，而製成之。爲粉劑，舐劑等，小兒服之甚易。

「學說」李時珍曰：榴，五月開花，有紅，黃，白三色。單葉者，結實；千葉者，不結實，或結亦無子也。實有甜，酸，苦三種。抱朴子言：苦者，出積石山，或云：卽山石榴也。酉陽雜俎言：南詔石榴，皮薄如紙。瑣碎錄言：河陰石榴，名三十八者，其中只三十八子也。又南中有四季榴，四時開花，秋月結實，實方綻，隨復開花。有火石榴，赤色如火，海石榴，高一二尺，卽結實，皆異種也。按事類合璧云：榴大如盃，赤色，有黑斑點，皮中如蜂窠，有黃膜隔之，其子形如人齒，淡紅色，亦有潔白如雪者。

「別稱」又名若榴，丹若，金罌。

安息香　（齊墩果科）

「學名」Styrax Benzoin, Dryand.

「產地」產於蘇門答臘，暹羅等處。

「基本」爲落葉亞喬木，幹高二三丈，呈灰褐色。葉爲卵形，端尖，互生。春開小黃花，赤色，爲圓錐花序。

果實球形，灰色，堅硬。其樹皮有膠流出，如飴，至夏堅凝，色黃，卽安息香，可取之，爲藥用。

『成分』含有安息香酸 C_6H_5COOH 及二三種樹脂。

『功效』爲產後血暈之芳香性興奮藥。

其氣味辛苦而平，無毒。能治心腹惡氣，霍亂，風痛，邪氣魍魎，鬼胎。男子遺精，能暖腎。女子血噤產後血暈。小兒腹痛，屈足啼泣。

『用量』一•〇——三•〇服用。

『採製』用香爲末，入酒中煮，一沸卽下，棄酒，取沈降物之入水凝塊者，晒乾，研爲細末，備用。

『學說』李時珍曰：今安南，三佛齊諸番，皆有之。一統志云：樹如苦楝，大而且直，葉似羊桃而長，木心有脂，作香葉。廷珪香譜云：此乃樹脂，形色類胡桃穰，不宜於燒，而能發衆香，故人取以和香。今人和有如錫者，謂之安息油。

地耳 Lichen

『基本』爲菌類及藻類共生之植物，無莖葉之區別。通常爲線狀，或葉狀，或枝狀等。據李時珍云：地耳亦石耳之屬，生於地者也。狀如木耳。春夏生，雨中，雨後採之。見日，卽不堪。

『成分』含有 Licenes 之成分等。

『功效』其氣味甘寒，無毒。能明目，益氣，令人有子。

『別稱』又名地踏菰。

地骨 （茄科）

『學名』Lycium chinense, Mill.

『產地』多自生於原野中。

『基本』爲落葉灌木，高約丈許，莖呈灰色，而有針，葉爲橢圓形。夏間開花，結實，採其黃褐色之筒卷狀的根皮，卽地骨皮，可爲藥用之。

『功效』爲淸涼解熱藥，對於氣管枝炎，口腔炎，及咽頭，喉頭炎，神經炎等，皆可服之。

其氣味甘淡，而寒。治五臟邪熱，吐血，咳嗽，消渴，除頭痛及胸脇痛。並能涼血，補氣。

『用量』二•五——七•〇服用。

『採製』除去木心，浸於甘草湯(或水)一夜，洗之，剉焙用之。

地黃 （玄參科）

『學名』Rehmannia lutea, Maxim.

『產地』園圃中多栽植之，而隨處亦有自生者。

『基本』爲多年生草，高六七寸，葉爲長橢圓形，邊緣有鋸齒，面有皺紋毛茸，互生。花黃白略紫，花冠爲唇形。實類小麥。根長三四寸，細如手指，皮赤黃色，曝乾或經久，則變爲黑色，故地黃用爲藥者，約分三種，舉述於左：

生地黃○此爲尚未晒乾，而將活根貯藏備用者是；

乾地黃○此爲冬季採掘而晒乾者是；

熟地黃○此爲蒸乾者是。

『功效』可用爲強壯藥，或爲通經藥。

其生者氣味大寒，無毒。主治婦人崩中血不止，產後血上薄，心悶，或傷身動胎，下血不落胎，或瘀血，留血，衄血，吐血，皆可搗汁服之。能解熱，通經，利水。

其乾者氣味甘寒，無毒。能治傷中，逐血痺，增骨髓，長肌肉，除寒熱，積聚，療折跌絕筋。並治男子五勞七傷，女子傷中，胞漏下血，產後血虛。能破惡血，利大小腸，去胃中宿食，通血，益血。

其熟者氣味微溫，無毒。能塡骨髓，長肌膚，生精，補血，烏髮，黑鬚。治男子五勞七傷，女子傷中胞漏。並能通血脈，利耳目。

『用量』三•〇——八•〇煎服。

『禁忌』忌銅，鐵。惡貝母。畏蕪荑仁。

『學說』李時珍曰：今人惟以懷慶地黃爲上，亦各處隨時興廢不同爾。其苗初生塌地，葉如山白菜，而毛澀，葉面深青色，又似小芥葉，而頗厚不叉了，葉中攛莖，上有細毛。莖梢開小筒子花，紅黃色。結實，如小麥粒。根長四五寸，細如手指，皮赤黃色，如羊蹄根，及葫蘿蔔根，曝乾乃黑，生食作土氣，俗呼其苗，爲婆婆奶。

『別稱』又名地髓，地精。

地筋

『基本』據名醫別錄云：地筋，生漢中。根有毛，三月生，四月實白，三月三日采根。又據李時珍云：此乃黃管毛之根也，功與白茅根，相同。

『功效』其氣味苦平，無毒。能益氣，止渴，除熱在腹臍，利筋。

『別稱』又名菅根，土筋。

地椒

「基本」據李時珍云：地椒，出北地，卽蔓椒之小者，貼地生，葉形小，味微辛。土人以炙羊肉食，香美。其實，可爲藥用。

「功效」其氣味辛溫，而有小毒。主治淋疾腫痛，可爲殺蛀蟲藥。

地榆 （薔薇科）

（學名）Sanguisorba officinalis, L.

「產地」多生於山野之中。

「基本」爲多年生草，莖高三四尺，數十葉自根叢生，爲羽狀複葉。秋間起花莖，莖頂開花，色紫或紅白，列爲穗狀花序，其嫩葉，可食。其根可採取之，而爲藥用。

「功效」爲收斂藥。

其氣味苦酸，微寒，無毒。能止衄血，吐血及膀胱子宮出血。並治諸瘡，惡腫，能止膿血。

「用量」三•○——六•○服用。

「禁忌」惡麥門冬。

「採製」二月，八月採根，暴乾，去蘆頭，剉用。

「學說」李時珍曰：按外丹方言，地榆一名酸赭。其味酸，其色赭，故也。今蘄州俚人呼地榆，爲酸赭；又訛赭爲棗，則地榆，酸赭，爲一物甚明。其主治之功，亦同，因併別錄有名，未用酸赭爲一云。

「別稱」又名玉豉，酸赭。

地膚 （藜科）

「學名」Kochia Scoparia, Schrad.

「產地」多栽培於園圃之中。

「基本」爲一年生草，莖高三尺許。葉狹細，呈披針形，互生。夏日於葉腋，着帶綠白色之穗狀花。果實外面呈青白色，乾燥之，則爲綠褐色，甚爲細小，如種子狀，卽地膚子，可取爲藥用。

「功效」爲利尿藥。

其子氣味苦寒，無毒。治膀胱熱，利小便，補中，益氣，去熱，通淋。洗眼除雀盲澁痛。其苗葉氣味相同，可搗汁服之，治赤白痢，亦可煎湯洗眼。

「用量」一•五——四•五服用。

「採製」十月採取，陰乾，水洗，去砂，浸酒，焙用。

「學說」李時珍曰：地膚嫩苗，可作蔬茹，一科數十枝，攢簇團圍直上，性最柔弱，故將老時，可作帚，頗耐用。

『別稱』又名地葵，地麥，落帚，獨帚，王篲，掃帚，益明，涎衣草，白地草，鴨舌草，千心妓女。

地龍

『學名』Perichaeta sieboldii Horst.

『產地』田園中，隨處皆有之。

『基本』爲蠕行動物，體圓，細長，有環節甚多，紫黑色。近前端處，有一紅色肉帶，平廣無節，名曰環帶。腹面列生小刺，後向，以防體之退後，而助其前進。雌雄同體，常吞食泥土，穿地爲穴，故能使地中空氣流通，植物易於生長，爲農家間接之益。

『功效』可參考蚯蚓條。

『別稱』俗稱蚯蚓。

地膽

『學名』Melae coarctatus. Mots.

『產地』多棲息於山野石木之間。

『基本』此屬鞘翅類之異節類，體長寸許，闊三四分，全身呈黑藍色。腹部肥大。翅鞘短小。可取之爲藥。

『成分』含有班毛酸。

『功效』爲發泡藥。可用於關節炎，齒痛，眼炎等之引赤。又爲生毛藥。

其氣味辛寒，有毒。治鬼疰，寒熱，鼠瘻，惡瘡，死肌。破癥瘕，能墮胎，散結氣，去石淋，治疝積疼痛，腐蝕惡瘡爛肉。

『採製』二月，三月，八月，九月，於草木上取蟲，浸於糯米泔汁，去翅足，或與米同炒，去米用之。

『別稱』又名芫青。

地衣草

『基本』爲 Lichenbody 菌類之植物，無莖葉之分，大抵成爲線狀，葉狀，枝狀類。據日華本草云：此乃陰濕地，被日晒起苔蘚也。又陳藏器云：卽濕土苔衣，如草狀者耳。

『成分』含有特異之有機地衣酸，呈美麗之結晶。

『功效』其氣味苦冷，微毒。治心痛，中惡。又和油調敷馬反花瘡。

地蜈蚣 （石南科）

『學名』Cassiope stelleriana, Dc.

「產地」多生於高山之上。

「基本」爲常綠小灌木，狀如草本，莖匍匐於地，密生鱗片小葉，其先端斜上。秋間枝頭抽小花梗，開一花，萼爲綠色，花冠呈淡紅色。取其根苗，供藥用之。

「功效」其氣味苦寒，無毒。能解諸毒，及大便不通，搗汁服。療癰腫，搗汁並末服，能消腫，排膿。如受蜈蚣傷者，入鹽少許搗塗或敷之。

「學說」李時珍曰：生村落園野間，左蔓延右，右蔓延左，其葉密而對生，如蜈蚣形。其穗亦長，俗呼過路蜈蚣。其延上樹者，呼飛天蜈蚣。

地楊梅 （燈心科）

「學名」 *Luzula campestris, Dc. var. capitata, Miq.*

「產地」多生於山野之中。

「基本」爲多年生草，高六七寸許，葉叢生，細長而尖，生長毛。莖自葉叢而出，花小，有花被六片，雄蕊六枚。其花密生，如頭狀。其莖及子，供藥用之。

「功效」其氣味辛平，無毒。主治赤白痢疾。

「學說」陳藏器曰：生江東濕地，苗如沙草，四五月有子，似楊梅也。

地錦草 （大戟科）

「學名」 *Euphorbia humifusa, Willd.*

「產地」生於田野及庭園之間。

「基本」爲一種小草，自根際分爲多枝，平臥於地。葉對生，小橢圓形。夏秋之間，各葉腋出小花，作黃褐色。取其根及全草，供藥用之。

「成分」含有地錦草酸之結晶，及單寧等。

「功效」爲收斂止血藥。其氣味辛平，無毒。能通血脈，治氣結，止陰疝，療癰腫惡瘡，金刃撲損出血。並治吐血，下血，崩中，血痢。能散血，止血，利小便。

「用量」三．○——九．○煎服。

「別稱」又名地噤，夜光，承夜，草血竭，血見愁，血風草，雀兒臥單，漿瓣草。

曲節草

「基本」據蘇頌云：曲節草，生筠州，四月生苗，莖方，色青，有節葉，似劉寄奴而青軟。七八月着花，似薄荷結子，無用。五月，六月採莖葉陰乾，入藥。

「功效」其氣味甘平，無毒。治發背瘡，消癰腫，拔毒，同甘草作末，米汁調服。

「別稱」又名六月淩，六月霜，綠豆青，蛇藍。

有加利 （桃金孃科）

「學名」Eucalyptus globulus, Lab

「產地」原產於澳洲東南部。

「基本」為常綠喬木，高至三百尺許，葉卵形，或披針形，有小點。花生於上部之葉腋，每葉腋生一花。其葉可採之，而供藥用。

「成分」含有 Oleum Eucalypti 及 Eucalyptol $C_{10}H_{18}O$ 之成分。

「功效」為痲拉里亞之預防藥；又用於諸種腸加答兒，下痢等；又為發汗藥等；但近來多用其油，以代之。

「用量」一日五•〇——一五•〇為浸劑等服之。

「製劑」1 有加里油 Oleum Eucalypti.

此即由有加里布丟斯葉，與水蒸溜而得之，呈澄明無色或微黃色之稀薄芳香油。一回以二三滴和白糖裝於膠囊，或為酒精溶液，為內服防腐及袪痰藥。更有以大量，一日二•〇——四•〇用於痲拉里亞等。外用可為殺菌，防腐，鎮痛藥等。

「產地」吾國甘肅，寧夏，以及蒙古最多產生。

「基本」此為天然產之鹽，非海濱煎煉而成者。有青紅二色，皎潔如石，味甚甘美，可取之，為藥用。

「功效」其氣味鹹寒（或甘平），無毒。能明目，益氣，助水臟，強肌骨，去毒蠱，消癥癖。治積聚，心腹痛。療疥癬，解斑毛毒，又能止吐血，齒舌出血。

「別稱」又名胡鹽，羌鹽，青鹽，禿登鹽，陰土鹽。

灰藋 （藜科）

「學名」Chenopodium album, L.

「產地」多自生於田野之中。

「基本」為一年生之草本，莖高四五尺，葉呈卵形，邊有波狀，葉面具有白色之粉狀物。夏日開綠黃色之小花，嫩葉可食。其莖葉子仁，可供藥用之。

「功效」其莖葉氣味甘平，無毒。能治惡瘡，蟲，蠶，蜘蛛咬傷，可搗爛和油敷之。其子仁氣味相同。炊飯，或磨麪食之，能殺三蟲。

「學說」李時珍曰：灰藋，處處原野有之，四月生苗，莖有紫紅線稜，葉尖，有刺，面青，背白，莖心嫩，葉背面皆有白灰，爲蔬亦佳。五月漸老，高者數尺。七八月開細白花，結實簇簇，如球中有細子。蒸暴取仁。可炊飯，及磨粉食。

「別稱」又名灰滌菜，金鎖天，俗稱藜。

朴硝

「基本」此卽有用動物之皮骨，堆於土中，使受變化而生者。有用智利酸與綠化加里製成者，爲針狀之塊末，可爲藥用。

「成分」含有硝酸加偏謨 NO_3K 及硝酸那篤偏謨 NO_3Na 之成分。

「功效」爲瀉下藥，及利尿藥。

其氣味苦寒，無毒。能除熱，治陽强之病，傷寒，痢疾，積聚，結癖，留血，停痰，痞滿，有推陳致新之功。又能消瘡腫，目赤，障翳，通經，墮胎。

「用量」四·○——八·○服用。

「別稱」又名消石朴，鹽消，皮消，俗稱火硝。

百合　（百合科）

「學名」*Lilium japonicum*, Thunb.

「產地」生於山地，亦有栽培於庭園者。

「基本」爲多年生草，高二三尺，葉短而闊，似竹葉形，互生。夏日開花，色白，而無斑點。其紅黃色有斑點者，謂之卷丹，俗通謂之百合。其地下之鱗莖，皆可食。採其白花者，可供藥用。

「成分」含有多量之澱粉粒。

「功效」爲强壯藥，有滋養之能。又可爲鎮咳祛痰藥。

其氣味甘平，無毒。能安心，潤肺，清熱，止嗽，補中，益氣，除邪氣，消腹脹，通二便，治浮腫。

「用量」三·○——九·○服用。

「學說」李時珍曰：百合，一莖直上，四向生葉，葉似短竹葉，不似柳葉。五六月莖端開大白花，長五寸，六出，紅蕊四垂，向下色亦不紅，紅者葉似柳，乃山丹也。百合結實，乃似馬兜鈴，其內子，亦似之。其瓣種之，如種蒜法。山中者宿根，年年自生，未必盡是蚯蚓化成也。蚯蚓多處，不聞盡有百合，其說恐亦浪傳耳。

百舌

「別稱」又名强瞿，蒜腦藷。

「學名」*Lanius bucephalus* T. et S.

『基本』爲鳴禽類之一種，體小略長，呈灰褐色，而有斑點○每待其捕食昆蟲時，可取其窠及糞，供藥用之○

『功效』民間每採取其窠，或其糞，研末塗布，而治蟲之咬傷○

『別稱』又名反舌○

百部 （百部科）

『學名』Stemona sessilifolia, Miq.

『產地』廣東廉州產生最多○

『基本』爲多年生草，高二尺餘，葉卵形，有平行脈，四葉或三葉輪生○夏日葉腋開花一二朶，淡綠色○根如塊，數十相聯綴，似天門冬○可取之，而供藥用○

『成分』含有 Hodorin $C_{19}H_{34}O_5$ 之一種植物鹽基○

『功效』爲鎮咳藥，及皮膚殺蟲藥○

其氣味甘苦微溫，無毒○治肺熱，咳嗽，骨蒸，勞傷，能潤肺，祛痰○殺寸白蟲，及一切樹木蛀蟲○

『用量』一•五——四•五服用○

『採製』用竹刀去粗皮，酒浸，剉焙○

『學說』李時珍曰：百部，亦有細葉，如茴香者○其莖青肥嫩時，亦可煮食○其根長者，近尺，新時，亦肥實，但乾，則虛瘦無脂潤爾○生時，擘開，去心，曝之○鄭樵密志言：葉如薯蕷者，謬矣○

『別稱』又名婆婦草，野天門冬○

百兩金 （紫金牛科）

『學名』Ardisia hortorum, Maxim.

『產地』多產於暖地○

『基本』爲常綠亞灌木，莖高尺餘，葉廣披針形，長者達五寸許，互生，呈深綠色○夏月葉腋出花梗，着生繖形數小花，帶白綠色○果實，似南天竹之實，熟紅○其根，可取之爲藥○

『功效』其氣味苦平，無毒○主治壅熱，咽喉腫痛○

『學說』蘇頌曰：百兩金，生戎州雲安軍，苗高二三尺，有幹如木○葉似荔枝，初生背面俱青，結花實後，背紫，面青，至冬不凋○初秋開花，青碧色○結實大如豆，生青，熟赤○采根入藥○

百草霜

『基本』據李時珍云：此乃竈額，及烟爐中墨烟也，其質輕細，故謂之霜，可爲藥用○

『功效』其氣味辛溫，無毒○能消食，化積，止上下諸血，並治婦人崩中，帶下，胎前產後諸病，傷寒，陽毒，發狂，黃疸，瘧疾，痢疾，噎膈，及口舌一切諸瘡。

「別稱」又名竈突墨。

百脈根　（豆科）

「學名」Lotus corniculatus, L. var japonicus, Rgl.

「產地」多生於山野之中。

「基本」為多年生草，高至一尺餘，莖細長而傾斜，葉為羽狀複葉，自五小葉成。其基部二小葉，宛如托葉。花呈蝶形，花冠黃金色。果實為莢，細長寸餘。採其白色之根。而為藥用。

「功效」為解熱藥，有止渴，消炎之效；又為强壯藥。其味苦，微寒，無毒。能下氣，止渴，去熱，除虛勞，補不足。

百稜藤

「基本」據蘇頌云：生台州山中，春生苗，蔓延木上，無花葉。冬采皮，入藥。

「功效」民間多以此止盜汗，及治一切風痛，風瘡等。

「別稱」又名百靈藤。

百露拔爾撒謨　（豆科）

「學名」Myroxylon pereirae, Klotzsch

「產地」產生於中美州為最多。

「基本」為一種喬木，高至十五尺。葉為羽狀複葉，小葉七片，至十一片。為總狀花序，金白色。採取其木，及樹枝，敲打碎軟，而取其滲流物；或烘焦之，使布條纏於該部，而吸取其滲流物，卽為藥用百露拔爾撒謨（Balsamum Pervianum）也。

「成分」含有桂皮酸，安息香，蘇合香等之樹脂。

「功效」昔時有用於內服者，為慢性氣管加答兒之分泌限制藥；但近來多外用，為疥癬之效藥。又為潰瘍，蓐瘡，火傷，濕疹，癢疹，以及皮膚病等之應用藥。更有因其具芳香性，而配伍於其他軟膏，及化粧料等。

「用量」內服，一日數回，以〇•五——一•〇為丸劑，膠囊劑等。外用，作為五十分之一，或十分之一含量之軟膏，或擦劑等。

肉桂　（樟科）

「學名」Cinnamomum Loureirii, Nees.

『產地』產於中國廣東，安南，印度，日本等處。

『基本』爲常綠喬木，高至數十尺，葉厚草質，長橢圓形而尖，有大脈三條。夏月開花，甚小，呈淡黃色。其根皮，及莖皮，可供藥用之。

『成分』含有揮發油，樹脂，護謨，單寧等。

『功效』爲强壯健胃藥，常用於腹部之冷痛，或由衰弱而發之寒感，及貧血等。其氣味甘辛，大熱，而有小毒。利肝肺氣，治心腹寒熱冷痰，霍亂轉筋，頭痛，腰痛。能止煩，止渴，發汗，通脈，理疏不足，宣導百藥。治沉寒痼冷之病，去營衛中風寒，補命門不足，益火消陰。

『用量』一•〇——五•〇服用之；姙婦忌服，恐有流產之害。

『禁忌』忌火。

『學說』李時珍曰：桂有數種，以今參訪，牡桂，葉長如枇杷葉，堅硬有毛，及鋸齒。其花，白色。其皮，多脂。菌桂，葉如柿葉，而尖狹光淨，有三皺文，而無鋸齒。其花，有黃，有白。其皮，薄而卷。今商人所貨；皆此二桂；但以卷者，爲菌桂；半卷，及板者爲牡桂。

『別稱』又名梫。

肉荳蔻 （肉荳蔻科）

『學名』Myristica fragrans, Houtt.

『產地』近時南洋羣島等處，多栽培之。

『基本』爲常綠喬木，高至三十尺，葉長橢圓形，而尖。夏月開花，花單性白色。所結果實，被洋紅色之子衣。除去其子衣，及暗褐色之子殼，浸於石灰食鹽水中，徐徐乾燥，出貨之。其爲純卵圓形，或短卵圓形，長約一寸，徑六七分，外面類褐色，有白色之粉，更有走於縱徑之廣淺溝，與緻密之網紋，如石紋狀，可用之爲藥。

『成分』含有揮發油，脂肪油，及澱粉。

『功效』爲健胃驅風藥。其氣味辛溫，無毒。能消食，止洩，調中，下氣，開胃，解酒。治積冷，心腹脹痛，霍亂中惡，鬼氣冷疰，宿食，痰飲，以及心腹蟲痛。

『用量』〇•五——二•〇服用。

『製劑』1 肉荳蔻油 Oleum Macidis.

此卽由肉荳蔻之子實，製出之油，每以一二滴，加於白糖，作成荳蔻油糖，爲調味藥之用。

「禁忌」忌銅，鐵。

「學說」李時珍曰：肉荳蔻，花及實狀雖似草豆蔻，而皮肉之顆則不同類，外有皺紋，而內有斑，纈紋如檳榔紋，最易生蛀，惟烘乾，密封，則稍可留。

「別稱」又名肉果，迦拘勒。

肉蓯蓉 （列當科）

「學名」*Boschniakia glabra*, C. A. Mey.

「產地」生於高山上，常常寄生於深山赤楊之根上。

「基本」爲一種寄生植物，莖黃褐色，肉質如短柱狀，長約一尺，葉黃褐色，鱗狀，互生。夏日莖之上部，生花，相集成穗狀。花與莖葉同色，爲脣形花。於六七月間，選掘長七八寸者晒乾，或漬鹽藏於壺中，以爲藥用。

「功效」用爲强壯藥。

其味甘微溫，無毒。治五勞七傷，絕陽不興，腰膝冷痛，遺精，帶下。能滋潤五臟，益髓强骨。

「用量」一·〇——三·〇服用。

「禁忌」忌鐵氣。

「學說」名醫別錄曰：肉蓯蓉，生河西山谷，及代郡鴈門。五月五日，采乾。吳普曰：生河山陰地，叢生。二月至八月采。陶弘景曰：代郡鴈門屬并州，多馬處便生之，言是野馬精落地，所生；生時似肉，以作羊肉羹，補虛乏極佳，亦可生噉。河南間至多，今第一出隴西，形扁黃柔潤，多花而味甘。次出北國者，形短而少花，巴東建平間，亦有，而不嘉也。蘇恭曰：此乃論草蓯蓉也。陶未見肉者，今人所用，亦草蓯蓉，刮去花，代肉蓯蓉。功力稍劣。

「別稱」又名肉松容，黑司命。

血竭 *Sanguis. draconis. Resina Draconis.*

「產地」產於廣東各地，而近來多由新嘉坡輸入之。

「基本」爲一種樹木，高數丈，婆娑可愛，葉似櫻桃，而有三角。其脂液，從木中流出，滴下，如膠飴狀，久而堅凝，乃成褐赤之血色塊。可取之，爲藥用。

「功效」爲收斂止血藥，可用於下痢，或衰弱性盜汗等。

其氣味甘鹹，色赤，入血分。補心包肝血不足，能除血痛，散瘀血，生新血，爲和血之要藥。治內傷

「用量」〇•三——〇•五服用。

自然銅 Native copper

「產地」四川滎經縣，雲南太和縣，各處皆產之。

「基本」爲鑛中所產之純銅，常雜於他銅之鑛脈產出者，狀類苦蘚，片塊或八角結晶體，色赤，可爲藥用。

「功效」其氣味辛平，無毒。治折傷，治散血止痛，破積聚，消瘀血，排膿，續筋骨。治產後血邪，能安心，止驚悸，以酒磨服。

「學說」李時珍曰：按寶藏論云：自然銅，生曾青，石綠穴中，狀如寒林草根，色紅膩，亦有墻壁。又一類似丹砂，光明堅硬，有稜，中含銅脈，尤佳。又一種似木根，不紅膩，隨手碎爲粉，至爲精明。近銅之山，有之。今俗中所用自然銅，皆非也。

「別稱」又名石髓鉛。

羊

「學名」Capra hircus, L.

「產地」吾國各地皆有產生；惟西北各省爲最多。

「基本」此屬偶蹄類之反芻類。牝牡有角（山羊類）；亦有牡

「功效」昔時多有剖割其各臟器，及各組織，而供醫療品；但實際上，亦與牛同。可取其肉與乳，爲强壯滋養品耳。

其肉氣味苦甘大熱，無毒。能滋氣，益血，補中，補氣，開胃，增食。其心甘溫。能補心，散心氣鬱結。其肝苦寒。能補肝，治肝風虛熱，肝虛目赤熱痛。其胃甘溫。能治中風虛熱。其髓及腎甘溫。能補腎，益精。其膽及膽汁苦寒。能療目赤熱痛。其肺甘溫。補肺，止咳。其血鹹平。能止出血。以上所記，未必可能，其他更無試驗之必要。

羊桃

「基本」據李時珍云：羊桃，莖大如指，似樹而弱，如蔓。春長嫩條，柔軟，葉大如掌，上綠，下白，有毛，狀如苧蔴，而團；其條浸水，而涎滑。其莖根，有爲藥用者。

「功效」其氣味苦寒，無毒。能益氣，利小便。治風熱羸老，可浸酒服之。傷寒毒熱攻手足腫脹，可煮汁入少鹽漬之。小兒熱風，水積聚，療諸瘡腫，可煎湯洗

之。

羊蹄　（蓼科）

『別稱』又名鬼桃，羊腸，細子。

『學名』Rumex japonicus, Meisn.

『產地』多產生於水濕之地。

『基本』爲越年生草，高三四尺，莖有縱條溝。春初叢生，大葉長尺許，形如牛舌，故又名牛舌菜。春末抽花莖，開淡綠色小花，成叢，下垂結子，如蕎麥，謂之金蕎麥。根長尺許，紅黃色。春至卽枯，秋深復生，經冬不死。其根葉及實，皆供藥用之。

『成分』含有 Cryssphan, Emoidin, 及 Aporetin, Erythroretin, 之樹脂，與其揮發油，沒食子酸，單寧，苦味質，蓚酸，澱粉，石灰等。

『功效』其根氣味苦寒，無毒。治頭禿白屑，袪風，殺蟲，除熱，消毒。其葉味甘滑寒，無毒。治小兒疳蟲，懸癰舌腫，腸風下血，能消腫，止癢。其實味苦澀平，無毒。治赤白痢疾，婦人血氣。

『用量』一・〇——二・〇——八・〇服用。

『學說』李時珍曰：羊蹄，以根名。牛舌，以葉形名。禿菜，以治禿瘡名也。近水及濕地極多，葉長尺許，似牛舌之形，不似菠稜。入夏起薹，開花，結子，花葉一色。夏至卽枯，秋深卽生，淩冬不死，根長近尺，赤黃色，如大黃胡蘿蔔形。

『別稱』又名蓄，禿菜，敗毒菜，牛舌菜，羊蹄大黃，鬼目，東方宿，連蟲陸，水黃芹，子名金蕎麥。

羊躑躅　（石南科）

『學名』Rhododendron sinense, Sw.

『產地』多生於山野之間。

『基本』爲落葉灌木，高五六尺，葉長二寸許，有多毛，爲倒卵形。春日先出新葉，開花，爲漏斗狀，花冠色黃，爲短總狀花序。其花可採取之，而供藥用。

『成分』含有亞篤羅並等之鹽基。

『功效』爲鎮痙鎮痛藥，可用於神經痛，咳嗽刺戟，不眠，癲癇等。其氣味苦溫（或辛溫），有毒。治風寒濕痺，撲損疼痛，能活血，疏風。驅除邪氣，鬼疰，蠱毒。

『用量』三・〇——六・〇爲浸劑，煎劑等服用。

『禁忌』畏梔子。

「學說」李時珍曰：韓保昇所說：似桃葉者，最的，其花五出，蕊瓣皆黃，氣味皆惡。蘇恭所謂：深紅色者，卽山石榴，名紅躑躅者，無毒，與此別類。張揖廣雅謂：躑躅，一名决光者，誤矣。决光，决明也。按唐李紳文集言：駱谷多山枇杷，毒能殺人。其花明艷，與杜鵑花相似，樵者識之，其說似羊躑躅，未知是否？要亦其類耳。

竹茹

「別稱」又名黃躑躅，黃杜鵑，羊不食草，鬧羊花，驚羊花，老虎花，玉枝。

「基本」此爲淡竹（Lophatherum elatum, zoll.）之幹莖也。淡竹爲常綠多年生之草本，春月從宿根生苗，初時類竹，莖高二三尺，有顯明之突節。葉爲披針形，約六七寸長，端尖，互生。其地下莖，可採取之，而爲藥用。

「功效」爲收斂藥，有治吐血，衂血，及肺痿之能。其味甘，微寒，無毒。治消渴，利水道，除熱，冷血，止嘔，去煩，消食，開胃，止吐血，衂血。

「用量」三・〇——九・〇煎服。

竹黃 Tabashir.

「基本」爲禾本科植物之苦竹，淡竹等，因病之故，其節孔中，化生有如石之塊，卽是，可供藥用。

「成分」含有硅酸加里，及石灰，鉀，有機物，水分等。

「功效」爲神經痛，及腦充血之效藥。其氣味甘寒，無毒。治小兒驚風，天吊。去諸風熱，鎮心，明目，滋五臟，療金瘡。並治中風痰壅，失音不語。

「用量」〇・五——二・〇服用。

竹魚

「基本」據李時珍云：出桂林湘灕諸江中，狀似青魚，大而少骨刺，色如竹色，青翠可愛，鱗下間，以朱點。味如鱖魚肉，爲廣南珍品。

「功效」其肉氣味甘平，無毒。能和中，益氣，除風濕。

竹筍 （竹類）

「學名」Bambusa,（Bamboo sprout.）

「基本」本品爲竹類之嫩幹，各種皆可食，尤以江南竹味爲佳，苦竹，及人面竹，次之。

「功效」其味甘，微寒，無毒。能消痰利水，除熱，下氣，止渴，去煩，消食，開胃。

『別稱』又名竹芽，竹胎，竹子。

竹蜂

『基本』據陳藏器云：方言云：竹蜂，留師也。蜂如小指大，正黑色，嚙竹而窠，蜜如稠糖，酸甜好食。又據李時珍云：六占云：竹蜜蜂，出蜀中，于野竹上結窠，紺色，大如雞子，長寸許，有蔕，窠有蜜，甘倍常蜜，卽此也。按今人家，一種黑蜂，大如指頭，能穴竹木而居，腹中有蜜，小兒撲殺取蜜，亦此類也。又有刺蜜，木蜜，多生草木之上。

『功效』其蜜名爲留師蜜，味甘酸寒，無毒。能治口瘡，及齒牙蟲痛，均可含之。

『別稱』又名留師。

竹蓐 （竹菌類）

『學名』*Puccinia corticioides*, Berkl. et Bro.

『基本』本品爲一種菌類之植物。據李時珍云：草更生，曰蓐，得溽濕之氣而成也。又據陳藏器本草，作竹肉，因其味也。李時珍云：此卽竹菰也。生朽竹根節上，狀如木耳，紅色。陳藏器云：竹肉，生苦竹枝上，如雞子，似肉臠，有大毒等語。

『功效』據云：其氣味甘鹹，而寒，無毒。能治一切赤白痢疾，加薑醬食之。又云：其苦竹肉灰汁鍊過食，殺三蟲，邪氣，破老血。

竹蝨

『基本』據李時珍云：此蟲，生諸竹，及草木上，皆有之。初生如粉點，久便能動，百十成簇，形大如蝨，蒼灰色。或云：濕熱氣化。或云：蟲卵所化。古方未有用者，惟南從句婁神書云：江南巴邱吳越荊楚之間，春秋竹內有蟲，似蝨，而蒼，取之，陰乾，可治中風此卽也。

『功效』據云：此蟲有毒。治中風，半身不遂，能透經絡追涎，

『別稱』又名竹佛子，天厭子。

竹瀝

『基本』此爲淡竹炙出之液體。其法：用鮮淡竹截成尺許之塊，再從縱面破成四條，架火上炙之，使兩端截口之液體，流於瓶中，收藏備藥用之。

『功效』爲袪痰藥。

其氣味甘寒而滑，無毒。能潤燥行痰，消風降火，益陰養血，利竅明目。並治中風，口噤，痰逆，大熱，煩悶，消渴，血虛，自汗。

「用量」一·五·〇——三〇·〇服用。

竹鼦

「基本」據李時珍云：此爲食竹根之鼠也。出於南方，居土穴中，大如兔。人多食之，味如鴨肉。

「功效」其肉氣味甘平，無毒。能補中，益氣，解毒。

「別稱」又名竹㹠。

竹蠹蟲

「基本」據李時珍云：竹蠹蟲，古方未見用者；惟袖珍方，治小兒蠼螋用之。按淮南萬畢術云：竹蟲飲，人自言其誠。高誘註云：以竹蟲三枚，竹黃十枚，和勻，每用一大豆許，燒入酒中，令人飲之，勿至大醉，叩問其事，必得其誠也。此法傳自古典，未試出果驗否，姑載之。

「功效」本草綱目載：主治小兒蠼螋頭瘡。

艾（菊科）

「學名」*Artemisia vulgaris*, L. var. *indica*, Maxim.

「產地」多自生於野地，或栽種於園圃之間。

「基本」爲多年生草，莖白色，高四五尺，葉互生，長卵形，爲羽狀分裂，背生白毛，甚密。夏秋之交，開小花，淡黃色，爲小頭狀花序，全部皆筒狀花冠。結實㬫㬫，嫩葉可食。通常其葉及實，皆供藥用之。

「成分」其根含有樹脂，揮發油，單寧等。

「功效」其根在西洋有用爲藥者，可治精神病之癲癇及舞蹈病等。其用量爲一·五——三·〇服用。

其葉，有爲緩和性通經藥者。

其葉味苦微溫，無毒。理氣血，逐毒氣，暖子宮，解鬱，調經，安胎。止吐血，衄血，崩中，腹痛，冷痢，治霍亂轉筋。炙之，能透諸經，而治百病。其實味苦辛煖，無毒。能明目，助腎，壯陽，暖子宮。

「用量」葉三·〇——六·〇服用；實二·〇——四·〇服用。

「別稱」又名冰臺，醫草，黃草，艾蒿。

艾納香

「基本」據馬志云：廣州云：艾納，出西國，似細艾。又有松樹皮上綠衣，亦名艾納。可以合諸香燒之，能聚其烟，青白不散，而與此不同。

『功效』其味甘溫平，無毒。能去惡氣，治傷寒，瘟疫，心腹注氣。止腸鳴，驅寸白蟲，治五洩。

衣魚

『學名』Lepisma saccharina, L.

『基本』此屬彈尾類，體長三四分，呈長橢圓形，全身具有白色之鱗。觸角，與尾甚長。專蝕害衣服書籍，俗稱爲蠹魚，碎之如銀，有粉者是。

『功效』其氣味鹹溫，無毒。治小兒中風，項强背起摩之。婦人疝瘕，小便不利，轉胞，尿血。

『別稱』又名白魚，壁魚，蠹魚。

西瓜 （葫蘆科）

『學名』Citrullus vulgaris, Schrad.

『產地』田園中多栽種之。

『基本』爲一年生之草本，有卷鬚，常攀登於他物上。葉三裂，至七裂，稍類羽狀複葉。夏月開花，花單性，合瓣，花冠黃色，雌雄同株者也。其瓜皮，仁，皆供藥用之。

『功效』其瓜瓤氣味甘淡而寒，無毒。能消煩，止渴，寬中，下氣，解暑熱，療喉痺，利小水，治血痢。其皮甘涼，無毒。治口舌脣內生瘡，可燒灰研末噙之。其仁甘寒，無毒。能清肺，潤腸，和中，止渴，補中，宜人，能治口臭。

『別稱』又名寒瓜。

西洋參 （五加科）

『學名』Panax quinquefolius.

『產地』最多產生於美州。

『基本』此參長約二寸許，色白而帶黃，皮細，中實，似遼寧糙米參，蒸之不香。可採取之，而供藥用。

『成分』似含有配糖體等之成分。

『功效』其氣味甘寒微苦，無毒。能滋肺胃，養血氣，止渴，生津，祛痰，鎮咳。治肺虛，胃弱。

『用量』三·〇——六·〇煎服。

『禁忌』反藜蘆。忌鐵，火。

第七畫

伯勞

『學名』Lanius bucephalus T. S.

「基本」爲鳴禽類之一種，其咀甚爲强壯而尖硬，側緣具有齒狀缺刻，鳴聲頗噪。捕食蛙類，及昆蟲，小鳥等。每捕其動物。先插貯於樹枝，而後食之。此爲其特奇之性質。有取其毛，供藥用之者。

「功效」其毛有毒。能治小兒纖病，可取其毛帶之卽愈。

「別稱」又名伯隳，博勞，伯趙。

何首烏 (蓼科)

「學名」Polygonum multiflorum, Thunb.

「產地」多生於山野之中。

「基本」爲多年生之蔓草，春月從宿根抽莖，纏繞他物，長及丈餘。葉爲心臟形，頂端尖銳，互生。秋日有花莖，出自葉腋，多數小白花成穗，根作大塊相連，可採取之，而供藥用。

「功效」爲强壯藥，有滋補之作用。其氣味苦澁，微溫，無毒。治瘰癧，消癰腫，療頭面風瘡，治五痔，止心痛，益血氣，長筋骨，增精髓，烏髮，悅色。治婦人產後諸病，及帶下。

「用量」二•〇——八•〇爲浸劑，煎劑等服用。

「禁忌」忌鐵，諸血，無鱗魚，蘿蔔，蒜，葱。

「採製」春秋夏季，皆可採根，浸於米泔汁中，削去梢，焙用。

「學說」蘇頌曰：何首烏，本出順州南河縣，今隨處有之。嶺外江南諸州，皆有。以西洛嵩山，及河南柏城縣者爲勝。春生苗，蔓延竹木墻壁間。莖紫色，葉葉相對，如薯蕷而不光澤。夏秋開黃白色花，如葛勒花，結子有稜，似蕎麥而雜小纔，如粟大。秋冬取根，大者如拳，各有五稜，瓣似小甜瓜，有赤白二種，赤者雄，白者雌。一云：春采根，秋采花，九蒸，九晒，乃可服。此藥本名交藤，因何首烏服而得名也。

「別稱」又名交藤，夜合，地精，陳知白，馬肝石，桃柳藤，九眞藤，赤葛，瘡帚，內消。

佛甲草 (景天科)

「學名」Sedum lineare. Thunb.

「產地」生於山野之間。

「基本」爲多年生草，莖肉質，多汁，高六七寸許，多數叢生，傾臥於地之部分，節節生根。葉亦多肉，爲線狀，呈綠色，三片，輪生。初夏枝梢開花，花小，而色黃。取其全草，供藥用之。

「功效」其氣味甘寒，微毒。治湯火灼瘡，可搗爛，或研末貼之。

「學說」李時珍曰：二月生苗成叢，高四五寸，脆莖，細葉柔澤，如馬齒莧，尖長而小。夏開黃花，經霜則枯。人多栽於石山瓦墻上，呼爲佛指甲。

別刺敦那 （茄科）

「學名」*Atropa Belladonna.* L.

「產地」產於歐羅巴，及亞細亞等處。

「基本」爲多年生草，葉卵形，互生。花自葉腋生出，呈暗紫色。果實爲漿果，黑色。此植物之葉，與根，皆供藥用之。

「成分」含有亞篤羅並等之植物鹽基。

「功效」爲鎮咳藥，可應用於咳嗽，喘息，痙咳等；又爲鎮痛藥，可用於胃痛，神經痛等。

「製劑」1 別刺敦那丁幾 *Tinctura Belladonnae.*

此即以別刺敦那葉一〇・〇，浸於稀酒精五〇・〇中，而製成之液體。其功效相同，一回〇・五——一・〇爲水劑等服用之。

2 別刺敦那擦劑 *Linimentum Belladonnae.*

此即以別刺敦那丁幾二・〇，樟腦一・〇，稀酒精三・〇混和而成，爲僂痲質斯及疼痛之塗擦劑。

君影草 （百合科）

「學名」*Convallaria majalis,* L.

「產地」生亞細亞，及歐羅巴之山地。

「基根」爲多年生草，地下有根莖，高至尺餘，葉皆自地下莖生出，約二三枚，長橢圓形，全邊，有平行脈，長四五寸。六七月間，抽花莖，其上部生花，花呈鐘狀，向下垂，花被白色，爲總狀花序。可取其全草，供藥用之。

「成分」含有昆瓦兒刺痲林，及昆瓦兒刺林之植物鹽基。

「功效」爲强心利尿藥，可用於心臟衰弱，及水腫等。有毛地黃同等之作用。

「用量」一日五・〇浸於水一〇〇・〇中，分服。

「別稱」俗稱鈴蘭。

君遷子 （柿樹科）

「學名」*Diospyros Lotus,* L.

「產地」生於山地之間。

「基本」爲落葉樹木，高至二十餘尺，葉長橢圓形，上面暗綠色，下面灰白色。葉柄殆平滑，長約五分許，互生。花合瓣，花冠如壺狀。爲淡黃色。

「成分」含有樹膠，漆樣之汁液。

「功效」其氣味甘而澀平，無毒。能去煩熱，止消渴，滋潤身體，悅人顏色，鎮心，安神。

「學說」李時珍曰：君遷，卽輭棗。其木類柿，而葉長；但結實，小而長，狀如牛奶，乾熟則紫黑色。一種小圓，如指頭大者，名丁香柿，味尤美。

「別稱」又名輭棗，㮕棗，牛奶柿，丁香柿，紅藍棗。

含水藤

「基本」據陳藏器云：安南朱崖儋耳，無水之處，皆種大瓠藤，取汁用之，藤狀如瓠，斷之水出，飲之淸美。又李時珍云：顧微廣州記云：水藤，去地一丈，斷之更生，根至地水不絕。山行，口渴，斷取汁，飲之，適口。

「功效」其藤中水，氣味甘平，無毒。能解煩渴，心躁，瘴疫，丹石發動，亦宜服之。並潤五臟，去濕痺，治天行時氣，利小便。其葉搗爛，可貼破皮瘡。

「別稱」又名大瓠藤。

吳茱萸 （芸香科）

「學名」Evodia rutaecarpa, Benth.

「產地」多自生於暖地，園圃亦栽種之。

「基本」爲落葉亞喬木，高丈餘，葉爲羽狀複葉，卵圓而厚，對生。夏秋開小花，呈淡綠色，爲短圓錐花序。結實纍纍，爲小蒴果，帶紫赤色，乾則變爲黑色，可取之，爲藥用。

「成分」含有一種揮發油。

「功效」爲刺戟性驅風藥，並有收斂，殺蟲之效。其氣味辛溫，而有小毒。能溫中，下氣，止痛，除濕，逐風邪，開腠理。並治飲食不消，心腹諸冷絞痛，以及霍亂轉筋，胃冷吐瀉，產後心痛，惡心腹痛，嘔逆呑酸，痞痛，噎膈。更能利大腸壅氣，去產後餘血。

「用量」一•五——四•〇服用。

「學說」李時珍曰：茱萸，枝柔而肥，葉長而皺。其實結於梢頭，纍纍成簇，而無核，與椒不同。一種粒大，一種粒小，小者入藥，爲勝。

坐拏草

「基本」據蘇頌云：生江西，及滁州，六月開紫花，結實，采其苗，入藥，甚易得，後因人用有效，今頗貴重。李時珍云：按一總志云：出吉安永豐縣。

「功效」其氣味辛熱，有毒。能去風痺，壯筋骨；兼治打撲損傷。

扶移　（薔薇科）

「學名」Amelanchier asiatica, C. Koch.

「產地」多生於山地。

「基本」爲落葉喬木，高至二三十尺。春末生新葉，葉卵圓形，有鋸齒。嫩時，具白毛。花呈短穗狀，細長，白色。果實，似小豆，熟時，赤色。其木皮，可供藥用之。

「功效」其氣味甘平，而有小毒，能去風血，脚氣痛痺，跌損瘀血，痛不可忍，取白色皮炙之，酒浸服用。

「學說」李時珍曰：移楊，與白楊是同類二種。今南人呼爲白楊，故俚人有白楊葉，有風掣無風掣之語。其入藥之功，大抵相近。

「別稱」又名移楊，唐棣，高飛，獨搖。

扶桑　（錦葵科）

「學名」Hibiscus rosa-sinensis, L.

「產地」生於山野；以南方爲最多。

「基本」爲落葉小灌木，高至十尺許，葉卵形，而尖，有銳頭之粗齒，開紅花，頗大。果爲蒴果，略似球形。其葉及花，皆供藥用之。

「功效」其氣味甘平，無毒。主治癰疽，腮腫等。取葉，或花，同白芙蓉葉，及牛旁葉，和白蜜，研膏敷之，即散。

「學說」李時珍曰：扶桑，產南方，乃木槿別種。二枝柯柔弱，葉深綠，微澀如桑。其花有紅，黃，白三色。紅者，尤貴，呼爲朱槿。稽含草木狀云：朱槿，一名赤槿，一名日及，出南涼郡，花，莖，葉，皆如桑。其葉光而厚，木高四五尺，而枝葉婆娑，其花深紅色，五出，大如蜀葵，重複柔澤，有蕊一條，長如花葉上綴金屑。日光所爍，疑若熖生。一叢之上，日開數百朵，朝開，暮落。自五月始，至中冬乃歇，插樹，即活。

「別稱」又名佛桑，朱槿，赤槿，日及。

扶芳藤 （衛矛科）

「學名」Euonymus japonica, Thunb. var. radicans, Miq.

「產地」多生於山野之中。

「基本」爲常綠蔓生木本，莖有氣，根細而短，藉以纏繞於他物上。葉卵圓形，有鋸齒，對生。秋間開小花，呈黃綠色，爲聚繖花序。花後，結爲蒴果，熟則裂開。其莖葉，可供藥用之。

「功效」其味苦，小溫，無毒。能治一切血，一切氣，一切冷。大主風血腰脚，去百病，久服延年。剉細浸酒飲之。

「學說」陳藏器曰：生吳郡，藤苗小時如絡石，蔓延樹木。山人取楓樹上者用，亦如桑上寄生之意。忌采塚墓間者，隋朝稠禪師作青飲，進煬帝止渴者，卽此。

「別稱」又名滂藤。

忍冬 （忍冬科）

「學名」Lonicera japonica, Thunb.

「產地」多生於山野中，亦有栽培於庭園中者。

「基本」爲蔓生之小灌木，葉爲橢圓形，凌冬不枯，故有此稱。初夏，腋開白色花，如喇叭形，經二三日，則黃白相映，故又名金銀花，可採取之，爲藥用。

「功效」爲解毒藥，可服用於惡毒，癰腫等。

其氣味甘溫，無毒。治寒熱身腫，一切風濕氣，及諸腫毒，癰疽疥癬，梅毒惡瘡，淋疾。能散熱，解毒。

「用量」二・〇——八・〇服用。

「學說」李時珍曰：其花長瓣，垂鬚，黃白相半，而藤左纏，故有金銀鴛鴦，以下諸名金釵股，貴其功也。土宿眞君云：蜜桶藤，陰草也。取汁，能代硇制汞，故有通靈之稱。

「別稱」又名金銀藤，鴛鴦藤，鷺鷥藤，老翁鬚，左纏藤，金釵股，通靈草，蜜桶藤。

決明 （荳科）

「學名」Cassia Tora, L.

「產地」多自生於山地。

「基本」爲多年生之蔓草，莖高二三尺，葉爲羽狀複葉。秋開蝶形花，色淡黃，列爲穗狀花序。實成莢，略似豇豆，長五六寸，子綠如馬蹄，故亦稱馬蹄決明。

一種花深黃，莢長寸許，子扁色褐，嫩莖葉及莢，皆可食。其子可採取之，而供藥用。

「成分」含有植物油，及依摩金之成分。

「功效」其氣味鹹平，無毒。能瀉肝，明目，助肝氣，益腎，治風熱頭痛，眼赤腫痛，青盲，目淫，膚赤，白膜，內障，外翳，遮睛，失明。並解蛇毒，消腫毒等。

「用量」一•五——三•〇服用。

「採製」十月採取，陰乾，收貯備用。

「學說」李時珍曰：決明有二種，一種馬蹄決明，莖高三四尺，葉大于苜蓿，而本小，末奓，晝開夜合，兩兩相帖。秋開淡黃色花，五出，結角如初生細豇豆，長五六寸，角中子數十粒，參差相連狀，如馬蹄，青綠色，入眼目藥，最良。一種茳芒決明。

沈香 （瑞香科）

「學名」Aquilaria Agallocha, Roxb.

「產地」原產於東印度，近吾國粵桂各省皆有之。

「基本」爲常綠亞喬木，高數十尺，葉披針形，或倒披針形，互生。花白色，爲繖形花序。秋日結實，大似檳榔。土人斷其木根，以其材浸於水中，經久皮幹皆腐，而木心與枝節不壞，質堅色黑，入水即沈，故名也，可取之而爲藥用。

「成分」含有芳香性之膠樣脂。

「功效」其氣味辛（或甘苦），微溫，無毒。主治心腹疼痛，霍亂中惡，能和神，益精，補五臟，壯筋骨，暖腰膝，止轉筋，破癥癖。能下氣而墜痰涎，雖能降亦能升。因香氣入脾，能理諸氣而調中。並治冷風麻痺，骨節不仁，風濕，皮膚瘙癢。

「用量」〇•五——二•〇服用。

「學說」李時珍曰：按李珣海藥本草謂：沈者，爲沈香；浮者，爲檀。梁元帝金樓子謂：一木五香，根爲檀，節爲沈，花爲雞舌，膠爲薰陸，葉爲藿香，並誤也。按五香各是一種，所謂五香一木者，即前蘇恭所言：沈，棧，青柱，馬蹄，雞骨者，是也。

「別稱」又名沈水香，蜜香。

沒藥 Myrrha

「產地」阿刺伯等國，最多產生之。

「基本」爲植物之脂，乃一種灌木，葉爲複葉，花冠四片，實爲核果，兩端甚尖。其莖中滲出黃汁，如乳乾之赤褐色塊，內面類白色，微有光澤，具有特異之香氣，可取之，爲藥。

「成分」含有密兒拉之成分。

「功效」爲收斂藥，可用於泌尿生殖器之分泌過多等。

其氣味苦平，無毒。能散血，止痛，消腫，生肌。療金瘡，杖瘡，諸惡瘡，痔漏，下血。更能破癥瘕宿血，損傷瘀血。治心腫虛弱，肝血不足。

「用量」〇•三——一•〇服用。

「製劑」1 沒藥丁幾 Tinctura Myrrha

此卽以沒藥一〇•〇稀酒精五〇•〇溶製而成一種液體，一日數回，以〇•五——一•〇服用。近來多用爲口腔病，及咽頭疾病之塗布料，或含嗽料。

「學說」李時珍曰：按一統志云：沒藥樹，高大如松，皮厚一二寸。采時，掘樹下爲坎，用斧伐其皮，脂流於坎，旬餘方取之。

「別稱」又名末藥。

沙參 (桔梗科)

「學名」Adenophora verticillata, Fisch. var. verticillata. Fr. et Sav.

「產地」多自生於山野之中。

「基本」爲多年生草，莖高二三尺，葉長卵形，端尖，有鋸齒，輪生。秋時葉腋開小紫花，花冠爲鐘狀，五瓣。根似人參。產於南者，根小，曰南沙參。產於北者，根粗大，曰北沙參。

「功效」爲祛痰藥。

其味苦微寒，無毒。能益肺氣，補脾腎。治肺痿，久嗽，胸痺，以及心腹痛，頭腫痛。並能除寒熱，解血結，去邪氣，止驚煩。療一切惡瘡，疥癬，可排膿，消毒。

「用量」一•五——四•五服用。

「製劑」1 沙參越幾斯 Extractum Adenophora verticillata.

此卽以沙參根，浸於水中，所得濾液，蒸發而製成水製越幾斯。一日一•〇——三•〇爲水劑等，可用作祛痰鎮咳藥。

「禁忌」惡防己。反藜蘆。

「採製」八九月間採根，剉用，或剉焙用。

「學說」李時珍曰：沙參，處處山原有之，二月生葉，如初生小葵葉，而團扁不光。八九月抽莖，高一二尺，莖上之葉，則尖長，如枸杞葉而小，有細齒。秋月葉間開小紫花，長二三分，狀如鈴鐸，五出，白蕊，亦有白花者；並結實，大如冬青實，中有細子，霜後苗枯。其根生沙地者，長尺餘，大如虎口。黃土地者，則短而小，根莖皆有白汁。八九月采者，白而實。春月采者，微黃而虛。小人亦往往蟄蒸壓實，以亂人參；但體輕鬆，味淡，而短耳！

『別稱』又名白參，知母，羊乳，羊婆奶，鈴兒草，虎鬚，苦心。

沙糖 Saccharum

『基本』此多由甘蔗而製出，爲一種緻密乾燥白色之結晶性粉末。其味甚甘，觸於空氣，不起變化，和以半量之水，而全能溶解。其溶液呈中性反應，爲一種無色之舍利別。通常由此溶液，使其徐徐結晶，則生一斜系柱狀較大之結晶體，卽爲氷糖。其粉末及結晶，皆可用之。

『成分』含有多量蔗糖屬 $C_{12}H_{22}O_{11}$ 之成分。

『功效』多用爲調味及賦形藥；但亦用作熱性病者之止渴性飲料等。

其氣味甘寒，無毒。治心腹熱脹，口脣乾渴，能解熱，解酒，潤心肺，利大小腸，和中，助脾，暖肝氣。

『用量』一日八•〇爲調味藥，其他均可適量。

沙棠果

『基本』據李時珍云：按呂氏春秋云：果之美者，沙棠之實也。今嶺外寧鄉瀧水羅浮山中，皆有之，木狀，如棠，黃色，赤實；其味如李，而無核。昔時有取其實，而用之者。

『功效』其氣味甘平，無毒。食之，能却水病。

李 （薔薇科）

『學名』Prunus communis, Huds.

『產地』多栽培於庭園之間。

『基本』爲落葉喬木，高至十尺餘，葉卵圓而略長。春月開花，色白，五瓣。雄蕊比花瓣多，雌蕊一枚，常三花相集而生。果實爲核果，球形，至夏成熟，呈赤色而光澤。其皮根葉實，皆供藥用之。

『功效』其實氣味苦酸，微溫，無毒。曝食去痼熱，調中，去骨節間勞熱。其仁苦平，無毒。能治跌撲瘀血骨痛，婦女小腹腫滿，利小腸，下水氣，除浮腫。其根白皮氣味大寒。煎汁服之，治赤白痢，去消渴，止心煩。其花氣味苦香，無毒。多爲面粉，令人面澤。其葉氣味甘酸，無毒。治小兒壯熱，驚癇。其樹膠氣味苦寒，無毒。主治目翳，止痛，消腫。

『學說』李時珍曰：李，綠葉，白花，樹能耐久。其種近百，其子大者，如杯，如卵，小者，如彈，如櫻。其味有甘，酸，苦，澀數種。其色有青，綠，紫，朱，黃，赤，縹綺，胭脂，青皮，紫灰之殊。其形有牛心，馬肝，柰李，杏李，水李，離核，合核，無核，匾縫之異。其產有武陵，房陵。諸李，早則麥李，御李，四月熟。遲則晚李，冬李，十一月熟。又有季春李，冬花，春實。

『別稱』又名嘉慶子。

杏 (薔薇科)

『學名』Prunus Armeniaca, L. var. Ansu, Maxim.

『產地』原產於蒙古；近時各省栽培甚多。

『基本』爲落葉亞喬木，高丈餘，葉廣橢圓形，或卵形而尖。春日開花，花五瓣，帶紅白色。果實爲核果，圓形，熟則呈黃色。其核仁等，供藥用之。

『成分』其仁含有 Amygdalin $C_{20}H_{27}NO_{11}$ 及 Emulsin 之卵白性醱酵素，脂肪油，護謨，糖質等。

『功效』其實酸熱，而有小毒。多食能強筋骨，曝脯食，止渴，去冷熱毒。其仁氣味甘苦，溫冷利有小毒。能瀉肺，解肌，潤燥，降氣，行痰，除風，散寒，發汗，消積，消腫，殺蟲，潤心肺，可同天門冬煎服。能治溫病，驚癇，肺熱，頭痛。

『用量』仁用一，五——三•〇煎服；但近來多以其油，而醫用之。

『學說』李時珍曰：諸杏葉，皆圓而有尖。二月開紅花，亦有千葉者，不結實。甘而有沙者，爲沙杏。黃而帶酢者，爲梅杏。青而帶黃者，爲柰杏。其金杏大如梨，黃如橘。西京雜記載；蓬萊杏花五色，蓋異種也。

杜仲 (大戟科)

『別稱』又名甜梅。

『學名』Eucommia ulmoides, Oliv.

『產地』多生於深山大谷間，以川陝各省爲最多。

「基本」為一種幹高之植物，約達數丈，葉作卵形，端尖，其樹皮細膩，有黃白斑文，折之白絲相連，入藥用之。昔有杜仲一人，服此得道，故名。

「功效」為强壯藥。

其氣味辛平，無毒。能補中，益氣，潤肝，滋腎，堅骨，强志。治腰膝痛，除陰下癢。

「用量」一•〇——三•〇服用。

「禁忌」惡玄參，蛇退皮。

「採製」五月，六月，九月採皮，削去粗皮，每一斤用酥一兩，蜜三兩和塗，火炙，以盡為度。

「學說」蘇頌曰：今出商州，成州，峽州，近處大山中，葉亦類柘，其皮折之白絲相連。

「別稱」又名思仲，思仙，木綿。

杜松 （松杉科亦作松柏科）

「學名」*Juniperus rigida*, S. et Z.

「產地」多生於山野之暖地。

「基本」為常綠喬木，幹直立，高約數十尺，葉細長而尖，略似針狀，質强硬，每節三葉，輪生。夏月葉間開花，花小，單性。其子實，可供藥用之。

「成分」子含有揮發油，樹脂，護謨，糖分等。

「功效」為發汗利尿藥。但近來多用其木蒸溜，而製成黑褐色之油樣液體，即通常所稱：杜松木爹兒之藥品，專為疥癬，濕疹等之軟膏。

「用量」子以一•〇——三•〇服用。

杜若 （鴨跖草科）

「學名」*Pollia japonica*, Hornst.

「產地」多生於野林之陰地。

「基本」為一種之宿根草，春月抽莖，一二尺，上部生七八葉，葉披針形，略似蘘荷。夏日莖頂開花，花瓣白色，萼片綠色，為圓錐花序。採其根，供藥用之。

「功效」其味辛，微溫，無毒。能溫中，下氣，明目，止痛等。治暴冷，霍亂，腹痛，胃中逆冷，腦風頭腫，目眩，淚涕；並除口中臭氣。

「學說」李時珍曰：杜若，人無識者。今楚地山谷中，時有之。山人亦呼為良薑，根似薑，味亦辛。

「別稱」又名杜衡，杜蓮，若芝，楚衡，山薑。

杜衡 （馬兜鈴科）

「學名」*Asarum Blumei*, Duch.

「產地」生於山地者爲最多。

「基本」爲多年生之常綠草，根莖皆有葉，爲心臟形，無光澤，有長葉柄，花暗紫色。其根莖可採取之，而爲藥用。

「功效」爲催吐藥；又有發汗，通經，利尿之作用。其氣味辛溫，無毒。主治風寒咳逆，能定喘，消痰，下氣，行水，破留血，殺蟲毒。

「用量」〇•五——一•五服用。

「學說」蘇恭曰：杜衡，葉似葵，形似馬蹄，故俗又名：馬蹄香。蘇頌曰：爾雅杜衡，又名土鹵，然杜若亦杜衡名，或疑是杜若；而郭璞注云：似葵，當似杜衡也。

「別稱」又名杜葵，馬蹄香，土鹵，土細辛。

杜鵑

「學名」Cuculus policephalus. Latham.

「基本」爲攀禽類之一種，體呈灰黑色，胸腹部有黑色短橫條。其咀短，而頭尖。舌短，而扁平。尾羽，似鷹而柔軟。不自營巢，故每產卵於地上，啣之而入於他鳥之巢，令其孵育之，此爲該鳥之特性。民間有取其肉，而用之者。

「功效」其肉氣味甘平，無毒。主治瘡瘻，可薄切，炙熱貼之，能殺蟲，甚驗。

「別稱」又名杜宇，子規，催歸，陽雀。

杜父魚

「基本」據陳藏器云：杜父魚，生溪澗中，長二三寸，狀如吹沙而短，其尾歧，大頭，闊口，其色黃黑，有斑。脊背上有鬐刺，螫人。

「功效」其氣味甘溫，無毒。能補脾胃，壯陽道。治水腫，濕氣，及小兒差頹。

杉 （松杉科亦作松栢科）

「學名」Cryptomeria japonica, Don.

「產地」山野間，產生爲最多。

「基本」爲常綠喬木，高至數十尺，葉小，如針狀，向上彎曲。夏月開花，花單性，雄花內生黃粉。至秋結成果實，爲毬形，中有帶暗黑色之子。其木皮子油，皆供藥用之。

「成分」含有多量植物油，及其他。

「功效」其木味辛微溫，無毒。治霍亂上氣，心腹脹滿，脚氣腫痛。能除風毒，散腫脹，療毒瘡，漆瘡。其皮主治金瘡出血，湯火灼傷。其子主治疝氣疼痛，一歲一粒，燒研，酒服。其油能治一切頑癬，疥瘡。

「學說」李時珍曰：杉木，葉硬微扁，如刺。結實，如楓實。江南人以驚蟄前後取枝插種。出倭國者，謂之倭木；並不及蜀黔，諸峒所產者，尤良。其木有赤白二種，赤杉，實而多油；白杉，虛而乾燥。有斑紋如雉者，謂之野雞斑。

牡丹 （毛茛科）

「學名」Paeonia moutan, Ait.

「產地」產於中國東南各省，多栽培於庭園中。

「基本」為落葉灌木，吾國之特產。莖高二三尺許，葉為複葉，分裂甚深。夏初開花，徑三四寸，有重瓣，單瓣之別。色有紅，白，紫等諸種。在花中，為最艷美。古無牡丹，統稱芍藥。自唐以來，始分為二，現多採其根皮，供藥用之。

「成分」含有 Paeonol 針狀結晶，及安息香酸，脂肪酸等。

「功效」為月經不調，及痔疾等之效藥。能除婦人下腹之硬塊；且能鎮止頭痛，腰痛，及痛風，與挫打外傷之疼痛等。

其氣味辛寒，無毒。（或作味苦，微寒，有毒。）能生血，和血，冷血，止血，安五臟，通血脈，利關竅，通腠理，强筋，壯骨。治寒熱，冷氣，風痺，驚癇，煩熱，不安，五勞，吐血，衄血，癥堅，惡血，婦人腰痛，經脈不通，產後冷熱，胞衣不下。又療癰腫，金瘡，能排膿，止痛。

「用量」一回一・〇——四・〇為煎劑服用之。

「處方」1 牡丹湯 Decoctum Paeonia Moutan composita.

此即以牡丹皮，當歸各五・〇，芍藥，生地黃，陳皮，白朮，香附子各三・〇，柴胡，黃芩各二・〇，甘草一・〇，用水煎服，為月經閉止，咳嗽，發熱等之效藥。

2 牡丹散 Pulvis Paeonia Moutan composita

此即以牡丹皮，桂心，當歸，玄胡索各三〇・〇，莪朮，牛膝，赤芍藥各六〇・〇，荊三稜四五・〇，共為粗末，每服一〇〇・〇，和水一〇・〇，酒五・〇煎服。

「禁忌」忌鐵。畏貝母，大黃，菟絲子。

『採製』二月，八月採取根皮，剉炙用之；或其儘剉用之。

『學說』李時珍曰：牡丹，惟取紅白單瓣者，入藥。其千葉異品，皆人巧所致。氣味不純，不可用。花譜載：丹州，延州以西，及褒斜道中最多；與荊棘無異，土人取以爲薪。其根入藥尤妙。凡栽花者，根下着白歛末，辟蟲穴中，點硫黃殺蠹。以烏賊骨針其樹，必枯；此物性亦不可不知也。

『別稱』名見本草經，又稱鼠姑，鹿韭，百兩金，木芍藥，花王。

牡荊 （馬鞭草科）

『學名』Vitex Negunds, L.

『產地』原產於印度者，近山野亦有之。

『基本』爲一種落葉灌木，高至四五尺，葉爲掌狀複葉，小葉有鋸齒，長柄，互生。秋間開小花，青色，或紫色，爲圓錐花序。其根莖葉實，皆供藥用之。

『功效』其根氣味甘苦(或爲微辛)而平，無毒。治心風，頭風，肢體諸風。能發汗解肌。其莖治風蟲牙痛，可和荊芥，蓽茇煎水嗽之。其莖氣味苦寒，無毒。治霍亂轉筋，久痢，血淋，下部濕瘡，脚氣腫脹。其實氣味苦溫，無毒。能利胃，止咳，下氣，化痰。除骨間寒熱。治心痛，疝痛，婦人白帶。

『學說』李時珍曰：牡荊，處處山野多有，樵采爲薪，年久不樵者，其樹大如盌也。其木心方，其枝對生，一枝五葉，或七葉，葉如榆葉長而尖，有鋸齒。五月杪間開花，成穗，紅紫色。其子，大如胡荽子，而有白膜皮裹之。

『別稱』又名黃荊，小荊，楚。

牡蒿 （菊科）

『學名』Artemisia japonica, Thunb

『產地』多自生於山野之間。

『基本』爲一種之雜草，高至二三尺許，葉楔形，上部有缺刻，頗尖銳，互生。夏日枝梢上點綴小花，帶淡褐色，略呈穗狀，花形酷似艾；惟比艾較小。結實球形，而有光澤，內有子微細。其苗可採取之，爲藥用。

『功效』其味苦，微甘而溫，無毒。能益氣，充肌，令人暴肥，血液滿盛，不可久服。擂汁服用，可治陰腫。

『學說』李時珍曰：齊頭蒿，三月，四月生苗，其葉扁，而本狹，末麥有禿岐。嫩時，可茹。鹿食九草，此其一也。秋開細黃花，結實，大如車前實，而內子微細，不可見，故人以爲無子也。

「別稱」又名齊頭蒿。

牡蠣 （屬瓣鰓類之單柱類）

「學名」Ostrea talienwahnensis, Cross.

「產地」產於淺河泥沙中。

「基本」爲軟體動物，右殼小而薄，左殼大而凸，外面磈磊不平，腹緣爲波狀屈折，色淡黃，內面白而滑潤。足漸退化，而失其用，常以左殼附着于岩石，取其貝殼，供藥用之；而其肉，民間亦多食之。

「成分」含有炭酸石灰，燐酸石灰，珪酸，動物質等。

「功效」爲制酸之健胃藥，對於酸性，加答兒性胃液分泌過多，一時性之消化不良，輕度之胃擴張，及慢性之胃炎等；與胃酸過多，時發呑酸，嘈囃，嘔吐等，而需要鹼性中和者，可服用之。

其殼氣味鹹平，微寒，無毒。能益腎，滋水，淸熱，解渴，除濕，化痰，破積，軟堅，止汗，澀腸。治傷寒，溫瘧，虛勞，氣結，寒熱，盜汗，四肢拘緩，關節留熱，胸腹氣痛，痃癖積塊；男子虛勞，能補腎，安神；小兒驚癇，婦人崩中，赤白帶下。療一切癰腫，瘰癧。其肉氣味甘溫，無毒。能止渴，調中，解酒熱，除丹毒。治虛損，婦人血氣。和薑醋生食，令人肌細，膚美。

「用量」一回三．〇——一〇．〇爲粉劑，丸劑，煎劑等服用之；亦有外用，以其和醋，而治蟄傷；又有以其和胡麻油，而治凍傷等。

「製劑」1 複方牡蠣散 Pulvis Ostrea testae compositus

此卽以牡蠣，黃耆，麻黃各三．〇，共硏爲粉末，分作十包，用於病後衰弱，體常自汗，及食慾不振等。一日三回，每回一包，以米汁服用之。

2 制酸散 Pulvis antacidus.

此卽以牡蠣硏爲粉末，加以少許茴香油糖，一日三回，一回〇．五——二．〇服用，爲胃中釀酸過多之效藥。

「禁忌」惡麻黃，辛夷，吳茱萸。

「採製」採取無時，以其燒成粉末，或直硏爲粉末。

「別稱」名見本草經，又稱牡蛤，蠣蛤，古賁，蠔等。

皂莢 (荳科)

「學名」*Gleditschia japonica*, Miq.

「產地」山野有自生者，園圃亦有培植者。

「基本」爲落葉喬木，高四五丈，圍三尺許，呈赭黑色，初爲平滑，後乃粗糙，終至裂開。幹枝多刺，長三四寸許，刺上分歧，更生小刺，堅銳鋒利。葉似槐葉，爲羽狀複葉。夏開綠黃花，小蝶形。結實成莢，長扁如刀，內有小扁子，子甚堅硬，稍扁平，呈褐色，而有光澤。其莢刺及種子，皆供藥用。

「功效」其莢味辛，鹹溫，而有小毒(或爲無毒)。能瀉肝，利肺，明目，開胃，消痰，化食，殺蟲，拔毒，通九竅，搜經絡，辟瘟疫，去邪氣。治傷寒，霍亂轉筋，可吹鼻取嚏，中風口噤，胸痺，喉痺。其刺與莢，大略相同。其子能通風熱，治瘰癧，疥瘡。

「用量」莢，刺，子，皆一•五——四•五服用。

「學說」李時珍曰：皂樹，高大，葉如槐葉，瘦長而尖，枝間，多刺。夏開細黃花。結實，有三種，一種小如猪牙，一種長而肥厚，多脂而黏，一種長而瘦薄，枯燥不黏，以多脂者，爲佳。其樹多刺，頗難上，采時，以蔑箍其樹，一夜自落，亦一異也。有不結實者，樹鑿一孔，孔入生鐵三五斤，泥封之，卽結莢。人以鐵砧槌皂莢，卽自損；鐵碾碾之，久則成孔；鐵鍋爨之，多爆片落。豈皂莢與鐵有感召之情耶！

「別稱」又名皂角，雞棲子，烏犀，懸刀。其刺又名天丁，角針。

皂莢蕈

「基本」據李時珍云：生皂莢樹上木耳也。不可食，采得，焙乾，備用。

「功效」其味辛，有毒。治積垢作痛，可泡湯飲之。又治腫毒初起，可磨酒服之。

皂莢蠹蟲

「基本」此爲生於皂莢中之蠹蟲也。

「功效」民間有取其研爛，和鯉魚血點耳，以驅耳中之蠅蟲，爲最妙。

芋 (天南星科)

「學名」Colocasia antiquorum, Schott.

「產地」田園中多栽種之。

『基本』爲蔬類植物，其地下莖，多肉，供食。葉似荷葉而長，一端有大缺刻，葉柄肥大。花爲肉穗花序，有巨苞包之。葉柄色綠者，爲青芋。色紅紫者，爲紫芋。其子及葉莖，供藥用之。

『功效』其子味辛平滑，而有小毒。能寬胃，通腸，調中，下氣，補氣，解渴。治虛勞，破宿血，去死肌，生新膚。其葉莖味辛，冷滑，無毒。除煩，止瀉。治姙婦心煩迷悶，胎動不安。並療癰腫惡毒，蛇蟲咬傷。

『學說』李時珍曰：芋屬雖多，有水旱二種，旱芋，山地可種，水芋，水田蒔之，葉皆相似；但水芋味勝，莖亦可食。不開花，或七八月之間，有開者，抽莖生花，黃色。旁有一長萼護之。如半邊蓮花之狀也。

『別稱』又名土芝。

芍藥 （毛茛科）

『學名』Paeonia albiflora, Pall.

『產地』多栽培於庭園間，亦有自生於山野者。

『基本』爲多年生草，高一二尺，葉爲複葉，小葉往往爲極深之三裂。初夏開花，大而美艷，色有紅白紫數種。其根爲紡錘形，長四五寸，徑三四分餘，外部暗褐色，有皺紋，破折面爲粉狀。其破折面之皮部，薄而帶黃色。木部，淡紅白色，有紫紅色之綫，共有二種，以日光乾燥者，名爲赤芍；刮去其皮部，而蒸乾者，名爲白芍，皆供藥用。

『成分』含有安息香酸，樹脂，葡萄糖等。

『功效』爲鎮痙，鎮痛，通經，止瀉藥。對於腹痛下痢，月經不調，身體之知覺減少，皆可服用。又於腹痛，有熱感而疼者，或由寄生蟲及寒冷之氣，而起腹痛，均可應用之。

其氣味苦平，無毒。（或作酸寒，而有小毒。）能瀉肝，安脾，斂陰，養血，散瘀，清熱，通膀胱，利大小腸。治虛勞，寒熱，中惡，驚狂，可爲末，水服。又能治頭痛，目赤鼻衄，血痺，肺氣急脹，肝血不足，脾虛中滿，癥瘕，腹痛，腸風，瀉痢，以及癰疽，惡瘡，小兒痘瘡，產後諸病。據云：白芍，入脾經血分，並瀉肝火。赤芍，專入肝經血分，能清血熱。

『用量』二．〇——六．〇煎服。

「禁忌」忌鐵。

「別稱」又名將離，梨食，餘容，白者名金芍藥，赤者名木芍藥。

芒 （禾本科）

「學名」Miscanthus sinensis, Andera.

「產地」多自生於山野。

「基本」爲多年生草，高至五六尺許，葉細長而尖，有平行脈。秋月開花，多集成長穗狀，呈黃褐色。果實多纖毛，熟則飛散。其莖可採之，而爲藥用。

「功效」其氣味甘平，無毒。人類被蛇咬傷後，恐毒入內，故可取莖雜葛根煎汁服之；或取生汁服之，亦可。

「學說」李時珍曰：芒有三種，皆叢，全葉者，皆如茅而大，長四五尺，甚快利，傷人如鋒刃。七月抽長莖，開白花成穗，如蘆葦者，芒也。花五月抽短莖，開花如芒者，石芒也。並於花將放時，剝其外皮，可爲繩，箔，草履諸物。其根穗，可以爲掃帚也。

芒硝 Natrium Sulfuricum.

「別稱」又名杜榮，芭芒，芭茅。

「基本」此爲一種硫酸那篤僧謨，以食鹽，加硫酸製之，爲無色稜柱形之結晶，或粉末，可取之爲藥。

「成分」含有硫酸那篤僧謨，及食鹽等。

「功效」爲瀉下藥；兼有清涼之作用，於常習性便秘及自心肺各臟疾患之下腹臟器靜脈鬱積，胆汁分秘障碍，脾臟腫大，肝臟硬結，脂肪過多，慢性胃炎等，皆可應用。

其氣味辛苦，大寒，無毒。治五臟積聚，久熱，胃閉。能破留血，除邪氣，通經脈，利大小便及月水，有推陳致新之功。

「用量」一〇・〇——二〇・〇爲瀉下劑。一日二三回，以二・〇——五・〇爲解凝劑，單味服用之。

芎藭 （繖形科）

「學名」Conioselinum univitatum, Tures.

「產地」有自生於山地者，亦有栽培於園圃者。產於蜀中者，稱爲川芎。

「基本」爲越年生草，莖高一二尺許，葉爲細羽狀複葉，互生。秋間開細白花，五瓣，爲複繖形花序。全體芬馥。其根堅瘦，而色黃黑，可供藥用之。

「成分」含有（Lacton）揮發油之成分。

「功效」其氣味辛溫(或酸)，無毒。能通經絡，開血鬱，散肝邪，疏氣滯，排膿，止痛。治五勞，風濕，風虛，風痰，可作蜜丸服用。中風入腦，半身不遂，冷氣，中惡，頭風，目淚，齒根出血，衄血，吐血，心腹堅痛，癥結，脇痛，腰脚軟弱，尿血，瀉痢，婦人經閉，崩中，無子，胞衣不下。並療腦癰，發背，瘰癧，痔疾，疥瘡。

「用量」二•○——六•○服用。

「製劑」1 川芎丁幾 Tinctura Radix Conioselini.

此卽以川芎根五•○，浸於酒精一○•○中，經五日濾過之，所得液體，卽是。爲清血活血之效藥，一日三回，與以二•○——八•○服用之。

「禁忌」畏黃連，硝石，滑石。惡黃蓍，山茱萸。

「採製」十二月杪掘根，削去鬚尾，晒乾，或蒸熟備用。

「別稱」又名胡窮，川芎，香果，山鞠窮。

貝子 Shell.

「基本」爲介殼類，體呈白色，長約寸許。殼稍作三角形，甚厚。殼口縱裂多缺刻，如齒狀。殼頂隆起，而有光澤。貝之種類雖多，皆可供藥。

「成分」含有炭酸石灰，燐酸石灰，及動物膠等。

「功效」其氣味鹹平，有毒。治目翳，五癃，溫疰，浮腫，傷寒，腹痛，下血，瀉痢。能散結熱，利水道。療鼻淵出膿出血，男子陰瘡，小兒疳蝕。解蠱毒，藥箭諸毒。

「用量」四•○——六•○服用。

「學說」李時珍曰：貝字象形，其中二點，象其齒刻。其下二點，象其垂尾。古者貨貝，爲寶龜，用爲交易，以二爲朋。

「別稱」又名貝齒，白貝。

貝母 (百合科)

「學名」*Fritillaria verticillata*, Willd.

「產地」庭園中多栽培之。

「基本」爲多年生草，莖高尺許，葉狹長，莖頂三葉，尤小，末卷曲。三四月開花，花蓋六斤，淡黃，微綠，內面有綠線，並雜紫點甚細。其地下莖，如小貝羣聚，色白，可入藥用之。

「成分」含有 Alkaroide 之植物鹽基。

「功效」爲祛痰，鎭咳藥。

其氣味辛平(或味苦微寒)，無毒。主治傷寒，煩熱，虛勞，咳嗽，喉痺，目眩，肺癰，肺痿，吐血。能清虛痰，潤心肺，瀉心火，散肺鬱。

『用量』四•〇——六•〇服用。

『製劑』1 貝母越幾斯 Extractum Radix Anemarrhena asphodeloides.

此卽以貝母根浸於水及酒精，而製成一種稀薄越幾斯。一日三•〇——六•〇為袪痰鎮咳藥。

『禁忌』反烏頭。畏秦艽，莽草，礬石。惡桃花。

『採製』四月，八月，採根，收晒，剝去米粒狀心，剉細，浸生薑汁，再晒，再焙乾，或與糯米拌炒至黃，去米用之。

『學說』李時珍曰：詩云：言采其蔄，卽此。一作蝱，謂：根狀如蝱也。苦菜，藥實，與野苦蕒，黃藥子同名者也。

『別稱』又名蔄，勒貝，苦菜，苦花，空草，藥實。

角蒿 (紫葳科)

『學名』Incarvillea sinensis, Lam.

『基本』本植物為紫葳之一種。據蘇恭云：角蒿，似白蒿，花如瞿麥，紅赤可愛。子似王不留行，黑色，作角，七月，八月采之，可為藥用。

『功效』其氣味辛苦，而有小毒。治小兒月蝕耳瘡，齒根宣露，可燒灰摻塗。

『學說』韓保昇曰：葉似蛇床青蒿子，角似蔓菁，黑而細，秋熟，所在皆有之。

見腫消

『基本』據蘇頌云：生筠州，春生苗，葉莖紫色，高一二尺，葉似桑而光，面青紫赤色，采無時。

『功效』其氣味酸澀，而有微毒。能消腫，而治狗咬傷，可搗葉貼之。

車前 (車前科)

『學名』Plantago major, L. var. asiatica, Dcne.

『產地』多生於山野之中。

『基本』為多年生草，葉廣卵形，有五肋，或七肋，具有長葉柄，自宿根叢生；花莖自葉叢之中央而生，長至七八寸許。夏月開淡紫色花，花小，而為多穗狀花序。其果實為蒴果，內有種子，可採取之，而供藥用。

「功效」為利尿藥。

其種子氣味甘寒，無毒。能除濕，利水，解熱，涼血，止吐血，消癥瘕，通小便，治五淋，養肺，強陰。並治男子傷中，女子淋瀝。

「用量」二•〇——六•〇服用。

「採製」五月採葉，七月，八月收子陰乾，炒用。

「別稱」又名當道，芣苡，馬瀉，牛遺，牛舌，車輪菜，地衣，蝦蟆衣。

車渠

「學名」Pecten yessoensis, Jay.

「基本」為單柱類之一種，右殼白色，扁平。左殼膨脹，呈淡紫色，大及六七寸。開閉左右之介殼，以排水，(水由耳狀突起之兩側排出)因其反動游泳。足小，肉柱大，介殼圓，由殼頂射出放散狀之隆起線，約三十餘。外套膜之緣邊，具多數之眼。其殼可取收之，為藥用。

「功效」其氣味甘鹹，大寒，無毒。能安神，解毒及蟲螫，可以人乳磨服。

「別稱」又名海扇。

車螯

「基本」為介類動物之一，殼色紫，璀粲如玉，斑點如花，以火炙之，則殼開，可取其肉食。

「功效」其殼及肉氣味甘鹹而冷，無毒。能解酒毒，消積塊，瘰癧疽發背，瘡腫惡毒。

辛夷 (木蘭科)

「學名」Magnolia Kobus, Dc.

「產地」多生於山野之間。

「基本」為落葉喬木，高二三十尺許，葉倒卵形。其花初出，尖銳如筆，故名木筆，葉似柿葉而狹長。春初開花，紫白二色，大如蓮花，可採取，供藥用之。

「功效」為刺戟性驅風藥。

其氣味辛溫，無毒。治頭風，腦痛，面腫，齒痛，五臟身體寒熱。能溫中，解肌，利九竅，通鼻塞。

「用量」一•〇——二•五服用。

「禁忌」惡赤石脂。畏菖蒲，黃耆，石膏。

「採製」去皮毛，茸毛，及蕊，水煮，沸過，晒乾，微炒，備用。

「學說」李時珍曰：辛夷初出，枝頭苞長半寸，而尖銳，儼如筆頭，重重有靑黃茸。毛順鋪長半分許，及開則似蓮花而小，如盞，紫苞紅焰作蓮，及蘭花香，亦有白色者，人呼爲玉蘭。又有一種千葉者，諸家皆言苞似小桃者，比類欠當。

「別稱」又名辛雉，候桃，房木，木筆，迎春。

邪蒿 （繖形科）

「學名」Seseli Libanostia. Koch. var. daucifolia, Dc.

「產地」多生於山野之地。

「基本」爲一種雜草之植物，高至二三尺，葉爲二四羽狀複葉，大小不整，開小白花，爲複繖形花序。其全草，可供藥用之。

「功效」其味辛，溫平，無毒。能利腸胃，通血脈。治五臟惡邪，胸膈臭爛，大渴，暴熱，惡瘡。

「學說」陳藏器曰：邪蒿，根莖似靑蒿，而細軟。李時珍曰：三四月生苗，葉似靑蒿，色淺，不臭，根葉皆可茹。

赤銅

「基本」爲天然產於赤銅礦，通常取其赤銅落下之細屑，爲藥用之。

「成分」含有養化銅。Cu_2 之成分。

「功效」其氣味苦平，微毒。能明目，接骨。治賊風反折，可燒熱投於酒內服用。

「別稱」又名紅銅，赤金；屑名銅落，銅末，銅花，銅粉，銅砂。

赤箭 （蘭科）

「學名」Gastrodia elata, Bl.

「產地」多產生於山野之間。

「基本」爲寄生植物，初夏出一直莖，生出極速，高至四五尺，圓柱形，中空，呈淡黃赤色。其莖有節，每莖有小薄皮，色黑。初出時，此皮相抱如筍，莖高二尺，時開序狀花，作黃赤色。至秋苗根俱枯；根爲長塊，而橫行，能取之，供藥；或採其幼莖，亦可供藥用之。

「功效」爲鎭痛藥，對於頭痛，四肢筋肉痛，均有特效；或因卒中而發之四肢知覺鈍麻，及言語障害，皆能緩解。

其氣味辛溫，無毒。能補陰，益氣，通血脈，利九竅，强筋骨，利腰膝，助陽道。治寒証，五勞七傷，諸風濕痺，冷氣，拘攣，小兒驚癇。療癰腫，殺蠱毒。

「用量」一回一•○——五•○服用。

「製劑」1 赤箭丁幾 Tinctura Radix Gostrodia elata.

此即以赤箭根五•○浸於稀酒精二•○中，經五日後濾過之，而製成一種液體。一日三回，與以六•○服用，爲筋肉僂麻質斯等之效藥。

「學說」李時珍曰：赤箭以狀，而名獨搖，定風；以性異，而名離母，合離；以根異，而名神草，鬼督郵；以功，而名天麻，即赤箭之根。

「別稱」又名天麻，赤箭芝，獨搖芝，離母，合離草，神草，鬼督郵。

赤小荳 （荳科）

「學名」Phaseolus Mungo, L. var. Subtrilobata, Fr. et Sav.

「產地」多栽種於陸田之間。

「基本」爲一年生之穀類植物，莖高二尺餘，葉爲複葉。夏秋葉腋開花，色黃，花瓣爲蝶形。實成莢，長二三寸，子赤，可食，亦供藥用之。

「成分」含有脂肪，纖維，含窒素物，無窒素物，及灰分。

「功效」爲利尿藥，及腫瘍藥。

其氣味甘酸而平，無毒。治熱毒，散惡血，除煩滿，健脾胃，去消渴，止洩痢，通小便，下水腫，排膿血。能縮氣，行風，堅筋骨，抽肌肉。療癰腫，惡毒，小兒黃水瘡。

「用量」六•○——一○•○服用。

「學說」李時珍曰：按詩云：黍稷稻粱，禾麻菽麥，此即八穀也。董仲舒云：菽是大荳，有兩種。小荳名荅，有三四種。王禎云：今之赤荳，白荳，綠荳，營荳，皆小荳也。此則入藥用，赤小者也。

「別稱」又名赤荳，紅荳，荅，葉名藿。

赤石脂 Lithomarge.

「基本」據云：產濟南吳郡等處，爲石之風化者，鮮紅可愛，隨采，隨生，細膩黏舌者，佳良，可爲藥用。

「成分」含有炭酸加里等之成分。

「功效」其味甘酸而辛，大溫，無毒。能養心氣，明目，益精，補心血，生肌肉，除水濕，止洩痢，收肛門。療癰疽，痔瘡，及女子崩中，漏下，難產，胞衣不出，久服增髓。

「用量」四•〇——一〇•〇服用。

「禁忌」畏芫花。惡大黃，松脂。

赤地利 （蓼科）

「學名」Polygonum chinense, L. var. Thunbergianum, Meisn.

「產地」多自生於山野之中。

「基本」爲一種蔓草，莖甚長，每纏繞於他物之上。葉似蘿藦，開小白花。其根外部赤黑，內部黃赤。根與莖葉，皆可供藥用之。

「功效」其根苦平(或酸)，無毒。治赤白冷熱諸痢，赤白帶下。能斷血，破血。主瘰癧疽，惡瘡，毒腫，蛇犬咬傷，可以醋磨敷之。其莖葉氣味，及功效相同。

「學說」陳藏器曰：五毒草，生江東平地。花葉並如蕎麥，根緊硬似狗脊，亦曰蛇罔，名同物異。李時珍曰：五毒草，卽赤地利，今併爲一。

「別稱」又名赤薜荔，五毒草，五蕺，山蕎麥。

赤翅蜂

「基本」據陳藏器云：出嶺南，狀如土蜂，翅赤，頭黑，大如螃蟹，穿土爲窠，食蜘蛛；蜘蛛遙知蜂來，皆狼狽藏隱。蜂以預知其處，食之無遺。

「功效」其蟲有毒，治蜘蛛疳，及疔腫，可取蟲燒灰，和油塗之。

赤車使者 （蕁麻科）

「學名」Elatostemma umbellatum, Bl. var. majus, Maxim.

「產地」生於溪谷之陰地。

「基本」爲一種草本，莖高一尺許，通常斜上，無直立者，葉互生，淡綠色。夏間葉腋開花，淡黃綠色，至秋葉腋，則生肉芽。其根，可爲藥用。

「功效」其氣味辛苦，溫而有毒。主治風冷，邪疰，蠱毒，癥瘕，五臟積氣。

「學說」蘇恭曰：赤車使者，苗似香葇蘭香，葉莖赤色，根紫赤色。八月，九月采根，日乾。韓保昇曰：生荊州，襄州，根紫，如蒨根，二月，八月采。李時珍曰：此與爵牀相類，但以根色紫赤爲別爾！

「別稱」又名小錦枝。

防己 （防己科）

「學名」Cocculus Thunbergii, Dc.

「產地」山野中多產生之。

「基本」爲一種蔓草，因略帶木質，故又稱：木防己。莖細，葉爲卵形，端尖，互生。夏日葉腋開小花，花單性，呈淡綠色，作圓錐狀花序。其根可採取之，而供藥用。

『功效』爲利尿藥，可用於水腫及淋病等。

其氣味辛平，無毒。治風寒，溫瘧，諸癎。除邪氣，利大小便，療水腫，風腫，去膀胱熱，通腠理，利九竅，散癰腫惡結。治中風，口面喎斜，手足拘痛，肺氣喘嗽，留痰。能下濕熱，瀉脚氣腫，行十二經。

『用量』四•〇——一〇•〇服用。

『禁忌』惡細辛。畏萆薢，女菀。

『採製』取根，浸於米泔汁中，或浸於酒中，去皮，剉細，備用。

『學說』名醫別錄曰：防己，生漢中川谷。二月，八月采根，陰乾。李當之曰：其莖如葛，蔓延。其根外白，內黃，如桔梗，內有黑紋，如車輻解者良。

『別稱』又名解離，石解。

防風 （繖形科）

『學名』Siler divaricatum, B. et H.

『產地』海濱，砂地，山野，園圃，皆有所生。

『基本』爲多年生草，似青蒿而短小。夏初發嫩葉，呈紫紅色，可採作菜茹，葉羽狀，三裂。夏秋之間，開花，呈細白色，五瓣，作複繖形花序。實似胡荽子，而大，根土黃色。二月，十月採之，可療頭風，故名防風。又有石防風，生於石間，採嫩苗，作菜，辛甘而香，呼爲珊瑚菜。白居易在翰林時，賜防風粥一甌，食之口香七日，卽此。

『功效』爲解熱藥，對於感冒，及風痛等，均有效。

其氣味甘溫，無毒。治大風，頭眩，風邪，惡風，五勞，七傷，頭目滯氣，頭痛，目赤，上部出血，上焦風寒，肺氣壅實，心胸煩滿，骨節風痛，四肢攣急。能散內外諸風，疏通經絡，安神，定志。

『用量』三•〇——六•〇服用。

『禁忌』畏萆薢。惡藜蘆，白斂，乾薑，芫花。

『採製』二月，十月採掘其根，洗去土質，剉細，焙用。

『學說』李時珍曰：江淮所產者，多是石防風。生于山石之間，二月采嫩苗，作菜，辛甘而香，呼爲珊瑚菜。其根粗醜，其子亦可種。

「別稱」又名銅芸，回芸，回草，屛風，簡根，百枝，白蜚，石防風，珊瑚菜。

防葵 (繖形科)

「學名」Peucedanum japonicum, Thunb.

「產地」生於海邊向陽之山地。

「基本」爲多年生草，莖高二尺許，葉爲分裂不整之羽狀複葉，質厚而硬。夏日開小花，白色，爲複繖形花序。其根可採取之，供爲藥用。

「功效」其氣味辛寒，無毒。能強志，通氣，殺鬼蟲，除百邪。治癲癇，驚狂，口乾，咳逆，腹滿，腸洩，腎邪，溺閉，痃瘕，痞癖，氣塊，膀胱宿水，血氣，故爲治風虛，通血脈之要藥。

「學說」陶弘景曰：防葵，今用建平者，本與狼毒同，根猶如三建。其形亦相似；但置水中不沉耳！而狼毒陳久者，亦不能沉矣。

「別稱」又名房苑，梨蓋，利茹。

第八畫

乳汁

「學名」Lac. (Milk.)

「基本」以初產男孩，母子俱屬健康，而無遺傳病等，所排之乳液，爲佳。其色乳白，濃稠，而不透明。其味緩和，微甘，可取供食用，亦可供藥用。

「成分」由人之營養，及靜動，含有不同量之蛋白質，脂肪，糖分，及鹽類。

「功效」爲滋養緩和劑。

其氣味甘鹹而平，無毒。能補五臟，令人肥白。療目赤疼痛，多淚。和雀屎，去目中弩肉。

「別稱」又名奶汁，仙人酒。

乳香 (漆樹科)

「學名」Pistacia lentiscus, L.

「產地」原產於南部歐羅巴，近於江河沿岸，多產生之，

「基本」爲常綠喬木，葉爲羽狀複葉，長卵形。花小，色白。由其幹浸出樹脂之凝固者，呈黃白色，或灰白色，多爲圓球形等。其破碎面有蠟樣之光澤，咬之黏牙。涎液成爲乳狀，氣香而味苦。燒之，則發出香烟，即爲乳香，可取之，爲藥。

「成分」含有揮發油，樹脂，膠質等。

「功效」爲鎮痛藥，可用於癰疽，瘰癧，心腹痛等。

其氣味微溫，無毒。能治耳聾，中風，口噤不語。婦人血氣，止大腸洩，療諸瘡，令內消，生肌，止痛。能下氣，益氣，補腰膝，治腎氣。止霍亂，邪氣，疰氣，心腹痛。

「用量」○•八——三•二服用。

「學說」李時珍曰：乳香，今人多以楓香雜之；惟燒之，可辨。南番諸國皆有、宋史，言：乳香，有一十三等。按葉廷珪香錄云：乳香，亦名熏陸香，出大食國南。其樹類松，以斤斫樹，脂溢於外，結而成香，聚而成塊。

「別稱」又名熏陸香，馬尾香，天澤香，摩勒香，多伽羅香等。

乳蟲

「基本」據云：廣東韶州府境內，有種乳田法，掘地成窖，以粳米粉鋪入窖中，蓋之以草，壅之以糞。候雨過，氣蒸，則發開，而米粉皆化成蛹，如蠐螬狀，取蛹作汁，和粳米蒸成乳食，味甚甘美也。

「功效」其氣味甘溫，無毒。能補虛羸，益胃氣，溫中，明目。

「別稱」又名土蛹。

亞麻 （亞麻科）

「學名」Linum usitatissimum, L.

「產地」山野及園圃之間，皆產生之。

「基本」為一年生草，高至三尺餘，葉細披針形，互生。初夏開花，呈紫碧色，為繖房狀花序。花後結實，直徑二三分，為扁圓形，可取之，為藥。

「成分」含有多量亞麻仁油，及黏液質之成分。

「功效」昔時有用於尿道炎，及肺病等；但近來僅供為外用矣。

其味甘微溫，無毒。主治大風，瘡癬。

「製劑」1 亞麻仁粉 Pulvis Semen Lini.

此即以亞麻仁研為光澤樣之褐色粉。專為罨布劑用之，即以其粉，與湯共攪和為粥狀，用布或紙包裹之，置於患處，能保持濕溫，而具緩和之作用。

2 亞麻仁餅 Succus Semen Lini.

此即以亞麻仁粉，與湯混和而製成；其功用相同。

3 亞麻仁油 Oleum Semen Lini.

此即以亞麻仁，壓榨而出之油。可為軟膏料，或以此油而製成油紙，專作外科繃帶之材料。

『學說』李時珍曰：今陝西人亦種之，卽壁虱胡麻也。其實亦可榨油，點燈，氣惡不堪食。其莖穗，頗似茺蔚，子不同。

『別稱』又名壁虱胡麻。

亞兒尼加 （菊科）

『學名』Arnica montana, L.

『產地』產於歐羅巴之中部。

『基本』爲多年生草，高至一尺許，葉卵形，全邊；其在花莖者，對生。此植物之花等，可供藥用之。

『成分』含有亞兒尼加之成分。

『功效』爲切挫創之外用藥，或爲興奮之內服藥。

亞爾答亞 （錦葵科）

『學名』Althaea officinalis, L.

『產地』產於歐羅巴，及亞細亞之北部。

『基本』爲多年生草，高二三尺，全部有粗毛，葉卵形，互生。常常三裂，或五裂。開花甚大，呈淡紅色。其根肥大，可採取之，而供藥用。

『成分』含黏液質，及澱粉等。

『功效』昔時常用爲氣管之炎症及刺戟作用。其他多爲緩和性罨布，或爲賦形藥等。

『用量』根葉皆用五•○——一○•○爲煎劑，水劑，粉劑等服之。

『製劑』1 亞爾答亞舍利別 Syrupus Althaeae.

此卽以亞爾答亞根八•○，用水洗之，注以酒精四•○溜水二○○•○靜置冷浸，而後濾之，所得液體，加以適量之白糖，而製成之。作爲緩和藥，或祛痰藥，或祛痰之調味藥，以八•○爲水劑等服用之。

亞克沙阿仙藥 （荳科）

『學名』Acacia catechu, Willd.

『產地』產於東部阿非利加等處。

『基本』爲常綠樹木，高三四丈許，葉爲羽狀複葉。開花黃色，雄蕊之數甚多。果實爲莢，含數種子。採其植物煎之，濾汁，使其乾燥爲褐色之塊，卽阿仙藥，可供藥用之。

『功效』爲收斂藥，可用於慢性下痢，及赤痢等。外用於齒齦之潰瘍等，爲含嗽料。用於淋病等，爲尿道注射料。又用於慢性赤痢等，為灌腸料。

「用量」〇・五——一・〇——一・五為粉劑，丸劑服用。

「製劑」1 阿仙藥丁幾 Tinctura Catechu

此即以阿仙藥二・〇，稀酒精一〇・〇，製成澄明暗褐色之液體。一日數回，以其一・〇——三・〇為水劑，而服用之。又外用於慢性咽頭口腔黏膜之疾病，以其百分之一・〇——二・〇為含嗽劑等。

「別稱」俗稱阿仙藥，吾國稱為孩兒茶。

亞拉毗亞護謨 （荳科）

「學名」Acacia senegal, Willd.

「產地」產於阿非利加之北部。

「基本」為常綠樹木，高至二十尺許，有向下之刺。葉為二四羽狀複葉，自葉腋出花軸，花呈黃色。果實為莢，含有數粒種子。此植物之莖上，常於乾燥時，自其皮部之裂孔中，出飴狀之樹脂；其凝乾燥之物，可供藥用。

「功效」為賦形藥，因其黏着性最大，故為丸劑，錠劑之黏合料。

「製劑」1 亞拉毗亞護謨漿 Mucilago Gummi arabici.

此即以亞拉毗亞護謨五・〇用冷水急洗之後，注入一〇・〇——二〇・〇熱水中，溶解而濾過之。對於胃腸加答兒之內服，或灌腸，或含嗽等，皆可用之。

2 護謨散 Pulvis Gummosus.

此即以亞拉毗亞護謨五・〇，白糖一〇・〇，甘草末一五・〇混和而製成之。可用為緩和藥等；但亦有用為賦形藥等。

使君子 （使君子科）

「學名」Quisqualis indica, L.

「產地」福建，四川各地，皆產生之。

「基本」為常綠蔓生植物，長二丈許，葉為卵形，對生。夏秋之交，花軸出自莖頂，及葉腋，開黃綠花，成穗，實長寸許，有稜，可供藥用之。

「成分」含有軟脂酸，油酸，及蔗糖等。

「功效」為驅蟲藥，對於小兒之蛔蟲，蟯蟲等之寄生蟲病，皆有殺除之功能。

其氣味甘溫，無毒。主治小兒五疳，小兒百病，小便白濁，瀉痢。並能殺毒蟲，療疥瘡，健脾胃，除虛熱。

「用量」一回三•〇——六•〇——一〇•〇爲舐劑，丸劑等，空腹服之。

「製劑」I 使君子舐劑 Electuarium Quisqualis.

此卽以使君子仁，及蜂蜜各一〇•〇，投入乳鉢中，研和成爲密羔狀，卽妥。可應用於小兒之蛔蟲病等，一日三回，在空腹時，以舌舐之。

「採製」七月採其有稜之實，除去靑黑色之外殼，而取其白色之內仁，貯藏備用。

「學說」李時珍曰：原出海南交址，今閩之紹武，蜀之眉州，皆栽種之，亦易生。其藤如葛，繞樹而上，葉靑，如五加葉，五月開花，一簇一二十葩，紅色，輕盈如海棠，其實長寸許，五瓣合成，有稜。先時半黃，老則紫黑，其中仁，長如榧仁，色味如栗，久則油黑，不可用。

「別稱」又名留求子。

兩頭蛇

「基本」據陳藏器云：兩頭蛇，大如指，一頭無口目，兩頭俱能行云：見之不吉，故孫叔敖埋之，恐後人見之必死也，李時珍云：按爾雅中央有枳首蛇，中國之異氣也。劉恂嶺表錄云：嶺外極多，長尺餘，大如小指。背有錦文，腹下鮮紅。人視爲常，不以爲異。羅願爾雅翼云：寧國甚多，數十同穴，黑鱗白章。又一種，夏月雨後出，如蚯蚓大，有鱗。其尾如首，亦名兩頭蛇。又張來雜志云：黃州兩頭蛇，一名山蚓云。是老蚓所化，行不類蛇，宛轉甚鈍，此卽羅氏所云者也。

「功效」其肉能治瘧疾，山人收取之，佩於項上。

「別稱」又名枳首蛇，越王蛇。

兎

「學名」Lepus cuniculus. (Lepus europaeus.)

「產地」田野中，處處產生之。

「基本」此屬於嚙齒類，體長二尺許，腹毛白色，兩側淡褐色。頭頂凸圓，耳長，眼大，前後四肢不同，分野兎，家兎二種。家兎生殖極繁，每年產子六十餘，可爲食料，其肉，及腦等之各臟器，可供藥用之。

「功效」其肉氣味辛平，無毒。能補中，益氣，解熱，止渴，涼血，去毒，健脾胃，利大腸。其血鹹寒，無毒

○能涼血，活血，解胎中熱毒，催生易產○其腦能催生，滑胎○同髓治耳聾，療凍瘡○其骨治熱中，消渴○其頭骨甘酸而平，無毒○治頭眩，頭痛，癲疾○連毛燒灰酒服，治難產及產後餘血○其肝能明目，補勞，治頭旋，眼眩○其皮毛燒灰酒服，治難產，胞衣不下○其屎又稱：明月砂○治目中浮翳，勞瘵，五疳，痔瘻○能殺蟲，解毒○

兒茶

『基本』吾國多以茶末納入竹筒內，埋於土中，日久取出其汁，熬成小塊，潤澤者上，大塊而枯者次，可爲藥用之○

『成分』含有阿仙藥，單寧等○

『功效』其氣味苦澀而平，無毒○能化痰，生津，止血，去濕，清上焦熱○療一切瘡毒，及鼻漏，可以塗之○

『用量』五•○——九•○服用○

『別稱』又名孩兒茶○

卷柏 （卷柏科或石松科）

『學名』*Selaginella involvens*, Spring.

『產地』多生於山地之巖石上○

『基本』爲隱花植物，常綠不凋，莖高尺餘，生枝甚多○葉小，呈鱗狀，略與扁柏之葉相似，其數亦多○此植物遇乾，則卷於內，遇濕，則開展○

『功效』爲收斂藥，可用於下血，脫肛○其氣味辛平，無毒○能破血，通經○治腸風，脫肛○生用破血；炙用止血○

『用量』三•○——九•○服用○

『採製』五月，七月，採收，陰乾，剉碎，備用○或用以鹽水煮半日，再以井水煮半日，晒乾，焙用○

『學說』名醫別錄曰：卷柏，生常山山谷石間，五月，七月采，陰乾○陶弘景曰：今出近道，叢生石上，細葉似柏，屈藏如雞足，青黃色，用之去下近沙石處○

『別稱』又名萬歲，長生不死草，豹足，求股，交時○

咖啡 （茜草科）

『學名』*Coffea arabica*, L.

『產地』產於阿非利加東部，及熱帶各地○

『基本』爲常綠小灌木，高至二十尺許，葉長卵形，而尖，對生○花生於葉腋，合瓣，花冠五裂，色白○其種子，供藥用之○

『成分』含有咖啡精之植物鹽基。

『功效』昔時有用於神經病，及心臟病者，而今多供爲茶料，間有用於阿片等急性中毒之虛脫，爲回蘇藥，與解毒藥。

『製劑』1咖啡精 Coffeinum.

此卽由咖啡之種子(荳)中，提出亞爾加魯乙度（卽鹽基）之白色針狀結晶，爲藥用之。其味甚苦，可與他藥配伍，而服用之。對於神經痛之偏頭痛，以及歇私的里，舞蹈病等之神經病，皆可一回〇•〇三——〇•二爲鎮痛藥等。又於心臟病之水腫等，可一回〇•一——〇•二爲利尿藥。更於阿片等之中毒，而起之虛脫等，可爲回蘇藥，及解毒藥。

宜母果 （芸香科）

『學名』Citrus medica, L. var. Limonum, Hook.

『產地』庭院及園圃之間，有栽培之者。

『基本』爲常綠灌木，葉及花與柑柚相類。果實爲橢圓形，而端尖，黃色。其果可採取之，而供藥用。

『成分』含有枸櫞酸，及葡萄糖之成分。

『功效』爲清涼解熱藥，，有止渴去暑之功，故多取其果壓汁，加以適量之糖，及沸水作爲飲料。

『學說』粵語：宜母子，似橙而小。二三月，黃色，味極酸。孕婦肝虛嗜之，故曰：宜母。元時，於廣州荔枝灣，作御果園，栽種果木樹，大小八百株，以作渴水；里木，卽宜母子也。

『別稱』又名宜母子。

委陵菜 （薔薇科）

『學名』Patentilla chinensis, Ser.

『產地』生於原野之中。

『基本』爲一種雜草，莖伏臥於地上，葉爲羽狀複葉，自多數小葉而成。小葉羽狀分裂，下面有白毛，互生。開花，黃色。可採取全草，供藥用之。

『功效』爲止血藥，對於胃腸出血，子宮出血，均可服之。其他皆載翻白草條，可參考之。

『學說』李時珍曰：雞退兒，生近澤田地，高不盈尺。春生弱莖，一莖三葉，尖長而厚，有皺紋，及鋸齒，面青，背白。四月開小黃花，結子如胡荽子，中有細子。其根狀如小白朮頭，剝去赤皮，其肉白色，如雞肉，食之有粉。

「別稱」又名翻白草，雞腿根，天藕。

忽布 （桑科）

「學名」Humulus Lupulus, L.

「產地」產於歐羅巴亞美利加，及西部亞細亞。

「基本」爲一種蔓草，長十五尺許，葉卵形，有不分裂，又有三裂，或五裂者。開花單性。果實卵形，以釀造麥酒爲最常用。又於秋月之間，乘其稔熟時，與他部分篩分而採取之，製成忽布腺，而用於苦味健胃藥。

「成分」含有忽布苦味酸 $C_{20}H_{46}O_{10}$ 之結晶性苦味質，蠟質，樹脂，揮發油等，

「功效」昔時有用爲藥者；但近來多用忽布腺矣。

「製劑」1 忽布腺 Glandulae Lupuli.

此即以忽布之果實，而製出黃褐色粗細不同之粉末。可以增進食慾，故用爲健胃藥。一日數回，以〇•二——〇•五，爲粉劑，丸劑等服用之。此外因其有痲醉性之作用，故可用於神經興奮症，酒客譫妄等，爲鎮痙藥及催眠藥。又可用於生殖機亢進，淋病之勃起等，爲制淫藥。更可用於月經痛，尿通閉止，膀胱刺戟症等。通常一回大量〇•五——一〇服用之。

於朮

「基本」此即白朮（Atractylis Lancea.）產於浙江於潛縣者。據茅翼云：產徽州者，皆種朮，俗稱糞朮，乃糞力澆灌。大者，肥而無鶴頸。野生者，名天生朮，形小，有鶴頸甚長，內有硃砂點。朮上有鬚者，尤佳，以得土氣厚也。於朮，亦野生，出於潛產縣治龍脈土上者，其內點眞，似硃砂猩紅，如洗血鶴頸，肉蘆乾之，清香。產他處，內或無點，純白，或有黃點，總不及龍脈土上產者，爲上品。冬月採取，形味方全，可供藥用之。

「功效」與白朮大略相同，可參考本條。

昆布 （昆布科）

「學名」Laminaria japonica, Hresch.

「產地」多產生於南海之中。

「基本」爲褐藻類，其體爲草質，褐色，如長布帶狀，長約數十尺，下部有柄，附着於礁石上。此植物帶狀之部，可取供藥用之。

『成分』含有沃度，膠質等之成分。

『功效』爲變質藥，可用於腺病，水腫等。其味鹹，寒滑，無毒。治諸種水腫，瘰癧，惡核。能利水道，去浮腫。

『用量』四•〇——六•〇服用。

『學說』李時珍曰：昆布生登萊者，搓如繩索之狀。出閩浙者，大葉似菜。盖海中之菜，性味相近，主療一致；雖稍有不同，亦無大異也。

『別稱』又名綸布。

放杖木

『基本』據陳藏器云：生溫括睦婺諸州山中，樹如木天蓼。老人服之一月，放杖，故以爲名。

『功效』其氣味甘溫，無毒。主治一切風血，理腰脚，輕身，變白，不老，可以酒浸服之。

河砂

『基本』此卽河中之細白石屑，昔時有取收而用爲藥者。

『功效』其性質微寒，無毒。能治絞腸痧痛，可取河砂炒紅，以冷水淬之，澄淸服用。又治石淋，可取砂三升，炒熱，以酒三升淋汁，服一合，日再服。又主風濕頑痺不仁，筋骨攣縮，血脈斷絕。六月取河砂，烈日暴，令極熱，伏坐其中，冷卽易之，不數次卽效。

河豚魚

『學名』Spheroides vermicularis T. et S.

『產地』多產於淡水及鹹水之交界處。

『基本』此屬於固顎類，大腹，小口，背淡蒼白色，無鱗，有黑色斑。腹白色，能吸入空氣，而使食道一部膨脹之特性、其卵巢，及肝臟等，皆有劇烈之毒性，食之，往往令人死。其目，肉，肝，子，皆能供藥用之。

『功效』其肉氣味甘溫，無毒。能補虛，殺蟲，去溫氣，理腰脚。其目治雞眼，可和輕粉埋於地中，使其化水，擦之。其肝及子，皆有大毒。能治疥癬，蟲瘡，可同蜈蚣燒灰，和香油調敷。

『禁忌』其肉雖可服食；但毒性頗大，須除去目嘴子肝，及周身膜脂，惡血爲宜。忌火。反荆芥，桔梗，菊花，甘草，附子，烏頭。

『別稱』又名何屯魚，吹肚魚，氣包魚。

波羅蜜

(桑科亦作蕁麻科)

『學名』Artocarpus integrifolia, Forst.

『產地』產於印度，及中國之南方。

『基本』爲常綠樹木，高至二十尺許，葉爲倒卵形，不分裂。花小，單性，有許多之花，集於長橢圓形之花托，肥大，而成假果。此果，亦爲長橢圓形，呈黃綠色，有多數之柔軟突起。其果瓤，及仁，皆供藥用之。

『功效』其瓤氣味甘香，微酸而平，無毒。能解去煩，清涼，止渴，醒酒，益氣。其仁氣味相同。能補中，益氣，令人健身。

『學說』李時珍曰：波羅蜜，生交趾南番諸國。今嶺南，滇南亦有之，樹高五六丈，樹類冬青，而黑潤倍之。葉極光淨，冬夏不凋。樹至斗大，方結實，不花，而實出於枝間，多者十數枚，小者五六枚，大如冬瓜，外有厚皮裹之。若栗毬，上有軟刺，及凸凹隆起。五六月熟時，顆重五六斤，剝去外皮殼，內肉層，疊如橘囊，食之味至甜美。

『別稱』又名曩伽結。

東牆

『基本』爲一種穀類植物，苗似蓬，秋月結子，似葵，爲青黑色。九月十月熟，可作飯食，亦有供藥用之者。

『功效』其子氣味甘平，無毒。能堅筋骨，益氣血。久食輕身不饑，可以救荒。

東洋參

『產地』日本藥圃中，多栽種之；並無野生者。

『基本』本植物，大抵於蒔種五年，待秋涼採掘其參根，用清淨流水洗濯。參根甚脆弱，可將土徐徐去之。宜先用竹刀削去參尾間之泥，須勿傷根，再用水洗淨，而後晒於日光中，約一二日間，去其水氣，使之乾燥，備藥用之。

『成分』含有澱粉及糖質等。

『功效』其氣味溫平，無毒。主治小兒溫疫，痘瘡。能助漿，解毒。產婦亦可服用之，有遼寧參之功用。

『用量』二・〇——六・〇服用。

『學說』汪玉子言：東洋參，出日本東倭地。其參外皮糙，而中油，熟蒸之，亦清香；與遼參同，微帶羊羶氣味。

東風菜 （菊科）

「學名」 Aster scaber, Thunb.

「產地」生於山野中，或田野中。

「基本」爲多年生草，高至四五尺，上部之葉，長卵形；下部之葉，大心臟形，俱有尖，而互生。莖及梢之上部，開花，呈白色。周圍花冠，舌狀；中部花冠，筒狀。可採取之，供爲藥用。

「功效」其氣味甘寒，無毒。治風毒，壅熱，頭痛，目眩，肝熱眼赤。

「學說」李時珍曰：按裴淵廣州記云：東風菜，花葉似落，莖紫且肥，肉作羹食，香氣似馬蘭，味如酪。

「別稱」又名東風。

松 （松柏科）

「學名」 Pinus densiflora, S. et Z.

「產地」在暖帶之海岸地方，產生爲最多，而庭園，寺院，亦有植種之者。

「基本」爲常綠喬木，幹聳直，多節皮，或粗厚裂爲龜甲狀，或光滑。葉如針，花單性，雌雄同株，雌花叢生於枝頂，下有多數黃花粉之雄花，叢結成球果，經一二年始熟。每取其滲出之松節油，受空氣而化爲脂，是爲松脂。其他皮節花葉等，皆供藥用之。

「成分」松脂含有 Acid. Abretin. $C_{44}H_{64}O_5$ Acid. Pimar. $C_{20}H_{30}O_2$ Acid Salvin $C_{20}H_{30}O_2$ 以及無水物與酸化物等。

「功效」其脂氣味苦甘而溫，無毒。治癰疽，惡瘡，化毒，殺蟲，多爲膏藥之原料。又能清熱，祛風，除濕，生肌，止痛。其節氣味苦溫，無毒，能祛風，化濕。治骨節風濕。其葉苦溫，無毒，治風濕瘡，生毛髮。其花氣味甘溫，無毒。能潤心肺，益氣，除風，止血。其根白皮氣味苦溫，無毒。能補勞，益氣。其木皮能治癰疽，瘡口不合，能生肌止血。並療白禿，杖瘡，湯火傷。

「學說」李時珍曰：松樹，磥砢修聳，多節。其皮粗厚，有鱗形。其葉後凋，二三月抽蕤生花，長四五寸。采其花蕊，爲松黃。結實，狀如猪心，壘成鱗砌，秋老則子長鱗裂；然葉有二針，三針，五針之別。三針者，爲栝子松，五針者，爲松子松。其子大如柏子，惟遼海，及雲南者，子大如巴豆，可食，謂之海松子。

『別稱』松脂又名：松香，松膏，松膠，瀝青。松節又名：松明。松葉又名：松毛。松花又名：松黃。木皮又名：赤龍皮。

松茸 （菌蕈科）

『學名』Armilaria edoides, Berk.

『產地』多生於赤松之樹下，性好高燥，秋末甚盛。

『基本』爲隱花植物，大者傘徑四五寸，高與傘徑相等。其傘裏面生許多放射狀之襞，襞面生細微之芽胞柄，則接續於傘下面之中央。此植物之子實體，稱爲松茸，可供藥用之。

『成分』含有苦味性之樹脂，及有機酸，蛋白質等。

『功效』爲制汗藥。

據本草綱目云：能治洩濁不禁。

松楊 （紫草科）

『學名』Ehretia ocuminata, R. Br. (E, serrata Roxb.)

『基本』爲落葉喬木，高三十尺餘，周圍約三尺，樹皮呈紫黑色。葉爲橢圓形，互生，如柿子之葉，質厚有毛，而粗糙，緣邊有鋸齒。秋間枝梢開白花，爲圓錐花序。果實圓形而小，生青，熟黑。其木及皮，皆供藥用之。

『功效』其木氣味甘鹹而平，無毒。能安胎，和血，生肌，止痛，破惡血，治折傷。其皮氣味苦辛，無毒。能治冷熱水痢，煎濃令黑服之。

『學說』李時珍曰：其材如松；其身如楊，故名：松楊。

松蘿 （松蘿科）

『學名』Usnea plicata, Hoffm. var. Annulata, Muell.

『產地』多寄生於松杉類之樹梢。

『基本』爲隱花類植物，常自松梢懸垂，全體絲狀，作黃綠色，分歧爲多數枝條，長達尺餘。可採取之，爲藥用。

『成分』含有 Acid. Barbatin $C_{19}H_{20}O_7$ 與 Acid. Usnin $C_{18}H_{18}O_7$ 等越幾斯，水分，及礦物性物質之燐酸，加里等。

『功效』爲祛痰藥，及利尿藥。

其氣味甘平，無毒。能導痰，平肝，去濕熱，利水道，辟邪氣。治頭風，虛汗，溫瘧，痰熱。女子陰寒腫痛。頭瘡，頑瘡，湯火灼傷，以及毒蛇咬傷。

『用量』一・〇——三・〇服用。

『學說』名醫別錄曰：松蘿生熊耳山谷，松樹上。五月采，陰乾。

『別稱』又名女蘿，松上寄生。

林檎 （薔薇科）

『學名』Pirus malus, L. var. tomentosa, Koch.

『產地』吾國南方庭園之間，爲最多。

『基本』爲落葉亞喬木，高丈餘，葉橢圓形，有鋸齒。春暮開花，五瓣，色白，有紅暈。夏末果熟，形圓，而略扁，大約寸許，向陽之方，呈鮮紅色，味甘酸。其實及根，供藥用之。

『成分』含有多量酒石酸，及芳香揮發油等。

『功效』爲清涼藥，有解熱，止渴之功。其實氣味酸甘而溫，無毒。能生津，祛痰，下氣。治霍亂腹痛，水痢不止，洩精，小兒閃癖，小兒下痢。消渴者，宜食之。其根治白蟲，蚘蟲，消渴，好唾。

『別稱』又名來檎，文林郎果。其根東行者，爲藥，故又名：東行根。

枇杷 （薔薇科）

『學名』Eriobotrya japonica, Lindl.

『產地』產於暖帶之庭園，人家多種之。

『基本』爲常綠亞喬木，高二丈餘，葉長橢圓形，有鋸齒，甚細，互生；背有褐色毛，甚密。冬月開小白花，五瓣。夏初實熟，形圓，色黃，皮有細毛茸，含大種子，約二三粒，尤爲甘美。其葉多爲藥用，而核間有用之者。

『成分』核含有青酸之物質，似與杏仁相同。

『功效』爲清涼藥，有解暑去熱之能。其葉苦平，無毒。能清熱，消痰，解暑，降火，瀉肺，和胃。治嘔逆，消渴，肺嗽，衄血。其核氣味大寒，無毒。能化痰，止嗽，治肝實有餘諸証。

『用量』二・五——七・〇服用。

『採製』四月，五月採葉晒乾，炙去毛，除筋，剉用。

『學說』李時珍曰：按郭義恭廣志云：枇杷易種，葉微似栗，冬花，春實。其子簇結，有毛。四月熟，大者如雞子，小者如龍眼；白者爲上，黃者次之；無核者名焦子，出廣州。

狗

『學名』Canis familiaris.

『基本』爲各種狠類之所變得，體毛黑灰黃白色不一。鼻孔闊大，嗅覺最敏，口吻突出，就中犬齒最銳，爲禦敵之利器也。臼齒有多數小突起，能咀嚼碎骨之用。耳長，有半垂者；耳短，有直立者，爲可動性，便於收音。四肢細强，行走不倦，亦屬於肉食類之動物也。其各臟器及組織，皆能供藥用之。

『功效』其肉氣味鹹酸而溫，無毒。能壯陽，益氣，補腎，塡髓，厚腸胃，實下焦，利血脈，暖腰膝。其血氣味，與肉相同。能安五臟，補虛勞，治癲疾。其頭骨甘酸而平。能壯陽，治久痢，虛勞，瘧疾，其腦治頭風痺，療眉髮火瘡。其陰莖鹹平。能補髓，壯陽，婦女陰瘘，帶下。其骨甘平。補虛勞，治久痢。其齒治癲癇，寒熱，痘瘡，發背。其肝治下痢，腹痛。其心治憂恚，邪氣，風痺，衄血。其腎平而微毒。治婦人體冷，產後腎勞。其膽苦平，小毒。能明目，治消渴，血積，血痛。

『別稱』又名犬，地羊。

狗脊　（水龍骨科）

『學名』Woodwardia radicans, Sm. var. japonica. Liirs. (W. japonica, Sw)

『產地』山野中，處處有之。

『基本』爲多年生草，葉叢生，爲羽狀複葉，質厚，色淡綠；葉面有齒，爲無芽性，背生子囊羣。地下根莖，色黑，如狗脊骨，有黃毛，如黃狗形，俗稱金毛狗脊，皆可入藥用之。

『功效』爲驅風藥，可用於關節痛風等。

其氣味苦平，無毒。能健脊骨，養氣血，補腎，强肝。治風邪，風虛，脚痛，膝軟，男子諸風，女子傷中。凡腎虛熱，小水不利，口苦舌乾者，皆禁忌服之。

『用量』四。〇——一〇。〇服用。

『禁忌』惡敗醬，莎草。

『學說』李時珍曰：狗脊有二種，一種根黑色，如狗脊骨；一種有金黃毛，如狗形，皆可入藥。其莖細，而葉花兩兩對生，正是大葉蕨，比貫衆葉有齒，面背皆光。其根大如拇指，有硬黑鬚簇之。

「別稱」又名强膂，扶筋，百枝，狗靑。

狗寶

「基本」據李時珍云：狗寶，生癩狗腹中，狀如白石，帶靑色。其理層疊，亦難得之物也。

「功效」其氣味甘鹹而平，無毒。能祛痰，治噎膈，反胃。瘰癧疽，疔瘡，惡瘍。

狗舌草　（菊科）

「學名」Senecio campestris, Dc.

「產地」多產生於水濕之地。

「基本」爲多年生草，葉草質，深綠色，密生白毛。根生葉，比莖生葉爲大，全邊，或微有齒牙。秋間抽莖二三尺，中空，外多白毛。至夏莖頭分枝，着數個之頭狀花序。外圍爲舌狀，花冠呈長卵圓形，中部爲筒狀，花冠帶黃色，或白色冠毛。可採其莖，供藥用之。

「功效」其氣味苦寒，而有小毒。能殺蟲，去毒。治疥瘡，瘙瘡，可研末調敷。

「學說」蘇恭曰：狗舌，生渠塹濕地，初生葉，似車前，而無文理，抽莖，開花，黃白色。四月，五月採莖，晒乾。

狗尾草　（禾本科）

「學名」Setaria viridis, Beauv.

「產地」多生於山野之中。

「基本」爲一年生草，高至一二尺餘，莖葉穗，均似粟，而小，有綠色之芒。至秋種子成熟，其形似狗尾，故名也。其莖可取之，爲藥。

「功效」據云：以莖蘸水塗擦眼皮內面，能除惡血。治目赤，睫毛倒植。

「學說」李時珍曰：原野垣墻多生之，苗葉似粟而小。其穗亦似粟，黃白色，而無實。採莖筒，盛以治目病。惡莠之亂苗，卽此也。

「別稱」又名莠，光明草，阿羅漢草。

狐

「學名」Vulpes japonicus, Gray.

「產地」山野及原野皆有之；但常穴居人家附近之山林中。

「基本」此屬於食肉類之犬科動物，體大似犬，口吻尖，毛略呈黃赤色，密生。耳長，直立。尾長，而大，爲總狀。有一肛門腺，常放出臭氣，以供避敵之用。

其性狡猾，多疑，喜食較小之獸鳥等。昔時常剖割其臟器及組織等，供藥用之。

「功效」其肉氣味甘溫，無毒。能安五臟，補虛勞，暖中，去風，治寒熱，蠱毒，療疥瘡。其陰莖味甘微寒，有毒。治婦人陰脫，陰癢。其目能治破傷風，可於冬月割取收乾，火燒存性，研末，酒服。其肝味苦微寒，有毒。治破傷痙攣，緊口強拘，風癎，勞瘧。其膽味苦，治卒中，暴亡，能辟邪瘧，解酒毒。其他各臟，大略與肝相同。能治虛勞，寒熱，蠱毒，小兒驚癎。療惡瘡，疥癬。

空青

「基本」據李時珍云：張果玉洞要訣云：空青，似楊梅，受赤金之精，甲乙陰靈之氣，近泉而生，久而含潤，新從坎中出，鑽破中有水，久卽乾，如珠金星燦燦。選其中空，內有青綠如球者，為眞。

「功效」其味甘酸寒，無毒。能通血脈，利九竅，養神，益氣。治多年青盲，可破空取漿點眼。並療目赤，瞳人損破，內障翳膜，耳聾，頭風，中風口喎，可以少許含之。

「別稱」又名楊梅青。

玫瑰 （薔薇科）

「學名」Rosa rugosa, Thunb.

「產地」多生於北國海濱之各地。

「基本」為一種灌木，莖高二三尺餘，有刺，密生。葉為奇數羽狀複葉，有短毛；小葉卵圓形，托葉着於葉柄上。花大，重瓣，多白色，紅色；花托為壺狀，外面有刺，內藏多蕊。結果實，可食，亦有供藥用之者。

「成分」含有玫瑰油，揮發油等。

「功效」據云：其氣香，性溫，味甘微苦。入脾肝經，和血，行血，理氣，治風痺。又據性考云：其性溫，行血，破積，去瘀痛，浸酒，宜飲。

「禁忌」忌火。

「採製」夏月採含苞未放者，陰乾，備用。

知母 （百合科）

「學名」Anemarrhena asphodeloides, Bge.

「產地」多栽植於園圃之間。

「基本」為多年生草，葉細長，叢生。夏月花莖，高尺許，頂開淡紫花，成穗。實細小，莢內有三稜黑子。可採其根，供藥用之。

「功效」爲解熱藥。

其氣味苦寒，無毒。能清肺，滋腎，去熱，瀉火。治咳嗽，煩渴。

「用量」一•五——四•五服用。

「製劑」1 知母丁幾 Tinctura Anemarrhena asphodeloides.

此即以知母根二•〇浸於稀酒精一〇•〇中，經十日後，而濾過之，所得液體即是。一日三回，與以二•〇——四•〇爲解熱藥。

「禁忌」忌鐵。

「採製」二月，八月采根，暴乾。據云：上行，則浸酒焙乾。下行，則浸鹽水焙乾。

「別稱」又名連母，貨母，地參，水參，苦心，兒草。

秈米 （禾本科）

「學名」Oryza sativa, L.

「產地」濕地及媛地之間，多產生之。

「基本」爲一年生草，高四五尺，莖中空虛，有明瞭之節。葉狹長，而尖，具平行脈，互生。開花甚小，結爲穎果（即穀），內含種子，即爲吾人所食之米，有時亦爲藥用之。

「成分」含有蛋白質，脂肪，澱粉，糖分，灰分等。

「功效」其氣味甘溫，無毒。能溫中，益氣，養胃，和脾，除濕，止洩。其稈主治反胃，燒灰淋汁，溫服，令吐，蓋胃中有蟲，能殺之者也。

「學說」李時珍曰：此似粳而粒小，始自閩人，得種於占城國，宋眞宗遣使就閩取三萬斛，分給諸道爲種，故今各處皆有之。高仰處，俱可種。其熟最早，六七月可收，品類亦多，有赤白二色，與粳大同小異。

「別稱」又名占稻，早稻。

肥皂莢 （荳科）

「學名」Gymnocladus chinensis, H. Bn.

「基本」據李時珍云：肥皂莢，生高山中，其樹高大，葉如檀，及皂莢葉。五六月開白花，結莢，長三四寸，狀如雲實之莢，而肥厚多肉；內有黑子數顆，大如指頭，不正圓。其色如漆，而甚堅，中有白仁，如栗。煨熟，可食，亦可種之。十月采莢，煮熟，搗爛，和白麪，及諸香作丸，澡身面，去垢而膩潤，勝於皂莢也。其莢可採取之，而供藥用。

「功效」其氣味辛溫，微毒。能去風濕，瀉毒熱。治下痢便血，瘡癬腫毒。

「用量」四•〇——一〇•〇服用。

虎

「學名」Felis tigris, L.

「產地」產於亞州熱溫二帶，以至接近寒帶之地方。

「基本」此屬於食肉類之貓科，全身黃褐色，具黑色波紋。雄者體長五六尺，體高三尺餘；雌者稍小，尾長殆三尺。面圓，耳亦圓，直立，性質與貓相近。每潛匿草叢中，頗難鑑別，故獵者不易捕得。吾國每剖其臟器，及筋骨，而供藥用。

「功效」其骨味辛，微熱，無毒。能健骨，止痛，去風，除邪，治傷寒，溫氣，溫瘧，風痺，惡氣，驚悸，癲癇，久痢，腹痛。其肉鹹平，無毒。治瘧疾，瘟氣，脾胃虛弱，惡心嘔吐。能辟邪，益氣。其血能壯神，強志。其胃能治反胃吐食。其腎能治瘰癧。其膽能治小兒驚癇，小兒疳痢，神驚不安。其爪能辟邪，殺鬼，治小兒惡魅。其牙能殺勞蟲，治犬咬傷發狂。療男子疝瘕，陰瘡。

虎杖 （蓼科）

「學名」Polygonum cuspidatum, S. et Z.

「產地」多自生於山野之中。

「基本」為多年生草，高一二尺，至四五尺，葉闊，端尖，有淡黑斑，基部方，如刀切。夏日葉腋抽花軸，開淡紅小花，成穗，實三角形。其根可入藥用之。

「功效」為通經藥，及淋病藥。其味甘，微溫，無毒。能通月經，除癥瘕，破留血，去骨間風，解熱毒，止乾渴。治產後血運，惡血不下，心腹脹滿。療瘡癤，排膿，驅毒。

「用量」二•〇——六•〇服用。

「採製」八月採根，水洗，晒乾，剉細，備用。

「學說」李時珍曰：其莖似紅蓼，其葉圓似杏，其枝黃似柳，其花狀似菊，其色似桃花，合而觀之，未嘗不同也。

「別稱」又名苦杖，大蟲杖，斑杖，酸。

虎耳草 （虎耳草科）

「學名」Saxifraga sarmentosa, L.

「產地」生於山地，亦有自生於庭院之石間者。

「基本」爲多年生之常綠草，高至一尺許，生長匍匐，枝似線狀，赤紫色。葉爲腎形，或圓心臟形，有剛毛，下面帶有赤色。夏秋之間，自葉間生花莖，開小白花，五瓣，大小不整。採其全草，供藥用之。

「功效」其氣味微苦，辛寒，小毒。治瘟疫，擂酒服。生用，令人吐。熟用，止人吐。又治耳底子，可搗汁滴之。痔瘡腫痛，可令陰乾燒煙，以桶熏之。

「學說」李時珍曰：虎耳，生陰濕處，人亦栽於山石上，莖高五六寸，有細毛，一莖一葉，如荷，蓋狀，人呼爲石荷葉；葉大如錢，狀似初生小葵葉，及虎之耳形。夏開小花，爲淡紅色。

「別稱」又名石荷葉。

虎掌天南星 （天南星科）

「學名」Arisaema Thunbergii, Bl.

「產地」多生於山野之中。

「基本」爲多年生草，高二三尺許，葉爲掌狀分裂，有長葉柄。花與天南星相似；惟此植物之肉穗花序，上部甚長，延成纖維狀，呈紫黑色。天南星之肉穗花序，上部不延長，而有鈍頭，是其異也。其根，亦供藥用之。

「功效」其作用與天南星相同，可參考本條。

羌活 （繖形科）

「學名」Angelica polyclada, Franck.

「產地」多自生於山野之中。

「基本」爲越年生草，高六七尺，形似獨活。葉數回分岐，爲大形之羽狀複葉；葉背微白，莖葉無毛茸，莖帶赤色。夏月開花，細小，白色。可採取其根，供藥用之。

「功效」爲鎭痛藥，可用於頭痛，及痛風等。

其氣味辛苦而溫，無毒。能發表，去濕。治一切風氣，遊風，頭痛，目赤，中風不語，口面喎斜，手足不遂，筋骨攣拳，百節痠痛，肌膚不仁，週身作痿，五勞七傷，產後諸風。並能搜肝風，瀉肝氣，小無不入，大無不通，使風濕相搏。

「用量」一•五——四•五服用。

「採製」二月，八月採取，洗去土氣，剉乾，焙用。

「學說」據蘇頌云：獨活，羌活，今出蜀漢者佳。春生苗，葉如青麻。六月開花，作叢，或黃，或紫。結實時，葉黃者，是夾石上所生；葉青者，是土脈中所生。本經云：二物同一類，今人以紫色而節密者，爲羌活，黃色而作塊者，爲獨活。而陶隱居言：獨活，色微白，形虛大，用與羌活相似。今蜀中乃有大獨活，類桔梗而大，氣味亦不與羌相類，用之微寒，而少效。今又有獨活，亦自西中來，類羌活，微黃而極大，收時寸解，乾之，氣味亦芳烈，小類羌活。又有槐葉氣者，今京下多用之，極效驗，意此爲眞者，而市人或擇羌活之大者，爲獨活，殊未爲當。大抵此物有兩種，西蜀者，黃色，香如蜜。隴西者，紫色，秦隴人呼爲山前獨活。古方但用獨活；今方既用獨活，而又用羌活，茲爲謬矣。而李時珍云：獨活，羌活，乃一類二種，以中國者，爲獨活；西羌者，爲羌活。蘇頌所說：頗明。

「別稱」又名獨活，羌青，獨搖草，護羌使者，胡王使者，長生草。

芝

「產地」多寄生於已枯之樹木上。

「基本」爲菌類植物之一種，體亦似菌狀，上面有黑褐色之雲紋，下面淡褐色，有細孔。其質堅硬光滑，昔時稱爲瑞草，種類甚多，有青黃白黑等之不同，皆可供藥用之。

「功效」其青芝氣味酸平，無毒。能安魂，益氣，明目，補肝。其赤芝氣味苦平，無毒。能補中，益氣，解胸中結。其黃芝氣味甘平，無毒。能安神忠信，益脾氣。治心腹五邪。其黑芝氣味鹹平，無毒。能益腎，利水。其紫芝氣味甘溫，無毒。能保神，益精，堅筋骨，好顏色，治耳聾，利關節。

「學說」李時珍曰：芝類甚多，亦有花實者。本草惟以六芝標名，然其種屬，不可不識。神農經．生山川，得雲雨，四時，五行，陰陽，晝夜之精，以生五色神芝。

芥菜 （十字花科）

「學名」Brassica cernua, Thunb.

「產地」田園及原野中，多栽植之。

「基本」爲蔬類植物，乃一年生草，或越年生草，莖高四五尺，葉長六七寸，頗似油菜，而有缺刻；葉面常皺縮，粗糙。秋末下種，冬時可食。春深開小黃花，結實成莢，子如粟粒。可採取之，而供藥用。

『成分』含有黏液質，酸味性芥子油等。

『功效』近來多用其作爲芥子泥之毯布劑等。其氣味辛溫，無毒。能除腎經邪氣，利九竅，明耳目，止咳嗽，上氣，除冷氣，去頭風，通肺，豁痰，利膈，開胃。

『製劑』1 芥子油

此卽以芥子壓榨，而取出之油，作外用引赤藥。

2 芥子泥

此卽以芥子末，加以適量之水而製成。用一〇〇・〇——三〇〇・〇爲毯布料。

『學說』李時珍曰：芥有數種，靑芥又名刺芥，似白菘，有柔毛。有大芥，亦名皺葉芥，大葉皺紋，色尤深綠，味更辛辣，二芥宜入藥用。有馬芥，葉如靑芥。有花芥，葉多缺刻，如蘿蔔英。有紫芥，莖葉皆紫，如蘇。有石芥，低小，皆以八九月下種。冬月食者，俗呼：臘菜。春月食者，俗呼：春菜。四月食者：謂之夏芥。芥心嫩薹，謂之芥藍漬，食脆美。其花，三月開黃花，四出。結莢一二寸，子大如蘇子，而色紫，味辛。研末泡過，爲芥醬，以佐肉食，辛香，可愛。

芭蕉 （芭蕉科）

『學名』Musa Basjoo, Sieb.

『產地』庭園之間，多栽培之。

『基本』爲多年生植物，高八九尺，莖軟，重皮相裹。外靑，裏白。葉最長大，中肋之兩側，有平行脈。三年以上着花，自葉心出花梗，花瓣大小不整，色淡黃，簇生於巨苞之腋間。實肉質，而長；非生於熱帶者，不熟。其莖葉果實，皆供藥用之。

『成分』含有琥珀酸，澱粉，蔗糖，果糖等。

『功效』爲利尿藥。可用於水腫，及脚氣等。

『用量』其根用五・〇——八・〇煎服。

芫花 （瑞香科）

『學名』Daphne Genkwa, S. et Z.

『產地』多栽培於庭園中。

『基本』爲落葉灌木，莖高三四尺，葉卵圓形。春月先開管狀小紫花，節節密生，後乃發葉。可於春月採取花蓄，供藥用之。

「功效」爲瀉下藥，有瀉水腫之效。又爲祛痰藥。

其氣味苦溫，而有小毒。能去水氣，痰癖，療五水在五臟皮膚，脹滿喘急，痛引胸脇，咳嗽，瘴瘧。治上氣，去下氣，咽腫，腹脹。

「用量」一・五，——四・五服用。

「禁忌」反甘草。

「學說」名醫別錄曰：芫花，生淮源川谷，三月三日采花，陰乾。

「別稱」又名杜芫，赤芫，去水，毒魚，頭痛花，兒草，敗華，根名黃大戟。

芫青

「學名」Lytta vesicatoria, Fabr.

「產地」原產生於歐洲之南部。

「基本」此屬於甲翅類異節科，長約十五密迷，幅約六至八密迷。頭爲鈍三角形，胸略爲四角形，甲翅有兩條之縱線，全體呈顯明而有光澤之金綠色。其刺戟性甚爲劇烈，可研爲粉末，供藥用之。

「成分」含有蝎答利質 Cantharidinum $C_{10}H_{12}O_4$ 等之結晶。

「功效」爲引赤藥。

其味辛微溫，有毒。治疝氣，利小水，消瘰癧，下痰結。療耳聾，目翳，犬咬毒傷。其他功效，與斑蝥相同。

「用量」一回〇・〇一——〇・〇五服用。

「禁忌」與斑蝥相同。

「學說」蘇頌曰：處處有之，形似斑蝥；但色純青綠，背上一道黃文，尖喙。三四月芫花發時乃生，多就芫花上采之，暴乾。

「別稱」又名青娘子。

菵草 （禾本科）

「學名」Beckmannia erucaeformis, Host.

「產地」生於水田，或池沼中。

「基本」爲越年生草，苗似小麥而小，稈高尺許，斜聳於水面。子粒成熟，可供藥用。

「成分」含有脂肪，澱粉，灰分等。

「功效」其氣味甘寒，無毒。能去熱，利腸胃，益氣力。

「學說」據本草拾遺載：此草，生水田中，苗似小麥而小，四月熟，可作飯。李時珍曰：此草，見爾雅皇守田

○郭璞云：亦名守氣，生廢田中，似麥，子如雕胡，可食○

「別稱」又名守田，守氣○

芰實　（芰科亦作柳葉草科）

「學名」Trapa natans, L. (Trapa chinensis, Lour.)

「產地」多生於暖地之池沼中○

「基本」為一年生草，根生土中，水中莖，則長達水面○莖及細裂之根狀葉，漂於水中○葉略作三角形，有鋸齒；葉柄長浮於水面，中部彭大，為浮囊○夏月開花，白色○其實，可採取之，為藥用○

「功效」其氣味甘平，無毒○能解暑，去熱，止渴，消酒○治傷寒，積熱○

「別稱」又名菱，水栗，沙角○

花乳石

「基本」據李時珍云：玉冊云：花乳石，陰石也○生代州山谷中，有五色，可代丹砂匱藥○蜀中汶山彭縣，亦有之○

「功效」其味酸平澀，無毒○治金鎗出血，可刮末敷之，即合，仍不作膿○又療婦人血運，惡血；並一切失血，損傷○

芸香　（芸香科）

「學名」Ruta graveolens, L.

「產地」原產於歐羅巴，現山野及原野之間，皆有之○

「基本」為多年生之植物，莖高三尺許，葉互生，為複葉○開花，呈黃綠色；可採其葉，供藥用之○

「成分」含有 Oleum Ruta. 之芳香揮發油○

「功效」為鎮痙藥，有驅風及通經之作用○其氣味酸澀微甘，無毒○能止渴，殺蟲，治久痢○

「用量」○・八——三・二服用○

「採製」須在開花以前，採取其葉，陰乾，剉用○

「學說」李時珍曰：芸盛多也○老子云：夫物芸芸是也○此物山野叢雜甚多，而花繁香馥，故名○

「別稱」又名山礬，柘花，春桂，七里香○

芡　（睡蓮科）

「學名」Euryale ferox, Salisb.

「產地」多生於水池之中○

「基本」為果類植物，乃一年生之水草，花莖及葉皆有刺，葉大而圓，平貼水面；面青，背紫○夏日莖端開花，結實如栗毬，裏實纍纍，可採取之，而供藥用。

「功效」爲強壯藥，可用於風濕作痛等。其氣味甘平而澀，無毒。治濕痺，腰脊膝痛。能補中，益氣，強精神，聰耳目，開胃，助氣，止渴，益腎。療小便不禁，遺精，白濁，帶下。

「用量」二•〇——六•〇服用。

「學說」李時珍曰：芡莖，三月生葉，貼水，大於荷葉，皺紋如縠，蹙衄如沸。面青，背紫，莖葉皆有刺。其莖長丈餘，中有孔，有絲。嫩者，剝皮，可食。五六月生紫花，花開向日。結苞，外有青刺如蝟刺，及栗毬之形。花在苞頂，如雞喙，及蝟喙，剝開，內有斑紋軟肉，裹子纍纍，如珠璣，殼內白米，狀如魚目。深秋老時，澤農廣收。芡子，藏至囷石，而似以備救荒。其根狀如三稜，煮食如芋。

「別稱」又名雞頭，鴈頭，雞雍，卯菱，水流黃。

迎春花 (素馨科亦作木犀科)

「學名」Jasminus undiflorum. Lindl

「產地」多栽培於庭院之間。

「基本」爲落葉小灌木，高至數尺，上部之莖，略似蔓狀；嫩莖呈綠色，葉爲複葉，自三小葉而成，對生。春間開花，花單性，合瓣；花冠六裂，黃色，萼亦六裂，綠色。可採取其葉，供藥用之。

「功效」其味苦澀平，無毒。主治癰疽，惡毒，可酒服之。

「用量」三•〇——六•〇頓服。爲粉劑，酒用之。

「學說」李時珍曰：處處人家栽插之，叢生，高者二三尺，方莖，厚葉；葉如初生小椒葉，而無齒。面青，背淡，對節生小枝，一枝三葉。正月初開小花，狀如瑞香花，黃色，不結實。

返魂香

「基本」據云：爲一種香木類植物。其形似楓柏樹，花葉皆香，採取其木煎汁，而後煉成膠狀，即是。又據李時珍云：張華博物志云：武帝時，西域月氏國度弱水，貢此香三枚，大如燕卵，黑如桑椹。値長安大疫，西使請燒一枚辟之，宮中病者聞之即起。香聞百里，數日不歇，疫死未三日者，熏之皆活，乃返生神藥也。此說雖涉詭怪，然理外之事，容或有之，未可便指爲謬也。

「功效」據海藥本草云：能辟瘟毒，殺疫氣，有起死回生之可能。

金松　（松杉科）

「學名」Sciadopytis verticillata, S. et Z.

「產地」生於山地中，亦有栽培於庭園者。

「基本」爲常綠喬木，葉線形而扁平，多數輪生。夏日開花，單性。其所結成之果實，爲球形果，可採之，而爲藥用。

「功效」據本草綱目云：專治腸風。

「學說」物理小識云：出台州，垂條，結子如碧珠，三年子乃一熟。每歲生者，相續，璀璨其間。

金屑

「基本」產于金鑛之黃金，經人工鍊熟，成箔，或屑，其色黃光，可用之。

「功效」近來有作丸藥之衣而用之者。其氣味辛平，有毒。能安魂魄，鎮心肝，堅筋骨，破冷氣，除邪氣。治傷寒，癲癇，風熱上氣，肺損吐血，骨勞蒸熱，止渴，定嗽，皆以製薄，入丸散服之。

「別稱」黃牙，太眞。

金魚

「學名」Carassius auratus, L.

「基本」此屬喉鰾類之淡水魚，卽鮒之變種也。飼養之結果，至生出多種變化，有體肥而短尾，亦有長尾者。又頭生肉質之凸凹，如獅子頭者。又兩眼凸出，如眼鏡者。其體色，有黑，白，紅等之雜斑。昔時有用其肉，而爲藥者。

「功效」其氣味甘鹹而平，無毒。能治久痢。

金蛇

「基本」據蘇頌云：金蛇，生賓州，澄州，大如中指，長尺許。常登木飲露，體作金色，照日有光。白者，名銀蛇，近皆少捕。信州上饒縣靈山鄉，出一種金星地鱔，酷似此蛇。冬月收捕，亦能解毒。又據李時珍云：按劉珣嶺表錄異云：金蛇，一名地鱔；白者，名錫蛇，出黔州。出桂州者，次之。大如拇指，長尺許，鱗甲上分金銀，解毒之功。據此則地鱔，卽金蛇，非二種矣。

「功效」其肉氣味鹹平，無毒。能解中金藥毒，令人肉作雞脚裂，夜合銀至曉，變爲金色者是也。取蛇四寸，炙黃，煮汁，頻飲，以差爲度。銀蛇，解銀藥毒，又解衆毒，止洩瀉，除邪熱，療久痢。

「別稱」又名金星地鱔。附銀蛇；又名錫蛇。

金橘 (芸香科亦作橙橘科)

「學名」*Citrus nobilis*, Lour. var *microcarpa*. Hassk.

「產地」多栽培於暖地之庭園間。

「基本」爲常綠灌木，高至六七尺，葉卵形，或橢圓形，有透明之小點。其葉柄之先端，有關節。夏月開花，花瓣五片，呈白色。果實成熟時爲球形，帶黃色，大如拇指頭，外有皮，多汁，多肉，可爲藥用之。

「成分」含有枸櫞酸，果糖，及芳香性揮發油等。

「功效」爲清涼藥，有解熱，止渴之功。其氣味酸甘而溫，無毒。能下氣，快膈，止渴，解酒。

「別稱」又名金柑，給客橙。

金牙石

「基本」據李時珍云：崔昉本草云：金牙石，陽石也。生川陝山中，似蜜栗子，有金點形者妙。聖濟經治厲風大方中，用金牙石，銀牙石；銀牙，恐卽金牙石之白色者。爾方書並無言及者，姑闕以誌之耳！

「功效」名醫別錄云：其氣味鹹平，無毒。主治鬼疰，毒蟲，諸冷風氣，筋骨攣急，腰膝不遂，用燒酒浸服。

「別稱」又名黃牙石。

金星石

「基本」據蘇頌云：金星石，銀星石，並出濠州，幷州，采無時。二石主療，大體相似。寇氏云：二石治大風疾，別有法，須燒用。金星石，生於蒼石內，外有金色麩片，銀星石，有銀色麩片。又一種深青色，堅潤，守有金色，如麩片者，不入藥用，工人碾爲器，或婦人首飾用。又據李時珍云：金星有數種，蘇頌所說：二石，武當山亦有之。或云：金星出膠東，銀星出雁門，蓋亦礞石之類也。寇氏所說：二石治大風者，今考聖惠方，大風門，皆作金星礜石，銀星礜石，則似是礜石之類。丹方鑑源，礜石篇中，亦載二石，名似，與蘇說者不同；且金星，銀星，無毒，主熱涎血病。礜石則有毒，主風癩疾。觀此則金星，銀星，入藥名有二種矣。又歙州硯石，亦有金星，銀星者，瑤州亦出金星石，皆可作硯也○翡翠石，能屑金，亦名金星石，此皆名同物異也○劉河間宜明方，點眼藥方中，用金精石，銀精石，不知卽此金星，銀星否也？

「功效」其氣味甘寒，無毒○主治脾肺壅毒，及肺損吐血，嗽血○下熱涎，解衆毒○水磨少許服，鎭心神不寧，亦治骨硬○

金星草　（水龍骨科亦作羊齒科）

「學名」Polypodium hastatum, Thunb

「產地」多生於巖石之上○

「基本」爲常綠植物，根莖橫臥，有褐赫色之毛茸○葉生於根莖，長二三尺，不分裂，亦有分裂者○子囊羣着生於葉背，排列如星點，呈金黃色○其根可採取之，而供藥用○

「功效」其氣味苦寒，無毒○主治發背，癰疽，結核○解黃丹石毒○能去熱，涼血，通五淋○取根，用油浸，塗頭，可能生毛髮○

「學說」掌禹錫曰：金星草，西南州郡多有之，以戎州者爲上○喜生背陰石上淨處，及竹箐中少日色處，或生大木下，及背陰古瓦屋上○初出深綠色，葉長二三尺，至深冬，背生黃星點子，兩兩相對，色如金，因得金星之名○無花實，凌冬不凋○其根盤屈，如竹根而細，折之有筋，如猪馬騣○五月和根采之，風乾用○

「別稱」又名金川草，鳳尾草，七星草○

金剛石　Diamond.

「基本」此結晶屬等軸晶系，常爲八面體，及斜方十二面體，各面時爲彎曲形○多產於深成岩，結晶片岩，及冲積時代之砂礫中○其成分爲純粹之炭素，在養氣中燒之，則燃燒而發生炭酸氣○其質純者，爲無色透明體，有金剛光澤，甚艷美；然亦有呈綠，黃，紅，黑等色，昔時有用爲藥者○

「功效」據本草綱目云：解惡毒，辟邪氣，治湯火傷，可以磨水塗之○

「學說」李時珍曰：金剛石，出西番天竺諸國○葛洪抱扑子云：扶南出金剛，生水底石上，如鍾乳狀體，似紫石英，可以刻玉人，沒水取之，雖鐵鎚擊之，亦不能傷○

「別稱」又名金剛鑽○

金雀花　（荳科）

「學名」Cytisus scoparius, Link.

「產地」原產於歐羅巴。

「基本」爲常綠灌水，高至四五尺，嫩莖平滑，帶綠色。葉爲掌狀複葉，自三小葉而成。夏間開花，花冠蝶形，呈黃金色，果實爲莢。其根及花，皆供藥用之。

「功效」其根性平，無毒。通血脈，消結毒，追風，活血，暖筋骨。治風痛，跌打損傷，可以搗汁，和酒服之；並以渣敷之。其花味同。能發痘瘡，治跌撲損傷，可取乾者，研碎酒服。

「學說」百草鏡云：金雀花，生山土中，雨水時，開花，色黃而香，形酷似雀。白色者，名銀雀，最難得。其莖有白點，花後發葉，碎小；葉下有軟刺。取根入藥，去外黑皮及內骨用。別有霞雀花，更不可得。

問?

金絲草

「基本」據李時珍云：金絲草，出慶陽山谷，苗狀當似，訪

「功效」其氣味苦寒，無毒。主治吐血，咳血，衄血，下血，血崩，瘴氣。解諸藥毒，療癰疽，疔腫，惡瘡，能涼血，散熱。

金盞草　（菊科）

「學名」Calendula arvensis, L.

「產地」多自生於原野之間。

「基本」爲一年生草，或二年生草，高至一尺餘，葉廣披針形，互生。其一年生者，在秋冬開花。二年生者，在春夏開花，呈赤黃色，爲頭狀花序。果實爲小乾果。有刺，多彎曲。其花可採取之，爲藥用。

「功效」其氣味酸寒，無毒。主治腸痔，下血不止。

「學說」蘇頌曰：杏葉草，一名金盞草，生常州，蔓延籬下。葉葉相對，秋後有子，如雞頭實。其中變生一小蟲，脫而能行，中夏采花。

「別稱」又名杏葉草，長春花。

金銀木　（忍冬科）

「學名」Lonicera Morrowii, A. Gr.

「產地」多自生於山野之中。

「基本」爲落葉木本，莖高六七尺，葉爲卵形，對生。花作合瓣，花冠稍不整齊，常二花相集而生。花冠始則白色，後則變爲黃色。果實爲漿果，略與蒲蘆之形

相似。採取其木，供藥用之。

「功效」據救荒本草云：其氣味甘溫，無毒。治經絡濕熱，筋骨痠痛，爲最效驗。

金蓮花 （金蓮花科）

「學名」Tropaeolum Majus, L.

「產地」原產於南美利加。

「基本」爲一年生草，莖柔軟多肉，有蔓；惟匍匐於地上，又有纏繞於他物上者。葉圓形有淺缺刻，下面之中部，著以長葉柄，略與蓮葉相類似。夏月開花，自春至秋，亦常見之。花瓣五片，甚大，有黃赤色，鮮紅色。

「功效」其氣味苦寒，無毒。能解嵐瘴，去浮熱，益人，明目。治諸風，喉腫，牙宣，耳疼，目痛，口瘡。

「用量」一〇•〇——二〇•〇爲茶劑服之。

金雞勒 （茜草科）

「學名」Cinchona Succirubra, Pav.

「產地」原產於熱帶之亞美利加。

「基本」爲常綠木本，莖高七八十尺，葉卵形，或橢圓形，有光澤，對生。開小花，白色，合瓣；花冠筒狀。其樹外皮，有赤色黃色之不同。通常取其赤色者，（日本名曰：規那皮。）爲藥用之。

「成分」含有 Chinin et Chinidin $C_{20}H_{24}N_2O_2$ Cinchonin, et Cinchonidin $C_{16}H_{22}N_2O$ 之亞爾加魯乙度等。

「功效」昔時多用於痲拉里亞，今因析出之鹽基製劑，而代之，故僅用爲苦味藥及收歛藥；間有用爲防腐藥者，對於熱性病及赤痢等之回復期，與一切衰弱之善後，皆能應用。

「用量」一日數回，以其〇•三——〇•五——一•〇爲粉劑，丸劑，煎劑等服用之。

「製劑」1 規那皮丁幾 Tinctura Chinae.

此即以規那皮（即金雞勒皮）末一〇•〇稀酒精五〇•〇浸製，而成澄明赤色之液體。其功效相同，一日數回，以一•〇——三•〇和與他劑等服用之。

2 複方規那皮丁幾 Tinctura Chinae Composita.

此即以規那皮六•〇橙皮二•〇桂皮一•〇龍胆一•〇浸於酒精五〇•〇中，而製成之一種赤褐色芳香液體。其味較苦，可用爲強壯健胃藥。一日數回，與以一•〇——五•〇服用之。

3 規那皮越幾斯 Extractum Chinae.

此卽以規那皮一〇・〇浸於稀酒精五〇・〇中，蒸溜而製成赤褐色乾燥之越幾斯，以代規那皮之應用。一日數回，與以〇・二——一・〇爲粉劑，丸劑等服用之。

金櫻子 （薔薇科）

「學名」Rosa laevigata, Mich.

「產地」庭園及寺院之間，皆有栽培之。

「基本」爲木本攀緣植物；其蔓甚長，多刺，複葉，小葉三個，或五個，而有光澤。夏月開花，白色，或淡紅色，單瓣，或重瓣。枝有密生之刺，萼筒呈壺狀，亦有刺。其根葉花子，皆供藥用之。

「成分」根似含有 Pelletierin $C_8H_{15}NO$ 之鹽基。

「功效」其根味酸澀平，無毒。能驅寸白蟲，須空心服用，而後更以瀉下藥服之，甚驗。其葉能治癰疽，可搗爛敷之。其花味酸澀平。能止冷熱痢，殺寸白蟲。其子氣味相同。治脾洩，下痢，能澀精，歛氣，固腸。

「用量」子以三・〇——九・〇服用。其根一日以三〇・〇——五〇・〇服用。

「學說」李時珍曰：金櫻，當作金罌，謂其子形如黃罌也。石榴，雞頭，皆象形。又杜鵑花，小蘗，並名山石榴，非一物也。

「別稱」又名刺梨子，山石榴，山雞頭子。

金瘡小草 （唇形科）

「學名」Ajuga pygmaea, A. Gr.

「產地」生於山野之間。

「基本」爲一種雜草，莖長二三寸，布地生長，不能直立。葉有缺刻，呈深綠色，略帶紫色，對生。莖與葉，皆有毛。初夏開花，生於莖之頂端，及葉腋，爲唇形花冠，呈青紫色。其葉可採之，而供藥用。

「功效」其氣味甘平，無毒。能止血，生肌，治鼻衄，可搗其汁敷之，亦可熬汁服之。又治瘀血，下血，療金瘡。

長石 Felspar.

「基本」爲地殼構成最要之岩石，屬單斜晶系，或三斜晶系，色白，有光。劈開完全，具有兩種方向，斷口介殼狀，或參差狀，在酸類中能溶解，吹管亦能溶之。經久風雨，則漸漸溶化，變成黏土矣。

「成分」含有石灰，加里，曹達，礬土等之含水矽酸化合物等。

「功效」可用爲石膏綳帶，以代附木之用。其氣味辛苦而寒，無毒。治身熱，通血脈，止消渴，利小便，殺三蟲，解蠱毒。能明目，去翳，除胸脇，及肺間邪氣。

「學說」李時珍曰：長石，卽俗呼硬石膏者，狀似軟石膏，而塊不扁，性堅硬，潔白，有粗理，起齒稜，擊之則片片橫碎，光瑩如雲母。白石英，亦有牆壁，似方解石；但不作方塊爾！燒之，亦不粉爛，而易散，方解燒之，亦然；但其燒聲爲異爾！

「別稱」又名方石，直石，硬石膏。

長松

「基本」據李時珍云：長松，生古松下，根色如薺苨，長三五寸。味甘，微苦，類人參，清香，可愛。其根可採取之，而供藥用。

「功效」其氣味甘溫，無毒。能溫中，益氣，去濕，解毒。治風血冷氣，宿疾。每取一兩，加甘草少許，水煎，服用。

阿膠 Assess glue.

「基本」吾國所用之阿膠，係山東東阿縣，以阿井水煎黑驢皮而製成之者，爲帶琥珀色透映之根狀片，並無臭味。其面上印有製造者之牌號，雖在炎熱之暑期，亦不變化，可爲藥用。

「成分」含有生膠組織之軟骨膠質等。

「功效」爲強壯藥，有滋養，潤補之功，故可用於虛脫者。其氣味甘平，無毒。治虛勞羸瘦，陰氣不足，脚酸不能久立。腰腹疼痛，四肢痠痛。能堅筋骨，益氣，止痢。療吐血，衄血，尿血，腸風下痢；女人血痛，血枯，經水不調，無子崩中，帶下，胎前產後諸疾，男女一切風病，骨節疼痛，水氣浮腫，肺痿，咳嗽，喘急，吐膿，咯血，及癰疽，腫毒。能和血，滋養，除風，潤燥，化痰，清肺，利小便，調大腸。

「用量」三・〇——九・〇服用。

「禁忌」畏大黃。

「採製」取膠，剉炒成珠，或麵炒，蛤粉炒，化痰用。又以蒲黃炒，出血用。

「學說」據李時珍曰：阿井在今山東袞州府，陽穀縣，東北六十里，卽古之東阿縣也。有官舍禁止之。酈道元水經注曰：東阿有井，大如輪，深六七丈，歲常煑膠，以貢天府者，卽此也。其井乃濟水所注，取井水煑膠，用攪濁水則清，故人服之，能下膈，疎痰，止吐。

「別稱」又名傅致膠。

阿魏 （繖形科）

「學名」Ferula Scorodosma, B. et H.

「產地」原產於波斯，及北印度。

「基本」爲多年生草，高二三尺，葉柄扁平，包莖有刻。葉類胡蘿蔔，花小而黃，聚如繖形。截其根，流白汁如乳，俟乾，刮取，經年凝集成塊，有臭味是也。舊時云：有草木二種，草本者，出西域，苗葉根莖似白芷，擣根汁曝之如膠。木本者，出南番。據蘇頌云：今廣州亦有之者，八九尺，皮色靑黃。三月生葉，似鼠耳。其枝汁出如飴，久乃堅凝，亦名阿魏。可採取之，而供藥用。

「成分」含有硫性揮發油，及樹脂之 Acid. Ferula $C_{10}H_{10}O_4$ Umbelliferon $C_9H_9O_3$ 等。

「功效」常用於慢性氣管加答兒等，更有用於月經閉止，痛痛等。

其氣味辛平，無毒。能殺諸蟲，止臭氣，破癥積，下惡氣，除邪鬼，去蠱毒。治風邪，鬼疰，心腹中冷與疼痛，霍亂，瘧瘴，一切蕈菜毒。

「用量」一日數回，與以〇・二——〇・五爲丸劑等，服用之。

「製劑」1 阿魏丁幾。 Tinctura asae foetidae.

此卽以阿魏粗末一・〇酒精五・〇，浸製而成澄明之黃赤褐色液體。其應用相同，一日數回，以一・〇——三・〇服用之。

「別稱」又名阿虞，薰渠，哈昔泥。

阿列布 （木犀科）

「學名」Olea europaea, L.

「產地」原產於歐羅巴。

「基本」爲常綠小灌木，或喬木，高至十五尺許，葉長橢圓形，如披針狀，全邊，微尖，外面淡綠色，裏面灰白色。夏秋之際，開花，白色，爲總狀花序。果實長橢圓形，綠色，熟則青黑色，核堅細長內，含一種子。多取其油，爲藥用之。

「成分」含有多量阿列布油等之成分。

「製劑」1 阿列布油 Oleum Olivae.

此即以阿列布之熟果內，壓搾而取之脂肪油也。其油色淡黃，無臭，無味。民間有爲緩瀉藥者，一回五•○——一五•○；又有用於腐蝕性，及苛烈性物質之中毒，爲解毒藥。至於近時，對於膽石病，有以其一五•○——二○•○於數時間分服。其他即爲注射料，軟膏料，及擦劑等。

阿月渾子 （漆樹科）

「學名」Pistacia vera, L.

「基本」據陳藏器云：阿月渾子，生西國諸番，與胡榛子同樹，一歲胡榛子，二歲阿月渾子也。其仁可採取之，而供藥用。

「功效」其味辛，溫澀，無毒。主治諸痢，腰冷，腎虛。能補中，益氣，強陽，去濕。

「別稱」又名胡榛子，無名子。

附子 （毛茛科）

「學名」Aconitum Fischeri, Reich.

「產地」多生於山野之中。

「基本」爲多年生草，莖高二三尺，根多肉，略似烏頭，故名烏頭。四圍附之而生者，稱爲附子。葉互生，爲掌狀分裂，有光澤。秋時開花，紫碧色，或白色。其狀如帽，實小而黑。根可入藥用之。

「成分」含有 Japaconitin. $C_{66}H_{88}N_2O_2$ 之成分。

「功效」爲刺戟藥，可用於風痛，瘰癧，及癰腫等。其氣味辛溫（或甘熱），而有大毒。能通行十二經絡，無微不至，逐風寒，開腠理，回陽，退陰，溫中，補虛，祛邪，辟鬼，暖脾胃，堅筋骨。治三陰傷寒，三陽厥逆，寒瘧，瘴氣，中風，中寒，痰厥，頭痛，頭風，霍亂轉筋，風痺，拘攣，半身不遂，胃冷，嘔噦，噎膈，反胃，心腹冷痛，五臟沈寒，脫肛，疝痛，暴瀉，久痢，及婦女閉經，小兒慢驚；並療癰疽，疔瘡。

「用量」一日二•○——六•○——九•○服用。

「製劑」1 附子丁幾 Tinctura Aconitum Fischeri.

此卽以附子粗末五•〇，浸於酒精五〇•〇中，而製成液體。一日二•〇——一〇•〇服用，爲風痛，猶痛之效藥。

「禁忌」惡蜈蚣。畏防風，黑豆，甘草，人參，黃耆。據李時珍曰：畏綠豆，烏韭，童溲，犀角。忌豉汁。

「學說」李時珍曰：複種爲烏頭，像烏之頭也。附烏而生者，爲附子，如子附母也。烏頭，如芋魁；附子，如芋子，蓋一物也。別有草烏頭，白附子，故俗呼此爲黑附子，川烏頭，以別之。諸家不分烏頭者，川草兩種，皆混雜注解，今悉正之。

「別稱」其母名曰：烏頭。

青玉 Sapphire.

「基本」爲鋼玉之青色透明者，甚爲美麗，卽俗稱之青寶石也。

「功效」據云：其氣味甘平，無毒。治婦人無子，久服輕身，不老延年。

「學說」李時珍曰：按格古論云：古玉，以青玉爲上。其色淡青，而帶黃色。綠玉，深綠色者佳，淡者次之。菜玉，非青，非綠，如菜色，此玉之最低者。

青皮 （冬青科）

「學名」Ilex macropoda, Miq.

「產地」生於山野中，而庭園亦有栽培之者。

「基本」爲落葉喬木，高達三四十尺，樹皮灰白色，而帶綠色，故有此名。葉爲廣卵形，邊緣有尖銳之鋸齒，多叢生於枝梢上。初夏葉腋簇生小花，帶白色。果實爲球形，有凸頭，熟則呈紅色。取其果皮，供藥用之。

「成分」含有揮發性芳香油等。

「功效」爲清涼藥，有解熱，止渴之效。

其味苦辛溫，無毒。治傷寒呃逆，久瘧。瀉肺氣，疏肝膽，發汗，散痞，破滯，消痰。並治婦人乳腫，小兒食積，男子胸膈氣逆，氣滯，肝氣鬱積，小腸疝氣。

「用量」二•〇——六•〇服用。

青魚

「學名」Scomber japonicus Hanttnyn.

「產地」多產於淡水之中。

「基本」此屬硬鰭類之海魚也，體長筒狀，尾鰭小，分叉，背部青綠色。其肉骨等，皆供藥用之。

「功效」其肉氣味甘平，無毒。能補肝，逐水，益氣，去濕，可用韭白煮食。其後頭骨，能平水氣，解蠱毒。

其膽汁苦寒，無毒。治目暗，障翳，赤熱，腫痛。

其目汁，亦能點眼，明目。

青蒿 （菊科）

「學名」Artemisia apiacea, Hce.

「產地」多自生於河岸，海邊，及水濕之地。

「基本」為一種就地叢生之植物，形似蘿蔔。春日抽莖，三四尺，梢上之葉，細裂如絲；葉腋出枝，枝着小頭狀花，列作穗狀，呈綠黃色。結實如大麻子，中含細子。其莖根子葉，皆可供藥；但以葉用之為多。

「功效」為解熱藥，可用於虛勞骨熱等。

其氣味苦寒，無毒。治骨蒸勞熱，產褥虛熱，風毒，熱毒，久瘧，久痢，疥癬，惡瘡。並能補中，益氣。其根莖子葉氣味，及功效相同；但不須合并用之。

「用量」三・〇——六・〇服用。

「學說」李時珍曰：青蒿，二月生苗，莖粗如指，而肥軟，莖葉色並深青。其葉微似茵蔯，而面背俱青。其根白硬，七八月間，開細花，頗香，結實大如麻子，中有細子。

「別稱」又名方潰，香蒿。

青黛 Indicum.

「基本」為蓼藍葉，晒乾揉軟，加以適量之水，令其起醱酵作用，經過數週後，更加以少許之水，盡力搗爛之，而後揑成團塊。又將其破碎之，和木炭，麩末，石灰同納甕中。再加以溫水攪拌，且令其微溫，經一二週後，亦令其醱酵，遂得藍色之汁。又將其汁攪動，有氣沫甚多，可取之使其乾燥成塊，以供藥用之。

「成分」含有藍素 Indigotin $C_{12}H_{10}N_2O_2$ 及蛋白質，膠質，無機質等。

「功效」為清涼藥，可用於小兒驚癇，咬傷：又常用為外科之療瘡藥。

其氣味鹹寒，無毒。解諸藥毒，治小兒諸熱，驚癇。能瀉肝，散鬱，解熱，去煩，消食，破積。療陰瘡，惡毒，天行時疫，頭痛寒熱。

「用量」一•〇——三•〇服用。

「學說」李時珍曰：波斯青黛，亦是外國藍靛花，既不可得，則中國靛花，亦可用，或不得已，用青布浸汁代之，貨者復以乾澱充之。

「別稱」又名靛花，青蛤粉。

青鵻

「基本」爲鳩類 (Columbinae)之一種。據李時珍云：鳩有白鳩，綠鳩。今夏月出一種糠鳩，微帶紅色，小而成羣。掌禹錫所謂：黃褐侯，秋化斑隹，恐卽此也。好食桑椹，及半夏苗等。

「功效」民間有取其肉食，以療癰瘡等。其氣味甘平，無毒。能補虛，助氣，排膿，活血。治一切瘡瘍，癰瘻等。

「別稱」又名黃褐侯。

青琅玕

「基本」據李時珍云：按許愼說文云：是石之似玉者。孔安國云：石之似珠者。總龜云：生南海石崖間，狀如筍，質似玉。玉冊云：生南海崖石內，自然感陰陽之氣而成，似珠而赤。列子云：蓬萊之山，朱干之樹叢生。據諸說：則此石生于西北山中，及海崖間。其云：生于海底網取者，是珊瑚，非此石也。在山爲是石，在水爲珊瑚；珊瑚亦有碧色者。今回回地方出一種青珠，與碧靛相似，恐是此所作者也。

「功效」其味辛平，無毒。能破血，治身痿，石淋，婦人產後惡血。療手足逆臚，火瘡，癰瘍。

「別稱」又名石珠，青珠。

青葙子 （莧科）

「學名」Celosia argentea, L.

「產地」生於野地，亦有栽種於庭園者。

「基本」爲一年生草，與雞冠同類異種。莖高一二尺，與葉皆紅。花實絕類雞冠；惟花穗尖長，約高四五寸，亦有紅黃白等色。其莖葉及子，皆供藥用之。

「功效」民間多爲眼科藥而用之。其莖葉氣味，苦而微寒，無毒。去皮膚中風熱，風瘙，殺三蟲，辟邪氣。用以搗汁服之，能治大瘟。其子氣味相同，能明目，增腦髓，堅筋骨，去風寒濕痺。治眼赤，障青，盲翳，及惡腫。

「用量」子用以一•五——七•五服用。

「學說」李時珍曰：青葙，生田野間，嫩苗，似莧，可食。長則高三四尺，苗葉花實，與雞冠花一樣無別；但雞冠花穗，或有大而扁，或團者。此則梢間出花穗，尖長四五寸，狀如兎尾，水紅色，亦有黃白色者，子在穗中，與雞冠子，及莧子一樣。

「別稱」又名草蒿，崑崙草，野鷄冠，鷄冠莧；子名：草決明。

青蒿蠹蟲

「基本」據李時珍云：此青蒿間蟲也。狀如小蠶，久則亦成蛾也。

「功效」據云：主治小兒急慢驚風，用蟲搗爛，和硃砂，水銀粉各五分，作爲粟粒大丸，一歲一丸用乳服之。

青鹽陳皮

「基本」據百草鏡云：製青鹽陳皮，即蘇州宋公祠之遺法也。陳皮二觔，河水浸一日，竹刀輕刮，去滓白，貯竹筐內，沸湯淋三四次，用冷河水洗淨，不苦爲度，晒至半乾，可得淨皮一觔。初次用甘草，烏梅肉各四刃，煎濃汁拌晒，夜露，俟酥捻碎，如大豆，再用川貝母，心去四兩，青鹽三兩，研爲細末，拌均，晒露，乾收，貯用。

「功效」其氣味，與陳皮相同。能消痰，降氣，生津，開鬱，運脾，調胃，解毒，安神。

第九畫

刺賢垤爾　（脣形科）

「學名」Lavandula vera, D. C.

「產地」多生於地中海之地方的沿岸。

「基本」爲常綠小灌木，葉狹，披針形，對生。開花青色，甚小，集爲穗狀；花冠脣形。可採蒸取油，供藥用之。

「成分」含有 Ol. Lavandulae. 之成分。

「功效」昔時有用於僂麻質斯等，今每以其製劑而代之；但應用亦少，不過爲一芳香料耳！

前胡　（繖形科）

「學名」Peucedanum decursivum, Maxim. Angelica decursiva, Miq.

「產地」多自生於山野之間。

「基本」爲多年生草，莖高四五尺，葉分裂，爲羽狀葉，脚略闊，圍抱其莖。秋月開小花，爲複繖形花序。其根外面色汚黑，內部白色，質柔，氣香，可採取之，而供藥用。

「功效」爲祛痰藥。

其氣味苦而微寒，無毒。能益精，明目，開胃，下氣，化痰熱，散風邪，消宿食，通五臟，淸肺熱。並治傷寒，實熱，霍亂轉筋，氣喘，上氣，咳嗽，反胃，嘔逆，癥結，心腹結氣，骨間煩熱，小兒疳氣。

「用量」二・五——八・〇服用。

「製劑」1 前胡丁幾 Tinctura Radix Angelica anomalae.

此卽以前胡根五・〇酒精一〇・〇浸製而成之一種液體，爲祛痰藥，一日數囘，與以二・〇——四・〇服用之。

「禁忌」惡皂莢。畏藜蘆。

「採製」取根，削去蘆頭，洗去泥土，剉焙用之，或浸於竹瀝，焙乾用之。

「學說」李時珍曰：前胡有數種，惟以苗高一尺，色似斜蒿，葉如野菊，而細瘦，嫩時，可食。秋月開雜白色類蛇牀子花。

「別稱」又名全胡，血藤，射香菜。

厚朴 (木蘭科)

「學名」Magnolia hypoleuca, S. et. Z.

「產地」多自生於山谷中。

「基本」爲落葉喬木，高四五丈，葉作倒卵形，而長，互生。初夏開花，甚大，九瓣，呈淡黃色。其皮花，皆供藥用；皮以厚而色紫者，爲佳。

「成分」似含有 Atractylen 之揮發性芳香結晶，

「功效」爲健胃藥，又可用於虎列拉之搐搦，日射病，及嘔吐，與下痢；並能緩解腹痛等。

其皮氣味苦溫，無毒。主治中風，傷寒，頭痛寒熱，驚悸。能溫中，益氣，消痰，下氣。療霍亂，腹痛，脹滿，胃冷，嘔吐，瀉痢。除煩，去熱，健脾，利胃，破宿氣，消宿食，並能止嗽，去喘，肺氣脹滿，婦人產前產後臟腑不安。殺腸蟲，明耳目。

「用量」二・〇——八・〇服用。

「禁忌」忌澤瀉，硝石，寒水石，黑豆。

「學說」李時珍曰：朴樹，膚白，肉紫，葉如槲葉。五六月開細花，結實如冬青子，生青，熟赤，有核。七八月采之，味甘美，用酥四兩炙，熟用。若入湯飲，用自然薑汁八兩，炙盡為度。

「別稱」又名烈朴，赤朴，厚皮，重皮。樹名榛；子名：逐折。

南瓜　（葫蘆科）

「學名」*Cucurbita pepo*, L.

「產地」多栽種於田園之間。

「基本」為一年生攀登植物，莖蔓性，有卷鬚，葉呈圓心臟形，有五深裂。夏月葉腋開合瓣單性花，黃色，頗大，花後，結果，可為藥用之。

「功效」其氣味甘溫，無毒。能補中，益氣。

「學說」李時珍曰：南瓜種，出南番，轉入閩浙；今燕京諸處，亦有之矣。二月下種，宜沙沃地。四月生苗，引蔓甚繁，一蔓可延十餘丈，節節有根，近地即着。其莖中空，其葉狀如蜀葵，而大如荷葉。八九月開黃花，如西瓜花，結瓜正圓，大如西瓜，皮上有稜如甜瓜，一本可結數十顆。其色或綠，或黃，或紅。經霜收置暖處，可留至春。其子，如冬瓜子。其肉厚色黃，不可生食；惟去皮瓤瀹食，味如山藥。同猪肉煮食，更佳。

南燭　（小蘗科）

「學名」*Nandina domestica*, Thunb.

「產地」多栽培於庭園之中。

「基本」為常綠灌木，由數多小葉而成複葉，互生；小葉呈披針形。初夏開花，白色，甚小，為圓錐花序。果實為小球形，熟則呈赤紅色。其枝葉及子，皆供藥用之。

「功效」為強壯藥。

其枝葉氣味苦平（或酸澀），無毒。能止泄，消腫，強筋，益氣。其子氣味酸平而甘，無毒。能強筋骨，益氣力，固精，駐顏。

「用量」三・〇——九・〇——一二・〇服用。

「學說」李時珍曰：南燭，吳楚山中甚多，葉似山礬光滑，而味酸澀，七月開小白花，結實如朴樹子，成簇，生青，九月熟，則子包內有細子。其味甘酸，小兒食之。按古今詩話云：即楊桐也。葉似冬青而小，臨水生者，尤茂。寒食採其葉，漬水染飯，色青，而光，能資陽氣。

「別稱」又名南天燭，南燭草木，男續，染菽，猴菽草，草木之王，惟那木，牛筋，烏飯草，墨飯草，楊桐，赤者名：文燭。

南藤

「基本」據蘇頌云：南藤，卽丁公藤也。生南山山谷，今泉州，榮州有之。生依南，木莖，如馬鞭，有節，紫褐色。葉如杏葉而尖，采無時。又曰：天台石南藤，四時不凋。土人採葉，治腰痛。又李時珍云：今江南，湖南諸大山有之，細藤圓膩，紫綠色，一莖一葉，葉深綠色，似杏葉而微短厚。其莖貼樹處，有小紫瘤疣，中有小孔，四時不凋。莖葉皆臭，而極辣，白花蛇食其葉。其莖葉，皆供藥用之。

「功效」其氣味辛溫，無毒。治風血，上氣，咳嗽。除痺，強腰脚，補衰老，起陽，排風邪，逐冷氣。

「別稱」又名石南藤，丁公藤，丁公寄，丁父，風藤。

威靈仙 （玄參科）

「學名」Veronica Virginica, L.

「產地」多自生於山野之中。

「基本」為多年生草，莖高三四尺，葉作鬮箭鏃形，輪生。夏開合瓣花，紫碧色，為長總狀花序。其根每年旁引一根，叢鬚數百條，乾則深黑，俗名鐵脚威靈仙。可採取之，而供藥用。

「功效」為鎮痛藥，又為利尿藥，通經藥。其氣味苦溫，無毒。能行氣，祛風，通五臟，散皮膚大腸風邪。治中風，黃疸，頭痛，風濕，噎膈，久積，冷痛。大小腸閉，腎臟風痺，膀胱宿膿。

「用量」一・五——一〇・〇服用。

「禁忌」忌火。

「採製」採根，去蘆頭，剉用。

「學說」李時珍曰：其根每年旁引，年深轉茂，一根叢鬚數百條，長者二尺許，初時黃黑色，乾則深黑，俗稱鐵脚威靈仙，以此別有數種，根鬚一樣；但色或黃，或白，皆不可用。

垣衣 Lichenbody.

「基本」為隱花植物，由菌類，藻類共生結合，而藻類在內部，從菌絲吸收水分；菌類在外部，從藻之同化物質，攝取養料。生於土，或他物上，有木狀，草狀，莖狀，葉狀之不同，統為苔類，亦名苔衣。生於石者，曰：石濡；生於瓦者，曰：屋遊；生於牆者，曰：垣衣；生於地土者，曰：地衣。生於水者，曰：陟釐，共五類。生於石者，曰：烏韭；生於屋者，曰：瓦松；生於牆者，曰：土馬鬉，生於山者，曰：卷柏；生於水者，曰：藫也。垣衣，亦爲其一種，可爲藥用之。

「成分」含有地衣酸等之成分。

「功效」其氣味酸冷，無毒。治咳嗽，衄血，可以搗汁服之。又治暴風口噤，腸胃暴熱，心煩，黃疸。並療金瘡，湯火傷，可燒灰和油敷之。

「學說」名醫別錄曰：垣衣，生古垣墻陰，或屋上。三月三日采，乾陰。李時珍曰：此乃磚墻城垣上，苔衣也。生瓦屋上者，即名爲屋遊。

「別稱」又名垣嬴，天韭，鼠韭，昔邪。

括矢亞 （黃楝樹科）

「學名」*Quassia amara*, L.

「產地」原產於印度之西部。

「基本」爲常綠樹木，高至二十尺許，葉爲羽狀複葉。其總葉柄，有刺，花呈赤色，爲總狀花序。此植物之材，稱爲括矢亞木，供藥用之。

「成分」含有 Quassin $C_{10}H_{12}O_3$ 之中性結晶，及苦味質。

「功效」爲苦味健胃藥，對於消化不良等，皆可應用；但多與其他配伍，而服用之。

「用量」二・〇——五・〇爲浸劑等服用。

「製劑」1 括矢亞丁幾 Tinctura Quassiae.

此即以括矢亞木一・〇，浸於稀酒精五・〇而製成之，一日數回，以一・〇——一・五爲健胃藥。

2 括矢亞越幾斯 Extractum Quassiae.

此即以括矢亞木浸於水中，而製成乾燥之越幾斯也。一日數回，以〇・二——〇・五爲水劑，丸劑服用之。

扁青

「基本」據蘇頌云：此即綠青也。朱崖巳南，及林邑扶南舶上來者，形塊大如拳；其色又青，腹中亦時有空者。武昌者，片塊小，而色更佳。簡州，梓州，形扁作片，而色淺。李時珍云：蘇頌言：即綠青者，非也。今之石青，是矣。繪畫家用之，其色青翠不渝，俗呼爲大青，宛蜀諸處，亦有之；而今貨石青者，有天青，大青。西夷回回青，佛頭青，種種不同；而回回青尤貴。本草所載之扁青，層青，碧青，白青等，皆其類耳。

「功效」其氣味甘平，無毒。治目痛，折跌，癰腫，金瘡。能破積聚，解毒氣，利精神，明耳目。去寒熱，風痺，百病。

「別稱」又名石青，大青。

毗梨勒

「基本」據蘇恭云：毗梨勒，出西域，及南海諸國，嶺南交愛等州。戎人謂之三果樹，似胡桃，子形亦似胡桃，核似訶梨勒，而圓短，無稜，用亦同法。番人以此作漿，甚熱。

「功效」其實氣味苦寒，無毒。能暖腸腹，去一切冷氣。治風虛，熱氣，瀉痢，下氣；並可作漿，染鬚髮。

「別稱」又名三果。

昨葉何草 （景天科）

「學名」Cotyledon japonica, Maxim.

「基本」爲隱花之植物，葉多肉，多汁，長橢圓狀之線形，而有尖頭，下部之葉密生，呈覆瓦狀。夏月自葉心抽莖，高四五寸，開白色小花，作穗狀花瓣，互相結合。可取其全草，供藥用之。

「功效」其氣味酸平，無毒。主治口中乾痛，血穀，血痢。並能止血，行女子經絡；又爲生眉髮之要藥。用於大腸下血，可取燒灰，服用一錢；又塗諸瘡不斂。

「學說」蘇恭曰：昨葉何草，生上黨屋上，如蓬，初生高尺餘，遠望如松栽。

「別稱」又名瓦松，瓦花，向天草，赤者名：鐵脚婆羅門草，天王鐵塔草。

昭參

「基本」據云：卽人參三七也，形似人參，肉厚而明潤，中油。產於雲南昭通，故名昭參，可取爲藥用。

「成分」含有苦味質，及糖分，澱粉等。

「功效」爲健胃藥，可用於胃衰弱，及病後之衰弱等。其氣味微苦而甘，無毒。能補血，生津。治虛勞，衰弱，可以同雞肉煮食；但以老人爲最宜。

「用量」二・〇——八・〇爲浸劑，煎劑服用之。

「學說」劉仲旭少府云：昭通出一種，名蘇家三七，儼如人參，明潤，紅熟。壯少者，服之，作脹；惟六十以外人服，則不腹脹。

枳（芸香科）

「學名」Citrus bigaradia, Duham.

「產地」多產生於溫帶之各地。

「基本」爲常綠喬木，高約丈餘，葉爲卵形，互生，有透明之點，葉柄具翼。初夏開花，白色，秋間實熟。初採者，爲枳實，皮厚而中實；晚採者，爲枳殼，皮薄而中虛，皆供藥用之。

「功效」爲苦味健胃藥，有催進食慾及消化之功。其實氣味苦寒，無毒。能消食，破結，瀉下，行痰，散敗血，逐水腫，安胃氣，利五臟。治傷寒結胸，上氣喘咳，皮膚癢疹，婦人陰腫，卒胸痺痛，胸脇痰痺，小兒五痔。其殼氣味苦酸微寒，無毒。能健脾，開胃，消痰，化食，除風，下氣，通關節，利五臟。治霍亂，風痛，水腫，痲痺，吐逆，反胃，心腹氣結，腸風，下痢，淋閉，痔腫，風疹，惡瘡等。

「用量」實用一•○——五•○服之。殼用二•○——八•○服之。

「採製」取實，去瓤核，以小麥麩炒，少焦，去麩用之。

「別稱」又名枳實，枳殼。

枳椇（鼠李科）

「學名」Hovenia dulcis, Thunb.

「產地」生於山野之中。

「基本」爲落葉喬木，高至數十尺，葉卵形，有三大脈，互生。夏間枝梢分椏，開花，花小，白色。果實圓形而小，有柄，肉質呈紫褐色，屈曲而肥大。其子皮等，皆供藥用之。

「功效」其子氣味甘平，無毒。能解酒，止渴，除煩，潤五臟。治頭風，膈熱，嘔逆，小腹拘急，利大小便，辟蟲毒，殺蟲。其木皮甘溫，無毒。能和五臟，治五痔。

「學說」李時珍曰：木高三四丈，葉圓大，如桑柘。夏月開花，枝頭結實，如雞爪形，長約寸許，紐曲開作二三歧盡，儼若雞之足距。嫩時青色，經霜乃黃，嚼之味甘，如蜜。每開歧盡處，結一二小子，狀如蔓荊子，內有扁核，赤色，如酸棗仁形，飛鳥喜巢其上。

「別稱」又名蜜屈律，木蜜，木珊瑚，鷄距子，鷄爪子。木名：白石木，金鈎木。

枸杞 (茄科)

「學名」*Lycium chinense*, Mill.

「產地」山野及田野，皆有產生之。

「基本」爲落葉小灌木，高至三四尺餘，葉爲長橢圓形，互生。春月葉腋開小花，花冠淡紫。實卵形而尖，色紅，入藥用之；而葉亦有用之者。

「功效」爲强壯藥。

其子氣味苦寒(或甘平)，無毒。能明目，安神，益精，强陰，清肝，潤腎。治五勞七傷，陰虛目赤生翳，可搗汁點眼。又治消渴，消中，咳嗽，吐血，心痛，腰痛。其葉甘苦而凉，無毒。能除百病，清上焦熱，治消渴，療毒瘡。

「用量」子用二•〇——六•〇；葉用三•〇——八•〇服之。

「採製」浸酒一宿，搗爛炙用。

「學說」李時珍曰：古者枸杞地骨取常山者，爲上；其他邱陵阪岸者，皆可用。後世惟取陝西者良；而又以甘州者，爲極品。今陝之蘭州，靈州，九原以西，枸杞並是大樹，其葉厚，根粗；河西，及甘州者，其子圓如櫻桃，暴乾，緊小，少核，乾亦紅潤，甘美，味如葡萄，可作果食。

枸骨 (木犀科亦作枸骨科)

「別稱」又名枸檵，枸棘，苦杞，甜菜，天精，地骨，地節，地仙，却老，羊乳，仙人杖，西王母杖。

「學名」*Osmanthus aquifolium*, B. et H.

「產地」生于暖地之山林。

「基本」爲常綠喬木，高至十尺餘，葉對生，卵形，有針狀銳鋸齒，質厚，有光澤。秋冬之際，開花，花小，白色；花後結實，呈長橢圓形，熟則紫碧色。其枝葉木皮，皆供藥用之。

「成分」含多量護謨，樹脂，黏液質等。

「功效」其枝氣味微苦而凉，無毒。能安五臟，養精神，堅筋骨，除百病，袪痰，活血，散瘀，補中，塡髓，固斂精血，治白癜瘋。其葉氣味，與枝相同。能生津，止渴。其木皮氣味亦同。能滋陰，益肝，補腎，助腰脚，令人健步，可用酒浸服之。

「用量」枝用三•〇——一〇•〇服之。
「學說」李時珍曰：枸骨樹，如女貞子，肌理甚白，葉長二三寸；青翠而厚硬，有五刺稜角，四時不凋。五月開細白花，結實如女貞，及菝葜子。九月熟時，緋紅，皮薄，味甘，核有四瓣。人采其木皮煎膏，以黏鳥，謂之黏黐。
「別稱」又名貓兒刺。

枸橘 (芸香科亦作橙橘科)

「學名」Aegle sepiaria, D C.
「產地」多栽培於庭園之中。
「基本」爲一種灌木，高至丈許，常帶綠色，多枝。葉爲掌狀複葉，自三小葉而成。春夏之際，枝梢開花，花瓣五片，呈白色。果實球形，黃色，味苦酸，不可食。其葉枝等，常供藥用之。
「成分」含有林檎酸，揮發油等。
「功效」其葉氣味辛溫，無毒。主治痢疾，下膿，下血，裏急後重，同萆薢炒存性，研末，取二錢服之。又治喉瘻，消腫導毒。其枝主治中風強直，不得屈伸，浸酒服之。其橘核治腸風下血，同樗根白皮等分，炒過，加糖，每服一錢，皂莢湯調服。其實氣味辛溫。能解酒毒，治胃脘結痛，疝氣。
「用量」葉用一•〇——三•〇服之。
「學說」李時珍曰：枸橘處處有之，樹葉並與橘同；但幹多刺。二月開白花，青蕊，不香。結實，大如彈丸，形如枳實，而殼薄，不香。人家多收種，爲藩離，亦或收小實，僞充枳實，及青橘售之，不可不辨。
「別稱」又名臭橘。

枸櫞 (橙橘科)

「學名」Citrus medica, L.
「產地」產於亞細亞之暖帶各地。
「基本」爲常綠亞喬木，枝間有長刺，葉倒卵形，微有鋸齒，葉柄無翼。結實圓形，徑三四寸，皮厚，色黃。其根葉及實，雖供藥用；但以實爲最通常。
「成分」含有枸櫞酸，及其芳香性揮發油，果糖等。
「功效」其實氣味辛酸，無毒。能理氣，止嘔，健脾，進食，下氣。治欬嗽，痰氣，可浸酒服。心下氣痛，可煎湯服。其根葉氣味，及功效相同。
「用量」實用二•〇——六•〇服之。

「學說」李時珍曰：枸櫞，產閩廣間，木似朱欒，而葉尖長○枝間有刺，植之近水乃生○其實狀如人手，有指，俗呼爲佛手柑，有長一尺四五寸者，皮如橙柚而厚，皺而光澤○其色如瓜，生綠，熟黃○其核細；其味不甚佳，而淸香襲人○

「別稱」又名香櫞，佛手柑○

枸杞蟲

「基本」據陳藏器云：此蟲生枸杞上，食枸杞葉，狀如蠶，作繭，爲蛹時，取之，曝乾，收用○李時珍云：此爾雅所謂：狀如蠶，亦有五色者，老則作繭，化蛾，孚子○諸草木上，皆有之，亦各隨所產草木之性爲異耳！

「功效」其氣味鹹溫，無毒○能益陽道，令人悅澤，有子○炙黃，和地黃末爲丸，服之，能起陽益精○治腎家風虛○

「別稱」又名蠋○

柏 （松柏科）

「學名」Thuja orientalis, L.

「產地」多生於山地；而庭院及園圃間，亦有栽植之者○

「基本」爲常綠喬木，高者丈餘，柏類最普通者，葉小如鱗，與莖密接，全可舒放○花單性，雌雄同株，結實如毬，質理緻密○其實，卽柏子仁，可供藥用之○

「成分」含有柏子仁油，及的列並油等○

「功效」爲强壯藥，有滋養之可能○

其實氣味甘平，無毒○能益氣，養心，除風濕，安五臟，潤皮膚，聰耳目，止驚悸，去百邪○治頭風，腰腎中冷，小兒驚癇○其葉氣味苦而微溫，無毒○能治吐血，衄血，血痢，血崩○赤白帶下○療湯火灼傷，能止痛，生肌○其根白皮苦平，無毒○治火灼爛瘡，能令生毛髮○

「用量」子仁用二•〇——六•〇——一〇•〇服之○

「禁忌」畏菊花，羊蹄草○

「採製」取實，蒸熟，晒乾，去殼，炒過，備用○

「學說」李時珍曰：史記言：松柏爲百木之長，其樹聳直，其皮薄，其肌膩，其花細瑣，其實成球，狀如小鈴，霜後四裂，中有數子，大如麥粒，芬香可愛○柏葉，松身者，檜也；其葉尖硬，亦謂之栝○今人名圓柏，以別側柏○松葉，柏身者，縱也○松檜相半者，檜柏也。蛾眉山中，一種竹葉柏身者，今謂之竹柏也。

「別稱」又名㭐，側柏。

柑 （芸香科）

「學名」Citrus Nobilis, Lour.

「產地」產於亞細亞之東南部，而庭園間多栽培之。

「基本」爲常綠喬木，高至十尺餘，葉長卵形，互生；葉柄之上端，有節。初夏開花，五瓣，色白，花後結果。其實及其皮，核，與葉，皆供藥用之。

「成分」含有枸櫞酸，芳香性揮發油，果糖等。

「功效」爲清涼藥，及健胃藥。

其實氣味甘而大寒，無毒。能止暴渴，利腸胃，除熱毒，解丹石毒。治小便不利，婦人難產，可燒存性，研末，酒服。其實皮氣味辛甘而寒，無毒。能下氣，調中，治傷寒，飲食勞復，可濃煎服用。又治咽痛，婦人產後肌浮，可研末酒服。其核，可爲塗面藥。其葉治耳內流膿，流水，可搗汁點之。

「學說」李時珍曰：柑，南方之果也；而閩廣溫臺蘇撫荊州，爲盛；川蜀雖有，不及之。其樹無異於橘，但刺少耳！柑皮，比橘色黃，而稍厚，理稍粗，而味不苦。橘可久留，柑易腐敗；柑樹畏冰雪，而橘樹略可耐，此柑橘之異也。柑橘皮，今人多混用，不可不辨之。

柘木

「別稱」又名木奴。

「基本」爲落葉灌木，幹疏而直，木裏有紋。葉厚而尖，稍硬。實如桑椹，而圓。其樹皮煎汁，可以染黃。每選其東行樹根之木白皮，而供藥用之。

「功效」其氣味甘溫，無毒。治婦人崩中，血結，瘧疾。能補虛勞，暖腰腎，止夢遺，澀精。

「學說」李時珍曰：處處山中有之；喜叢生，幹疎而直，葉豐而厚，團而有尖。其葉飼蠶，取絲，作琴，瑟，清響勝常。

柚 （芸香科亦作橙橘科）

「學名」Citrus Medica, L. var. aci la, Hook.

「產地」多栽培於庭園之中。

「基本」爲常綠喬木，高至十尺餘，葉長卵形，互生。葉柄有刺，上端生節。初夏開花，花瓣五片，白色。果實爲漿果，呈扁圓形，熟時大如兒頭，爲鮮黃色，多肉，多汁。其實及其皮，與花葉，皆供藥用之。

「功效」其實氣味酸寒，無毒。能消食，解酒。治腸胃惡氣，口中酒臭，姙婦口淡，不思飲食。其實皮甘辛而平，無毒。能利胸膈，散憤氣，消食，化痰。其花能潤面，長髮。其葉能治頭風，可和葱白搗爛，貼太陽處。

「學說」李時珍曰：柚樹葉，皆似橙；其實有大小二種；小者如柑，大者如瓜，如升，有圍及尺餘者，亦橙之類也。

「別稱」又名條，壺柑，臭橙，朱欒。

柯樹 （殼斗科亦作柔荑科）

「學名」Pasania cuspidata, Oerst.

「產地」暖地栽種之者，爲甚多。

「基本」爲常綠喬木，高至三四十尺餘，葉長橢圓形而厚，有粗鋸齒，下面呈灰褐色。夏月開花，成穗狀花序。果實爲堅果，呈橢圓形；殼斗，如囊狀，初包果實，成熟則裂開，而果實出。其樹皮，有用之爲藥者。

「功效」其氣味辛平，而有小毒。治大腹水腫，可去皮，煮汁煎濃，去滓，作丸，如梧子大，平旦空腹服用三丸，須臾又服一丸。

「學說」李珣曰：按廣志云：生廣南山谷，波斯家用木，爲船舫者也。

「別稱」又名木奴。

柰 （薔薇科）

「學名」Pirus Malus, L.

「產地」多生於山地間；而庭園亦有栽培者。

「基本」爲落葉喬木，形似林檎，樹幹聳直。葉青，亦似林檎而大。果實爲漿果，圓形如梨，而滑；生青，熟則半青，半紅，或全紅，多肉，多汁，可爲藥用。

「功效」其氣味苦寒，而有小毒。能止渴，生津，耐肌，和脾，益心氣，補中氣不足。治卒食飽氣壅塞，可搗汁服之。

「學說」李時珍曰：柰，與林檎，一類二種也。樹實，皆似林檎，而大，西土最多，或栽，或壓，有白，赤，青三色：白者，爲素柰；赤者，爲丹柰，亦曰：朱柰；青者，爲綠柰，皆夏熟。涼州有冬柰，冬熟，子帶碧色。

「別稱」又名頻婆。

柳 （楊柳科亦作柔荑科）

「學名」Salix babylonica, L.

「產地」多栽於庭園，或路傍等處。

「基本」為落葉喬木，高三四丈餘，枝梢細長，而下垂。葉為披針形，如線狀，有鋸齒，互生。春月先行開花，花單性，皆排列成穗狀花序。其根皮花葉等，皆供藥用之。

「功效」其枝及根白皮氣味苦寒，無毒。治黃疸，白濁，可煎服。能去風，消腫，止痛，可酒煮用之。其花味同。能止血，去面黑熱。治濕痺，風水，黃疸，四肢攣急，膝痛。其蕊味亦同。能驅風，明目，聰耳，堅齒。其實能止渴，逐膿血。治癰腫，潰爛。其葉氣味相同。能生肌，止痛，下水氣，解丹毒。治天行熱疾，傳尸骨蒸。療惡疥，漆瘡。

「學說」李時珍曰：楊柳，縱橫倒順，插之皆生。春初生柔荑，即開黃蕊花。至春曉葉長成後，花中結細實，子蕊落，而絮出，如白絨，因風而飛。子着衣物，能生蟲，入沼池，即化為浮萍。古者，春取榆柳之火。陶朱公言：種柳千樹，可足柴炭。其嫩芽，可作飲湯。

柳寄生

「別稱」又名小楊，楊柳。

「基本」據李時珍云：此即寄生之生柳上者。

「功效」其氣味苦平，無毒。治膈氣刺痛，可搗汁服之。

柳蠹蟲

「基本」據李時珍云：柳蠹，生柳木中，甚多，內外潔白。至春夏化為天牛。諸家註：蝤蠐多取之，亦誤矣。

「功效」其蟲氣味甘辛而平，並有小毒。主治瘀血，腰脊痛，心腹血痛，風毒，目翳。其糞治腸風，下血，產後下痢，口瘡，耳腫，齒䶩風毒。

柴胡 （繖形科）

「學名」Bupleurum falcatum, (北柴胡) Bupleurum sachalinense, Fr Schm. (南柴胡)

「基本」為多年生草，有南北二種：北柴胡，莖高二尺許，葉狹長，互生。南柴胡，高四五尺，葉狀如箭鏃，無柄，葉脚頗闊，圍抱其莖。皆於夏日開小黃花，五瓣。其根入藥；以北柴胡爲效。

「功效」爲解熱藥。

其氣味苦平，無毒。主治心腹腸胃中結氣，飲食積聚，寒熱邪氣。能推陳致新，明目，益精。除傷寒心下煩熱，諸痰，熱結，大腸停積，水脹，濕痺，拘攣，亦可作浴湯。治熱勞，骨節煩疼熱氣，肩背疼痛，勞乏，羸瘦，下氣，消食。補五勞七傷，除煩，止驚，益氣，消痰，止嗽，潤心肺，添精髓，健忘。除虛勞，散肌熱。去早辰潮熱，婦人產前產後諸熱，心下痞，胸脇痛。治頭痛，眩運，目昏，赤痛，障翳，耳聾，經水不調，小兒痘疹，餘熱，五疳羸熱。

「用量」一•五——四•五服用。

「製劑」1 柴胡丁幾 Tinctura Radix Bupleurum falcatum.

此即以柴胡根五•〇浸於稀酒精一〇•〇中，而製成之液體，一日三回，與以一•〇——二•〇爲解熱藥。

「禁忌」惡皂莢。畏女菀，藜蘆。忌火。

「採製」取根，去鬚，及頭，用銀刀削去赤薄皮少許，以粗布拭淨，剉用，勿令犯火。

「學說」李時珍曰：銀州，即今延安府，神木縣，五原城，是其廢蹟。所產柴胡，長尺餘，而微白，且軟，不易得也。北地所產者，亦如前胡，而軟。今人謂之北柴胡，是也，入藥亦良。南土所產者，不似前胡，正如蒿根，强硬，不堪使用。其苗有如韮葉者，竹葉者；以竹葉爲勝。其如邪蒿者，最下也。按夏小正月令云：仲春芸始生。倉頡解詁云：芸蒿也。似邪蒿，可食，亦前胡之類，入藥不甚良，故蘇恭以爲非柴胡云。近時有一種，根似桔梗沙參，白色而大。市人以爲充銀柴胡，殊無氣味，不可不辨。

「別稱」又名地薰，芸蒿，山菜，茹草。

柿 (柿樹科)

「學名」Diospyros Kaki, L. f.

「產地」中國庭院及田園多栽種之。

「基本」爲落葉喬木，高二三十尺，春末生枝葉，葉橢圓形，或卵形，而外面淡綠色，互生；葉柄約三分，內外帶毛。初夏開花，黃色，單性，雄花較小。結實扁圓，徑二寸許，八九月成熟，紅色。其根皮等，皆供藥用。其柿日晒，夜露，而乾者，謂之柿霜，亦供藥用之。

「功效」其蔕氣味澀平，無毒。能治欬逆，噦氣，可煮汁服之。其根治血痢，血崩。其木皮治下血，可焙乾，研末，湯服。其柿霜甘平而澀，無毒。能生津，化痰，清肺熱。療咽痛，腸澼，痔疾，下血。

「用量」蔕用一•五——四•五服之。霜用四•〇——一〇•〇服用。

「學說」李時珍曰：柿樹高大，葉圓而光滑。四月開小花，呈黃白色。結實，青綠色；八九月乃熟。生柿置器中，自紅者，謂之烘柿；日乾者，謂之白柿；火乾者，謂之烏柿；水浸藏者，謂之醂柿；其核形扁，狀如木鼈子仁，而硬堅。其根甚固，謂之柿盤。

柞木 （椅科）

「學名」Myroxylon racemosum, O. Kuntze.

「產地」多生于暖帶之山野。

「基本」爲一種灌木，高六七尺，或有一丈者，莖有銳刺，葉帶綠色，草質，呈卵形，緣邊有鋸齒。秋間開小花，帶黃白色，花後結實，球形，多漿。其木皮及葉，皆供藥用之。

「功效」其木皮氣味苦平，無毒。能治黃疸，可燒末，水服方寸。又治鼠瘻，難產。能催生，利竅。其葉治癰疽，發背，惡腫。

「學說」陳藏器曰：柞木生南方，細葉，今之作梳者是也。

「別稱」又名鑿子木。

突厥雀

「基本」據云：此鳥出突厥國，故名也。體大如鴿，形狀似雀，全身赤色，脚無後趾。昔時有食其肉，而滋養者。

「功效」其氣味甘熱，無毒。能補虛，暖中。

珂

「基本」據名醫別錄云：珂，生南海，采無時，白如蚌。蘇頌云：珂，貝類也。大如鰒，皮黃黑，而骨白，堪以爲飾。李時珍云：按徐表異物志云：馬珂螺，大者，闊九寸；細者，闊七八寸，長三四寸。

「功效」其氣味鹹平，無毒。能止血，生肌，去面黑，治目翳膜，赤筋，弩肉，可用銅刀刮之，研細，點眼。

「別稱」又名馬珂螺。

珍珠菜 (櫻草科)

「學名」Lysimachia clethroides, Dudy.

「產地」生于山野之中。

「基本」爲多年生草，高至二三尺，葉廣披針形，葉柄甚短，互生。開白花，爲總狀花序。有取其全草，而煎服之者。

「功效」據云：能利水，通淋結，消腫脹。

「學說」黃山志云：眞珠菜，藤本，蔓生。暮春發芽，每芽端綴一二蕋，圓如白珠。葉翠綠，如茶，連蕋臘之，香甘鮮滑，他蔬讓美。

玻璃

「基本」玻璃之種類甚多，各隨其需要而製造。如化學器械所用之玻璃，多由炭酸加里，石灰，白砂等而製成，故質堅難鎔。又如光學器械所用之玻璃，多由炭酸曹達，鉛丹，石灰，白砂等而製成，故折光力頗強。其他多由炭酸曹達，炭酸，石灰，白砂等而製成，以作普通平板之玻璃。昔時所謂玻璃者，非此人工製造品，當另有一種。

「功效」其氣味辛寒，無毒。能明目，安心。治赤眼，目熱，翳膜，驚悸，心熱。

「學說」李時珍曰：出南番，有酒色，紫色，白色，瑩澈與水精相似，展開有雨點花者，爲眞。列丹家，亦用之藥燒者，有氣眼而輕。

「別稱」又名頗黎，水玉。

珊瑚 Anthozoa

「產地」多生於南海之海底。

「基本」此種類最多，體爲水螅形，有短食道，腔內具有隔膜，乃腔腸動物也。多爲羣體，且分泌石灰質之骨軸。其骨軸由外層分泌而成，連結羣體之柔軟部，(卽共肉，)而連各個體管之內壁，卽內層也。存於腔腸內隔膜緣，腫起而成皺襞，爲隔膜絲。此絲之下部，更生絲狀物，每由體壁之小孔伸出，分爲二目，卽八出或多出之珊瑚也。

「功效」其氣味甘平，無毒。治驚癇，能明目，鎭心，去目翳，清宿血，止鼻衄，可用末吹之。

「學說」李時珍曰：珊瑚，生海底，五七株成林，謂之珊瑚林。居水中，直而軟；見風日，則曲而硬，變紅色者，爲上。

「別稱」又名鉢擺娑福羅。

砒 Arsenicum

「基本」爲非金屬原質之一，其形多種，自然產出之純砒石，爲灰色之結晶，或黑色水晶樣之塊，多爲鐵硫等化合物。其煉過者，名爲砒霜；未煉過者，名爲砒黃，皆供藥用之。

「成分」含有 FeSAs 與 As_2S_2 和 As_2S_3 等之成分。

「功效」其霜氣味苦酸而暖，有毒。治諸瘧，風痰，婦人血氣衝心，瘰癧疽，痔瘡，殺百蟲，去敗肉。其黃氣味相同，能益腎氣，解毒熱，治痰瘧，療瘰癧，腐爛肉，殺疥蟲。

「別稱」又名信石，人言，生者名砒黃；鍊者名砒霜。

秋海棠 （秋海棠科）

「學名」Begonia evansiana, Andr.

「產地」多栽培於庭園間之陰濕地。

「基本」爲多年生草，莖紅色有汁，高至二尺餘，葉圓錐形而尖，中肋之兩側，成不等形，色綠如翠羽，背面多紅絲紋。秋月莖梢葉腋中開花，單性，呈粉紅色；其苞呈倒卵形。可採取梗葉花等，供藥用之。

「功效」其花與葉氣味酸寒，無毒。能潤肌，澤膚，可和油擦面；又能殺蟲，治疥癬。其梗能治咽喉疼痛，可搗汁含嗽之。據云：其根及心中黃蕊，皆有毒性，食之能令人死。

相思子 （荳科）

「學名」Abrus precatorius, L.

「產地」原產於東印度。

「基本」爲一種蔓生木質之植物，葉偶數羽狀複葉，自許多小葉而成，開花小蝶形，花冠，呈白色，或紅色，爲總狀花序。果實爲莢，種子大如豌荳，鮮紅色，黑色，或帶白色，可取之爲藥。

「成分」含有類似蛋白質，及黃褐色之 Abrin, Jefuiricin 可溶性粉末。

「功效」其氣味苦平，而有小毒。能通九竅，殺三蟲。治蠱毒，頭痛，風痰，熱悶，瘴瘧，寒熱，心腹邪氣。

「學說」李時珍曰：相思子，生嶺南，樹高丈餘，白色。其葉似槐，其花似皂莢，其莢似扁豆，其子大如小豆，半截紅色，半截黑色。

「別稱」又名紅豆。

省藤 （棕櫚科）

「學名」Calamus rotang, L.

「產地」多產於亞細亞帶之地方。

「基本」爲常綠木本，莖細長有刺，倚於他木上，可能生長至數百尺；但其周圍不過四五寸。葉長大，而互生，爲羽狀複葉。

「功效」其氣味苦平，無毒。治諸風，大痲風，半肢風，可以無灰酒服之。又治腦漏，可燒過存性，研末，用酒服之。

「別稱」又名赤藤，紅藤。

禹餘糧

「基本」此係岩石之屬，爲大小岩石片，或砂粒，常膠附褐鐵鑛上，中有空處，含黏土。相傳大禹戰勝，而棄餘糧，化而爲石，故名。石中黏土均細，清潔，色黃。

「成分」含有酸化鐵等之成分。

「功效」爲止血藥。

其氣味甘寒，無毒。主治欬逆，寒熱煩滿，赤白帶下，崩中，小腹結痛，骨筋痛，四肢不仁，痔瘻。

「學說」李時珍曰：禹餘糧，乃石中黃粉，生于池澤；其生山谷者，爲太乙餘糧。

「別稱」又名白餘糧。

胡瓜 （葫蘆科）

「學名」Cucumis sativus, L.

「產地」多耕種于田圃之間。

「基本」爲蔬類植物，有卷鬚，葉作掌狀淺裂，粗糙，而有毛。夏開黃花，雌雄同株，實長數寸，色黃綠，有刺，可食，亦可爲藥用之。

「功效」其氣味甘寒，而有小毒。能清熱，解渴，利水道，治熱痢。

「學說」李時珍曰：胡瓜，處處有之。正二月下種，三月生苗，引蔓，葉如冬瓜葉，亦有毛。四五月開黃花，結瓜，圍二三寸，長者至尺許，青色，皮上有痦瘟，如疣子，至老則黃赤色。其子，與菜瓜子同。一種五月種者，霜時結瓜，色白而短，生熟皆可食。

「別稱」又名黃瓜。

胡桃 （胡桃科）

「學名」*Juglans regia*, L. var. *Sinensis*, Cas.

「產地」產於中國西北之山野，亦有栽培於園圃者。

「基本」爲落葉亞喬木，高二三丈，葉爲奇數羽狀複葉。夏初開花，雌雄花皆下垂，呈淡黃綠色。秋間結實，如青桃，熟後漚爛皮肉，取核而食。其仁及皮，殼，與油，樹皮，皆供藥用之。

「成分」其仁含有脂肪油，糖分，及單寧等。其葉含有鞣酸等。

「功效」其仁氣味甘平而溫，無毒。能益氣，養血，溫肺，助腎，潤燥，化痰，利三焦，潤腸胃，和血脈，悅肌膚。治虛寒，喘嗽，心腹疝痛，腰脚重痛，腸風，血痢。其仁外皮，苦澀，無毒。能染鬚髮。其仁外殼，能治崩中，下血。其油有毒，不可食。能補火；但近來有用爲下劑，及驅蟲劑者。其樹皮可以煎汁，能染黑髮。

「學說」李時珍曰：胡桃樹，高丈許，春初生葉，長四五寸，微似大青葉，兩兩相對，頗作惡氣。三月開花，如栗花穗，蒼黃色。結實至秋，如青桃狀，熟時漚爛皮肉，取核爲果，人多以櫸柳接之。

「別稱」又名羌桃，核桃。

胡麻 （胡麻科亦作紫葳科）

「學名」Sesamum indicum, L.

「產地」田園及園圃間，皆有栽種之者。

「基本」爲一年生草，莖方，高至三四尺，葉長橢圓形，又有卵形者，對生，或互生。秋間開花，如筒狀，白色，或紫紅色，或黃色。其莖葉花子等，皆供藥用之。

「成分」含有胡麻油（Ol. Sesami.）及脂肪油等。

「功效」其子仁有白，赤，黑三種：白者，氣味甘而大寒，無毒。能通脈，滑腸，潤肺，除燥。治虛勞，頭上浮風，頭上諸瘡。赤者，能治痘瘡變黑，可煎湯服之。黑者，氣味甘平，無毒。能補中，益氣，潤五臟，補肺氣，止心驚，利大小腸，耐寒暑，逐風濕。治頭風，勞氣。療金瘡，能止痛。其葉氣味甘寒，無毒。能袪風，解毒。補腦，益氣，散風，除濕。其莖能點痣，去惡肉。其花能潤大腸，治頭禿。其油能止痛，消腫。治頭面遊風，鼻衄，耳聾。

「用量」白仁用二•〇——四•〇服之。黑仁用六•〇——九•〇服之。

「學說」李時珍曰：胡麻，卽脂麻也。有遲早二種，黑白赤三色。其莖皆方，秋開白花，亦有帶紫艷者，節節結角，長者寸許，有四稜，六稜者，房小，而子少；七稜，八稜者，房大，而子多，皆隨土地肥瘠而然。

「別稱」又名巨勝，方莖，狗蝨，油麻，脂麻；葉名青蘘，莖名麻藍。

胡荽 （繖形科）

「學名」Coriandrum sativum, L.

「產地」田園中多栽種之。

「基本」爲一年生草，莖高尺許，葉爲羽狀複葉，細裂，有鋸齒。冬春採食，夏秋間梢頭開細花，簇聚如繖，實圓無翅。其根葉及子，皆可爲藥用。

「成分」含有多量胡荽子油（Ol. Coriandi.）及揮發油，脂肪油，蛋白質，單寧酸等。

「功效」爲健胃藥，祛痰藥。

其根葉氣味辛溫，微毒。能消穀，治五臟，補不足，利大小腸，通小腹氣，除四肢熱，止頭痛。透達痘疹，可煎汁外熨尤佳。其子氣味辛酸而平，無毒。能消穀，進食。治蠱毒，五痔，食肉中毒。吐血，下血，可以煎汁服之。

「用量」一・五——四・〇服用。

「學說」李時珍曰：胡荽，處處種之，八月下種，晦日尤良。初生柔莖，圓葉，葉有花歧，根軟而白。冬春采之，香美可食，亦可作葅。道家五葷之一，立夏後，開細花，成簇，如芹菜花，淡紫色。五月收子，如大麻子，亦辛香。

「別稱」又名香荽，胡菜，原荽。

胡椒 （胡椒科）

「學名」Piper nigrum, L.

「產地」原產於南洋各島，及南美等處；近來各田園及原野間，皆有之。

「基本」爲蔓生灌木，長丈餘，葉爲心臟形，互生。夏開小白花，成長穗。實圓，生青，熟紅，乾則皮皺，色黑，名黑胡椒；去黑皮者，名白胡椒，皆供藥用。

「成分」含有樹脂，揮發油，及 Piperin 等。

「功效」爲健胃驅風藥。

其氣味辛而大溫，無毒。能暖腸胃，壯腎氣，溫中，快膈，消痰，下氣。治臟腑風冷，寒濕冷氣，霍亂氣逆，冷積，腹痛，胃寒吐水，宿食不化，二便不通。

「用量」○•五——一•○服用。

「學說」李時珍曰：胡椒，今南番諸國，及交趾滇南海南諸地，皆有之。蔓生，附樹，及作棚引之。葉如扁豆，山藥輩。正月開黃白花，結椒纍纍，纏藤而生，狀如梧桐子，亦無核，生青，熟紅；青者，更辣，四月熟，五月采收，曝乾乃皺。今遍中國食品，爲日用之物也。

「別稱」又名昧履支。

胡葱 （百合科）

「學名」Allium fistulosum, L.

「產地」人家田園中，多栽種之。

「基本」爲多年生草，莖高二尺餘，下部呈白色，葉中空管狀，新葉每穿舊葉，而伸出，叢生。初夏開花，爲繖形花序，如球狀，白色。可採取子，而爲藥用。

「功效」其氣味辛溫，無毒。能溫中，下氣，消穀，進食，殺諸蟲，療腫毒。其子能解諸毒，止吐血。

「別稱」又名蒜葱，回回葱。

胡桐淚

「基本」本品爲胡桐（Calophyllum inophyllum, L.）之寄生蟲，食其植物，滲出之樹脂；其下流於土中，而結成塊者，可取爲藥用。

「功效」其氣味苦而大寒，無毒。能解諸毒熱，心腹煩滿。治風勞，風疳，濕熱牙痛，牙齦出血，咽喉熱痛。

「學說」李時珍曰：木淚，乃樹脂流出者，其狀如膏油，石淚，乃脂入土石間者，其狀成塊，以其得鹵斥之氣，故入藥爲勝。

「別稱」又名胡桐鹼，胡桐律。

胡黃連 （玄參科）

「學名」Picrorrhiza kurroa, Royl.

「產地」原產波斯沿海地方；現廣東南海，及陝甘各省，皆產之。

「基本」爲多年生草，初生似蘆，葉爲複葉，似芹。春初開花，結實。其根皮黃，心黑，可取爲藥用。

「功效」爲健胃殺蟲藥。

其氣味苦平，無毒。補肝膽，厚腸胃，理腰腎，治傷寒，欬嗽，溫瘧，骨蒸，勞熱，霍亂，下痢，冷熱痢疾，婦人胎蒸，小兒目赤，潮熱，驚癇，癰疽，五痔。解烟毒，及巴豆毒。

「用量」二．○——五．○服用。

「禁忌」惡菊花，玄參，殭蠶，白鮮皮。畏款冬，牛膝。忌猪肉。

「學說」蘇頌曰：胡黃連，出波斯國，生海畔陸地，苗若夏枯草，根頭似烏嘴，折之內似鸜鵒眼者良，八月上旬采之。

「別稱」又名割孤露澤。

胡頹子　（胡頹子科）

「學名」Elaeagnus pungens, Thunb

「產地」多栽培於庭園之間。

「基本」爲常綠灌木，高至十尺餘，葉橢圓形，密生褐色，及銀色之鱗。冬間開花，白色，至翌年初夏，果實成熟，長橢圓形，赤色，大約五分許。其根葉及子，皆供藥用之。

「功效」其氣味皆爲酸澀，無毒。其根治吐血不止，可水煎服。又能治喉痺痛塞，療惡瘡，疥瘡。其葉能斂肺氣，治肺虛，短氣，喘欬。其子能治水痢，有寒熱者禁忌服之。

「學說」李時珍曰：胡頹子，卽盧都子也。其樹高六七尺，其枝柔軟，如蔓，其葉微似棠梨，長狹而尖，面青，背白，有細點，如星，老則星起如麩，經冬不凋。春前生花朵，如丁香，蒂極細，倒垂，正月乃敷白花，結實，小長，儼如山茱萸，上亦有細星斑點，生青，熟紅，立夏前採食。

「別稱」又名蒲頹子，盧都子，雀兒酥，半含春，黃婆嬭。

胡蘆巴　（豆科）

「學名」Trigonella foenumgraecum, L.

「產地」生於園圃中；以廣州爲最多。

「基本」爲一年生草，莖高二三尺。夏月開花，呈白色小蛾形，花後結細莢，長二三寸，熟而根枯。採取莢內之子仁，供藥用之。

「成分」含有黏液質，脂肪油，揮發油，苦味質，單寧酸，黃色素等。

「功效」爲滋養緩和藥，對於身體衰弱，精神倦怠，食思不振等，皆可服用；並能鎭止寒性腹痛，疝痛等。

其氣味苦而大溫，無毒。能散寒，除濕，補右腎，暖丹田，壯元陽。治腎虛，冷氣，寒濕，疝瘕，久痢，脚氣，陰腫。

「用量」一回一・〇——四・〇——八・〇為丸劑，煎劑等服用之。

「製劑」1 胡盧巴丸 Pilulae Trigonella foenumgraecii.

此卽以胡盧巴，小茴香各一〇〇・〇，木香，沉香各二五・〇，供研細末，以酒糊為丸，作梧桐子大。每服五〇——七〇丸，以鹽酒水吞服。專為歇兒尼亞（卽吾國俗稱偏墜，或小腸疝氣等。）之特效藥。

「採製」秋間採取之。李時珍曰：用為藥時，須洗淨，以酒浸一宿，晒乾，蒸熟，或炒過亦可。

「別稱」又名苦豆。

胡蘿蔔 （繖形科）

「學名」Daucus carata, L.

「產地」人家菜園中，多種植之。

「基本」為越年生草，高四五尺，葉大而細裂，有長葉柄。夏月開花，花小，白色，雄蕊五枚，與花瓣同數，互生，為複繖形花序。其根及子，皆供藥用。

「功效」其根氣味甘辛微溫，無毒。能下氣，補中，利胸膈，厚腸胃，安五臟，令人健食，有益無損。其子主治久痢，與胡盧巴子相同。

「學說」李時珍曰：按周憲王，救荒本草云：野胡蘿蔔，苗葉花色，皆同家胡蘿蔔；但根細小，味甘，生食，蒸食皆宜。花子皆大於蛇牀。

苜蓿 （荳科）

「學名」Medicago denticulata, Willd.

「產地」多自生於原野之中。

「基本」為二年生草，平臥於地上，長二尺餘，葉為羽狀複葉，自三小葉而成，無毛茸；托葉細裂，葉腋出花軸，生三五花，色黃，而小，為蝶形花序。果實為莢，呈螺旋狀，有刺，頗尖銳。其根及全草，可供藥用之。

「功效」其氣味甘平而澀，無毒。能安中，利五臟，通大小腸諸惡熱毒，洗去脾胃間邪熱，可炎之和醬食。其根性寒，無毒。能去煩滿，治熱病，黃疸，目黃，小便黃，可搗汁服之，令人吐，卽愈。又治砂石淋痛，可搗汁煎服。

「學說」李時珍曰：雜記言：苜蓿，原出大苑，漢使張騫帶歸中國；然今處處田野有之。

「別稱」又名木粟，光風草。

苦瓜 （葫蘆科）

「學名」Momordica charantia, L.

「產地」家庭園圃間，多栽培之。

「基本」爲一年生蔓草，莖細長，由卷鬚而上昇，葉爲掌狀，有深裂。夏月開花，單性，黃色。結果細長，徑二寸許，長約三寸，外面有許多疣狀突起，初呈綠色，熟則變爲黃色，裂開現出種子；其種子，被以紅色之肉。其瓜及子，皆供藥用。

「功效」其瓜氣味苦寒，無毒。能除邪熱，解勞乏，清心，明目。其子氣味苦甘，無毒。能益氣，壯陽。

「學說」李時珍曰：苦瓜，原出南番。今閩廣皆種之，五月下子，生苗，引蔓，莖葉鬚卷，並如葡萄而小。七八月開小黃花，五瓣，如椀形。結瓜長者四五寸，短者二三寸，青色，皮上痱瘟，如癩，及荔枝殼狀，則黃色自裂，內有紅瓤裹子，瓤味甘，可食。其子形扁，如瓜子，亦有痱瘟；南人以青皮煮肉，及鹽醬充蔬，苦澀有青氣。

「別稱」又名錦荔枝，癩葡萄。

苦竹 （禾本科）

「學名」Phyllostachys quilioi. Riv.

「產地」吾國寺院及庭園之間，多栽種之。

「基本」爲多年生木本狀之植物，地下有粗根，莖橫臥，蔓延，幹高五六丈，周圍達一尺三寸，節間頗長。初夏生筍，葉披針形，或作細長之卵形，常綠不凋。通常不開花，有時於六七月之候，枝端出多數之顆花，形小，而密。其根，葉，茹，瀝，皆供藥用。

「功效」其葉氣味苦冷，無毒。治口瘡，目痛。能明目，利九竅，止消渴，解酒毒，除煩熱，療中風。又治小兒頭瘡，耳瘡，疥癬，可燒灰，和鷄卵白塗之。其根能下心肺五臟熱毒，可煎服之。其茹能下熱壅。其瀝能治口瘡，目痛，及牙痛。能利竅，明目。

苦芙 （菊科）

「學名」Cirsium ovalifolium, Fr. et Sav.

「產地」多自生於山野之間。

「基本」爲一種宿根草，莖高二三尺，葉長橢圓形，緣邊有鋸齒。秋月開花，呈淡紫色。其苗可取之，而供藥用。

「功效」其氣味苦而微寒，無毒。主治面目通身漆瘡，可燒灰敷之，或生食之。其他丹毒，金瘡，亦可用之。又治痔疾，煎湯洗之。

「學說」李時珍曰：爾雅鈎芙，即此也。其大如拇指，中空，莖頭有臺，似薊，初生可食。

「別稱」又名鈎芙，苦板。

苦參　（荳科）

「學名」Sophora flavescens, Ait. var. Galegoides, Hemsl.

「產地」多生於山野之中；以河南，四川，爲最多。

「基本」爲多年生草，高三四尺，葉爲羽狀複葉，互生。夏月開黃花，成長穗，實爲細長之莢，子如小豆。其根及實，可供藥用之。

「成分」含有 Matrin, $C_{15}H_{24}N_2O$ 之植物鹽基。

「功效」爲健胃驅蟲藥。

其根苦寒，無毒。治心腹結氣，癥瘕，積聚，黃疸。能除癰腫，逐水，止渴，醒酒，補中，明目，强身，益志，利九竅，去伏熱，除腸風，殺疳蟲，療熱毒惡瘡。其子氣味相同。能强身，明目。

「用量」三・〇——六・〇服用。

「禁忌」惡貝母，菟絲子，漏蘆，及藜蘆。

「學說」名醫別錄曰：苦參，生汝南山谷，及田野。三月，八月，十月采根，暴乾。陶弘景曰：近道處處有之，葉極似槐葉，花黃色，子作莢，根味至苦惡。

「別稱」又名苦骨，地槐，水槐，菟槐，驕槐，白莖。

苦草　（水鼈科）

「學名」Vallisneria Spiralis, L.

「產地」多生於水沼中。

「基本」爲多年生草，高至一二尺許，葉細長，有平行脈，叢生。開花，單性；其雌花，自長花梗突出於水面，受粉後，花梗卷縮，如螺旋狀，降於水中；雄花成熟，則脫落，而浮於水面。通常採取之，而供藥用之。

「功效」其氣味苦溫，無毒。治婦人白帶，能通產後惡露。

「用量」六・〇——一〇・〇服用。

「學說」李時珍曰：生湖澤中，長二三尺，狀如茅蒲之類。

苦菜　（菊科）

「學名」Sonchus oleraceus, L.

「產地」多生於路傍，及荒地等處。

「基本」爲蔬類植物，莖高三四尺，中空，而有稜條。葉闊而黃，柔軟，鋸齒甚深。莖葉皆有白汁，與苦苣同；惟春夏之間，開黃花，花期不同，以此而別，嫩莖可食。其菜根及花子，皆供藥用之。

「功效」其葉氣味苦寒，無毒。除五臟邪氣，胃痺，腸澼。能安心，益氣，止渴，去熱，療惡瘡，通經絡。治霍亂後胃虛，煩逆。其根主治赤白痢疾，骨蒸，血淋，煎汁服之。其花子氣味甘平，無毒。去中熱，安心神。治黃疸，可連花子研細二錢，用水煎服。

「別稱」又名荼，苦苣，苦蕒，游冬，天香菜。

苦瓠　（葫蘆科）

「學名」Lagenaria vulgaris, Ser.

「產地」多栽種於園圃，或庭院中。

「基本」爲一年生蔓草，莖細而長，葉爲掌狀，而有淺裂。夏日開花，白色，而大；花冠較深，五裂。每結成長形，或圓形之果實，甚大。其瓤及子花，皆供藥用。

「功效」其瓤與子氣味苦寒，有毒。主治水腫，面目四肢浮腫，能下水，令人吐。又治石淋，小便不通。療癰疽，惡瘡，疥癬，齲齒有蟲。其花治一切瘻瘡，可曝乾，研末敷之。其蔓能治麻瘡，小兒白禿，可煎汁洗之。

「學說」李時珍曰：詩云：匏有苦葉。國語云：苦匏不材，於人共濟而已；皆指苦壺而言；即苦瓠也。

「別稱」又名苦匏，苦壺盧。

苦楝　（楝科）

「學名」Melia Japonica Don.

「產地」山野多自生之；但以四川產者，爲最佳。

「基本」爲落葉喬木，高二三丈，乃至五丈，爲二重三重之羽狀複葉，小葉作長卵形，前端尖。開花，五瓣，呈淡紫色，爲圓錐花序，排列作穗狀。結實爲橢圓形，或球形，初綠，熟黃，可採取之，而爲藥用。

「功效」爲驅蟲藥。其氣味苦寒，而有小毒。能導膀胱之熱，通小便。治傷寒，熱狂，腹痛，疝痛。殺三蟲，療疥癬。

「用量」二・〇——六・〇服用。

「採製」取果，去核及果皮，將果

苧麻

「學名」Boehmeria nivea, Bl.

「產地」生於山野；多產於江西各處。

「基本」爲多年生草，莖高三四尺，葉卵形而尖，邊有鋸齒，背生白毛，花單性，淡黃綠色。其根採取之，而供藥用。

「功效」其氣味甘寒，無毒。能補陰，潤燥，安胎，涼血，止消渴，去熱毒。治天行熱疾，大渴，大狂，漏胎，下血，產後心煩，膈熱。療箭毒，咬傷。

「用量」四・〇——一〇・〇服用。

「學說」李時珍曰：苧，家苧也。又有山苧，野苧也。有紫苧，葉面紫；白苧，葉面青；其背皆白。可刮洗煮食，救荒，味甘美。其子茶褐色，九月收之，二月可種，宿根亦自生。

茄 （茄科）

「學名」Solanum melongena, L.

「產地」多栽種於田園之間。

「基本」爲蔬類植物，一年生草，莖高二三尺，葉呈卵形，或橢圓形，互生。果實爲大漿果，有扁圓，卵圓，長圓等形，呈暗紫色，間或白色者。其蒂及花實，皆供藥用之。

「功效」其實氣味甘寒，無毒。治寒熱，五勞，溫疫，傳尸，血淋，血痢，下血，婦人陰挺。能消腫，散血，止痛，可醋磨敷之。其蒂能治腸風，下血，血痔，可燒灰服用。其花可治牙痛，金瘡。其根及枯莖葉，能治凍瘡，可煎湯洗之。

「學說」李時珍曰：茄種，宜於九月，熟時收取，洗淨，曝乾。至二月下種，移栽，株高二三尺。其葉大如掌，自夏至秋開紫花，五瓣相連五稜如縷，黃蕊，綠蒂，蒂包其茄，茄中有瓤，瓤中有子，子如脂麻。其茄有團如栝樓者，長四五寸者。有青茄，紫茄；白茄，亦名銀茄，更勝青者。諸茄，至老皆黃。

「別稱」又名落蘇，崑崙瓜，草鼈甲。

茅香 （禾本科）

「學名」Hierochloe borealis, R. et S.

「產地」多生於水濕之原野。

「基本」爲一種草本，葉短，夏月葉間生細花莖，長七八寸，莖上成穗，穗左右生小梗，於前端着短梗。花全體略呈三角狀，作黃綠色，而滑澤。其花及苗葉，供藥用之。

「功效」其花氣味苦溫，無毒。能溫胃，止嘔，治心腹冷痛。其苗葉能辟邪氣，令人身香，可煎湯浴之。

「學說」李時珍曰：茅香，凡有二，此是一種香茅也。其白茅香，別是南番一種香草。

「別稱」又名香麻。

茉莉 （素馨科亦作木犀科）

「學名」*Jasminum sambac*, Ait.

「基本」據李時珍云：末利，原出波斯，移植南海，今滇廣人栽蒔之。其性畏寒，不宜中土。弱莖，繁枝，綠葉團尖。初夏開小白花，重瓣，無蕊，秋盡乃止，不結實。有千葉者，紅色者，蔓生者，其花皆夜開，芬香可愛。女人穿爲首飾，或合面脂，亦可熏茶，或蒸取液以代薔薇水。

「成分」含有芳香性揮發油等。

「功效」其花氣味辛熱，無毒。能蒸油取液，作面脂，頭澤長髮。其根氣味辛熱，無毒。據汪機云：以酒水一寸服，則昏迷一日乃醒，二寸二日，三寸三日。凡跌損，骨節脫臼，接骨者，用此則不知痛也。

「別稱」又名柰花。

紅藍花 （菊科）

「學名」*Carthamus tinctorius*, L.

「產地」產於中國之西北各省，而園圃間多栽培之。

「基本」爲越年生草，莖高四五尺，葉狀如箭簇，邊緣有鋸齒。夏日開紅花，黃花，花冠呈管狀列，爲頭狀花序，可採其花，供藥用之。

「成分」含有紅色素 Carthamin，及黃色素 Saflorgelb 等。

「功效」爲通經藥，興奮藥，袪痰藥。對於月經閉止，與困難，及歇斯的里，（卽婦女藏躁及神經衰弱症。）和咳嗽等，皆能發效。

其花氣味辛溫，無毒。李時珍云：能活血，潤燥，止痛，散腫，通經，以爲婦科之要藥；而朱震亨云：多用破血，少用養血。又治產後血運，口噤，腹內惡血，不盡絞痛，胎死腹中。並酒煑服，亦主蠱毒。其子能治天行痘瘡，似有與花相同之功效。其苗能治遊腫，瘡疽不出，可生搗塗之。

「用量」一回○•二——一•○——二•○爲丸劑，粉劑，浸劑，煎劑等服用之。

「製劑」－紅藍花丁幾 Tinct. Carthamus. tinctorius 此即以紅藍花一•○，稀酒精一○•○，浸而製之。其功效相同，一回二十滴，乃至三十滴，爲水劑等服用之。

「學說」李時珍曰：紅花二月，八月，十二月，皆可以下種。雨後布子，如種麻法。初生嫩葉苗亦可食。其葉如小薊葉，至五月開花，如大薊花，而紅色。侵晨采花，搗爛，以水淘，用布袋絞去黃汁，又搗，以酸粟米泔清又淘，又絞袋去汁，以靑蒿覆一宿，晒乾，或捏成薄餅，陰乾，收之入藥。

「別稱」又名爲紅花，黃藍。

郁李 （薔薇科）

「學名」Prumus japonica, Thunb.

「產地」多栽培於庭園之中。

「基本」爲落葉灌木，高五六尺，葉爲箭鏃形，有鋸齒；嫩時，附有白毛。春月先葉，開花，五瓣，花淡紅色。夏月結實，爲核果，形小而圓，熟則紫赤色。其根及核仁，可供藥用之。

「功效」其核仁氣味酸平，無毒。治大腹水腫，面目四肢浮腫，能利小便，通水道，泄五臟膀胱急痛，消宿食，下氣，破血，潤燥。並治大腸氣滯，燥濕不通。更能和龍腦點眼，以療赤眼。其根氣味酸冷，無毒。治齲齒，去白蟲，療風蟲牙痛，可濃煎含嗽。又治小兒身熱，作湯浴之。

「用量」核仁用四•○——一○•○服之。

「採製」取仁，先以湯浸，去皮尖，用生蜜浸一宿，濾出，陰乾，研如膏狀，備用。

「別稱」又名鬱車下李，爵李，棠棣。

韭菜 （百合科）

「學名」Allium odorum. L.

「產地」多栽培於田園之間。

「基本」爲多年生草，春月其苗叢生，高至一尺，葉狹長而扁。秋月莖頂開小白花，成叢。根莖肥白，而嫩，可供藥用。

「成分」含有脂肪油，蛋白質，炭水化物等。

『功效』民間多用其地下莖，爲止吐血及衄血藥。

其根葉氣味微辛，酸溫而澀，無毒。能溫中下氣，補虛，益陽，調和臟腑，令人能食，止洩血濃。治腹中冷痛，胸膈噎氣，可搗汁服之。能止消渴，盜汗，吐血，衄血，唾血，尿血，婦人逆經，腸痔，脫肛。其子氣味辛而甘溫，無毒。主治夢中洩精，溺血，暖腰膝。治遺精，赤白帶下，小便頻數。

『禁忌』不可與蜜，及牛肉同食。

『學說』李時珍曰：韭叢生，豐本，長葉青翠，可以根分，可以子種。其性內生，不得外長，葉高三寸，便剪，剪忌日中，一歲不過五剪；收子者，只可一剪。八月開花，成叢，收取醃藏共饌，謂之長生韭，言剪而復生，久而不乏也。九月收子，其子黑色，而扁，須風處陰乾。

『別稱』又名草鍾乳，起陽草。

降眞香

『基本』據李珣云：生南海山中，及大秦國。其香似蘇方木，燒之初不甚香，得諸香和之，則特美；入藥，以番降，紫而潤者，爲良。又據李時珍云：今廣東，安南，暹邏，渤泥，琉球諸番，皆有之。朱輔山溪蠻叢話云：雞骨香，即降香，本出海南；今溪峒僻處所出者，似是而非，勁瘦不甚香。

『功效』其氣味辛溫，無毒。燒之，辟天行時氣，宅舍怪異。小兒帶之，辟邪惡氣。療折傷，金瘡。能止血，消腫，生肌。

『別稱』又名紫香，雞骨香。

香附 (莎草科)

『學名』*Cyperus rotundus*, L.

『產地』多生於原野或砂地之間。

『基本』爲多年生草，莖高尺許，葉似莎草而較闊，苞頗長，爲小穗狀花序，呈赤褐色，而具銳尖頭。其地下莖，即香附子，可供藥用之。

『成分』含有揮發油等之成分。

『功效』爲通經藥。

其根氣味甘辛微寒，無毒。能平肝，調氣，解鬱，和三焦，止諸痛。治多怒，腹痛，痞滿，積聚，霍亂吐瀉，腎氣，脚氣，吐血，便血，崩中，帶下，月經不調。療癧疽，瘡瘍。

「用量」四•〇——一〇•〇服用。

「禁忌」忌鐵。

「採製」去皮毛，炒黑用，或童便，酒，醋製，炒用。

香蒲 （香蒲科亦作天南星科）

「學名」Typha japonica, Miq.

「產地」多生於池沼之中。

「基本」爲多年生草，高五六尺，葉細長而尖，有平行脈。開花，單性，花序如燭狀，雌花在下，雄花在上，花蕊如金粉狀，卽蒲黃也。其根可採取之，而爲藥用。

「功效」其氣味甘平，無毒。能補中，益氣，和血脈，止消渴，去熱燥，利小便，明目，聰耳。能治五臟心下邪氣，口中爛臭；並治妊婦勞熱，煩躁，動胎，下血。

「學說」李時珍曰：蒲叢生水際，似莞而扁，有脊而柔，二三月苗，采其嫩根，瀹過作鮓，一宿便可食。

「別稱」又名甘蒲，醮石；花上黃粉名曰：蒲黃。

香蕈 （菌蕈科）

「學名」Cortinellus shiitake, Henn.

「產地」多寄生於柯樹，及櫧樹之枯木皮部。

「基本」爲一種寄生菌類之植物也。其菌絲體上，生笠與柄，卽爲子實體；笠之裏面，有許多襞積，於此襞積，著生芽胞。可採取其全體，而爲藥用。

「功效」其氣味甘平，無毒。能益氣，不飢，散風，破血，助痘疹之透發。

「用量」通常用一只，乃至四只。

「學說」汪穎曰：香蕈，生深山爛楓木上，小於菌而薄，黃黑色，味甚香美，最爲佳品。

香薷 （唇形科）

「學說」Elsholtria patrini Garcke.

「產地」多自生於山野路傍等處。

「基本」爲一種野生草，莖方，葉爲長卵形，有鋸齒。秋開白花，略帶紅紫色，叢集成穗，香氣頗烈。其梗及葉，皆供藥用之。

「功效」其梗與葉氣味辛而微溫，無毒。主治霍亂腹痛，止吐下，散水腫，去風熱，止鼻衄，下氣，除煩，療嘔逆，冷氣，能調中，溫胃，去口臭，治脚氣寒冷等。

「學說」李時珍曰：香薷，有野生，有家蒔，中州人三月種之，呼爲香菜，以充蔬品。

「別稱」又名香柔，香茸，香菜，蜜蜂草。

食鹽 Natrium chloratum.

「基本」爲綠化鈉，乃綠與鈉化合之物，常作塊狀，砂狀，色白，味鹹；以海水煮者，或由鑛內採得者。可取其純白者，爲藥用之。

「功效」爲變質藥，可用於肺出血等；但外用最廣。其氣味甘鹹而寒，無毒。治胃腸結熱，喘逆，傷寒，寒熱，胸中痰癖。能止心腹卒痛，殺鬼蠱，去邪氣，解毒，涼血，潤燥，止痛。治霍亂腹痛，一切時氣。

「用量」二·〇——八·〇服用。

食茱萸 （芸香科）

「學名」Zanthoxylum ailanthoides, S. et Z.

「產地」產於暖地之間。

「基本」爲落葉亞喬木，高丈餘，枝多刺，葉爲羽狀複葉，端尖，鋸齒甚細。夏開淡綠色細花，實圓而黃黑。

「成分」含有多量辣子油等。

「功效」其氣味辛苦大熱，無毒。能暖胃，溫中，燥濕，去水。治欬逆，中惡，心腹冷痛，冷痢，其功效與吳茱萸相同，亦應用於霍亂，中暑，傷食諸症。

「用量」一·五——四·五服用。

「採製」取實，去梗，浸於熱湯取出，剉炒備用。

「學說」李時珍曰：食茱萸，欓子，辣子一物也。高木，長葉，黃花，綠子，叢簇枝上，味辛而苦。土人八月采，搗濾取汁，入石灰攪成，名曰：艾油；亦曰：辣米油。

飛廉 （菊科）

「別稱」又名艾子，越椒，欓子，辣子。

「學名」Carduus crispus, L.

「產地」多自生於原野之間。

「基本」爲宿根草，形類似薊；惟莖上有翼狀之薄襞，與莖皆有刺，密生其上。六月間開小頭狀花，呈淡紅色。其根及花，供藥用之。

「功效」其根花氣味苦平，無毒。治骨節熱，脛重酸痛，頭眩頂重，皮間邪風，如蜂螫，針刺而起熱瘡，癰疽，濕痺。能益氣，明目，破留血，殺疳蟲，治小兒疳痢。

「採製」用根先刮去粗皮，杵細，以苦酒拌一宿，濾出，日乾，細杵，備用。

「別稱」又名漏盧，水禾，飛雉，伏兎，伏猪，天薺。

第十畫

原蠶

「基本」此爲一歲二化之蠶也。其糞(卽原蠶沙)，及雄原蠶蛾，皆有用爲藥者。

「功效」其雄原蠶蛾氣味鹹溫，而有小毒。能益精氣，强陽道，交接不倦，能澀精，止尿血，暖水臟。治暴風金瘡，凍瘡，湯火瘡。其糞氣味甘平而溫，無毒。燥熱，去風，除濕，治爛弦風眼，消渴，熱中，癥結，腸鳴，心痛，頭風，半身不遂，婦人閉經。

射干 (鳶尾科)

「學名」Belamcanda chinensis, Lem.

「產地」多自生於山野之中。

「基本」爲多年生草，高二三尺，葉狀如劍而闊，有平行脈。六月開花，紅黃色，瓣上有深紫色細點。結實成房，子黑色。又有一種二月開白花，瓣有黃點，名曰：白花射干。其根皆爲藥用之。

「功效」爲瀉下藥。

其氣味苦平，有毒。能瀉火，解毒，散血，消腫，開胃，利腸，鎭肝明目。治喉痺，咽痛，欬嗽，氣逆，胸熱胸滿，腹中邪氣，積氣，水蠱，二便不通，療胃癰，瘧母，癥瘕。

「用量」二•〇——五•〇服用。

「採製」採根，先以米泔水，浸一宿，濾出，然後以箽竹葉煑之，從午至亥，日乾用之。

「學說」李時珍曰：射干，卽今扁竹也。今人所種，多是紫花者，呼爲紫蝴蝶。其花三四月開，六出，大如萱花，結房大如拇指，頗似泡桐子，一房四隔，一隔十餘子，子大如胡椒，而色紫，極硬，咬之不破，七月始枯。

「別稱」又名烏扇，烏吹，烏蒲，鳳翼，鬼扇，扁竹，仙人掌，紫金牛，野萱花，草姜，黃遠。

夏枯草 (唇形科)

「學名」Prunella Vulgaris, L.

「產地」山野自生之草。

「基本」爲多年生草，莖方，高尺餘，葉作長卵形，端尖，莖葉皆有毛。夏初莖端開脣形花，列爲穗狀花序，色淡紫，或白。至夏後卽枯，故名也。其莖葉，入藥用之。

「功效」爲解熱藥。

其氣味苦辛而寒，無毒。主治寒熱，瘰癧，鼠瘻，頭瘡。破癥，散結。療脚氣腫，濕痺。

「用量」三・〇——五・〇服用。

「學說」李時珍曰：原野間，甚多，苗高一二尺許，其莖微方，葉對節生，似旋覆而長大，有細齒，背多白，故莖端作穗，長一二寸，穗中開淡紫小花，一穗有細子四粒。

「別稱」又名夕句，乃東，燕面，鐵色草。

徐長卿 （蘿藦科亦作白前科）

「學名」Pycnostelma Chinensis, Bge.

「產地」多生於林野之間。

「基本」爲一種草本，莖高二三尺，細而剛，葉線狀，披針形，全邊，對生。夏日自梢端，及葉腋抽枝，開花，形小，五片，呈淡黃綠色。其根，可供藥用之。

「功效」其氣味辛溫，無毒。能除鬼疰，百精，蠱毒，疫疾，惡氣，治溫瘧。

「學說」李時珍曰：鬼督郵，及己之亂杜衡，其功不同，苗亦不同也。徐長卿之亂鬼督郵，其苗不同，其功同也。杜衡之亂細辛，則根苗功用皆彷彿，乃彌近，而大亂也；不可不審。

「別稱」又名鬼督郵，別仙蹤。

拳參 （蓼科）

「學名」Polygonum bistorta, L.

「產地」多自生於山地中。

「基本」爲多年生草，夏月抽莖，高一二尺許，葉廣披針形，互生。開小花，而多，呈淡紅白色，爲穗狀花序。其根莖，供藥用之。

「成分」含有一種單寧酸，及澱粉等。

「功效」爲收斂藥，對於慢性痔疾，下痢，出血，消腫，淋疾等，皆可用之。

「用量」一回二・〇——六・〇服用。

「學說」蘇頌曰：生淄州田野，葉如羊蹄，根似海蝦，黑色；土人五月采之。

旃那 （荳科）

「學名」Cassia acutifolia, Del.

「產地」產於熱帶亞非利加等處。

「基本」爲灌木狀之植物，葉爲羽狀複葉，小葉長卵形，而尖。花五瓣，不甚整齊，黃色。果實爲莢，扁平。此植物之葉，供藥用之。

「成分」含有苦味質，加答爾精酸，黃色素，糖質等。

「功效」爲瀉下藥，凡可促腸排泄之諸病，除腸管發炎之外，皆可服用。

「用量」一日二•〇——五•〇爲浸劑，舐劑，粉劑等服用之。

「製劑」—旃那舍利別 Sirupus Sennae.

此即以旃那葉一〇•〇，單舍利別一〇〇•〇浸製而成。多加與其他下劑而用之。

殷孽

「基本」據蘇恭云：此即孔公孽根也。盤結如薑，故名：薑石；俗名：乃以孔公孽爲之，誤矣。

「功效」其氣味辛溫，無毒。主治爛傷，瘀血，洩痢，寒熱，鼠瘻，癥瘕，結氣，脚冷，筋痛，骨弱；並療痔瘻，能下乳汁。

「別稱」又名薑石。

烏木 （柿樹科）

「學名」Diospyros Peregrina, Gurke.

「產地」產於東印度，及馬來半島。

「基本」爲常綠喬木，高至二十尺餘，葉長橢圓形，平滑，互生。開花，呈淡黃色。果實球形，呈赤黃色。其木，可爲藥用。

「功效」其氣味甘鹹而平，無毒。能解毒，治霍亂吐痢，可取屑，研末，溫酒服之。

「學說」李時珍曰：烏木出海南，雲南，南番，葉似棕櫚；其木黑漆，體重，堅緻。

「別稱」又名烏文木。

烏芋 （莎草科）

「學名」Heleocharis phantoginea R. Br.

「產地」生於池沼；亦有栽種於水田者。

「基本」爲多年生草，莖高二三尺，管狀，色綠，花穗聚於莖端，頗似筆頭。地下之球莖，形圓，色黑，可食。浙人稱：地栗；兩廣稱：馬蹄古鳧茈，或烏芊，卽今荸薺也。其根可採取之，而供藥用。

「成分」含多量澱粉，及糖分等。

「功效」其氣味甘微滑寒，無毒。治消渴，痺熱，能溫中，益氣。下丹石，消風毒，除胸中實熱，可作粉食之。又能明耳目，消黃疸，開胃，下食，厚人腸胃，療五種膈氣，消宿食，飯後宜食之。治誤吞銅物，止血痢，下血，血崩，辟蠱毒。

「學說」李時珍曰：鳧茈，生淺水田中，其苗三四月出土，一莖直上，無枝葉，狀如龍鬚。肥田栽者，粗近葱補，高二三尺。其根白蒻，秋後結顆，大如山查栗子，而臍有聚毛，纍纍下生，入泥底。野生者，黑而小，食之多滓；種出者，紫大，而食之多毛。

「別稱」又名鳧茈，鳧茨，勃臍，黑三稜，芍，地栗。

烏韭 (水龍骨科)

「學名」Davallia tenuifolia, Sw.

「產地」生於山麓之向陽乾地間。

「基本」爲常綠草本，根莖堅硬，橫臥地下，自此生葉；葉柄堅硬，而滑澤，呈圓柱狀；葉身稍帶草質，較長於葉柄，全部爲橢圓狀，披針形，裂片少細，略呈四回羽狀，至生殖時期，則細裂片之末端，有一二細小子囊羣。可採取之，而供藥用。

「成分」含有地衣酸之成分。

「功效」其氣味甘寒，無毒。去皮膚往來寒熱，利小腸膀胱氣。療黃疸，金瘡。能補中，益氣，燒灰沐頭，長髮令黑；並治腰脚風冷。

「學說」李時珍曰：別錄主療之證，與垣衣相同；則其爲一類，通名烏韭，亦無害也；但石髮，與陟釐同名，則有水陸之性，稍有不同耳！

「別稱」又名石髮，石衣，石苔，石花，石馬騣。

烏梅

「基本」爲薔薇科梅樹 (Prunus Mume, S. et Z.) 未熟之實，剝去其核，入籠於稿火煤烟中薰乾者，爲藥用之。

「功效」民間有用於解熱，發汗，健胃，下痢等。其氣味酸澀而溫，無毒。能解熱，清毒，生津，止渴，殺蟲。治久嗽，瀉痢，反胃，骨蒸，勞熱。

「用量」三．〇——一〇．〇服用。

烏蛇

「基本」據李時珍云：烏蛇，有二種：一種劍脊細尾者，爲上；一種長大無劍脊，而尾稍粗者，名風稍蛇，亦可治風，而力不及。昔時有取其肉，而用之者。

「功效」其肉氣味甘平，無毒。主治諸風，頑痺，皮膚不仁，風瘙，癮疹，疥癬，熱毒，疥瘡。其功與白花蛇同，而性善，無毒也。

「用量」一•○——三•○服用。

「別稱」又名烏稍蛇，黑花蛇。

烏頭（毛茛科）

「學名」Aconitum Fischeri, Reich.

「產地」多生於山野之中。

「基本」爲多年生草，莖高二三尺，根多肉，略似烏頭狀，故名烏頭。葉互生，爲掌狀分裂，有光澤。秋時開花，紫碧色，或白色；其狀如帽。實小，而黑。其根可採取之，而供藥用。

「成分」含有 Japaconitin. $C_{66}H_{88}N_2O_{21}$ 之成分。

「功效」爲刺戟藥，可用於風痛，瘰癧，及癌腫等。

其氣味辛溫（或甘平），而有大毒，能通行十二經絡，無微不至，逐風寒，開腠理，回陽，退陰，溫中，補虛，袪邪，辟鬼，暖脾胃，堅筋骨。治三陰傷寒，三陽厥逆，寒瘧，瘴氣，中風，中寒，痰厥，頭痛，頭風，霍亂轉筋，風痺，拘攣，半身不遂，胃冷，嘔噦，噎膈，反胃，心腹冷痛，五臟沈寒，脫肛，癱痛，暴瀉，久痢，及婦女閉經，小兒慢驚；並療癰疽，疔瘡。

「用量」二•○——一○•○服用。

「製劑」1 烏頭丁幾 Tinctura Radix Aconitum Fischeri.

此即以烏頭根五•○浸於稀酒精五○•○中，而製成之。一日三回，二•○——六•○，爲風痛藥。

「禁忌」惡蜈蚣。畏防風，黑豆，甘草，人參，黃蓍。據李時珍曰：畏綠豆，烏韭，童溲，犀角。忌豉汁。

「學說」李時珍曰：處處有之，根苗花實，並與川烏頭相同；但此係野生，又無釀製之法。其根外黑，內白，皺而枯燥，爲異耳！然毒則甚。

「別稱」又名烏喙，草烏頭，土附子，奚毒，耿子，毒公，金鴉；苗名：茛，堇，獨白草，鴛鴦菊；汁煎名：射罔。

烏鴉

「學名」Corvus frugilegus.

「基本」爲烏鴉類，最喜結巢於平原樹上，以小木枝築之。孵卵時，鳴聲嘈雜，不堪聽聞。每至田間掏覓土內穀糧，或最小動物，而食之。口喙長而尖，具銳邊。足爪甲更銳而有力，故善於掏索泥土，緊握樹枝。其種別不一，大抵羽毛黑色，冬季每向南遷徙。昔時有取其心膽目肉等，而爲藥用之者。

「功效」其肉氣味酸澀而平，無毒。治瘦病，欬嗽，骨蒸，勞疾，臘月以瓦瓶，泥固，燒之存性，研末，每服一錢服用。又治小兒癇疾，及鬼魅，五勞，七傷，吐血。其心能治欬嗽，可炙熟食之。其膽點眼，可治風眼紅爛。其目呑之，能令人見諸魅。

「別稱」又名鵶烏，老鵶，楚烏。大嘴烏。

烏藥 （樟科）

「學名」Lindera Strychnifolia, Vill. (Dophnidium Strychnifolium, S. et Z.)

「產地」多產於江蘇，浙江之各田野。

「基本」爲常綠灌木，幹高八九尺，葉橢圓，端尖，質厚，有光，常下垂。夏初開淡黃綠色之小花，秋月結小圓實，生青，熟紫。其根似芍藥，外褐，內白，可入藥用之。

「功效」爲刺戟藥，可用於霍亂，中風等。

其氣味辛溫，無毒。治中惡，心腹疼痛，蠱毒，鬼氣，宿食不消，天行時疫，膀胱腎間冷氣，婦人血氣，小兒腹中諸蟲，霍亂，吐食，反胃，瀉痢。療癰癤，疥癘，解冷熱，理元氣，中氣，治脚氣，疝氣，氣厥，頭痛，腫脹，喘急，能止小便頻數，及白濁。

「用量」二•〇——六•〇服用。

「採製」取根，除去粗皮，稍焙用之，或生用。

「學說」李時珍曰：吳楚山中，極多，人以爲薪，根葉皆有香氣；但根不甚大，纔如芍藥爾！嫩者，肉白，老者，肉褐色。其子如冬青子，生青，熟紫，核殼極薄；其仁亦香，而苦。

烏臼木 （大戟科）

「別稱」又名旁其，矮樟。

「學名」Sapium sebiferum, Roxb.

「產地」原產於熱帶之亞細亞等處。

「基本」爲落葉喬木，高至二十尺許，葉廣卵形，而尖。夏月開花，花單性，形小，黃色。秋末實熟，大三分許，內藏三子。其種子之皮部，被以白粉。採其根白皮，供藥用之。

「成分」仁皮含有多量烏臼油等之成分。

「功效」爲利尿藥。

其根白皮氣味微苦而溫，有毒。主治暴水，癥結，積聚。療頭風，通大小便，解蛇毒及砒石毒。

「用量」一·五——四·五服用。

「製劑」1 烏臼油 Oleum Sapii, Sebiferi.

此即以烏臼仁皮部，而製出之脂肪油，可作烏髮藥，能使白髮，變爲黑髮。又可作爲腫毒，疥癬之塗布藥。

「學說」李時珍曰：南方平澤甚多，今江西人種植，采子蒸煮，取脂，澆燭貨之；子上皮脂，勝於仁也。

烏金紙

「基本」據云：浙江造紙處多有，兩面油黑如漆，光滑脆薄，不中書畫；惟市舖用以裹珍寶，及藥物等，作襯紙。

「功效」其紙能治下疳，用銅杓內炒末，加冰片少許塗之。

烏賊魚

「學名」*Sepia esculuta* Hoyle.

「產地」吾國福建，浙江，及江蘇南部之海灣，皆產生之。

「基本」體軀卵圓，而扁平。外套膜厚，肉鰭而狹，夾於體之兩側。甲如浮石，呈舟狀，先端現於胴外。體爲蒼白色，密散以紫褐色之斑點，外套腔中，有羽狀鰓二個，又近後端，有銀白色之小囊，內貯墨汁甚多，遇敵而排出，使水溷墨，以防之。可取其甲等，供藥用之。

「成分」甲含有燐酸石灰，炭酸石灰，膠質等。

「功效」甲爲止血藥。昔時內服，有用於吐血，便血，尿血，及月經過多等；而今僅有外用，爲一般皮膚切創等之止血藥，或爲磨齒牙粉料，或爲濕疹，糜爛之乾燥藥。

現因其含有燐酸，及炭酸之加爾叟謨；故有用於骨弱症，及胃酸過多等，而爲變質健胃藥。

其肉氣味酸平，無毒。能强志，益人，通氣。治婦人經閉。其甲氣味微鹹而溫，無毒。能止血，殺蟲，通血脈，去寒濕，治瘧疾，衄血，吐血，喉痺，目翳淚出，耳聾舌腫，可用末塗之。又治腸風，下痢，小便淋血，婦女崩中，赤白帶下，閉經，陰中腫痛。其血能治耳聾。

「用量」一回〇•五——二•〇爲粉劑，丸劑等服用之。或以其粉末，爲外用之止血藥，及乾燥性之撒布粉。

「製劑」1 强壯變質散 Pulvis Alterantia.

此即以烏魚骨一〇•〇，還元鐵〇•三，白糖五•〇，共研爲粉末，分作十包，一日三回，各服一包，爲骨質衰弱，及身體不健之效藥。

「禁忌」惡白芨，白斂，附子等。

「別稱」又名魚甲，俗稱海螵蛸，又稱烏魚骨等。

烏蘞莓 （葡萄科）

「學名」Cissum japonica, Willd.

「產地」多自生於山野中。

「基本」爲蔓生之雜草，莖有卷鬚，常纏絡於他物之上。葉爲掌狀複葉，每自五小葉成，互生。夏秋之間，開小花，呈黃綠色，爲聚繖花序。其根可採取之，爲藥用。

「功效」其氣味酸苦而寒，無毒。主治癰疽，癤腫，蟲蛇咬傷，可搗汁塗敷之。

「學說」李時珍曰：塍塹間甚多，其藤柔而有稜，一枝，一鬚，凡五葉；葉長而光，有疏齒，面靑，背淡。七八月結苞成簇，靑白色；花大如粟，黃色，四出。結實大如龍葵子，生靑，熟紫，內有細子。其根白色，大者，如指，長一二尺，搗之多涎滑。

「別稱」又名五葉莓，蘢草，拔，蘢葛，赤葛，五爪龍，赤潑藤。

烏華烏爾矢 （石南科）

「學名」Arctostaphyllos uva-urusi, spr.

「產地」產于北半球之各地。

「基本」爲常綠小灌木，莖匍匐，長至三尺餘，葉厚倒卵形，全邊；短狀花序，花冠壺狀，白色，或淡紅色。可採其葉，供藥用之。

「成分」含有鞣酸，及苦味質等。

「功效」爲利尿藥，對於腎臟炎，血尿，結石，膀胱加答兒，及水腫病，皆可服用。

「用量」一日數回，以其一〇•〇——一五•〇——三〇•〇爲煎劑服用。

浮石 Pumice

「基本」爲多孔狀之岩石也。形如海綿，由細玻璃絲，及玻璃膜合成；比水尤輕，故能浮於水面，有灰白色，及淺墨色等。

「成分」含有珪酸，礬土，石灰，苦土，養化鐵，及鉀，鈉等。

「功效」爲袪痰藥。其氣味鹹平，無毒。能止渴，治淋，可煮汁服之。又能清肺，下氣，止嗽，降火，除積塊，化老痰，消癭瘤，結核，疝氣。療瘡腫。

「用量」六．〇——一五．〇服用。

「採製」取石，洗淨，碾細用之。

「學說」李時珍曰：浮石，乃江海間細沙水沫凝聚，日久結成者，狀如水沫，及鍾乳石，有細孔，如蛀窠，白色，體虛而輕。今之皮作家，用磨皮垢，甚妙。

「別稱」又名海石，海浮石，水花。

海月

「基本」據李時珍云：劉恂嶺表錄云：海月，大如鏡，白色，正圓，常死海旁。其柱如搔頭尖，其甲美如玉。段成式雜俎云：玉珧形似蚌，長二三寸，廣五寸，上大，下小，殼中柱，炙食，味如牛。

「功效」其氣味甘辛而平，無毒。去消渴，下氣，能調中，利五臟，止小便，消腹中宿物。

「別稱」又名玉珧，江珧，馬頰，馬甲。

海芋 （天南星科）

「學名」*Alocasia macrorhiza*, Schott.

「基本」據李時珍云：海芋，生蜀中，今亦處處有之。春月生苗，高至四五尺許，大葉如芋葉，而有幹。夏秋之間，抽莖開花，如一瓣蓮花，碧色，花中有蕊，長作穗狀。

「功效」其味辛，而有大毒。治瘧疾，瘴氣，毒腫，風癩。

「別稱」又名觀音蓮，羞天草，天荷，隔河仙。

海松 （松杉科亦作松柏科）

「學名」*Pinus koraiensis*, S. et Z.

「產地」多產於寒帶之地。

「基本」爲常綠喬木，高至數十尺，葉長針狀，往往五葉相叢生。開花，單性，雌花與雄花同株。果實長卵形，約長六七寸，各鱗片間有二子，長五分許，可採取之，爲藥用。

「成分」含多量松子油等。

「功效」其氣味甘而小溫，無毒。能潤肺，治燥結，欬嗽。同柏子仁，治虛秘。逐風痺，寒氣。補不足，潤皮膚，肥五藏。並治諸風，骨節風，頭眩。去死肌，變白，散水氣。

「用量」四•〇——一〇•〇服用。

「學說」李時珍曰：海松子，出遼東，及雲南。其樹與中國松樹同；惟五葉一叢者，毬內結子，大如巴豆，而有三稜，一頭尖爾！久收，亦油。馬志謂：似小栗，殊失本體。中國松子，大如柏子，亦可入藥。

「別稱」又名新羅松子，海松子。

海根

「基本」據陳藏器云：生會稽海畔山谷，莖赤，葉似馬蓼，根似拔葜而小，胡人蒸而用之也。其根可採取之，而爲藥用。

「功效」其氣味苦而小溫，無毒。治霍亂，中惡，心腹痛，喉痺，蠱毒。瘰癧疽，惡腫，蛇咬毒傷，可用酒及水磨服，並敷之。

海紅 （薔薇科）

「學名」Pirus spectabilis, Ait.

「產地」庭園中多栽培之。

「基本」爲落葉喬木，高至十尺餘，葉長橢圓形，而尖，有鋸齒，帶紅色。春間開花，半紅，半白，結小圓實，較南天竹爲大。其子實，可供藥用。

「功效」其氣味酸甘而平，無毒。能治洩痢。

「學說」李時珍曰：飲饍正要：果類，有海紅，不知出處，此卽海棠梨之實也。狀如木瓜，而小，二月開紅花，實至八月乃熟。

「別稱」又名海棠梨。

海馬

「學名」Hippocampus carnatus, T. et. S.

「基本」此屬硬骨魚之總顋類，體長一二寸，至三四寸之小魚也。被甲板狀之堅鱗，口吻突出，自側面視之，頭略似馬，故名海馬。體褐色，或銀白色，腹部少粗，尾細而長，僅有脊鰭，與胸鰭，用脊鰭爲直立游泳，休息時，以尾端纏絡海藻，體仍直立。雌腹側有皮囊，容卵使孵化於其內。此動物，有取爲藥用者。

「功效」其氣味甘溫而平，無毒。主治婦人難產，帶之於身，甚驗。或臨時燒末，服用；並手握之，即易產。能暖水臟，壯陽道，消瘕塊，治疔瘡。

「學說」李時珍曰：按聖濟總錄云：海馬雌者，黃色；雄者青色。又徐表南方異物志云：海中有魚，狀如馬頭，其喙垂下，或黃，或黑，海人捕得，不以啖食，暴乾熇之，以備產患，即此也。

海桐

「別稱」又名水馬。

「產地」多產於福建之各地。

「基本」爲落葉喬木，枝幹皆有刺，葉圓大，稍似梧桐，甚繁密，春暮色深紅。其實如楓，又名刺桐。可採其木皮，供藥用之。

「功效」其氣味苦平，無毒。行經絡，袪風濕。治霍亂，中惡，赤白痢疾。除疳蟲，疥癬蟲。治牙齒蟲痛，可煎服及含嗽。又治腰脚不遂，血脈頑痺，腿膝疼痛，赤白瀉痢。去風，殺蟲；並可煎湯洗赤目。

「用量」四•○——八•○服用。

「學說」李時珍曰：海桐，皮有巨刺，如黿甲之刺；或云：即刺桐皮也。按稽含南方草木狀云：九眞有刺桐，布葉繁密，三月開花，赤色，照映。三五房凋，則三五復發。陳翥桐譜云：赤桐，生山谷中，文理細緊，而性喜折裂，體有巨刺，如欓樹，其實如楓。赬桐身青，葉圓大而長，高三四尺，便有成花朵，而繁，紅色如火，爲夏秋榮觀。

「別稱」又名刺桐。

海帶 Laminaria. （藻類）

「基本」本品爲褐色藻類，昆布屬，比昆布略小，而味劣。可採取之，而爲藥用。

「成分」含有沃度等之成分。

「功效」爲變質藥。其氣味鹹寒，無毒。能瀉熱，化痰，除風，下水。治水病，癭瘤，可以催生，治婦人諸病。

「用量」四•○——一二•○服用。

「學說」掌禹錫曰：海帶，出東海水中石上，似海藻而粗，柔韌而長。今登州人乾之，以束器物；醫家用以下水，勝於海藻，昆布。

海參

「基本」據閩小記云：閩中海參，色獨白類，撑以竹簽，大如掌，與膠州遼東所出，異味，亦淡劣。入藥，以產遼海者良，紅旗街出者，更勝於綠旗街。有刺者，名刺參。無刺者，名光參。入藥，用大而有刺者佳，一名海男子，有粳糯二種，而黑膩者，尤佳。人以腎爲海，此種生北海鹹水中，色又黑，以滋腎水，求其類也。

「功效」其氣味鹹寒，無毒。能降火，滋腎，通腸，潤燥，益精，塡髓，壯陽，療痿。

海蛤

「基本」據李時珍云：按沈存中筆談云：海蛤，卽海邊沙泥中得之，大者如棊子，小者如油麻粒，黃白色，或黃赤相雜，蓋非一類，乃諸蛤之殼，爲海水礱礪，日久光瑩，都無舊質。蛤類至多，不能分別其爲何蛤，故通謂之海蛤也。其蛤殼，可取之研爲粉末，而供藥用。

「功效」爲袪痰藥，有清肺，利尿之作用。其氣味苦鹹而平，無毒。能治欬逆，上氣，喘息，煩滿，胸痛，寒熱。療陰痿，除十二水滿，急痛，利膀胱大小腸。治水氣浮腫，項下癭瘤。療嘔逆，胸脇脹急，腰痛，五痔，婦人崩中，帶下。止消渴，潤五臟，淸熱，利濕，化痰，消積，除血痢，止搐搦。並治中風，癱瘓。

「用量」三・〇——一五・〇服用。

海葱 （百合科）

「學名」Scilla maritima, L.

「產地」生於海沿岸，及地中。

「基本」爲多年生草，高至三尺餘，葉披針形，有平行脈。花莖出自葉叢之中央，其上部着以小花，白色，爲總狀花序。其莖供藥用之。

「功效」爲利尿藥，可用於水腫病之利尿瀉水尤佳，故多伍用於他種利尿藥，而對於貧血性惡液質之水腫，可伍用於鐵劑，或規尼涅等，間有用於呼吸器官之疾病等。

「用量」一日數回，與以〇・〇三——〇・三爲浸劑，煎劑等服用之。

「製劑」1 海葱越幾斯 Extractum Scillae

此卽以海葱二〇•〇，浸於水七二五•〇中，使其製成稠厚越幾斯也。一日數回，與以〇•〇二——〇•〇五——〇•一，爲丸劑，合劑等。其極量：一日一•〇；一回〇•二服用之。

2 海葱丁幾 Tinctura Scillae

此卽以海葱一〇•〇，浸於稀酒精五〇•〇，而製成爲黃色之液。一日數回，用十滴(〇•五)，乃至二十滴(一•〇)，服用之。

3 海葱醋 Acetum Scillae

此卽以海葱五•〇，酒精五•〇，藥用醋酸九•〇，水三六•〇，冷浸而成，爲黃色酸性之液體。一日數回，用二十至六十滴，爲滴劑，合劑，及飽和劑服之。

4 海葱醋蜜 Oxymel Scillae

此卽以海葱醋一〇•〇，蜂蜜二〇•〇，混和而製成之。一日數回，與以二•五——六•〇用之。

海燕

『學名』Procellaria furcata, Gm.

『基本』此屬長翼類之海鳥，體似燕形，故名也。體呈蒼灰色，咀上面隆起，先端鉤曲，鼻爲管狀，尾呈叉狀，趾有蹼也。

『功效』其氣味鹹溫，無毒。凡陰雨時而發損痛者，可煮汁服，取汗，卽解；亦可入滋陽藥也。

『學說』李時珍云：海燕，出東海，大一寸，狀扁，面圓，背上青色，腹下白脆，似海螵蛸，有紋，如蕈菌。口在腹下，食細沙，口旁有五路正勾，卽其足也。臨海水土記云，陽遂足生海中，色青黑，腹白，有五足，不知頭尾，生時體軟，死卽乾脆，卽此物也。臨海異物志載：燕魚長五寸，陰雨則飛起丈餘，此或同名者也。

海獺

『學名』Enhydra lutris, Linn.

『產地』多產於太平洋之沿岸。

『基本』此屬食肉類之鼬鼠科，形似鼬鼠，而肥大。體長三尺餘，前肢殊小，指肥而短，爪亦短小；且隱於毛中，後肢大，向後方伸出，作鰭狀，趾間有蹼。陸上運動，極拙；而水中游泳，特巧。體毛柔軟，滑澤，如天鵝絨，故毛皮貴重。

「功效」其皮毛，可作風領；其肉，可羨食。

海蘊 （海藻科）

「學名」Mesogloia decipiens, Sur.

「基本」爲寄生於馬尾藻類之藻，枝多，細長，而柔滑，有取用爲藥者。

「成分」含有沃度等之成分。

「功效」其氣味鹹寒，無毒。治癭瘤，結氣在喉，能下水。

海藻

「學名」Gloiopelsis furcata, var. intricata, et Wr.

「基本」爲紅色藻類，呈樹枝狀，先端分岐，而成不規則之形狀。可採取之，而供藥用。

「成分」含有沃度等之成分。

「功效」爲變質藥，有解熱，袪痰，軟堅之效。

其氣味苦鹹而寒，無毒。能治癭瘤，結氣，頸下硬核，癰腫，癥瘕，堅氣，腹中上下雷鳴，可下十二水腫。療皮間積聚，暴潰，瘤氣，結熱。利小便，辟百邪，鬼魅。治氣急，心滿，疝氣，下墜，疼痛，卵腫。去腹中幽幽作聲。治脚氣，水氣，浮痛，宿食不消，五膈，痰壅。

「用量」四·〇——一〇·〇服用。

「學說」李時珍曰：海藻，諸地採取，亦作海菜。

「別稱」又名落首，海蘿。

海鰕

「基本」據陳藏器云：海中紅蝦，長一尺，鬚可爲簪。崔豹古今注云：遼海間有飛蟲，如蜻蛉，名緖紺。七月羣飛，闇天夷人食之，云鰕所化也。李時珍云：按段公路北戶錄云：海中大紅蝦，長二尺餘，頭可作杯，鬚可作簪杖。其肉可爲鱠，甚美。又劉恂嶺表錄云：海蝦，皮殼嫩紅色，前足有鉗者，色如朱，最大者，長七八寸，至一尺也。閩中有五色鰕，亦長尺餘，彼人兩兩乾之，謂之對鰕，以充上饌。

「功效」其氣味甘平，而有小毒。能治飛尸，蚘蟲，口中甘䘌，齲齒，頭瘡。去疥瘡，風瘙，身癢。

「別稱」又名紅鰕。

海蠃

「基本」據蘇頌云：海螺，卽流螺，厴曰甲香，生南海。今嶺外閩中近海州郡，及明州，皆有之；或只以台州，小者爲佳。其螺大如小拳，青黃色，長四五寸。

諸螺之中，此肉最厚，南人食之。南州異物志云：甲香，大者如甌，面前一邊直攙，長數寸，圍殼，岨峿有刺。其厴雜衆香燒之，益芳；獨燒，則臭。醫家稀用；惟合香者，用之。又有小甲香，狀若螺子，取其帶修合成也。海中螺類，絕有大者，硃螺，瑩潔如珠；鸚鵡螺，形如鸚鵡，頭並可作杯；梭尾螺，形如梭，今釋子所吹者，皆不入藥。

「功效」其肉氣味甘冷，無毒。治目痛，累年，或三四十年，生蠃，取汁，洗之，或入黃連末，在內取汁，點之。其厴氣味鹹平，無毒。治心腹滿痛，氣急。止痢，下淋，和氣，淸神。療腸風，痔瘻，瘻瘡，疥癬，頭瘡，饞瘡，甲疽，蛇蝎蜂螫。

「別稱」又名流螺，假豬螺；厴名：甲香。

海蠶

「基本」據李珣云：按南州記云：海蠶，生南海山石間，狀如蠶，大如拇指。其沙甚白，如玉粉狀，每有節，難得眞者。彼人以水搜葛粉，石灰，以梳齒印成，僞充之。縱服無益，反能損人，宜愼之。

「功效」其沙氣味鹹而大溫，無毒。治虛勞，冷氣，諸風不遂，久服，補虛羸，令人光澤，輕身。

海江荳

「基本」據李時珍云：樹高二三丈，葉似葜葉而圓。按宋祁益部方物圖云：紅豆，葉如冬青，而圓澤。春開花，白色，結莢枝間。其子累累而綴球，若大紅豆，而扁，皮紅，肉白，以似得名；蜀人用爲果飣。其豆可取之，爲藥用。

「功效」其氣味微寒，而有小毒。能治面黑，花癬，頭面遊風，可入面藥用之。

海金砂 （海金砂科亦作羊齒科）

「學名」*Lygodium japonicum*. Sw.

「產地」多自生於山野之中，吾國各省皆有之。

「基本」爲多年生隱花植物，莖細，纏絡於他物，質硬有光，葉爲羽狀複葉。夏日生子囊，子囊之一端，具彈性，環絡如帽狀，熟則黃褐色，散砂狀之細子，卽海金砂，可供藥用之。

「功效」爲利尿爲。

其氣味甘寒，無毒。能通利小腸，得巵子馬牙消，蓬沙。療傷寒，熱狂。治濕熱，腫滿，小便熱淋，膏淋，血淋，石淋，莖痛。又能解熱，去毒。

『用量』二•五——七•〇服用。

『學說』李時珍曰：江浙湖湘川陝皆有之，生山林下，莖細如線，引於竹木上，高尺許。其葉細如園荽葉，而甚薄，背面皆青，上多皺紋，皺紋處有沙子，狀如蒲黃粉，黃赤色，不開花，細根堅强。其花，及草，皆可入藥。

『別稱』又名竹園荽。

海豚魚

『學名』Prodelphinus longirastris, Grag.

『基本』此屬鯨類之有齒類，體長紡錘狀，口吻狀，上下顎均列生小圓錐形之齒；其數達五六十枚。外聽道甚小，耳殼缺。鼻孔內有一個瓣狀之附屬物，作新月狀。背面，及體側均暗色，腹部白，背高達七八寸，有脊鰭，前肢變爲鰭狀，後肢缺。尾水平，有半月形之尾鰭，體長一丈內外，游泳甚巧，捕食魚類，或頭足類，甲殼類等。其肉供食用；其皮供製靴用。由脂肪製出之油，供器械用。

『功效』其肉氣味鹹腥，味如水牛肉，無毒。能治飛尸，蠱毒，瘴瘧，作脯食之。其脂肪能治惡瘡，疥癬，痔瘻，可以殺疥蟲。

『別稱』生江中者，名：江豚，江豬，水豬。

海螵蛸 *Sepia aculeata.*

『基本』此卽烏賊魚之甲，存於體壁內之舟狀物。

『成分』含有燐酸及炭酸之石灰質等。

『功效』爲齒粉料，及止血藥；其他可參考烏賊魚條。

海鷂魚

『基本』據陳藏器云：生東海，形似鷂，有肉翅，能飛上石，頭齒如石版，尾有大毒，逢物以尾撥而食之，其尾刺人，甚者至死，候人尿處釘之，令人陰腫痛，拔去乃愈。海人被刺毒者，以魚扈竹，及海獺皮解之。又有鼠尾魚，地青魚，並出南海，總有肉翅，刺在尾中，食肉，去刺。李時珍云：海中頗多，江湖亦時有之，狀如盤，及荷葉，大者圍七八尺，無足，無鱗，背青，腹白，口在腹下，目在額上，尾長有節，螫人甚毒。皮色肉味俱同鮎魚，肉內皆骨，節節聯比，脆軟可食。

『功效』其肉氣味甘鹹而平，無毒。能治男子白濁，膏淋，玉莖澀痛。其菌無毒，主治瘴瘧，可燒黑，研末，酒服二錢七。其尾有毒，主治菌痛。

「別稱」又名邵陽魚，荷魚，石蠣。

消石 Natrium Nitrium.

「基本」此爲一種硝酸那篤僧謨，以食鹽，加硝酸製之，爲無色稜柱形之結晶，或粉末，可取之爲藥。

「成分」含有硝酸那篤僧謨等。

「功效」爲清涼利尿藥。

其氣味苦寒，無毒。去五臟積熱，胃脹，結飲，能推陳致新。除邪氣，療五臟諸經脈中之疾病，傷寒，腹中大熱。治煩滿，消渴。利小便，破積，散堅，治腹脹，破留血，下瘰癧。治伏暑，傷冷，霍亂吐痢，五種淋疾，女癆，赤眼，頭痛，牙痛，耳聾，口瘡，喉痺，咽塞，牙頷腫痛。

「用量」一〇•〇——三〇•〇服用。

「別稱」又名芒硝，苦硝，焰消，火硝，地霜，生消，北帝玄球。

栗 (殼斗科亦作菜荑科)

「學名」Castanea vulgaris. Lam. var. japonica, Dc.

「產地」多生於山野之陰處。

「基本」爲落葉喬木，幹高四五丈，葉如箭鏃。初夏開花，花小，單性。實有殼斗，甚大，刺如蝟毛，霜降後熟，外有硬殼，紫黑色，一苞內或單，或雙，或三四仁，爲淡黃色。其根皮花實，皆供藥用。

「功效」其實氣味鹹溫，無毒。能益氣，補腎，厚腸胃。生食，治腰脚不遂，筋骨斷碎，腫痛，瘀血。其殼氣味甘平而澀，無毒。治反胃，消渴。其花治瘰癧。其樹皮能治瘡腫，丹毒。其根治偏腎氣，可酒煎服之。

「學說」李時珍曰：按事類合璧云：栗木，高二三丈，苞生多刺，如蝟毛。每枝不下四五個苞，有青，黃，赤三色，中子或單，或雙，或三，或四。其殼生黃，熟紫，殼內有膜裹仁，九月霜降，乃熟。其苞自裂，而子墜者，乃可久藏。

栝樓 (葫蘆科)

「學名」Trichosanthes japonica, Rge.

「產地」多自生於山野之各地。

「基本」爲一種宿根攀登植物，其形狀略與王瓜相似，葉面光滑，缺刻稍深。夏月開花，白色，果實較王瓜爲大，熟時呈黃色。其根及子仁，皆供藥用之。

「成分」含有植物油，及白色澱粉等之成分。

「功效」爲祛痰藥。

其根氣味苦寒，無毒。能治消渴，身熱，煩滿，大熱。能補虛，安中，除腸胃中痼熱，面黃，唇乾，口燥，短氣，止小便，通月水。治熱狂，時疾，利小腸，消腫毒，乳癰，發背，痔瘻，瘡瘍，可以排膿，生肌，長肉，消撲損瘀血。其子仁氣味苦寒，無毒。潤肺，降火。治欬嗽，滌痰結，利咽喉，止消渴，利大腸，消癰腫，瘡毒。子炒可用補虛勞，去口乾，潤心肺，治吐血，腸風，瀉血，赤白痢。

「用量」二・〇——六・〇服用。

「禁忌」其仁忌鐵。

「學說」李時珍曰：其根直下，生年久者，長數尺，秋後掘者，結實有粉；夏月掘者，有莖無粉，不堪用。其實圓長，靑時如瓜，黃時如熟柿。山家小兒亦食之，內有扁子，大如絲瓜子，殼色褐，仁色綠。

「別稱」又名瓜蔞，天瓜，黃瓜，地樓，澤如；根名：白藥天花粉，瑞雪。

格注草

「基本」據蘇恭云：出齊魯山澤間，葉蔽。根紫色，若紫草根，一株有二十許。二月，八月采根；五月，六月采苗，日乾用。

「功效」其氣味辛苦而溫，並有大毒。主治蠱疰，諸毒，疼痛。

桂 （樟科）

「學名」Cinnamomum Cassia, Bl.

「產地」產於中國南部，及東印度。

「基本」爲常綠喬木，高至五十尺餘，葉廣披針形，有三條大脈，花小，黃色。其根皮枝葉等，皆供藥用。吾國通常用者，去其外面粗皮，名曰：肉桂；去其內外皮者，名曰：桂心；其頂生細枝，名曰：桂枝；其他皆以物質，而命名也。

「成分」含有桂皮油，樹脂，護謨，黏液質，糖質，單寧酸等。

「功效」爲強壯藥；又爲健脾胃，矯味，矯臭藥。

其枝心氣味苦辛，無毒。能補陽，活血，明目，益精，通九竅，利關節，暖腰膝，續筋骨。治一切風氣，五勞七傷，陽虛，失血，頭風，虛寒，心痛，腹痛，腹內冷氣，癖癥，婦女閉經，血崩不止。療癱疽，痃瘡，能生肌肉，消瘀血。殺三蟲，去蛇毒。其枝氣味辛甘而溫，無毒。能溫經，通脈發汗，解肌，止煩，去唾，利肺氣，調營衛。治傷寒自汗，傷風頭痛，中風自汗，表虛自汗，骨節攣痛，風痺，欬嗽，手足痛風，脇風。其根皮能治牙痛。其葉治頭風，去髮垢。

「用量」枝用二•〇——六•〇服之；枝心用〇•五——二•〇服之。

桂蠹蟲

「基本」據陳藏器云：此桂樹中蟲，辛美，可啖。又據李時珍云：大業拾遺錄云：隋時始安獻桂蠹四瓶，以蜜漬之，紫色，辛香，有味，啖之去痰飲之疾。

「功效」其氣味辛溫，無毒。去冷氣，除寒痰，癖飲，冷痛。其糞治獸骨哽，煎醋漱嚥之。

桃 (薔薇科)

「學名」Prunus Persica S. et Z var. vulgaris Maxim

「產地」產於中國之北方；而各國栽培亦甚廣。

「基本」爲落葉亞喬木，高丈餘，葉橢圓而長。春時開花，有紅，紫，白色。其果夏日熟，內有核，核中有仁，外面生青，熟帶紅色，形大，自寸許至二寸許。其核仁及花葉等，皆供藥用之。

「成分」其仁含有扁桃油類；其葉含有 Amygdalin $C_{10}H_{27}NO_{11}$ 單寧酸等。

「功效」其核仁氣味苦甘而平，無毒。能除瘀血，血閉，癥瘕，邪氣。殺三蟲，止欬逆，去上氣，消堅硬，除暴卒，通月水，止心腹痛。治血結，血秘，血燥。通潤大便，破畜血。治血滯，風痺，骨蒸，肝瘧，寒熱，鬼注，疼痛，產後血病。其桃毛氣味辛平，無毒。能破血閉，下血瘕，寒熱，積聚，無子，帶下，諸疾。療崩中，破癖氣，治惡鬼，邪氣。其花氣味苦平，無毒。殺疰惡，令人好顏，悅澤，除水氣，破石淋，利大小便，下三蟲，消腫滿，下惡氣。治心腹痛，及禿瘡，利宿水，痰飲，積滯。其葉氣味苦平，無毒。除尸蟲，出瘡中小蟲，治惡氣，小兒寒熱，療傷寒，時氣，風痺，無汗，治頭風，通大小便，止霍亂，腹痛。

「用量」仁用四•〇——一〇•〇服之。

「學說」李時珍曰：桃品甚多，易於栽種，且早結實。五年宜以刀割其皮，出其脂液，則多延數年。花有紅紫白千葉二色之殊。實有紅桃，緋桃，碧桃，緗桃，白桃，烏桃，金桃，銀桃，胭脂桃；皆以色名也。

桃花石

「基本」據蘇恭云：桃花石，出中州鍾山縣，似赤石脂；但舐之不着舌者是也。

「功效」其氣味甘溫，無毒。治大腸中冷，膿血痢。久服令人肥悅，能食。

桃金孃

（桃金孃科亦作安石榴科）

「學名」Rhodomyrtus tomentosa, Wight.

「產地」多產生於暖帶之各地。

「基本」爲常綠灌木，葉橢圓形，有三大脈，下面密生細毛，對生；其質甚厚。夏月枝梢葉腋出小梗，開花。常自一花，至三花，呈淡紅色。可採取其花子，供藥用之。

「功效」其花能行血；其子味甘，能養血，明目。

「學說」粵志：草花之以孃名者，有桃金孃，叢生野間，似梅，而末微銳，似桃，而色倍頳，中莖純紫，絲綴深黃如金粟，名桃金孃。八九月實熟，青紺若牛乳狀，產桂林，今廣州亦多有之。

桃寄生

「基本」此卽桃樹之寄生植物也；昔時有取其研爲粉末，如茶飲之，可治腹蟲之疼痛等。

「功效」其氣味辛苦，無毒。治小兒蠱毒，腹內堅痛，面目青黃，淋露，骨立，取二兩研末，如茶點用，每日四五服。

桃蠹蟲

「基本」據名醫別錄載：爲食桃樹蟲也。又陳藏器云：桃蠹，辟鬼，皆隨出而各有功也。昔時有取其蟲及糞，而爲藥用者。

「功效」其氣味辛溫，無毒。能殺鬼，去邪。久食，肥人，悅顏。其糞辟溫疫，令不相染，可研爲末，水服方寸。

桄榔子

（棕櫚科）

「學名」Arenga saccharifera. Labill.

「產地」多生於亞細亞之暖帶各地。

「基本」本植物形似椰子，高至四十尺許，葉羽狀複葉，自許多小葉而成；小葉細而長。花小，單性，爲肉穗花序。結子，狀如青珠，可供藥用。

「成分」含多量澱粉，及植物油等。

「功效」其子氣味苦平，無毒。能破宿血。其麪氣味甘平，無毒。可以作餅，炙食，腴美，令人不饑。補虛益氣。治腰脚無力。

「學說」李時珍曰：桄榔，二廣交蜀皆有之。按郭義恭廣志云：木大者，四五圍，高五六丈，拱直無旁枝，巔頂生葉數十，頗似棕葉。其木肌堅，斫入數寸，得粉，赤黃色，可食。

「別稱」木名：姑榔木，麪木，董棕，鐵木。

桐 （玄參科）

「學名」Paulownia tomentosa, H. Bn.

「產地」吾國栽培者，爲最廣。

「基本」爲落葉喬木，皮色粗白，高約三丈，葉圓，大如掌狀，分裂，有長柄。春暮開脣形花，色白，或紫，成大圓錐花序，蕚黃褐色。實爲兩房之蒴果，長寸餘，如棗狀。其木皮花葉，可供藥用之。

「成分」含有樹膠，及桐油等。

「功效」其木皮療五痔，殺三蟲，除五淋，沐髮去頭風，能生髮滋潤。治惡瘡，小兒丹毒，可以煎汁塗之。其花敷豬瘡；飼豬肥大三倍。其葉氣味苦寒，無毒。治惡蝕瘡，消腫毒，能生髮。

「學說」李時珍曰：陶注：桐有四種，以無子者，爲青桐，崗桐；有子者，爲青桐，白桐。寇注：言白桐，崗桐，皆無子。蘇注：以崗桐，爲油桐。

「別稱」又名白桐，黃桐，泡桐，椅桐，榮桐。

桑 （桑科）

「學名」Morus alba, L.

「產地」爲東部亞細亞之原產，生於山中，或栽培於園圃。

「基本」爲落葉喬木，葉呈卵形，具鋸齒，有分裂者，有不分裂者。雌雄花，皆成穗，呈淡黃綠色，單性，而小。果實長橢圓形，略與懸鈎子類之果實相似。其根皮葉實等，皆供藥用之。

「功效」其根白皮氣味甘寒，無毒。治傷中，五勞，六極，羸瘦，崩中，絕脈。補虛，益氣，去肺中水氣，唾血，熱渴，水腫，腹滿，臚脹。利水道，殺寸白蟲，可以縫金瘡。治肺喘，虛勞，客熱，頭痛，一切風氣，水氣。能調中，下氣，消痰，止渴，開胃，下食，殺腹臟蟲，止霍亂吐瀉。研汁治小兒天弔，驚癇，客忤。敷鵝口瘡，瀉肺，利大小腸，降氣，散血。其桑椹單食止消渴，利五臟，除關節痛，下氣，安魂，鎮神。擣汁飲，解中酒毒。釀酒服，利水氣，消腫。其葉氣味苦甘，寒有小毒。除寒熱，出汗，解蜈蚣毒，除脚氣，水腫，利大小腸。炙熟煎飲代茶，止渴，利五臟，通關節、下氣。治一切風熱，風痛，出汗，並撲損瘀血，塗蛇蟲傷，小兒吻瘡。煎汁服，止霍亂腹痛，吐下，亦可以乾葉煑之。熬膏服，去老風，及宿血，治勞熱，咳嗽，明目，長髮。其枝氣味苦平。主治徧體風癢，乾燥，水氣，脚氣，風氣，四肢拘攣，上氣，眼運，肺氣咳嗽，消食，利小便。療口乾，及癰疽，偏風。

「用量」其根白皮用四•〇——一〇•〇服之，爲祛痰解熱劑。其椹用量相同，爲清涼利尿劑。其枝用一〇•〇——三〇•〇服之。其葉用五•〇——一〇•〇服之。

「學說」李時珍曰：桑數種，有白桑者，葉大如掌而厚；雞桑，葉花而薄；子桑先椹，而後葉；山桑葉尖而長，以子種者，不若壓條而分者。桑生黃衣，謂之金桑，其木必將槁矣。

「別稱」子名：椹。

桑花

「基本」據日華本草云：生桑樹上白蘚，如地錢花樣，刀剖取，炒用；不是桑椹花也。

「功效」其氣味苦煖，無毒。能健脾，濇腸，止鼻衄，吐血，腸風，崩中，帶下，治熱欬。

「別稱」又名桑蘚，桑錢。

桑茸

「學名」Hirneola polytricha, Fr, Schroet.

「基本」爲菌類植物，寄生桑類之旁，則生子實體，茶褐色，膠質，耳狀，大二三寸；其外面有毛，如剪絨。

「功效」其氣味甘平，有毒。能益氣，利五臟，宣腸胃，治癖飲，腹痛。除積聚，排毒氣，止血衄，療腸風，瀉血。

桑鳸

「學名」Eophona personata. T. & S.

「基本」爲鳴禽類，頭部，尾部，及翼端，皆呈黑色；其他部，爲灰褐色，而咀，與足，又呈淡黃色。民間多畜其雛，以供作戲。昔時有割其肉，而醫病者。

「功效」其氣味甘溫，無毒。治肌肉虛羸，能益皮膚。

「別稱」又名竊脂，青雀，蠟嘴雀。

桑寄生

「基本」爲落葉小灌木，寄生於桑樹，葉長卵形，厚而有光，背紫有毛茸。夏開淡黃色小花，秋初結實，如小豆，黃綠色。吸取被寄生之養分，多致枯死。

「功效」爲强壯藥；多用於婦科之疾病。其氣味苦平，無毒。治腰痛，小兒背强，癰腫。能充肌膚，堅髮齒，助筋骨，益血脈。治懷姙漏血不止，令胎牢固。療金瘡，女子崩中，內傷不足，產後諸病。其實氣味甘平，無毒。能明目，輕身，通神。治胎動腹痛。

「用量」一．五——四．五服用。

「禁忌」忌火。

「學說」李時珍曰：桑寄生，高者二三尺，其葉圓而微尖，厚而柔，面青而光澤，背淡紫而有茸。

「別稱」又名寄屑，寓木，宛童。

桑螵蛸 Mantis-nest.

「基本」此爲螳螂之窠，形如舊紙之塊，體性極輕，長約寸許，爲黑褐色，可取之爲藥用。

「功效」爲强壯藥：可用於遺精，遺尿，及陰痿等。其氣味甘鹹，無毒。治虛損，陰痿，遺精，血濁，血閉，瘕疝，傷中，腰痛。通五淋，縮小便，療小兒夜尿。

「用量」一．五——三．○服用。

「禁忌」畏旋覆花；反戴椹。

桑蠹蟲

「基本」此卽食桑樹之蟲，亦常取其蟲及糞，而爲藥用之。

「功效」其氣味微甘，無毒。治暴痛，金瘡，肉生不足，胸下堅滿，障翳，瘀腫；並治小兒乳霍，驚風，口瘡風，疳風，婦人崩中，漏下，墮胎，下血，產後下痢。其糞主治腸風，下血，婦人崩中，產痢，小兒驚風，胎癬，咽喉骨哽。

「別稱」又名桑螞。

桔梗　（桔梗科）

「學名」Platycodon grandiflorus, Dc.

「產地」多自生於山野之間。

「基本」爲多年生草，高尺餘，葉橢圓形，有細鋸齒。秋初開花，五瓣，頗大，色紫，或白。根如牛蒡，可採取之，而供藥用。

「成分」似含有撒波寧等之成分。

「功效」爲祛痰藥。其氣味辛而微溫，並有小毒。治胸脇刺痛，腹滿遊鳴。能利腸胃，補血氣，除寒熱，風痺，溫中，消穀。療喉咽痛，下蠱毒。治下痢，破血，積氣。消聚痰涎，去肺熱，止嗽逆，除腹中冷痛，中惡。治小兒驚癇，霍亂轉筋，心腹脹痛。補勞，養氣，除邪，辟溫，破癥瘕，療肺癰，養血，排膿，止內漏，去喉痺，利竅，除肺部風熱，清利頭目，去胸膈滯氣，除鼻塞，止寒嘔。療口舌生瘡，赤目腫痛。

「用量」二•〇——六•〇服用。

「製劑」1 桔梗丁幾 Tinctura Platycodon grandiflorus 此卽以桔梗五•〇，浸於稀酒精二〇•〇中，而製成一種液體。一日數回，與以二•〇——四•〇服用，爲祛痰藥。

「學說」蘇頌曰：今處處有之，根如指大，黃白色。春生苗，莖高尺餘，葉似杏葉而長，隋四葉相對而生。嫩時，亦可煮食。

「別稱」又名白藥，梗草，薺苨。

狼

「學名」Canis lupus, L.

「產地」多棲息於亞細亞之北部，歐羅巴，北美等地。

「基本」此屬食肉類之犬科，其形似狐，毛黃灰色；又雜生黑色毛。頰有小白斑，尾常下垂，爲最猛惡之野獸也。迫於飢餓，則食同類，或及於人畜。其種類最多，因地而異。昔時有割其肉等，而供藥者。

「功效」其肉氣味鹹熱，無毒。補五臟，厚腸胃，塡骨髓。腹有冷積者，宜食之。其皮暖人，辟邪，去風，止痛。其喉靨治噎病，用乾末，服半錢，入飯內食之。其牙佩之，辟邪惡氣。刮末水服，治犬傷。燒灰，水服方寸，治食牛中毒。其屎治瘰癧，燒灰，油調。又治骨硬不下，燒灰水服之。其屎中骨。治小兒夜啼，燒灰水服。其尾繫馬胸前，辟邪氣，令馬不驚。

「別稱」又名毛狗。

狼牙 (薔薇科)

「學名」Potentilla Cryptotaeniae, Maxim.

「產地」多自生於山野之川谷。

「基本」爲多年生草，莖頗長，質硬而直立，上部之葉，每葉皆有三小葉。開花，黃色，花序由數花而成；花後結乾果。其根可採取之，以供藥用。

「功效」其氣味苦寒，有毒。去邪氣，熱氣，疥癬，惡瘡，瘍腫，痔疾。治浮風，瘙癢，可煎汁洗惡瘡。殺腹臟諸蟲，寸白蟲，止赤白痢，可以煎服。

「學說」李時珍曰：狼牙，生淮南山谷及冤句，八月采根，暴乾。中濕腐爛，生衣者，殺人。吳普曰：葉青，根黃赤，六七月花，八月實黑，正月，八月采根。

「別稱」又名牙子，狼齒，狼子，犬牙，抱牙，支蘭。

狼毒

「基本」爲一種野生植物，葉爲卵形，葉莖有毛。其根可採取之，而供藥用。

「功效」其氣味辛平，而有大毒。止欬逆，上氣，破積聚。治飲食寒熱，水氣，惡瘡，鼠瘻。除胸下積癖，治痰飲，癥瘕。合野葛納耳中，治耳聾。

「學說」李時珍曰：狼毒，出秦晉地。今人往往以草䕡茹，爲之誤矣。

狼把草 (菊科)

「學名」Bidens tripartita, L.

「產地」生於水田，及濕地之間；但以閩省爲最多產。

「基本」爲一年生草，高至二三尺，下部之葉，三五分裂，有鋸齒；上部之葉，廣披針形，亦有粗鋸齒。開黃色花，花冠筒狀，爲頭狀花序。採其莖葉，供藥用之。

「成分」含有揮發油，蠟質，樹脂，單寧酸，黏液質，苦味質等。

「功效」民間有用於肺癆病者：能止盜汗，及出血；但亦有用爲健胃藥，及利尿藥等。

其氣味苦平，無毒。治赤白久痢，小兒大腹，痞滿，丹毒，寒熱，可取根莖煮汁服之。又治男子血痢，積年疳痢，可染鬚髮，瘰經久疥癬，凡天陰即癢搔而出黃水者，搗末摻之。

「用量」一回五•〇——一〇•〇——一五•〇為煎劑服用之。

「製劑」1 狼把草舐劑 Electuarium Bidens tripartita.

此即以狼把草莖葉，搗為細末，和蜂蜜製成硬羔。每回服用一方寸，專治男子慢性便血等。

「採製」五月，六月，七月採取全草，陰乾，而備用之。

「學說」李時珍曰：此即陳藏器本草拾遺，所載之郎耶草也。閩人呼爺為狼罷，則狼把當作郎罷乃通。又方士言：此草即鼠尾草，功用亦近之，但無的據耳。

「別稱」又名郎耶草。

狼尾草

「基本」據李時珍云：狼尾，莖葉穗粒，並如粟，而穗色紫黃，有毛，荒年亦可采食之。許慎說文云：禾粟之穗，生而不成者，謂之董蓈；其秀而不實者，名狗尾草。

「功效」其氣味甘平，無毒。能補中，益氣，作飯食，令人不飢。

「別稱」又名稂，狼茅，孟，宿田翁，守田。

砭石

「基本」據李時珍云：按東山經云；高氏之山，鳧麗之山，皆多鐵石。郭璞註云：可為砭鍼；素問異法方且論云：東方之域，魚鹽之地，海濱傍水，其病為瘡瘍，其治宜砭石，亦從東方來。王冰注云：砭石如玉，可以為鐵，蓋古者以石為鍼；季世以鐵代石，今人又以瓷鍼刺病，亦砭之遺意也。

「功效」其石能刺百病，癰疽。

「別稱」又名鍼石。

神麴

「基本」此於盛夏時，以小麥，赤小豆，杏仁等，各研為粉末，和入青蒿蒼耳等汁，製成磚塊，俟生黴後，曬乾之，而為藥用。

「功效」其氣味甘辛而溫，無毒。能行氣，去濕，化水穀，宿食，癥結，積滯，健脾，暖胃，治赤白痢疾，能消食，下氣，除痰逆，止霍亂泄痢，脹滿諸病。凡閃挫腰痛者，煅過，淬酒，溫服，有效。婦人產後欲回乳者，炒研，酒服二錢，日二即止，甚驗。

「用量」一〇•〇——一五•〇服用。

「學說」李時珍曰：昔人用麴，多是造酒之麴，後醫乃造神麴，專以供藥，力更勝之，蓋取諸神聚會之日造之，故得神名。

秧雞

「學名」Rallus aquaticus, indicus, Blyth.

「基本」此屬涉禽類，全身淡褐色，散有黑斑。眼上及喉部白色，後腹部有黑白之橫紋，嘴趾均長。張翼疾走頗巧，而飛力較弱，鳴聲卽叩戶然。

「功效」其肉氣味苦溫，無毒。能治蟻瘻。

「學說」李時珍曰：秧雞，大如小雞，白頰，長嘴，短尾，背有白斑，多居田澤畔。夏至後，夜鳴達旦，秋後卽止。一種鸐雞，亦秧雞之類也。大如雞，而長脚，紅冠。雄者大而色褐，雌者稍小，而色斑。秋月卽無，其聲甚大，人並食之。

秦皮 (木犀科)

「學名」Fraxinus Bungeana, Dc. var. pubinervis, Wg.

「基本」爲落葉喬木，高二丈餘，枝幹皆青，葉爲羽狀複葉，長橢圓形，或卵形，對生，有鋸齒。初夏開細花，四瓣，色淡綠。其皮可採取之，而供藥用。

「功效」爲解熱藥：有消除目赤之效。其皮氣味苦而微寒，無毒。能去風寒，濕痺，除熱，目中青翳，白膜。療男子少精，婦人帶下，小兒急癇，身熱。能明目，去目赤腫痛，風淚不止。治熱痢，下焦虛熱。同葉煮湯，能洗蛇咬，並研末敷之。

「用量」二•〇——五•〇服用。

「製劑」1 秦皮丁幾 Tinctura Fraxinus Bungeana.

此卽以秦皮五•〇浸於稀酒精五〇•〇中，經五日後而濾過之，製成一種液體。一日三回，與以二•〇——四•〇服用，爲解熱藥。

「禁忌」忌火。

「學說」名醫別錄曰：秦皮生廬江川谷，及冤句水邊，二月，八月採皮，陰乾。蘇頌曰：今陝西亦有之。其木大都似檀，枝幹皆青綠色。

「別稱」又名梣皮，㮯木，石檀，盆桂，苦樹，苦櫪。

秦艽

「基本」產於甘肅之涇川，陝西之鄜縣者，爲良，故名。莖高五六寸，葉闊而長。夏開紫花，根黃，長尺許，入藥用之。

「功效」爲解熱藥。

其氣味苦平，無毒。去寒熱，邪氣，寒濕，風痺，四肢節痛，下小水。療諸風，全身攣急，傳尸，骨蒸。治疳疾，時氣；利大小便。療酒黃，黃疸，解酒毒，去頭風。除陽明風濕，及手足不遂，口噤，牙痛，口瘡，腸風，瀉血。能養血，榮筋。泄熱，益膽。又治胃熱，虛勞，發熱。

「用量」四．〇——八．〇服用。

「禁忌」畏牛乳。

「學說」名醫別錄曰：秦艽，生飛鳥山谷，二月，八月采根，暴乾。蘇頌曰：今河陝州郡多有之，其根土黃色，而相交糾，長一尺以來，粗細不等，幹高五六寸，葉婆娑，莖梗俱青色，如萵苣葉。六月中開花，紫色，似葛花；當月結子，每於春秋采根，陰乾。

「別稱」又名秦糺，秦瓜。

秦椒 （芸香科）

「學名」Zanthoxylum piperitum, Dc.

「產地」生於山野之中，或栽培於園圃之間。

「基本」爲落葉灌木，莖高十尺許，葉爲一回羽狀複葉，自許多小葉而成，互生；葉柄之傍，有二刺。夏月開花，單性。結成乾果，圓形，赤色，熟則裂開，現出黑色之種子。吾國除去果殼之內皮，即爲藥用之椒紅。

「成分」含有揮發油，脂肪油，及 Zanthoxylile $C_{10}H_{12}O_4$ 之成分。

「功效」爲解熱殺蟲藥。

其氣味辛溫，有毒。能除風邪氣，可以溫中，去寒痺，堅齒髮，明目，療喉痺，止吐逆，疝瘕，去老血，產後餘疾，腹痛，出汗，利五臟，去上氣，欬嗽，久風濕痺。惡風遍身四肢，口齒腫脹搖動，女人月閉不通，產後惡血，多年老痢，療腹中冷痛，生毛髮，滅瘢痕，能下腫，去濕氣。

「用量」一．〇——三．〇服用。

「禁忌」惡苦蔞，防葵。畏雌黃。

「學說」李時珍曰：秦椒，花椒也。始產於秦，今處處可種，最易蕃衍。其葉對生，尖而有刺，四月生細花，五月結實，生青，熟紅，大於蜀椒；其目，亦不及蜀椒目光黑也。

「別稱」又名大椒，花椒，山椒。

秦龜

「基本」爲 Chelonia 之一種，其甲殼等，可爲藥用之。

「功效」其甲氣味辛溫，無毒。能除濕痺，治身重，四肢關節不可動搖，頑風，冷痺，關節氣壅，婦人赤白帶下。破積癥，補心血，療鼠瘻。其頭陰乾，炙研服之，令人長遠，入山不迷。

「別稱」又名山龜。

秦荻藜

「基本」據蘇恭云：秦荻藜，生下濕地，所在有之，人所啖者。按此物於生菜中，最爲香美。

「功效」其氣味辛溫，無毒。治心腹冷脹，下氣，消食，破氣，甚良。又研末，和酒服，療心痛，塞滿。其子治腫毒，擣末，和醋封之，一日三易。

秫米 （禾本科）

「學名」Panicum itaticum, L. var. glutinosa.

「產地」田園中多栽培之。

「基本」爲穀類植物，莖高丈許，莖狹而長。結實成穗，有紅白二種，可取爲藥用。

「成分」含有蛋白質，澱粉，多量麥芽糖等。

「功效」爲滋養藥，有催眠之效。其氣味甘而微寒，無毒。去寒熱，利大腸，療漆瘡，治筋骨攣急，殺瘡疥，毒熱，毒腫，可生搗，和雞子白敷之。又治犬咬，凍痛，肺瘧，及陽盛陰虛，夜不得眠，或食鵝鴨成癥，妊娠下黃汁。

「用量」六·〇——一〇·〇服用。

「學說」李時珍曰：秫卽粱米，粟米之黏者，有赤，白，黃三色，皆可釀酒，熬糖，作糍糕食之。

「別稱」又名衆，糯秫，糯粟，黃糯。

眞珠 Magacitae.

「基本」爲蚌殼內所生之物，其始因有砂粒等物，竄入蚌體，其刺戟常以膜緣摩擦，消除其圭角，其所分泌之眞珠質，卽附加於物體之面，久之，圭角消平，物體漸大，光潤滑澤，遂成眞珠。吾國常爲藥，而用之。

「成分」含有炭酸鈣 $CaCO_3$ 之成分。

「功效」其氣味鹹甘而寒，無毒。能鎮心；點目，去膚翳障膜；塗面，令人潤澤好顏；塗手足，去皮膚逆臚；綿裹塞耳，治耳聾。合知母，療煩熱，消渴。合左纏根，治小兒豆瘡入眼。除小兒驚熱，安魂魄，止遺精，白濁，解痘疔毒，治難產，下死胎胞衣。

「用量」○·一——○·三服用。

「學說」李珣曰：眞珠，出南海石决明產也。蜀中西路女瓜出者，是蚌蛤產，光白甚好；但不及舶上者，采耀欲穿，須得金剛鑽也。蘇頌曰：今出廉州，北海亦有之，生於珠牡，亦曰：珠母蚌類也。按嶺表錄異云：廉州邊海中，有洲島，島上有大池，謂之珠池，每歲刺史親監珠戶入池，採老蚌，剖取珠，以充貢。池雖在海上，而人疑其底與海通，池水乃淡，不可測也。土人採小蚌肉，作脯食，亦往往得細珠，如米，乃知此池之蚌，大小皆有珠也。

「別稱」又名珍珠，蚌珠。

益智　（無患子科）

「學名」Nephelium Longana, Camb.

「產地」原產馬來拔爾地方。

「基本」爲常綠喬木，莖高十五尺許，葉爲羽狀複葉，無尖端。花冠五瓣，萼之裂片，排列如覆瓦樣。雄蕊，比花瓣多，雌蕊，一枚。結爲蒴果，而橢圓形，或卵圓形，頂端載小嘴，外部呈暗灰色，現多數之縱脈，其內部藏多角性之多數種子，氣味類於沒藥，不佳快而苦，可爲藥用之。

「功效」爲强壯藥：能治排尿頻數，遺精，遺尿等；又止神經性心悸亢進，及腹痛等。

其氣味辛溫，無毒。治遺精，虛漏，小便餘瀝，能益氣，安神，補不足，利三焦，調諸氣。，凡夜多小便者，取二十四枚，碎之與鹽同煎，服用。治客寒，犯胃，多唾。益脾胃，理元氣，補腎虛，止滑瀝。治冷氣腹痛，心氣不足，夢洩，赤濁，吐血，血崩諸證。

「用量」一·○——三·○服用。

「採製」取實去皮，留仁，炒用。

「學說」李時珍曰：按稽含南方草木狀云：益智，二月連着，五六月熟，其子如筆頭，而兩頭尖，長七八分，雜五味中，飲酒芬芳。

蚊母鳥

「學名」Caprimulgus jolaka, T. et S.

「基本」爲鳴禽類中之吽禽也。體暗褐色，有細斑紋，嘴廣闊，略呈三角狀。口裂亦甚寬，且有鬚髯。飛翔時，能捕蚊。其翼大，足小，行步甚難。

「功效」據本草拾遺云：其翅羽，能辟蚊。

「學說」陳藏器曰：此鳥大如鷄，黑色，生南方池澤茹藘中，江東亦多。其聲如人嘔吐，每吐出蚊一二升。夫蛟乃惡水中蟲，羽化所生；而江東有蚊母鳥，塞北有蚊母樹，嶺南有蚊母草，此三物異類而同功也。

「別稱」又名吐蚊鳥，鷏。

蚌

「學名」Antodonta japonica, Marts.

「產地」多產於池沼等之淺泥中。

「基本」此屬同柱類，介殼橢圓形，殼頂甚高。於前後張以耳，外面黑色蝶鉸無齒，惟後方有側齒一枚，內刃頗强。其肉及殼粉，皆供藥用之。

「成分」含有炭酸石灰，燐酸石灰等之成分。

「功效」其肉氣味甘鹹而冷，無毒。能止渴，除熱，解酒毒，去眼赤，明目，除濕。治婦人勞損下血，煩悶，熱毒，血崩，帶下，痔瘻。用黃連末，納入取汁，點赤眼，眼暗。其蚌粉氣味鹹寒，無毒。治諸疳，瀉痢，幷嘔逆；又可用醋調塗癰腫。其爛殼粉，治反胃，心胸痰飲，可用米汁飲服。又能燥濕，化痰，消積。止白濁，帶下，痢疾。除濕腫，水嗽，明目。擦陰瘡，濕瘡，痱瘙。

蚖

「基本」爲蝮（Trigonocephalus blomhoffii, Boie.）之一類也。

「功效」據名醫別錄云：可能療痺，內漏。李時珍云：能治破傷，中風，大風，惡瘡。

蚤休

「基本」據李時珍云：重樓金線，處處有之，生于深山陰濕之地。一莖獨上，莖當葉心，葉綠色，似芍藥，凡二三層，每一層七葉；莖頭夏月開花，一花七瓣，有金線蕊，長三四寸。王屋山產者，至五七層，根如鬼臼蒼朮狀，外紫，中白，有黏糯二種。

「功效」其根氣味苦而微寒，有毒。治驚癇，搖頭，弄舌，熱氣在腹，癲疾，癰瘡。除蝕，下三蟲，去蛇毒。

生食能利水。治胎風，手足搐攣，吐泄，瘰癧。去瘧疾，寒熱。

「**用量**」〇．三——一．五服用。

「**別稱**」又名蚩休，螯休，，紫河車，重臺，重樓金線，三層草，七葉一枝花，草甘遂，白甘遂。

茗　（山茶科亦作厚皮香科）

「**學名**」Thea Sinensis, L. (種生者) Thea Dinensis, L. var. macrophylla, Sieb (野生者)

「**產地**」中國，日本，以及東印度，皆栽培之。

「**基本**」爲常綠灌木，高六尺餘，葉長橢圓形，有鋸齒。秋末，葉間開花，色白，五瓣，雄蕊甚多。果實扁圓三角形，熟則烈開，散出種子三粒。春季採嫩葉，可爲藥用之。

「**成分**」含有咖啡鹼 Caffeinum $C_8H_{10}N_4O_2+H_2O$ 及茶素 (Thein) 單寧 (Tannin) 芳香油，蛋白質，及灰分等。

「**功效**」爲興奮藥，及利尿藥：可用於阿片等之中毒。其葉氣味苦甘，微寒，無毒。治瘻瘡，利小便，去痰熱，止煩渴．令人少睡，有悅志，能下氣，消食，破熱氣，除瘴氣，利大小腸，清頭目。治中風，傷暑，泄痢，可和醋煎服，甚效。頭痛者，和川芎，葱白煎服。其子氣味苦寒，有毒。治喘急，咳嗽，去痰垢。擣仁，洗衣，除油膩。

「**禁忌**」據李時珍曰：服威靈仙，土茯苓者，忌飲茶。

「**學說**」李時珍曰：茶有野生，種生者，用子，其子大如指頂，正圓，黑色。其仁入口，初甘，後苦，最戟人喉；而閩人以榨油，食用。二月下種，一坎須百顆，乃生一株，蓋空殼者多，故也。畏水，與日，最宜坡地，蔭處。清明前采者，上；穀雨前者，次之；此後皆老茗爾！

「**別稱**」又名苦檪，檟，蔎，荈。

荔枝　（無患樹科）

「**學名**」Nephelium Litchi Camb.

「**產地**」閩粵四川之田野間，多栽植之。

「**基本**」爲常綠喬木，其形似龍眼，而較大，幹高十五尺，葉爲羽狀複葉，小葉有尖，頭有透明之小點，開花無花瓣，萼之裂片，排列如鏵合樣。其實及其核殼等，皆供藥用之。

「功效」其實氣味甘平，無毒。能止煩渴，去頭重，心躁，背膊勞悶。可以通神，益智，健氣。治瘰癧，瘤贅，赤腫，疔腫，小兒痘瘡。其核氣味甘溫而澀，無毒。治心痛，小腸氣痛，可以一枝煨存性，研末，新酒調服。又治癲疝氣痛，婦人血氣刺痛。其殼治痘瘡出不爽快，可煎湯飲之。其花及皮根治喉痺腫痛，用水煮汁，細細含嚥，取瘥而止。

「用量」核用四•○——一○•○服之。

「學說」李時珍曰：荔枝，乃炎方之果，性最畏寒，易種，而根浮。其木甚耐久，而經數百年後，猶結實者。其實生時肉白，乾時肉紅，日曬，火烘，鹵浸，蜜煎，皆可。

「別稱」又名離枝，丹荔。

茯苓 （菌類）

「學名」Pachyma cocos, Fr.

「產地」多生於山野之松林間。

「基本」為菌類之一種，其狀似塊，大如拳形，皮黑而皺，肉白微赤；其包根而質鬆者，別為茯神，皆供藥用之。

「成分」含有皮克聖之成分。

「功效」為利尿藥：可用於水腫，脚氣病等。

其氣味甘平，無毒。治胸脇逆氣，憂恚，驚邪，恐悸，心下結痛，寒熱，煩滿，欬逆，口焦，舌乾。利小便，止消渴，安魂，養神。去大腹淋瀝，膈中痰水，水腫，淋結。開胸腑，調臟氣，伐腎邪，益神氣，開胃，止嘔。治肺痿，痰壅，心腹脹滿，小兒驚癇，女人熱淋。補五勞七傷，開心，益志，强健忘，煖腰膝，安胎，除濕，益燥，和中，益氣，逐水，煖脾，生津，導氣，平火，止泄，除虛熱，開腠理，瀉膀胱，益脾胃，治腎積，奔豚。其茯神氣味甘平，無毒。能辟邪氣，療風眩，風虛，五勞，口乾。止驚悸，能開心，益智，安魂魄，養精神，補勞乏，治心下急痛，堅滿，人虛；而小腸不利者，加而用之。其神木治偏風，口面喎斜，毒風，筋攣不語，心神驚掣，虛而健忘。治脚氣，痺痛，諸筋牽縮。其赤茯苓能破結氣，瀉心小腸膀胱濕熱，利竅，行水。其茯苓皮治水腫，膚脹，通水道，開腠理。

「用量」八•〇——一五•〇服用。

「禁忌」惡白歛。畏牡蒙，地榆，雄黃，秦艽，龜甲。忌米醋，及酸物。

「學說」李時珍曰：下有茯苓，則上有靈氣，如絲之狀。山人亦時見之，非兎絲子之兎絲也。注淮南子者，以兎絲子，及女羅爲說誤矣。茯苓有大如斗者，有堅如石者，絕勝；其輕虛者，不佳，蓋年淺，未堅，故爾！

「別稱」又名伏靈，伏兎，松腴，不死麪；抱根者，名：伏神。其心內之木，名：神木；又稱：黃松節。

茵芋 （芸香科）

「學名」Skimmia japonica, Thunb.

「產地」多生于深山幽陰之地。

「基本」爲一種小灌木，莖略平滑，葉長橢圓形，互生。其頂端着綠白色之花，花瓣四枚，核果肉質，熟則赤色。其莖葉可取之，爲藥用。

「成分」含有 Miyamasenkimin 之毒質。

「功效」其莖葉氣味苦溫，有毒。去五臟邪氣，心腹寒熱，羸瘦，如瘧狀發作，有時諸關節風濕，痺痛。療風濕，四肢脚弱。治男女軟脚，毒風，拘急，攣痛，一切冷風，筋骨怯弱，可炙用之。

「學說」蘇頌曰：今雍州，絳州，華州，杭州亦有之，春生苗，高三四尺，莖赤，葉似石榴而短厚；又似石南葉。四月開細白花，五月結實，三月，四月，七月采莖葉，日乾。

「別稱」又名莞草，卑共。

茵蔯蒿 （菊科）

「學名」Artemisia capillaris, Thunb.

「產地」田野，河邊，及砂地間，多產生之。

「基本」爲多年生草，葉似胡蘿蔔，有白毛，密生。枝梢之葉，細裂，如絲。夏日抽莖，二尺許，開小頭狀花，綠色，排列如穗。其莖葉，可入藥用之。其苗經冬不死而生，故名因陳。

「功效」爲利尿藥：乃治黃疸之特效藥。其莖葉氣味苦平微寒，無毒。去風濕，寒熱，邪氣，熱結。治黃疸，小便不利。除頭熱，去伏瘕，通關節，去滯熱；傷寒亦可用之。石茵蔯，治天行時疾，熱狂，頭痛，頭風，眼疼，瘴瘧，女人癥瘕，，並閃損乏絕。

「用量」四•〇——一二•〇服用。

「製劑」1 茵蔯丁幾 Tinctura Artemisia capillaris.

此卽以茵蔯莖葉一〇•〇浸於稀酒精五〇•〇中，經旬日後，而濾過之，製成一種液體。一日三回，與以五•〇——一〇•〇服用，爲利尿藥。

「禁忌」忌火。

「學說」李時珍曰：茵蔯，昔人多蒔爲蔬，故入藥用；山茵蔯，所以別家茵蔯也。

茺蔚 (脣形科)

「學名」Leonurus sibiricus, L.

「產地」多野生於路傍，及田野之間。

「基本」爲越年生草，莖高四五尺許，葉呈圓形，略似艾葉，有三裂，或五裂。夏初開淡紫花，又名：益母草；(另有一種白花者，其類不同，名曰：蘩蒃，亦可食。) 其子名曰：茺蔚子，皆供藥用之。

「功效」爲通經藥，收歛藥。

其莖氣味辛甘微溫，無毒。能活血，破血，調經，解毒。治胎漏，產難，胎衣不下，血暈，血風疼痛，崩中，漏下，尿血，瀉血，疳痢，痔疾，打撲內損瘀血，大小便不通，去浮腫，下水腫，消惡毒，疔腫，乳癰，丹遊等毒，皆可敷之。凡子死腹中，產後血脹，悶滿，皆可搗汁服之。又可滴汁入耳中，療膿耳。更可加入面藥，令人光澤，治粉刺，癮疹。其子氣味相同，能明目，益精，除水氣，療血逆，大熱，頭痛，心煩，產後血脹。舂仁生食，能補中，益氣，通血脈，塡精髓，止渴，潤肺，治風，解熱，順氣，活血，養肝，益心，安魂，調女人經脈，崩中，帶下，產後胎前諸病。

「用量」二•〇——六•〇服用。

「製劑」1 益母草丁幾 Tinctura Leonurus sibiricus.

此卽以茺蔚莖葉五•〇，浸於稀酒精一〇•〇中，經五日後，而濾過之，製成一種液體，一日三回，與以二•〇——四•〇服用，爲通經藥。

「禁忌」忌火，及銅鐵器。

「學說」李時珍曰：茺蔚，近水濕處，甚繁。春初生苗，如嫩蒿，入夏長三四尺，莖方，如黃麻莖。其葉如艾葉，而背靑。一梗三葉，葉有尖歧，寸許一節，節生穗，叢簇抱莖。四五月間，穗內開小花，紅紫色，亦有微白色，每蕚內有細子四粒，粒大如同蒿子，有三稜，褐色。

「別稱」益母，益明，禎蔚，蓷，野天麻，猪麻，火杴，鬱臭草，苦低草，夏枯草，土質汗。

茶蛀蟲

「基本」據李時珍云：此裝茶籠內蛀虫也。取其屎用爲藥。

「功效」其蛀屑可治耳流惡水，研末，日日繳淨，摻之。

荊芥 （唇形科）

「學名」Nepeta japonica, Maxim.

「產地」多栽培於園圃中；但亦有野生者。

「基本」爲一年生草，莖柔軟，高尺許，葉爲箭鏃形，淡黃綠色，秋開小唇形花，色綠，爲總狀花序，略如紫蘇，故又名假蘇。實中有細子，黃赤色。其莖穗可採取，而入藥用之。

「成分」含有揮發油，及樹脂等。

「功效」爲解熱藥：有驅風，發汗之作用。

其氣味辛溫，無毒。能治寒熱，鼠瘻，瘰癧，生瘡。破結聚，下瘀血，除濕疸，去邪氣，除勞渴，冷風，出汗，可煮汁，服之。療疔腫，腫毒，可搗爛和醋敷之。單用治惡風，賊風，口面喎斜，遍身痲痺，心虛，忘事。並能益力，添精，辟邪，去毒，通血脈，助脾胃。治血勞，風氣，壅滿，背脊疼痛，虛汗，脚氣，筋骨煩疼，傷寒，頭痛，頭旋，目眩，手足筋急。利五臟，消食，下氣，醒酒，可煎茶，飲之。又治暴傷寒，能發汗。治婦人血風，瘡疥，爲要藥。產後中風，强直，可研末，酒服。又散風熱，清頭目，利咽喉，消瘡腫。止吐血，衂血，下血，血痢，崩中，痔漏。

「用量」一•五——四•五服用。

「製劑」1 荊芥丁幾 Tinctura Nepetae.

此即以荊芥五•○浸於稀酒精一○•○中，經旬日後，而濾過之，製成一種液體。一日三回，與以一•○——三•○服用，爲解熱驅風藥。

「禁忌」忌火。反魚，蟹，河豚，驢肉。

「採製」去枝取花穗，晒乾，備用。

「學說」李時珍曰：荊芥，原是野生，今爲世用，遂多栽蒔。二月布子，生苗，炒食，辛香。方莖，細葉，似獨帚葉，而狹小，淡黃綠色。八月開小花，作穗，成房，房如紫蘇，房內有細子，如葶藶子狀，黃赤色，連穗收采用之。

「別稱」又名假蘇，薑芥，鼠蓂。

荊瀝

「基本」此為牡荊（Vitex Negundo, L.）之製出品。據李時珍云：其法可用新採之莖。截成一尺五寸長，架於兩磚上，中間燒火炙之。兩頭以器承取，熱服，或入於藥中。又法截二尺四寸長，束入瓶中，仍以一瓶合住，嚴密固封，以糠火煨燒，其汁瀝入下瓶之中，亦妙。

「功效」為解熱藥：有散風，清涼之作用。其氣味甘平，無毒。以瀝飲之，去心煩，悶熱，除頭風，目眩，吐逆。治小兒驚癇，止消渴，除痰熱，開經絡，導痰涎，行血氣，解熱痢。

「用量」一五．○——三○．○——六○．○可和生薑汁五．○——一○．○服用之。

荊三稜 （莎草科）

「學名」*Scirpus, maritimus*, L.

「產地」多生於沼澤，或水邊。

「基本」為多年生草，春時叢生，葉似蒲而狹。夏秋抽莖，高四五尺，莖端開花，六七枚，雄花在上，雌花在下，皆細碎成穗，黃紫色，結子甚細。其葉莖花實俱有三稜，故名。莖中有白穰，剖之織物，柔韌如藤。其根呈橢圓形，稍壓扁之塊根，三四個連生，外皮為黑褐色，多密生毛茸，市間悉削去之，至有稜角，內部為淡褐色，緻密而堅硬，可取為藥用。

「功效」其氣味苦平，無毒。去老癖，癥瘕，積聚，結塊，產後惡血，血結。通月水，墮胎，止痛，利氣。治氣脹，破積氣，消撲損瘀血，婦人血脈不調，心腹痛。產後腹痛，血運，心膈痛，飲食不消，通肝經積血。療瘡腫，堅硬，可下乳汁。

「用量」一回二．○——四．○服用。

「採製」取根須用醋浸一日，炒，或煮熟，焙乾，入藥。

「學說」李時珍曰：三稜，多生荒廢陂池，濕地，春時叢生，夏秋抽高莖，莖端復生數葉，開花六七枚，花皆細碎，成穗，黃紫色，中有細子。其葉莖花實，俱有三稜，並與香附苗葉花實一樣，但長大爾！

「別稱」又名京三稜，雞爪三稜，黑三稜，石三稜。

草豉

「基本」據陳藏器云：生巴西諸國，草似韭狀，豉出花中，彼人食之。

「功效」其氣味辛平，無毒。除惡氣，可以調中，益五臟，開胃，令人能食。

草綿 （錦葵科）

「學名」Gossypium herbaceum, L.

「產地」原產於東印度，及亞剌比亞；近來中國各處，皆有栽種之。

「基本」為一年生草，莖高三四尺，葉為掌狀分裂，葉柄甚長，互生，托葉二片，形狹而尖，秋月葉腋開花，花冠五瓣，呈黃色。果實為蒴果，形略如桃，熟則裂開。其種子被白毛，即棉花等，可用為藥。

「成分」含有脂肪，纖維素，及棉子油等。

「功效」其氣味辛熱，無毒。治腸風，便血，瀉痢，赤白帶下，可燒灰存性，或瓦焙少焦，服用之。

草犀

「基本」據陳藏器云：草犀，生衢婺洪饒間，苗高二三尺，獨生，根如細辛；生水中者，名水犀。李珣云：廣州記云：生嶺南，及海中，獨莖，對葉而生，如燈臺草，根若細辛，可採取之，而為藥用。

「功效」其氣味辛平，無毒。解一切毒氣，虎狼毒蟲咬傷，宜燒，服之；臨死者，亦得活。治天行瘧瘴，欬嗽，痰壅，飛尸，喉痺，瘡腫，小兒寒熱，丹毒，中惡，血痢等，可以煮汁，服之。

草蒿 （菊科）

「學名」Artemisia annua, L.

「產地」多自生於水濕之地。

「基本」為一年生草，高至三四尺。葉為複葉，細裂，花小，筒狀；花冠帶黃色，為頭狀花序。其莖根子葉，皆供藥之。

「功效」為解熱藥，可用於虛勞骨熱等。其氣味苦寒，無毒。治骨蒸勞熱，產褥虛熱，風毒，熱毒，久瘧，久痢，疥癬，惡瘡。並能補中，益氣。其根莖子葉氣味，及功效相同；但不可合并用之。

「用量」三•〇——六•〇服用。

草石蠶 （脣形科）

「學名」Stachys Sieboldi, Miq.

「產地」多栽培於園圃之間。

「基本」爲多年生草，莖方形，高二尺許；莖與葉皆密生毛茸，葉對生，有鋸齒；下部之葉，長心臟形；上部之葉，長卵形。秋日花生於上部之葉腋中，連綴如穗形，脣形，花冠呈淡紅紫色。其生於地下之莖，先端肥大，肉質，呈連珠狀，白色，大如小指頭者，頗多；可採取之，而供藥用。

「功效」其氣味甘平，無毒。能除風，破血；治溪毒，可煮食之。又能和五臟，下氣，淸神，散血，止痛，可焙乾，或擣末，用酒服之。

「學說」李時珍曰：草石蠶，卽今甘露子也。荊湘江淮以南野中有之，人亦栽蒔，二月生苗，長者近尺，方莖，對節，狹葉，有齒，並如雞蘇；但葉皺，而有毛茸，四月開小花成穗，一如紫蘇花穗，結子如荊芥子。其根連珠狀，如老蠶。五月掘，蒸煮食之，味如百合，或以蘿蔔滷，及鹽菹水收之，則不黑。

「別稱」又名地蠶，土蛹，甘露子，滴露，地瓜兒。

草荳蔻 （蘘荷科）

「學名」Amomum costatum, Roxb.

「產地」產於亞洲之東印度羣島，及非洲熱帶之地方。

「基本」爲多年生草，根似高良薑，葉尖而長。春日開花，呈黃白色，成穗狀，實稍小於龍眼，尖端銳，皮光滑。可取其仁，供藥用之。

「功效」爲健胃藥，解毒藥。其仁氣味辛溫而澀，無毒。能溫中，治心腹痛，止嘔吐，去口臭，又治下氣，霍亂，一切冷氣，消酒毒。可以調中，補胃，健脾，消食，去客寒，心與胃痛。瘴癘，寒瘧，傷暑，吐下，洩痢，噎膈，反胃，痞滿，吐酸，痰飲，積聚，婦人惡阻，帶下。除寒，燥濕，開鬱，破氣，殺魚肉毒。其花氣味辛熱，無毒。除下氣，止嘔逆，霍亂，能調中，補胃氣，消酒毒。

「用量」一•五——四•〇服用。

「禁忌」忌鐵。

「採製」連殼以麪裹，糖火煨熟，去皮用之。

「學說」李時珍曰：草荳蔻，草果，雖似一物；然微有不同。今健寧所產荳蔻，大如龍眼，而形微長；其皮黃白，薄而稜峭；其仁大如縮砂仁，而辛香，氣和。滇廣所產草果，長大如訶子；其皮黑厚，而稜密；其子粗，而辛臭，正如斑蝥之氣，彼人皆用芼茶，及作食料。

「別稱」又名豆蔻，漏蔻，草果。

草烏頭 （毛茛科）

「學名」Aconitum fischeri, Reich.

「產地」多自生於山野，及原野之間。

「基本」爲多年生草，形狀與烏頭相似，莖高三四尺，花色濃紫，或紫碧色。其根可採取之，而供藥用。

「功效」爲祛痰藥。

其氣味辛溫，而有大毒。能搜風，勝濕，除頑痰，去寒濕。治頭痛，目痛，耳鳴，耳聾，喉痺，齒痛，上氣，欬逆，胸膈痰冷，飲食不下。去腹痛，積塊，水洩，寒痢。療破傷，癰腫，疔毒。

「用量」二•〇——三•五服用。

草蜘蛛

「基本」爲蜘蛛類(Araneida.)之一種。其腹稍長，恒於草木枝葉之間，有取爲藥用者。

「功效」據本草拾遺云：能治疔毒，可擣膏敷之。其網能治瘧疾，瘤贅，疣子。

草蘭茹 （大戟科）

「學名」Euphorbia adenochlora, Morr. et Dene. (E. Rochebrum, Fr. et Saw.)

「產地」生於陰濕之地。

「基本」爲一年生草，莖高二尺許，葉爲卵形，莖葉中皆有白汁；春間開淡黃色之小花。其根可採取之，而供藥用。

「成分」含有白色膠樣液，及漆樣之黏液。

「功效」其氣味辛寒，而有小毒。能蝕惡肉，去死飢，除熱痺，破癥瘕，排膿血，殺疥蟲。治大風，熱氣。

「禁忌」惡門冬。

「學說」李時珍曰：范子計然云：蘆茹，出武都，黃色者，善。草蘭茹，出健康，色白，今處處有之，生山原中。春初生苗，高二三尺，根長大，如蘿蔔蔓菁狀，或有歧出，皮黃赤，肉白色，破之有黃漿汁。莖葉如大戟，而葉長微闊，不甚尖，折之有白汁。抱莖有短葉，相對，團而出尖，葉中出莖，莖中分二三小枝。二三月開細紫花，結實如豆大，一顆三粒相合，生青，熟黑，中有白仁，如續隨子之狀。

「別稱」又名薗茹，雖婁，掘据。

荏 （唇形科）

「學名」Perilla ocimoides, L.

「產地」多栽種於園圃間。

「基本」爲一年生草，春末下種，而生，莖高二尺餘，枝梢出長穗，開唇形之小白花；至秋間種子成熟，可取之，爲藥用。

「成分」含有荏子油，護謨等。

「功效」其氣味辛溫，無毒。能除寒，降氣，溫中，化痰，利胸膈，寬腸胃，潤心肺，通二便。治上氣，欬逆，喘急，虛勞，霍亂嘔吐，反胃，癥結，風結。

「用量」四．○——八．○服用。

「別稱」又名白蘇。

茜草 （茜草科）

「學名」Rubia cordifolia, L. var. mungista. Miq.

「產地」南歐及東歐，栽種者爲最多。

「基本」爲多年生之蔓草，莖方，中空，有向下之刺，葉四片，輪生，長卵形，有葉柄，柄有刺。夏月開小花，呈淡黃白色，花冠五裂，筒甚短，果實有漿質，色黑，如球。其根可採取之，而供藥用。

「成分」含有 Alizalin $C_{14}H_8O_4$ 及 Purpurin. $C_{11}H_8O_5H_2O$ 之成分。

「功效」爲通經藥。對於血液，有新陳代謝之機能。其氣味苦寒，無毒。去寒濕，風痺，黃疸，能補中，止血，治內崩，下血，膀胱不足，除蠱毒，久服益精，輕身。治六極，傷心肺，吐血，瀉血，又止鼻洪，尿血，產後血運，月經不止，帶下，撲損瘀血，泄精，痔瘻，瘡癤，排膿，可用酒煎服。更能通經脈，治骨節風痛，活血，行血。

「用量」三．○——六．○服用。

「製劑」1 茜草根丁幾 Tinctura Radix Rubiae.
此即以茜草根五．○浸於稀酒精二○．○中，經五日後，而濾過之，製成一種液體。一日三回，與以二．○——六．○，爲通經藥。

「禁忌」忌鐵，鉛；畏鼠姑汁。

「學說」李時珍曰：此草於十二月生苗，蔓延數尺，方莖，中空，有筋，外有細刺，數寸一節，每節五葉，葉如烏藥葉，而糙澀，面青，背綠。七八月開花，結實如小椒而大，中有細子。

「別稱」又名蒨，萊茹，茹藘，地血，染緋草，血見愁，風車草，過山龍，牛蔓。

茼蒿　（菊科）

「學名」Chrysanthemum Coronarium, L.

「產地」多栽種於園圃之間。

「基本」為一年生草，或越年生草，高至二三尺，葉為二回羽狀，有深裂，互生。莖頂着花，黃色，或白色。其花周圍，為舌狀花冠，中部為筒狀花冠。

「成分」含有菊糖之澱粉樣物質。

「功效」其氣味辛而微平，無毒。能利腸胃，通血脈。治五臟惡邪，胸膈臭爛，大渴，暴熱，惡瘡。

「學說」李時珍曰：茼蒿，八九月下種，冬春采食。肥莖，花葉微似白蒿。其味辛甘，作蒿氣。四月起稿，高二尺餘，開淡黃色花，狀如單瓣菊花，一花結子近百，成球，如地菘，及苦蕒子，最易繁茂，此菜自古已有。

「別稱」又名蓬蒿。

粉錫 Zincum oxydatum.

「基本」此為酸化亞鉛，呈白色細微無晶形，無臭，無味之粉末，多供外用藥，而用之。

「成分」含有 ZnO 之成分。

「功效」為乾燥藥，收斂藥，可用於濕疹，皮疹，裂傷，潰瘍，作外用之撒布粉等。

其氣味辛寒，無毒。能除伏尸，毒蠱，殺三蟲，去鼈瘕，消惡瘡，止小便，能墮胎，除積聚不消；炒焦服用，可止小兒疳痢。治癰腫，瘻爛，嘔逆，癥瘕，小兒疳氣，止泄痢，久積痢，食復，勞復，墜痰，腫脹，瘰疬癬，狐臭，黑鬚髮。

「製劑」1 粉錫膏 Ung. Zinci. oxydati.

此即以粉錫五‧〇豚脂四五‧〇。作成軟膏，為外用乾燥之軟膏料。

「學說」陶弘景曰：即今化鉛，所作胡粉也。

「別稱」又名解錫，鉛粉，鉛華，胡粉，定粉，瓦粉，光粉，白粉，水粉，宮粉。

粉霜 Hydrargyrum Chloratum.

「基本」為綠化第一水銀，呈微帶黃色之白色結晶狀粉末，可為藥用之。

「成分」含有 Cl Hg 之成分。

「功效」為瀉下藥，或為利尿藥。

其氣味辛溫，有毒。能下痰涎，消積滯，利水，與輕粉功用相同。

「用量」〇・〇五——〇・一——〇・五服用。

「禁忌」畏蕎麥，稈灰，硫黃。

「學說」李時珍曰：以汞粉，轉生成霜，故曰：粉霜。

「別稱」又名水銀霜，白雪，白霜砂。

豹

「學名」Felis fardus.

「產地」多產於非洲，及亞洲。

「基本」為肉食類之貓類，體大為污黃色，具有黑斑，多作圓形，故俗有金錢豹之名。昔時有取其肉脂等，而為藥用者。

「功效」其肉氣味酸平，無毒。能安五臟，補絕傷，輕身，益氣，冬食，利人。壯筋骨，強志氣，耐寒暑，令人猛健。辟鬼魅，神邪，宜腎。其脂合生髮膏，朝塗，暮生；亦入面脂而用之。其鼻除狐魅，可同狐鼻，水煎服之。其頭骨燒灰，淋汁，去頭風，白屑。作枕用，能辟邪。

「別稱」又名程，失刺孫。

豺

「學名」Canis hodophylax, Temm.

「產地」多產於亞細亞洲之東部。

「基本」為食肉類之豺類，體較狼稍小，較犬則口大，而耳小，習性與狼相近。更有長斑豺及圓斑豺之二種，大抵因其體毛之色澤與形狀，而命名也。

「功效」其肉氣味酸熱，有毒。食之無益，能損人精血。其皮能療諸疳痢，腹中諸瘡，可煮汁飲之，或燒灰，酒服之。

「別稱」豺狗。

迷迭香 (唇形科)

「學名」Rosmarinus officinalis, L.

「產地」多產於地中海之地方。

「基本」為常綠小灌木，葉線狀，草質，花淡堇色，生於其莖上部之葉腋。其葉有時亦供藥用之。

『成分』含有多量迷迭香油。

『功效』民間：有用爲興奮驅風藥者；但近來多用其油。其氣味辛溫，無毒。除惡氣，令人衣香，燒之去鬼；和羌活作丸，燒之，辟蚊。

『用量』一日五•〇——一〇•〇爲浸劑等服用之。

『製劑』1迷迭香油 Oleum Rosmarini，此卽以迷迭枝葉，而蒸發之油，以供外用，而爲毛虱，疥癬等之擦料；但近來多作爲化裝品之香料。

『學說』李時珍曰：魏文帝時，自西域移植庭中，時曹植等各有賦，大意其草修幹，柔莖，細枝，弱根，繁花，結實，嚴霜弗凋，收采幽殺，摘去其葉，入袋佩之，芳香甚烈，與今之排香同氣。

郎君子

『基本』據李珣云：郎君子，生南海，有雌雄，狀似杏仁，呈青碧色。欲驗眞假，口內含熱，放醋中，雌雄相逐，逡巡便合，卽下卵，如粟狀者眞也；亦難得之物。李時珍云：顧玠海槎錄云：相思子，狀如螺中實，如石大，如豆藏篋笥，積歲不壞，若置醋中，卽盤旋不已。案此卽郎君子也。

『功效』據海藥本草云：專治婦人難產，以手把之，便生，極驗。

豇豆 （荳科）

『學名』Vigna sinensis, hassk.

『產地』庭園間多栽培之。

『基本』爲一年生草，莖有蔓性，能纏繞於他物上，葉爲羽狀複葉，自三小葉而成。夏日開花，蝶形，花冠色淡靑，帶紫。結實成莢，長二尺許，中含帶紫黑色之豆粒，可爲藥用之。

『功效』其氣味甘鹹而平，無毒。能理中，益氣，補腎，健胃，和五臟，調營衛，生精髓，止消渴，吐逆，泄痢，小便頻數，解毒，消腫，散血。

『學說』李時珍曰：豇豆，處處三四月種之，一種蔓生，丈餘；一種蔓短。其葉俱本大，末尖，嫩時可茹。其花有紅白二色；莢有紅白，紫赤斑駁數色，長者至二尺，嫩時充菜，老則收子；此豆可菜，可果。

釜臍墨

『基本』此卽鍋底之黑灰也。

「功效」其氣味辛溫，無毒。除中惡，療蠱毒，止吐血，血運，可以酒，或水，溫服二錢。又可塗金瘡，能止血，生肌，消食積，退舌腫。治喉痺，口瘡，陽毒發狂。

「別稱」又名釜月中墨，鐺墨，釜煤，釜炲，鍋底墨。

陟釐

「基本」據郭璞云：藫，水草也。一名：石髮，江東食之。按石髮，有二；生水中者，爲陟釐；陸地者，爲烏韭。

「功效」其氣味甘而大溫，無毒。除心腹大寒，能溫中，消穀，强胃氣，止洩痢，治天行瘟病，心悶，可搗汁服用。又療丹毒，赤遊，可搗汁塗之。

「別稱」又名側梨，水苔，石髮，石衣，水衣，水綿，藫。

骨碎補 （水龍骨科）

「學名」Davallia bullata, Wall.

「基本」爲多年生之隱花植物，根莖細長，延繞於樹上，或岩石上，密生黑褐色之鱗毛，葉爲三出羽狀複葉。夏日背生多數子囊羣，有包被如殼斗，其根可採取之，而爲藥用。

「功效」其氣味苦溫，無毒。能破血，止血，補腎，續骨，去骨中毒氣，風血疼痛，五勞六極，手足不收，上熱下冷，腐蝕爛肉，殺蟲，可研末，用豬腎夾煨，空心食之，能治耳鳴，腎虛，久泄，牙疼。

「用量」五•○——一○•○服用。

「採製」採根，用銅刀刮去黃赤毛，細切，蜜拌潤，甑蒸一日，晒乾用之。如急用只焙乾，不蒸，亦得也。

「學說」馬志曰：骨碎補，生江南，根寄樹石上，有毛，葉如菴薗。李時珍曰：其根扁長，略似薑形。其葉有椏缺，頗似貫衆葉；謂葉如菴薗者，殊謬；如石葦者，亦差。

「別稱」又名猴薑，胡猻薑，石毛薑，石菴薗。

骨湃波樹 （荳科）

「學名」Capaifera officinalis, L.

「產地」原產於南亞美利加之地方。

「基本」爲常綠樹木，高至二十尺，葉爲羽狀複葉，小葉卵形，約四片，乃至十片。花有四萼片，無花冠，果實爲莢，略帶橢圓形。其樹幹流出之樹脂，可爲藥用。

「成分」含有 Acid. Copaivae 等之成分。

「功效」近來多用其揮發油等之製劑。

「製劑」1骨湃波拔爾撒謨 Balsamum Copaivae

此爲骨湃波之樹幹傷痕，而流出之拔爾撒謨，卽揮發油之樹脂溶液也。專爲淋病之內服藥；但常在急性炎症發作後，而用之。一日三四回，用其〇•五——二•〇，作爲膠囊劑，丸劑，乳劑等。此外又有用於慢性膀胱加答兒，慢性氣管枝加答兒，肺黏液漏，咯血等。更有外用爲尿道注射料，直腸灌腸料，及坐藥料等。

鬼臼 （小蘗科）

「學名」Podophyllum versipelle, Hce.

「基本」據黃山谷集云：唐婆鏡，葉底開花，俗名羞天花，卽鬼臼也。歲生一臼，滿十二歲，則可爲藥。又鄭樵通志云：鬼臼葉，如小荷，形如鳥掌，年長一莖，莖枯，則根爲一臼，亦名：八角盤，以其葉似之也。今人所謂：獨脚蓮者也。又名：山荷葉，獨荷草，旱荷葉，八角鏡。南方深山陰密處有之，北方則惟龍門山，王屋山有之，一莖獨上，莖生葉，心而中空。一莖七葉，圓如初生小荷葉，面青，背紫，揉其葉，作瓜李香，開花在葉下，亦有無花者；其根全似蒼朮，紫河車。又唐獨孤滔丹房鏡源云：朮律草，有二種，根皆似南星，赤莖直上，莖端生葉，一種葉凡七瓣，一種葉作數層，葉似蓖麻，面青，背紫，而有細毛。葉下附莖，開一花，狀如鈴鐸，倒垂，青白色，黃蕊中空，結黃子，風吹不動，無風自搖，可制砂汞。按此卽鬼臼之二種也。

「功效」其根氣味辛溫，有毒。能殺蟲，避邪，解百毒，去大毒，療欬嗽，喉結，風邪，除目中膚翳，不入湯。又能下死胎，治邪瘧，癰疽，蛇毒。

「禁忌」畏垣衣。

「別稱」又名九臼，天臼，鬼藥，解毒，爵犀，馬目毒公，害母草，羞天花，朮律草，璚田草，獨脚蓮，獨荷草，山荷葉，旱荷，八角盤，唐婆鏡。

鬼齒

「基本」據陳藏器云：此卽腐竹根，先入地者。

「功效」其氣味苦平，無毒。治中惡，注忤，心腹痛，可煮汁，服之。又用其汁服之，能下骨硬。更可燒灰，存性，加入輕粉少許，油調，塗擦小兒頭瘡。

「別稱」又名鬼鍼。

鬼針草 （菊科）

「學名」Bidens bipinnata, L.

「產地」多生於原野之間。

「基本」爲一種草本，莖高二三尺，葉爲三出之二回羽狀複葉，對生。秋末各枝梢着頭狀花，黃色；花後結實；其果實長五六分，頂上有刺毛；可採取之，而供藥用。

「功效」其氣味苦平，無毒。治蜘蛛及蛇等咬傷，可搗汁服之，並可塗之。

「學說」陳藏器曰：生池畔，方莖，莖有椏，子作釵脚，著人衣，如針。北人謂之鬼針；南人謂之鬼釵。

鬼督郵

「學名」Chloranthus Serratus, R, et S

「基本」據李時珍云：鬼督郵，與及己同類，根苗皆相似；但以根如細辛，而色黑者，爲及己。根如細辛，而色黃白者，爲鬼督郵。其根可採取之，而供藥用。

「功效」其氣味辛苦而平，無毒。除鬼疰，卒忤，中惡，心腹邪氣，百毒，溫瘧，疫疾。能強腰脚，益膂力。

「採製」取根，細剉，用生甘草水煑，經一伏時，日乾，用之。

馬

「學名」Equus caballus, Linn.

「基本」此屬奇蹄類，體質堅實，軀格亦高，頸長有鬣，尾叢生長毛。頸長，適於食地面之草。尾毛長，適於拂去蚉蠅等害蟲。耳殼直立，能自由運動，以測取音之方面。各肢有一蹄，（其祖先原有五趾）門齒，（上下顎各六枚）與臼齒（上下顎各十二枚）之間。有空隙。牡有犬齒四枚，而牝無之。臼齒面有琺瑯質之突起，適於磨碎植物質也。年老則此突起，漸次磨滅，故檢視其齒，可判定其年齡也。昔時有割剖其臟器，而藥用者。

「功效」其肉氣味辛苦，冷而有毒。止傷中，除寒熱，下氣，長筋骨，強腰脊，壯健，強志。治頭白禿，可煑汁洗之。其肺治寒熱，小兒莖萎。其頭骨氣味微甘，寒有小毒。治齒痛，頭瘡，燒灰敷之。其骨氣味有毒，燒灰和醋，塗敷小兒頭瘡，耳瘡。其脛骨氣味甘寒，無毒。煅存性，能降陰火，凡中氣不足者，用之，可代黃芩，黃連。其懸蹄氣味甘平，無毒。止驚邪，瘈瘲，辟惡氣，鬼毒，蠱疰，止衄，內漏，齲齒，治婦人崩中，癲癇，齒痛。療腸癰，下瘀血，帶下，殺蟲。又燒灰，入鹽少許，摻走馬疳蝕，甚良。其皮能催生，治小兒赤禿。其鬐毛有毒，治小兒驚癇，女人崩中，燒灰服之，能止血，塗惡瘡。其尾治女人崩中，小兒客忤。其腦有毒，能斷酒。其血有大毒，如入人肉中，一二日便腫起，連心，卽死。昔有人刺馬傷手，血入肉中，一夜致死。其眼無毒，治驚癇，腹滿，瘧疾，小兒魃病，與母帶之。其牙齒氣味甘平，而有小毒。治小兒馬癇，水磨服之。又治癰疽，疔腫，可燒灰塗之。其乳氣味甘冷，無毒。止渴，解熱，作酪飲之。

馬刀

「學名」Solen gandu, courad.

「基本」爲同杜類之一種，體呈長筒狀，外套有膜，於前後兩端開通。前方伸出足端，且爲導入食餌之開孔，後方爲水管，在泥沙中鑿孔直立，受驚時直入砂中。其殼等，供藥用之。

「功效」其殼氣味辛而微寒，有毒。能補中，去煩滿。治婦人漏下赤白，寒熱，破石淋，殺禽獸，能除五臟間熱。

「別稱」又名馬蛤，齊蛤，單母。

馬勃 （菌類）

「學名」Lycoperdon boviste, L. (Lgemmatum Batsch)

「產地」生於山林之陰地；惟蒙古之樹木腐敗，多生此物。

「基本」爲一種菌類之植物，狀似小球，長者大如頭，其色暗褐，其質如綿，中含無數之胞子，熟則乾燥，自頂端之孔中飛散，可採取之，而供藥用。

「功效」爲止血藥。

其氣味辛平，無毒。治惡瘡，疥瘡。又可去膜，以蜜拌揉，少以水調呷，治喉痺，咽痛。又清肺，散血熱，解毒。

「用量」二・〇——三・五服用。

「採製」用以生布張開，將馬勃於上摩擦，下以盤承取其末，而用之。

「別稱」又名馬疕，馬䴴，灰菰，牛屎菰。

馬陸 Julus.

「基本」此屬馬陸類，除近於頭部數環節外，皆以二環節密合而成一環節，每環有脚二對。頭部之背面有觸鬚一對，觸之則卷曲不動。用時由開口於體側之腺放出惡臭，以防禦之。昔時亦有取斯蟲，而爲藥者。

「功效」其氣味辛溫，有毒。去腹中堅癥，破積聚，除息肉，惡瘡，白禿。療寒熱，痞結，脇滿，能辟邪瘧。

「採製」凡收得馬陸，以糠頭炒，至糠焦黑，取出，去糠，用竹刀刮去頭足，研末用之。

「別稱」又名百足，百節，千足，刀環蟲。

馬蓼 （蓼科）

「學名」Polygonum Posumbu, Ham. var. Blumei, Matsum

「產地」多生於原野之間。

「基本」爲一種之雜草，莖高至一二尺，葉長橢圓形而尖，互生。其鞘狀托葉之邊緣，有細長之剛毛甚多。初夏開花，呈淡紅色，爲穗狀花序。其莖葉等，可爲藥用之。

「功效」其氣味辛溫，無毒。能除腸中蛭蟲，輕身，伏丹砂，雌黃。

「別稱」又名大蓼，墨記草。

馬蘄

「基本」據李時珍云：凡物大者，多以馬名；此草似芹，而大故也。俗稱野茴香，以其氣味子形微似也。馬蘄，與芹同類，而異種，處處卑溼地有之。三四月生苗，一本叢生，如蒿，白毛蒙茸，嫩時，可茹。葉似水芹，而微小，似芎藭葉，而色深。五六月開碎花，攢簇如蛇床，及蒔蘿花，青白色。結實亦似蒔蘿子；但色黑，而重爾！其根白色，長者尺許，氣亦香，而堅硬，不可食。

「功效」其苗氣味甘辛而溫，無毒。能益脾胃，利胸膈，去冷氣，作茹食。其子氣味相同，能治心腹脹滿，開胃，下氣，消食，調味用之。治卒心痛，可炒研，醋服。又能溫中，暖脾，治反胃。

「別稱」又名牛蘄，胡芹，野茴香。

馬蘭 （菊科）

「學名」Aster trinervius, Roxb. var. adustus, Maxim.

「產地」生於山野中，爲最多。

「基本」爲多年生草，高至二三尺，葉長卵形而尖，粗糙，有三大脈，鋸齒甚深。秋月莖頭枝梢開花，呈深紫色。其根葉可採之，而爲藥用。

「功效」其氣味辛平，無毒。能破宿血，養新血，止鼻衄，吐血，合金瘡，斷血痢，解酒疸，及諸菌毒，蠱毒，生搗塗蛇咬。又治諸瘧，及腹中急痛，痔瘡。

「用量」六・〇——一〇・〇服用。

「學說」李時珍曰：馬蘭，湖澤卑濕處甚多。二月生苗，赤莖，白根，長葉，有刻齒，狀似澤蘭；但不香爾！

「別稱」又名紫菊。

馬牙硝

「基本」爲朴硝之結於上，而生牙如圭角，作六稜形，玲瓏洞澈可愛者，爲藥用之。

「成分」含有硝酸加僧謨 NO_3K 及硝酸那篤僧謨 NO_3Na 之成分。

「功效」爲瀉下藥，及利尿藥。其氣味甘寒，無毒。能除熱，治陽强之病，傷寒，痢疾，積聚，結癖，留血，停痰，痞滿，有推陳致新之功。又能消瘡腫，目赤，障翳，通經，墮胎。

「用量」四・〇——八・〇服用。

馬先蒿 （玄參科）

「學名」Pedicularis resupinata, L.

「產地」多生於山野之中。

「基本」爲多年生草，高至二三尺，葉長卵形，互生，或對生。秋月開花，脣形，花冠呈紅紫色，或黃白色。可取其全草，供藥用之。

「功效」其氣味苦平，無毒。治寒熱，鬼疰，中風，濕痺，女子帶下，破石淋，膀胱中結氣，利大小便，療惡瘡。

「學說」李時珍曰：別錄載：牡蒿，馬先蒿，原是二條。陸機所謂：有子者，乃馬先蒿，而復引無子之牡蒿，釋之，誤矣。

「別稱」又名馬新蒿，馬矢蒿，練石草，爛石草，虎麻。

馬兜鈴 （馬兜鈴科）

「學名」Aristolochia debilis, S. et Z.

「產地」山野及原野，多自生之。

「基本」爲多年生之蔓草，葉爲長心臟形，似薯蕷葉，而厚大，端鈍。夏日開花，黃紫色，花冠作管狀，而不整。其根及實等，可供藥用之。

「功效」爲祛痰藥。

其實氣味苦寒，無毒。治肺熱，欬嗽，痰結，喘促，血痔，瘻瘡，肺氣上急，坐息不得，欬逆連連不止。又能淸肺，補肺，去肺中濕熱。其獨行根氣味辛苦，冷而有毒。能除鬼疰，積聚，諸毒，熱腫，蛇毒，可用水磨，爲泥封之，一日三四次。又治血氣，利大腸，去頭風，瘙癢，禿瘡。

「用量」二•〇——六•〇服用。

「學說」蘇頌曰：馬兜鈴，今關中河東河北，淮夔浙州郡皆有之，春生苗，作蔓，繞樹而生，葉如山蕷葉，而厚大，背白。六月開黃紫色花，頗類枸杞花。七月結實，如大棗狀，似鈴，作四五瓣。其根名雲南根，微似木香，大如小指，赤黃色，七八月採實，暴乾。

「別稱」又名都淋藤，獨行根，土靑木香，雲南根，三百兩銀藥。

馬鈴薯 （茄科）

「學名」Solanum tuberosum, L.

「產地」原產於南美智利國，近時園圃間，多栽種之。

「基本」爲多年生草，高至二三尺，其塊莖，生於地中，外皮有白，與淡紅二色。葉爲羽狀複葉，有大小二種，小葉所成，花爲合瓣，花冠白色，或靑紫色，集生於莖之上部。其塊莖等，可供藥用之。

「成分」含有多量澱粉，蛋白質，糖分等。

「功效」爲健胃藥，滋養藥。

民間多採取其塊莖，製造澱粉，以供酒精之原料。

馬齒莧 （馬齒莧科）

「學名」Portulaca oleroca, L.

「產地」園野各地，多自生之。

「基本」爲一年生草，莖微赤，平臥地上，葉形如倒卵，質厚而軟。花小，五瓣，色黃。莖葉嫩時，可炎曝爲蔬。其全草可採取之，而供藥用。

「功效」爲解毒藥，對淋病，及婦人陰部之黏液性分泌物，可內服之；又能貼布於諸瘡。

其氣味酸寒，無毒。能破痃癖，止消渴，治女人赤白帶下，反胃，諸淋，金瘡，流血，陰腫。作膏塗濕癬，白禿，杖瘡；又止痹痢，腸痛；療癰瘡，殺諸蟲，散血，消腫，利腸，滑胎，解毒，通淋；治產後虛汗。

「學說」李時珍曰：馬齒莧，處處園野生之，柔莖，布地，細細對生。六七月開細花，結小尖實，實中細子，如葶藶子狀。人多采苗，煮晒為蔬。

「別稱」又名馬莧，五行草，五方草，長命菜，及九頭獅子草。

馬錢子 （馬錢子科）

「學名」Strychnos nux vomica, L.

「產地」多生於野地之中。

「基本」為常綠樹木，高十五尺許，葉卵形，有三肋，或五肋，對生。花細小，花冠呈長筒狀，頂端五裂。雄蕊着生於花冠之上，雌蕊之花柱頗長。其果實為漿果，黃色；大如林檎，種子扁圓，有密毛，直徑約五六分，可取為藥用。

「成分」含有 Strychnin 及 Brucine 之成分。

「功效」為苦味健胃藥，可用於慢性胃加答兒，胃痛，及其消化不良，下痢等。

其氣味苦寒，無毒。治傷寒，熱病，咽喉痺痛，消痞塊，並含之咽汁，或磨水噙咽。

「用量」一日數回，以〇・〇二五——〇・〇五服用之。

「製劑」1 馬錢子越幾斯 Extractum Strychni.

此即以馬錢子粗末四〇・〇，浸於稀酒精七五〇・〇，及水二五〇・〇中，所得液體，蒸發而為乾燥褐色之越幾斯。一日數回，以〇・〇一——〇・〇五為粉劑，丸劑，合劑等服用之。

2 馬錢子丁幾 Tinctura Strychni.

此即以馬錢子粗末一〇・〇，浸於稀酒精一〇〇・〇中，而製成黃色苦味液體。一日二三回，以〇・一——〇・五，每與阿片丁幾，大黃丁幾配伍，而服用之。

「學說」李時珍曰：番木鼈，生回回國，今西土卬州諸處皆有之，蔓生。夏開黃花，七八月結實，如栝樓，生青，熟赤，亦如木鼈，其核小於木鼈，而白色。

「別稱」又名番木鼈，苦實把豆，火失刻把都。

馬鞭草 （馬鞭草科）

「學名」Verbena officinalis, L.

「產地」多生於原野之間。

「基本」為多年生草，莖高至二三尺，分枝甚多，葉呈深綠色，三裂，其裂片更有齒裂，如羽狀，對生，無托葉。夏秋之間，開小花，花冠唇形，淡紫色，爲長穗狀花序。其苗葉及根，皆供藥用之。

「功效」爲通經藥，有淸血之作用。

其苗葉氣味苦微而寒，無毒。除癥瘕，血瘕，久瘧，破血，殺蟲，搗爛，煎取汁熬如飴，每空心酒服一匕。治婦人血氣肚脹，月候不均，能通月經，療金瘡，行血，活血，又搗塗癰腫，陰腫。其根氣味辛澀而溫，無毒。治赤白下痢，初起焙搗，羅末，每米飲服一錢。

「用量」一・五——四・五服用。

「禁忌」忌火。

「學說」李時珍曰：馬鞭，下地甚多。春月生苗，方莖，葉似益母，對生。夏秋開細紫花，作穗，如車前穗，其子如蓬蒿子，而細，根白，而小。

「別稱」又名龍牙草，鳳頸草。

馬檳榔

「基本」據李時珍曰：馬檳榔，生滇南金齒沅江諸夷地，蔓生，結實大如葡萄，紫色，味甘，內有核，頗似大楓子，而殼稍薄，團長斜扁不等，核內有仁，亦甜。其核內之仁，可取爲藥用。

「功效」其實及仁氣味苦甘而寒，無毒。能治難產，臨時細嚼數枚，井華水送下，須臾立產；再以四枚，去殼，兩手各握二枚，惡水自下也。欲斷產者，常嚼二枚，水下，久則子宮冷，自不孕矣。對於傷寒，熱病，可食數枚，冷水下；又治惡瘡，腫毒，內食一枚，冷水下，外嚼塗之，即愈。

「別稱」又名馬金囊，馬金南，紫檳榔。

高良薑 （蘘荷科）

「學名」Alpinia chinensis. Roscoe.

「產地」原出高凉郡，故名，惟訛凉爲良，近爲廣東茂名電白等縣。

「基本」爲多年生草，高三四尺，葉爲長橢圓形。春開白花，有紅斑，及黃暈，爲圓錐花序。其根可採取之，而爲藥用。

「成分」含有 Kampferid 之黃色扁平結晶體， Galangin 之淡黃色稜柱狀結晶體， Alpinin 之粒狀結晶；與樹脂，澱粉，護謨，揮發油等。

「功效」爲芳香性健胃藥。

其氣味辛而大溫，無毒。治暴冷，胃中冷逆，霍亂腹痛。能下氣，止痢，去風，破氣，除腹部久冷，氣痛，風冷，痺弱，轉筋，瀉痢，反胃，解酒毒，消宿食，健脾胃，寬噎膈，破冷癖，除瘴瘧。

「用量」一・五——三・〇——八・〇服用。

「製劑」1良薑丁幾 Tinctura Galanga

此卽以高良薑五・〇，浸於稀酒精二〇・〇中，經五日後，而濾過之，製成一種芳香液體。一日三回，與以二・〇——六・〇服用，爲健胃藥，對於胃寒之腹痛，嘔吐，及腸內寄生蟲等，皆可服之。

「學說」李時珍曰：出高良郡，二月三月采根，形氣與杜若相似，而葉如山薑。

「別稱」又名蠻薑；子名：紅豆蔻。

高麗參 （五加科）

「學名」Ginseng korcana.

「基本」爲人參產於朝鮮者，其形狀及用藥部分，大略相同；但其作用較吉林人參爲遜。

「成分」含有 Panaquilon $C_{24}H_{32}O_{18}$ 之成分。

「功效」爲强壯興奮藥，有祛痰，利尿之功，每用於衰弱，肺癆，虛脫，盜汗等症。

據云：氣味甘苦，微寒無毒。能補五臟，安精神，定魂魄，止驚悸，除邪，辟惡，明目，開心，益智，强身，消食，開胃；並療胃腸中冷，心腹鼓痛，胸脇逆滿，霍亂吐逆，止消渴，通血脈，五勞七傷，頭痛，眩暈，反胃，吐食，久痢，頻尿，中風，中暑，吐血，咳血，便血，淋血，胎前產後諸病。

「用量」一・五——一〇・〇服用。

「禁忌」反藜蘆；畏五靈脂；惡皂莢，黑豆。

第十一畫

側子

「基本」據蘇恭云：側子，附子，皆是烏頭下旁出者，以小者，爲側子；大者爲附子。今以附子角，爲側子，理必不然，若當陽以下，江左，山南，嵩高，齊魯間，附子時復有角，如大豆許。夔州以上，劍南所出者，附子之角，但如黍粟，豈可充用。比來都下，皆用細附子，有效，未嘗取角也。韓保昇云：今附子邊，果有角，如大棗核，及檳榔，以來者形狀，自是一顆，且不小，乃烏頭旁出附子，附子旁出側子，甚明。李時珍云：側子，乃附子旁黏連小者爾！

「功效」其氣味辛而大熱，並有大毒。能治癰腫，風痺，歷節，腰脚疼冷，寒熱，鼠瘻。又能墮胎，療脚氣，冷風，濕痺，大風，筋骨攣急。治遍身風疹，用冷酒調服。

「用量」一・五——六・〇服用。

「禁忌」惡蜈蚣。畏防風，黑豆，甘草，人參，黃耆。據李時珍曰：畏綠豆，烏韭，童溲，犀角。忌豉汁。

側柏　（松杉科）

「學名」Thuja orientalis, L.

「產地」原野及庭院中，多栽種之。

「基本」爲常綠灌木，高至十尺餘，全形如圓錐狀，枝葉整列，葉小鱗狀，略與扁柏之葉相類，其葉無面背，常峙立。花單性，雌花與雄花同株，其果實爲毬形，果鱗六片，背部之尖端銳，而卷曲，在外部之果鱗，有胚珠二粒。其側柏仁（又稱柏子仁），及其側柏葉，皆供藥用之。

「成分」含有樹脂，揮發油等。

「功效」柏子仁：爲袪痰鎮咳藥，可用於氣管枝加答兒，及喘息等。側柏葉：爲止血藥，可用於衄血，吐血，腸出血，及子宮出血等。

其仁氣味甘平，無毒。能補心脾，滋肝腎，潤大腸。其葉氣味苦澀微溫，無毒。能淸血，凉血，止衄血，吐血，崩中。

「用量」其仁一回用，一・〇——四・〇服之；其葉一回用，二・〇——六・〇服之。

「禁忌」畏菊花，及石類；忌麴。

健質亞那　（龍胆科）

「學名」Gentiana lutea, L.

「產地」產於歐羅巴南部之高山。

「基本」爲多年生草，高至三四尺，葉橢圓形，帶靑綠色。花爲合瓣，花冠裂五片，黃色，雄蕊與花冠裂片之數同，雌蕊一枚，子房上位柱頭二裂。其根可採取之，而供藥用。

「功效」爲健胃藥，可用於一般消化不良之諸症。

「用量」二・〇——一〇・〇爲浸劑等，服用之。

「製劑」1 健質亞那越幾斯 Extractum Gentianae

此即以健質亞那根三〇•〇，酒精五〇•〇，溜水五〇•〇，共浸而製成褐色之越幾斯，於水中溶解之，則澄明。一日數回，以〇•五——二•〇為丸劑，或溶液服用之。

2 健質亞那丁幾 Tinctura Gentianae

此即之健質亞那根一〇•〇，稀酒精五〇〇•〇，浸而壓濾之，即得澄明赤褐色之液體。一日二三回，以一•〇——二•〇，用於消化不良等；又有以五•〇——一〇•〇，加於其他種水劑一五〇•〇——二〇〇•〇，而服者。

3 複方健質亞那丁幾 Tinctura gentianae composita

此即以健質亞那根五•〇，橙皮三七•〇，小豆蔻一二•〇，酒精四一六•〇，溜水五〇〇•〇，共浸而壓濾之，製成為帶赤黃褐色之液體。一日數回，一回十滴，乃至三十滴服用之。

兜納香

「基本」據李珣云：案廣志云：出西海剽國諸山；魏略云：出大秦國，草類也。

「功效」其氣味辛平，無毒。能溫中，除暴冷，治惡瘡，腫瘻，可以止痛，生肌，作膏藥用之。若燒之，能辟遠近惡氣。帶之夜行，壯膽，安神。與茅香，柳枝煎湯，浴小兒，能易長。

剪草 （茜草科）

「學名」Rubia cordifolia, L. var. mungista Miq.

「基本」為多年生之蔓草，莖方，中空，有向下之刺，葉四片，輪生，長卵形，有葉柄，柄有刺。夏月開小花，呈淡黃白色，花冠五裂，筒甚短，果實有漿質，色黑，如球。其根可採取之，而供藥用。

「功效」其氣味苦涼，無毒。療諸惡瘡，疥癬，風瘙，瘻蝕，毒蟲，可浸酒服之；並治一切失血。

「用量」三•〇——六•〇服用。

「禁忌」忌鐵。

「學說」李時珍曰：按許叔微本事方言：剪草，狀如茜草，又如細辛。婺台二州，皆有；惟婺州者，可用。其說殊詳，今遍詢訪，無識者；或云：即茜草也。

剪春羅 （石竹科）

「學名」Lychnis fulgens, Fisch. var. cognata.

「產地」生於山野之間，亦有培養於庭園中者。

「基本」爲一種宿根植物，莖高二三尺，肥者達五六尺，多毛茸。葉卵形，披針形，無柄，微有毛。夏間莖梢開花，呈紅白等色。其花葉等，可爲藥用之。

「功效」其氣味甘寒，無毒。能治火帶瘡，纏腰者，可採花，或葉，搗爛蜜調，塗之；爲末，亦可。

「學說」李時珍曰：剪春羅，三月生苗，高尺許，柔莖，綠葉，對生，抱莖。入夏開花，深紅色，大如錢。凡六出，周迴如剪成者，可愛。結實大如豆，內有細子，人家多種之，爲玩。

「別稱」又名剪紅羅。

勒魚

「基本」據李時珍云：勒魚，出東南海中，以四月至漁人設網候之，聽水中有聲，則魚至矣。有一次，二次，三次乃止。狀如鰣魚，小首，細鱗，腹下有硬刺，如鰣腹之刺。頭上有骨，合之如鶴喙形。乾者，謂之勒鯗，吳人嗜之。甜瓜生者，用勒鯗骨插蒂上，一夜便熟；石首鯗魚，亦然。

「功效」其肉氣味甘平，無毒。能開胃，暖中。其鰓能治瘧疾。

啄木鳥

「學名」*Picus richardsi.* P.

「基本」爲攀禽類，有赤綠，及黑灰色之不同，體大如雀。其咀堅直，能敲擊樹枝，察找蟲之寄生處，而穿孔。舌頗細長，可繞頭部一週，而舌根生於口蓋，能屈曲外伸，穿入樹孔；舌端具有逆鈎，將潛伏之蠹蟲引而出之。趾有四枚，二趾向前，二趾向後，各趾皆有銳爪，能攀直立之樹幹而行。

「功效」其肉氣味甘酸而平，無毒。治痔瘻，及牙齒疳䘌，蟲牙，燒灰，存性，研末，納於孔中，不過三次，即愈。又能追勞蟲，治風癇。其舌治齲齒作痛，以綿裹尖，咬之。

商陸 （商陸科）

「學名」*Phytolacca acinosa*, Roxb. var *esculenta*, Maxim.

「產地」產於山野之陰地，亦有栽培於園圃之濕地者。

「基本」爲多年生草，莖高三四尺，葉互生，如卵形，而大。夏月開花，小而色白，爲穗狀花序。實爲肉果，赤黑色。其根肥而長，外面類白色，性柔韌，而易破折；內部呈白色，爲粉質狀。其橫斷面，現同心性之輪層；縱斷面，略呈平行排列之綫狀。多切爲薄片，而供藥用之。

「成分」含有 Phytolaccotoxin $C_{24}H_{30}O_8$ 之結晶。

「功效」爲利尿藥，可用於水腫病等。其新鮮之根汁，有猛毒，宜注意；誤食用之，往往中毒，或致死。

其氣味辛平，有毒。能治水腫，疝瘕，胸中邪氣，痿痺，腹滿。能疏五臟，散水氣，瀉諸種水病，喉痺不通，可薄切，醋炒，塗喉。又通大小腸，瀉蠱毒，墮胎，消腫毒，癰腫，惡物。

「用量」○．三——一．五服用。

「製劑」1 商陸丁幾 Tinctura Phytolacca acinosa.

此即以商陸根二○，浸於稀酒精一○○中，經五日後，而濾過之，製成一種液體。一日三回，與以○．五——二．○爲腹水等水腫病之內服藥。

「禁忌」忌鐵。

「採製」取花白之根，銅刀刮去皮，薄切，以東流水浸兩宿，洒出架甑蒸，以黑豆葉一重，商陸一重，如此蒸之，經十二時，取出，去豆葉，暴乾，剉用。無豆葉，以豆代之。

「學說」李時珍曰：商陸，昔人亦種之，爲蔬，取白根，及紫色者，擘破作畦栽之，亦可種子。根苗莖等，並可蒸食。

「別稱」又名當陸，章柳，白昌，馬尾，夜呼。

密兒拉 （橄欖科）

「學名」Bolsamodendron Myrrha, Nees.

「產地」原產於阿拉伯南部。

「基本」爲一種灌木，葉爲複葉，常自三小葉而成。花小，蕚與花冠各四片，子房二室，或三室，結核果，有尖端。其植物流出之脂，外面呈類黃色，或赤褐色，內面類白色，微有光澤，有特異之香氣，可供藥用之。

「成分」含有護謨，樹脂，及揮發油等。

「功效」可用於泌尿生殖器之分泌過多等；而今多用其爲牙粉料，或含嗽料等，故於口腔黏膜之疾病，皆稱有效。

「用量」一回○．三——一．○爲丸劑，粉劑，而服之。

「製劑」1 密兒拉丁幾 Tinct. myrrha

此卽以密兒拉脂塊一〇•〇，稀酒精五〇•〇，溶解而製成液體。一日數回，以其〇•五——一•〇而服之；但今則專用於口腔疾病，及咽頭疾病，用其單味，或和其他水劑，爲塗布料，含嗽料等。

「別稱」俗稱沒藥。

密陀僧 Lythargyrum.

「基本」此爲酸化鉛，以鉛在空氣中，燃燒，而製成之；又有用硝酸鉛，或炭酸鉛，煆之，而成黃色粉末，可爲藥用之。

「功效」近來多用爲收斂藥之軟膏料等。

據云：其氣味鹹辛而平，並有小毒。能治久痢，五痔，金瘡，面上瘢䵟，故多爲面膏藥而用之。能鎮心，補五臟，治驚癇，欬嗽，嘔逆，吐痰，反胃，消渴，瘧疾，下痢；又可止血，殺蟲，消積，療諸瘡，消腫毒，除狐臭，染髭髮。

「用量」六•〇——一〇•〇服用。

「製劑」1單鉛硬膏 Emplastrum Lythargyrum

此卽以密陀僧一〇•〇，阿列布油一〇•〇，豚脂一〇•〇，混和，以少許溫湯煮沸之，爲梃子狀之軟膏塊，可作種種硬膏，及軟膏之基礎藥也。

2黏着硬膏 Emplastrum Resinae

此卽以單鉛硬膏，八〇•〇，松脂一四•〇，黃蠟六•〇，混和，爲軟膏料。

3複鉛硬膏 Emplastrum Lythargyri.

此卽以單鉛硬膏二五•〇，黃蠟三•〇，安母紐謨三•〇，瓦爾拔奴謨，三•〇，的列並底那三•〇，混和爲硬膏，有刺戟催膿之作用。

4歇貌拉硬膏 Unguentum Hebrae

此卽以單鉛硬膏二〇•〇，亞麻仁油二〇•〇，混和，作成軟膏，爲製造之原料。

5實亞希倫軟膏 Ung. Diachylon

此卽以單鉛硬膏五〇•〇，亞麻仁油五〇•〇，混和相溶，爲軟膏，亦作原料之用。

密蒙花 (馬錢子科)

「別稱」又名沒多僧，爐底。

「學名」Buddlea officinalis, Maxim.

「產地」山野多自生之。

「基本」爲常綠灌木，幹高丈餘，葉似冬青而厚，背白，有細毛，花色微紫，繁密蒙茸，如簇錦，可採此花，供為藥用。

「功效」其氣味甘平微寒，無毒。治青盲，膚翳，赤腫，多淚，消目中赤脈，小兒麩豆，及疳氣攻眼，羞明，怕日，皆可服用。

「用量」一・五——四・五服用。

「採製」取花用揀淨酒，浸一宿，濾出，候乾，拌蜜令潤蒸之，經十二時，日乾，再拌蒸，如此三度，日乾，用之。每一兩，用酒八兩，蜜半兩。

「學說」蘇頌曰：密蒙花，蜀中州郡有之，樹高丈餘，葉似冬青葉而厚，背白，有細毛；又似橘葉，花微紫色。二月三月采花，暴乾用之。

「別稱」又名水錦花。

崖椒 （芸香科）

「學名」Zanthoxylum Schinnifolium, S. et Z.

「產地」多生於山野之間。

「基本」為落葉灌木，莖高五六尺，有刺，葉為羽狀複葉，類似山椒之葉，惟崖椒之小葉，多鋸齒，較小；而山椒之葉，少鋸齒，較大，故可辨別。又花與果實，亦似山椒；但崖椒有一種臭氣，而山椒有一種香氣，其差異尤顯。

「功效」其氣味辛熱，無毒。治肺氣，上喘，兼咳嗽，同野薑為末，酒服一錢。

「用量」四・〇——八・〇服用。

「學說」李時珍曰：此即俗名：野椒也。不甚香，而子灰色，不黑，無光。野人用炒雞鴨，食之。

「別稱」又名野椒。

崖椶

「基本」據蘇頌云：生施州石崖上，苗高一尺以來，其狀如棕，四季有葉，無花。土人采根，去粗皮，入藥。

「功效」其氣味甘辛而溫，無毒。治婦人血氣，五勞七傷，以根同半天回，雞翁藤，野蘭根，四味洗焙為末，每服二錢，溫酒服用，男子無所忌，婦人忌雞，魚，溼麪。

常山 （芸香科）

「學名」Orixa japonica, Thunb.

「產地」多自生於山野之間。

「基本」為落葉灌木，高五六尺，葉體圓光滑，有透明小點，臭氣甚烈。春暮開小花，色淡黃，爲總狀花序。雌雄異株，結實成爲蒴果，形小，而乾燥，在樹上裂開時，藉果皮之彈力，其種子飛散甚遠。其根屈曲而分歧，着多數之細根，新鮮時，爲黃色，乾燥則成黃褐色，可爲藥用之。

「成分」含有 Berberin 之成分。

「功效」爲驅蟲藥，可應用於痳拉里亞之疾病。其氣味苦寒，有毒。能治傷寒，溫瘧，胸中痰結，吐逆。療鬼蠱，水脹，惡寒，鼠瘻，項下瘤癭。

「用量」一·五——三·〇服用。

「製劑」1 常山丁幾 Tinctura Radix Orixa.

此卽以常山根五·〇，浸於稀酒精五〇·〇中，經五日後，而濾過之，製成一種液體。一日三回，與以二·〇——四·〇爲痳拉里亞之效藥。

「禁忌」忌葱菜，及菘菜。

「學說」蘇恭曰：常山，生山谷間，莖圓有節，高者不過三四尺，葉似茗，而狹長，兩兩相當。二月生白花，靑萼；五月結實，靑圓，三子爲房。

「別稱」又名恒山，互草，鷄屎草，鴨屎草；其葉名曰，蜀漆。

常春藤　（五加科）

「學名」Hedera Helix, L. var. colchica, C. koch.

「產地」多生於山野之中。

「基本」爲常綠樹木，由細小之根攀緣於木石，其大者，幹徑約二三寸，葉卵形，全邊，或掌狀分裂。冬月開花，小而黃綠，爲繖形花序。其果實之形色，類似金剛纂而較小。其莖葉等，可供藥用之。

「功效」其氣味甘溫，無毒。治腹內諸冷，血閉不止，及一切癰疽，腫毒，凡初起者，可取莖葉一握，研汁，和酒溫服。

「學說」陳藏器曰：生林薄間，作蔓，繞草木上。其葉頭尖，結子正圓，熟時如珠，碧色。

「別稱」又名土鼓藤，龍鱗薜荔。

婆娑石

「基本」據馬志云：婆娑石，生南海，胡人采得之，石綠色，無斑點，有金星，磨成乳汁者，爲上。又有豆斑石，雖亦解毒，而功力不及；復有鄂綠，有文理，磨鐵成銅色，人多以爲之非眞也。驗法：以水磨，點雞冠熱血，當化成水也。

「功效」其氣味甘淡而寒，無毒。能解一切藥毒，瘴疫，心熱發悶，頭痛。

「別稱」又名摩娑石。

婆羅得

「基本」據李珣云：婆羅得，生西海，波斯國，樹似中華柳樹，子如蓖麻子，方家多用之。李時珍云：按王燾外臺秘要云：婆羅得，子狀如前，但以指甲爪子，即有汁出，即此物也。

「功效」其子氣味辛溫，無毒。治冷氣結塊，能溫中，補腰腎，破痃癖，可染髭髮，能令黑之。

「別稱」又名婆羅勒。

排草香

「基本」據李時珍云：排草香，出交趾，今嶺南亦或蒔之草根也，白色，狀細如柳根，人多偽雜之。案范成大桂海志云：排草香，狀如白茅香，芬烈如麝香，人亦用以合香，諸香無及之者。又有麝香木，出于占城，乃老朽樹心節氣，頗類麝香。

「功效」其根氣味辛溫，無毒。能辟臭，去邪惡氣。

接骨木 (忍冬科)

「學名」Sambucus racemosa, L.

「產地」多生於山野之中。

「基本」為落葉灌木，莖高十尺餘，葉對生，為奇數羽狀複葉，小葉長卵形，有鋸齒。早春抽新芽，而開花，為圓錐花序；花小，綠白色，花柱，及柱頭，呈黑紫色。果實小，紅白色，如球狀。其根葉及花，皆供藥用。

「成分」花含有揮發油，纈酸，樹脂等。

「功效」其花為刺戟藥，有發汗之作用。

其木氣味甘苦而平，無毒。治折傷，續筋骨，除風痺，齲齒，可作浴湯。其根皮除痰飲，下水腫，及痰瘧，可煑汁服之；當痢下，及吐出，不可多服。又療打傷瘀血，及產婦惡血，一切血不行，或不止，並煑汁服之。其葉治痰瘧，大人七葉，小兒三葉，生搗汁服之，取吐。

「用量」五．〇——一〇．〇為浸劑等服用之。

「學說」蘇恭曰：所在皆有之，葉如陸英，花亦相似；但作樹一二丈許，木體輕虛無心。

「別稱」又名續骨木，木蒴藋。

旋花 （旋花科）

「學名」Calystegia sepium, R. Br. var japonica, Makino.

「產地」多生於山野之中。

「基本」爲多年生蔓草，莖細長，纏絡於他物，葉狀如戟，有長柄，互生。春夏之交，開花，淡紅白色，花冠下部，連合如漏斗狀，頗似牽牛而稍大，開於日中。其花可採取之，而爲藥用。

「功效」爲利尿藥。其花氣味甘溫，無毒。治腹中寒熱，邪氣，能利小便，續筋骨，合金瘡，療丹毒，補勞損，益精氣。其莖氣味辛溫，無毒。功效相同。

「用量」一・五——四・五服用。

「學說」李時珍曰：旋花，田野塍塹，皆生有之，逐節蔓延，葉如菠菜葉，而小。至秋時開花，狀如白牽牛之花，呈粉紅色；亦有千葉者，其根白色，大如筋，不結子。

「別稱」又名旋葍，筋根，續筋根，鼓子花，豘腸草，美草，天歛草，纏枝牡丹。

旋覆花 （菊科）

「學名」Inula britanica, Dc.

「產地」多生於山野之水溼地，故河南，山西各省，多產生之。

「基本」爲多年生草，莖高二尺許，葉橢圓形，互生。夏開深黃花，如菊列，爲頭狀花序。其花葉等，皆供藥用之。

「功效」其花氣味鹹溫，而有小毒。治結氣，脇滿，驚悸，除水，去五臟間寒熱，能補中，下氣，消胸上痰結，唾如膠漆，心胸痰水，膀胱留飲，風氣，濕痺，利大腸，通血脈，益色澤，下水腫，逐大腹，開胃，止嘔，行痰，去頭目風，消堅，軟痞，治噫氣。其葉治金瘡，止血，療疔瘡，腫毒。其根治風濕。

「用量」四・〇——一〇・〇服用。

「採製」採花，去蕊，並殼皮，及蔕子，蒸之，經二小時，熬乾，用之。

「學說」寇氏曰：旋覆，葉如大菊，又如艾蒿。秋開花，如梧桐子花，淡黃色，其香過于菊。

「別稱」又名金沸草，金錢花，滴滴金，盜庚，夏菊，及戴樓等。

曼陀羅花 （茄科）

「學名」Datura alba, Nees.

「產地」多栽培於庭園之間。

「基本」爲一年生草，莖高三四尺，葉爲卵形，常有缺刻。秋月葉腋生花，花大，合瓣，花冠白色，呈漏斗形，有五尖起。其裂片排列，如摺襞狀。果實卵形，外面有刺，甚多。其花子及葉等，皆供藥用之。

「成分」含有 Hyosyamin $C_{17}H_{23}NO_3$ 之成分。

「功效」爲鎮痙藥。其葉及子皆可用於喘息及痙攣性咳嗽，與神經病，梅毒，瘤腫，痛風等。其花氣味辛溫，有毒。治諸風，及寒濕，脚氣，可煎湯洗之。又治驚癇，及脫肛，幷入麻藥。

「用量」葉用〇•〇三服之；子用〇•〇二服之。

「學說」李時珍曰：曼陀羅，生北土；人家亦栽之。春生，夏長，獨莖直上，高四五尺，生不旁引，綠莖，碧葉，葉如茄葉。八月開白花，凡六瓣，狀如牽牛花，而大，攢花中折駢葉外包，而朝開夜合。結實圓而有丁拐，中有小子。八月采花，九月采實。

「別稱」又名風茄兒，山茄子。

欵冬花 （菊科）

「學名」Petasites japonica, Miq.

「產地」生於山野，亦有栽培於園圃者。

「基本」爲多年生草，高二尺餘，葉圓大，基部缺刻甚深，柄長二寸許。花莖別有小葉，長卵形。春初莖端開白花，爲頭狀花序。百草中，此爲最先；春雖冰雪下，亦生芽，故名。其花可採取之，而供藥用。

「功效」爲袪痰藥。其氣味辛溫，無毒。能治欬逆，喘息，上氣，喉痺，諸驚癇，寒熱，邪氣，消渴，肺氣，心促，急熱，勞欬連連不絕，涕唾稠黏，肺痿，肺癰，吐膿，吐血。能潤心肺，益五臟，除煩，消痰，洗肝，明目，以及中風等。

「用量」二•〇——八•〇服用。

「禁忌」惡皂莢，消石，玄參；畏貝母，辛夷，麻黃，黃蓍，黃芩，連翹，青葙。

「採製」採得須去向裏裹花蕊，殼，並向裏實，如栗零殼者，並枝葉，以甘草水浸一宿，却取欵冬葉，相拌浥一夜，晒乾，去葉，用之。

「學說」李時珍曰：按述征記云：洛水至歲末凝厲時，款冬生於草水之中，則顆凍之名，以此而得。後人誤爲款冬，卽款凍爾！款者，至也；至冬，而花也。

「別稱」又名款凍，顆凍，氏冬，鑽凍，菟奚，橐吾，及虎鬚等。

敗瓢

「基本」據李時珍云：瓢乃匏瓠，破開爲之者，近世方藥，亦時用之。當以苦瓠者，爲佳；年久者，尤妙。

「功效」其氣味苦平，無毒。能消脹，殺蟲，治痔漏，下血，崩中，赤白帶下。

敗醬 （敗醬科）

「學名」Patrinia scabiosae folia, Link.

「產地」多生於山野之中。

「基本」爲多年生草，葉羽狀複葉，狹長，互生。莖高四五尺餘，爲紫色。夏秋之間，莖頭開花，黃色，花冠裂片五枚。其根可採取之，而爲藥用。

「功效」其氣味苦平，無毒。能去暴熱，火瘡，赤氣，疥癬，疽痔，馬鞍熱氣；除癰腫，浮腫，結熱，風痺，產後疼痛，破久年凝血，能化膿爲水，產後諸病，止腹痛，煩渴，治血氣，心腹痛，破癥結，催生，落胞，血運，鼻衄，吐血，赤白帶下，赤眼，障膜，努肉，瘡癤，疥癬，丹毒，排膿，補瘻。

「採製」取根，便粗杵，入甘草葉相拌，對蒸，經四小時，去甘草葉，焙乾，用之。

「學說」李時珍曰：處處原野有之，俗名苦菜，野人食之；江東人，每采收儲焉！春初生苗，深冬始凋，初時葉布地生，似菘菜葉而狹長，有鋸齒，綠色，面深，背淺。夏秋莖高二三尺，而弱柔，數寸一節，節間生葉，四散如織，顛頂開白花成簇，如芹花，蛇床子花狀，結小實成簇，其根白紫，頗似柴胡。

「別稱」又名苦菜，苦蘵，澤敗，鹿腸，鹿首，馬草。

淡竹 （禾本科）

「學名」Lophatherum Gracile, Brongn. var. elatum Hack.

「產地」多生於暖帶之原野，及田圃中。

「基本」爲草本植物，莖高二三尺，葉廣披針形，葉端尖，闊七八分，長五六寸。夏秋間梢上抽疎大之穗，分爲數歧，疎生長形之小花，綠色。其葉，卽爲藥用之淡竹葉;其根,亦可爲藥用之。

「功效」葉爲利尿藥。

據云:其氣味甘寒,無毒。葉能去煩熱,利小便,清心。根能墮胎,催生。

「用量」三・〇——一二・〇服用。

「學說」李時珍曰:處處原野有之。春生苗,高數寸,細莖,綠葉,儼如竹米,落地所生細竹之莖葉。其根一窠,數十鬚,鬚上結子,與麥門冬一樣;但堅硬耳!隨時採之,八九月抽莖,結小長穗。俚人采其根苗,搗之,和米作酒麴,甚芳烈。

「別稱」其根又名:碎骨子。

淡菜

「基本」據陳藏器云:東海夫人,生東南海中,似珠母一頭小,中啣少毛,味甘美,南人好食之。孟詵云:常時燒食,卽苦,不宜人,與少米先煮熟,後除去毛,再入蘿蔔,或紫蘇,或冬瓜同煮,卽更妙。日華本草云:雖形狀不典,而甚益人。李時珍云:按阮氏云:淡菜,生海藻上,故治癭,與海藻同功。

「成分」含有沃度,膠樣質等。

「功效」其氣味甘溫,無毒。能治虛勞,傷憊,精血衰少,吐血,久痢,腸鳴,腰痛,疝瘕,婦人帶下,產後瘦瘠,產後血結,腹內冷痛,癥瘕,崩中,帶下。能潤毛髮,補五臟,益陽事,理腰脚,消宿食,除腹中冷氣,痃癖,可燒汁沸出食之,或煮熟食之。

又能消癭氣。

「用量」四・〇——一二・〇服用。

「別稱」又名殼采,海蜌。東海夫人。

淫羊霍 (小蘖科)

「學名」Epimedium macranthum, Morr. et Dene.

「產地」多生於山野之間。

「基本」爲多年生草,一根數莖,高尺許,葉爲再出掌狀複葉,有長柄,中肋,左右不相等;邊緣,有微刺。花紫,或白,狀如船錨。其根葉採之,可供藥用。

「成分」含有愛皮賣汀(Epimedin)之成分。

「功效」爲強壯藥。可用於陰萎,健忘等。

其氣味辛寒,無毒。治陰痿,絕傷,莖痛,利小便,益氣,強志,堅筋骨,消瘰癧,赤癰,瘡腫。療一切冷風,勞氣,筋骨攣急,四肢不仁,補腰膝,強心力。

「用量」一回一•〇——二•〇服用。

「學說」名醫別錄曰：淫羊霍，生上郡陽山山谷。李時珍曰：生大山中，一根數莖，莖粗如線，高一二尺，一莖二椏，一椏三葉，葉長二三寸，如杏葉，及豆藿，面光，背淡，甚薄，且具細齒，有微刺。

「別稱」又名仙靈脾，放杖草，棄杖草，千兩金，乾雞肋，黃連祖，三枝九葉草，剛前。

清風藤 （清風藤科）

「學名」Sabia japonica, Maxim.

「基本」爲纏繞灌木，嫩莖，綠色，葉卵形，有尖端，草質，滑澤，綠色。於秋間脫落，葉柄仍爲針狀。夏間花生於葉腋，花瓣五片，黃色；雄蕊，與花瓣同數。果實球形，熟則呈深碧色。其根莖，可爲藥用。

「功效」據云：能治風濕，流注，歷節，鶴膝，麻痺，瘙瘮，損傷，瘡腫，及一切風疾。

「學說」蘇頌曰：生台州，天台山中，其苗蔓延木上，四時常青，土人采莖用。

「別稱」又名青藤，尋風藤。

梅 （薔薇科）

「學名」Prunus Mume, S. et Z.

「產地」多栽植於庭園中，亦有自生於山野者。

「基本」爲落葉喬木，莖高二三十尺，葉廣橢圓形，或卵形，有尖端，緣邊多鋸齒。早春先葉，開花紫綠色，下部連合如筒，上部五裂，花冠五瓣，色有白，淡紅，紅等之別，亦有重瓣者。果實爲核果，其肉部密着於核，可採取之，而製成烏梅與白梅二種，以供藥用。

「功效」其烏梅氣味酸澀而溫，無毒。能解熱；清毒，生津，止渴，殺蟲。治久嗽，反胃，骨蒸，勞熱。其白梅氣味酸鹹而平，無毒。能和藥點誌，腐蝕惡肉。凡刺在肉中者，嚼敷之，即出。治刀箭傷，可以止血，研爛敷之。乳癰，腫毒，杵爛，貼之。又除痰，治中風，驚癎，喉痺，痰厥，牙關緊閉者，取梅肉，指擦牙齦，涎出，即開。又治瀉痢，煩渴，霍亂，吐血，下血，血崩，其他功同烏梅。

「用量」一•〇——五•〇服用。

「採製」可取大青梅，以鹽汁漬之，日晒，夜漬，十日成矣

○久乃上霜，爲白梅○又取大青梅，剝皮去核，入籠，於稿火煤烟中薰乾者，爲烏梅○

「別稱」白梅又名：鹽梅，霜梅；烏梅又名：薰梅○

梓 （紫葳科）

「學名」Catalpa Kaempferi. S. et Z.

「產地」多栽培於庭園之間○

「基本」爲落葉喬木，高至二十尺許，葉略呈卵形，掌狀深裂○夏日開花，唇形，花冠淡黃色，帶有紫色之斑紋，萼亦唇形，有二深裂○果實細長，略似豇豆之莢○其根白皮及葉，皆供藥用之○

「功效」其根白皮氣味苦寒，無毒○去熱毒，殺三蟲，療目疾，治吐逆，反胃，小兒熱瘡，蝕瘡，可煎湯浴之，幷搗敷之○又可煎湯洗小兒壯熱，一切瘡疥，皮膚瘙癢，治溫病，復感，寒邪，可煮汁飲之○其葉可以搗敷豬瘡，飼豬肥大三倍○療手脚湯火爛瘡○

「學說」李時珍曰，梓木處處有之，有三種，木理白者，爲梓；赤者，爲楸；梓之美文者，爲椅；楸之小者，爲榎○

「別稱」又名木王○

梔子 （茜草科）

「學名」Gardenia florida, L.

「產地」多生於暖帶之各地○

「基本」爲常綠灌木，莖高丈餘，葉橢圓形，而厚，有光澤，全邊，對生○夏月枝梢開花，花大，白色○果實橢圓形，兩頭有尖，色黃，有縱稜五六，可爲藥用之○

「成分」含有 Acidum Rubechlor $C_{14}H_8O_9$ 之成分○

「功效」爲解熱藥○

其氣味苦寒，無毒○可除五內邪氣，胃中熱氣，面赤，酒皰，皶鼻，白癩，赤癩，瘡瘍○療目赤，熱瘡，胸熱，煩悶，去熱毒，消時疾，解黃病，利五淋，通小便，止消渴，下血滯，瀉三焦火，清胃脘血，治熱厥，心痛，解熱鬱，行結氣○治吐血，衄血，下痢，下血，血淋，損傷，瘀血，及傷寒，勞復，頭痛，疝氣，湯火傷○

「用量」三•○——一○•○服用○

「採製」可削去果實之兩端及其稜，剉用，或炒，或酒製，或薑汁製○

「學說」李時珍曰：卮子，葉如兎耳，厚而深綠。春榮，秋瘁，入夏開花，大如酒盃，白色，黃蕊，隨即結實，薄皮，細子，有鬚；霜後收之。蜀中有紅卮，花爛紅色，其實染物，則赭紅色。

「別稱」又名木丹，越桃，鮮支。

梧桐 （梧桐科）

「學名」Sterculia platanifolia, L.

「產地」多培養於庭園之間。

「基本」爲落葉喬木，有綠色之枝幹，葉如梓葉相似，而較大，爲掌狀分裂，基脚呈心臟形，葉之裏面，有毛茸。其葉脈之分歧點，有褐色之斑紋，是爲蜜腺，柄長，互生。夏月開小花，單性，爲圓錐花序。果實爲蓇葖，熟則裂開，如葉狀，種子附於其緣邊。其木葉子實，皆可供藥用之。

「成分」含有樹膠，植物油等。

「功效」其木白皮燒之研末，和乳汁塗鬚髮能變黃赤，又治腸痔。其葉能治發背，可炙焦研末，以蜜調敷，乾之卽易。其子氣味甘平，無毒。可擣汁，塗之，拔去白髮，根下必生黑者，又治小兒口瘡，和雞子，燒之存性，研摻。

「學說」李時珍曰：梧桐，處處有之，樹似桐，而皮青不皵。其木無節，通常直生，理細而性緊。葉似桐，而稍小，光滑，有尖。其花細蕊墜下，如醭，其莢長三寸許，五片合成，老則裂開，如箕，謂之橐鄂；其子綴於橐鄂上，多者五六，少或二三，子大如胡椒。

「別稱」又名櫬。

梫木 （石南科）

「學名」Andromeda japonica, Thunb.

「產地」生於山地，亦有栽培於庭園者。

「基本」爲常綠灌木，莖高四五尺，亦有二十餘尺者，葉草質，光澤，長卵形，有尖端，緣邊有小鋸齒。春初開小白花，下垂，呈壺形，爲總狀花序。其木葉等，可爲藥用。

「功效」爲皮膚殺蟲驅毒藥，對疥癬，及毒蛇之咬傷，僅可外用；內服有毒，足能致死。

據云：其木氣味苦平，無毒。能破產後血，可煮汁服之。其葉可以煎汁，洗瘡癬，或搗碎而敷蛇咬毒傷。

「用量」外用以其粉末撒布之；或以其煎汁，洗滌之。

「學說」李時珍曰：此木，今無識者，其狀頗近山礬，恐古今稱謂不同耳！

「別稱」俗稱：馬醉木。

牽牛子　（旋花科）

「學名」Pharbitis hederacea, L.

「產地」人家多栽植之，以供玩賞。

「基本」為一年生之纏繞草本，葉為心臟形，常有三裂，互生。夏日葉腋生花，花大，花冠為漏斗狀，其色不一，朝開，及日中而閉。果實球形，三室，各室含兩種子，可採取之，而供藥用。

「成分」含有 Convolvulin $C_{31}H_{51}O_{17}$ 之無色結晶物質。

「功效」為瀉下藥。

其氣味苦寒，有毒。能下氣，去水腫，除風毒，利大小便，治痃癖，氣塊，除虛腫，瀉蠱毒，及一切氣滯。消氣分濕熱，三焦壅結，逐痰，消飲，通大腸，去水氣。

「用量」一・〇——三・〇服用。

「採製」採子，晒乾，水淘，去浮土，再晒，拌酒蒸之，經四小時，晒乾，收之，臨用，舂去黑皮。今多只碾去頭末，除去皮麩，不用，亦有半生半熟用者。

「學說」李時珍曰：牽牛，有黑白二種：黑者，處處野生，尤多，其蔓，有白毛，斷之有白汁。葉有三尖，如楓葉，花不作瓣，如旋花，而大。其實有蒂裹之，生青，枯白，其核與棠梂子核一樣；但色淺黑爾！白者，人多種之，其蔓微紅，無毛，有柔刺，斷之有濃汁。葉團有斜尖，並如山藥莖葉，其花小於黑牽牛花，淺碧帶紅色。其實蒂長寸許，生青，枯白；其核白色，稍粗，人亦采嫩實，蜜煎為果食，呼為天茄，因其蒂似茄也。

「別稱」又名黑丑，草金鈴，盆甑草，狗耳草。

章魚

「學名」Octopus Octopodia, L.

「基本」為頭足之二腮類，大抵足為八本，基部有薄膜，吸盤無柄，無角環，胴部較小，無肉鰭與甲，是其特別耳！

「功效」其氣味甘鹹而寒，無毒。能養血，益氣。

理石 Marble.

「基本」爲結晶質之石灰岩，具有美麗之光澤者也。粒狀密緻，通常白色，然亦有帶灰，褐，黑色等。昔時常爲藥用。

「成分」含有硫酸石灰，硅酸礬土等。

「功效」爲解熱藥。

其氣味甘寒，無毒。能去身熱，利胃，解煩，益精，明目，破積聚，殺三蟲，除結熱，解煩毒，止消渴，治中風，痿痺。

「用量」五·○——一五·○服用。

「禁忌」惡麻黃。

「學說」李時珍曰：理石，卽石羔中之長文細直如絲，而明潔，色帶微青者。唐人以石羔，爲寒水石；長石爲石羔，故蘇恭言其不似石羔也。此石與軟石羔一類，二色，亦可通用。

「別稱」又名肌石，立制石。

硃砂根 （紫金牛科）

「學名」Ordisia crenata, Sims.

「產地」生於山中之陰地，或暖地。

「基本」爲常綠亞灌木，莖高二三尺；其生於暖地者，則高至七八尺，葉長橢圓形，有尖端，草質，而光澤，緣邊有鈍鋸齒，互生。夏月莖梢抽出小花，花冠白色，有暗色之小點，爲繖形花序。果實赤色，圓形，大似豌豆，或白，或黃。其根可採取之，而供藥用。

「功效」其氣味苦涼，無毒。治咽喉腫痺，可磨水，或醋，嚥之，甚良。

「學說」李時珍曰：硃砂根，生深山中；今惟太和山人采之。苗高尺許，葉似冬青葉，背甚赤，夏月長茂，根大如筋，赤色，此與百兩筋彷彿。

琉璃

「基本」此係鋁與鈉之矽酸化合物，有玻璃樣，而微透明，昔時亦有用爲藥者。

「功效」據云：能治身熱，目赤，以水浸冷熨之。

琉璃草 （紫草科）

「學名」Omphalodes krameri. Fr. et Sav.

「產地」生於山野之路傍。

「基本」爲多年生草，莖高七八寸餘，葉卵圓，披針形，莖葉皆有毛。夏月開花，呈翠藍色。

「功效」據云：能治風病，與一般風藥之功效，相同。

甜瓜 (葫蘆科)

「學名」Cucumis Melo, L.

「產地」產於亞細亞，及亞非利加之熱帶地方；但亦常栽培於園圃中。

「基本」為果類植物，一年生草，莖細長有卷鬚，每纏絡於他物。葉圓心臟形，有掌狀淺裂。夏日開黃花，雌雄同株，實橢圓，有縱路，長三四寸，有青黃白等色，其味甜美，而有香氣，可為藥用。

「成分」含有多量糖分，水分，纖維，脂肪等。

「功效」其瓤氣味甘寒而滑，並有小毒。能止渴，除煩熱，利小便，通三焦，治口瘡，鼻瘡。暑月食之，永不中暑。其仁氣味甘寒，無毒。除腹內結聚，破潰膿血，更為腸脾內壅之要藥。又止月經，研末去油，炒食，能補中，宜人，清肺，潤腸，和中，止渴。其蒂氣味苦寒，有毒。能治大水，身面四肢浮腫，下水，殺蟲毒，止欬逆，上氣，及食諸果，病在胸腹中，皆吐下之。又去鼻中瘜肉，療黃疸，腦塞熱，眼昏，風痰，熱涎，風眩，頭痛，癲癇，喉痺，頭目有濕氣。得麝香，細辛，治鼻不聞香臭。

「用量」蒂用三・〇——五・〇服用。

「採製」取仁曝乾，杵細，用馬尾篩篩過，成粉，以紙三重，裹壓，去油用；不去油，其力短也。其蒂，去瓜皮，用蒂，約半寸許，日曝極乾，臨時研用。

「學說」李時珍曰：甜瓜，北土中州，種蒔甚多。二三月種下，延蔓而生；葉大數寸，五六月花開，黃色；六七月瓜熟，其類最繁。

「別稱」又名甘瓜，果瓜；瓜蒂又名瓜丁，苦丁香。

眼子菜 (眼子菜科)

「學名」Potamogeton polygonifolius, Pourr.

「產地」多生於水田之中。

「基本」為多年生之雜草，根着於水底之泥中。其在水面之葉，橢圓形，草質，有光澤，呈深綠色；在水中之葉，披針形。夏日葉腋抽出花軸，二三寸，梢上綴以多數穗狀之花，帶黃綠色。採其根，供藥用之。

「功效」為解毒藥。可用於酒類中毒，獸類肉之中毒，以水煮菜，可多飲其汁。

蚱蜢

「基本」爲螽斯類（Orthoptera）之一種，口能嚙噬，胸部第一節環分離，後翼爲薄膜形，疊摺如扇，以前翼遮蔽之。按蚱蜢，初夏大火始有，得秋金之氣，而繁，性竄烈，能開關，透竅。一種灰色而小者，名土礫，不入藥用。大而靑黃色者，入藥。有尖頭，方頭二種。

「功效」據救生苦海載：五虎丹中，用之，治暴疾，氣閉；大抵取其竄捷之功爲引也。其味辛平，微毒，性竄，而不守。治咳嗽，驚風，破傷，療折損，凍瘡，斑疹不出。

蚱蟬

「基本」爲蟬類（Homoptera）之一種，體長一寸四分許，色黑頭短，口爲長吻，有複眼二，單眼三。胸背有灰黃短毛密生，四翅膜質，大部透明，外緣黑，前翅較大。雄者胸腹交界處，有發聲器，具小皺膜，並有大筋肉連接之。收縮振動，以發高聲，交尾後卽死。雌者產卵後，不過數日亦死。

「功效」其氣味鹹甘而寒，無毒。治小兒驚癇，夜啼，癲病，寒熱，驚悸，婦人乳難，胞衣不出。能墮胎，殺疳蟲，去壯熱，療腸中幽幽作聲。

「別稱」蜩，齊女。

蛇床　（繖形科）

「學名」Selinum japonicum. Miq.

「產地」生於海邊沙石之地。

「基本」爲多年生草，莖初臥地，後昂起，高尺餘，葉作羽狀分裂，互生。夏月開小花，白色，五瓣，爲複繖形花序。花瓣尖端微曲，子黃褐色，如黍米。其子可採取之，而供藥用。

「成分」含有揮發油之左旋性加謨芬，及異性纈草酸薄爾尼愛斯推兒。

「功效」爲强壯藥，可應用於陰痿，及婦人陰腫等。其氣味苦平，無毒。治男子陰痿，濕癢，婦人陰中腫痛，除痺氣，利關節，癲癇，惡瘡，能溫中，下氣，令婦人子宮暖熱，男子陰强，又治濕痺，毒風，腰痛，四肢頑痺，縮小便，去陰汗，濕癬，齒痛，赤白帶下，小兒驚癇，撲損瘀血，又可煎湯浴大風身癢。

「用量」二•○——六•○服用。
「禁忌」惡牡丹，貝母，巴豆。
「學說」名醫別錄曰：蛇床，生臨淄川谷，及田野。五月采實，陰乾。

蛇含 （薔薇科）

「別稱」又名蛇粟，蛇米，虺牀，馬牀，牆蘼。
「學名」Potentilla Kleiniana. W. et A.
「產地」生於原野之溼地。
「基本」爲多年生草，莖長而質軟，常伏臥於地上。葉爲掌狀複葉，呈濃綠色；葉柄較長，在莖之下部者，有五小葉，至上部，則有三小葉。春夏之間，梢上分歧多數之花梗，着以黃色之小花瓣。可取其全草，供藥用之。
「功效」其氣味苦而微寒，無毒。治驚癇，寒熱，邪氣，金瘡，疽痔，鼠瘻，瘡瘍，心腹邪氣，腹痛，去濕痺，止血，養胎，療小兒寒熱，丹疹，風毒，癰腫，赤眼，蜂毒，蛇毒，咽喉中痛。
「學說」陶弘景曰：蛇銜，處處有之，有兩種並生石上，亦生黃土地，當用細葉，有黃花者。
「別稱」又名蛇銜，威蛇，小龍牙，紫背龍牙。

蛇蛻

「基本」爲蛇類（Ophidia）之爬蟲，體呈長圓筒狀，條尾，無足，以肋骨自由伸縮，而全體有鱗，透明之表皮，年年更脫，即是，可取爲藥用。
「功效」其氣味鹹甘而平，無毒。治小兒諸種驚癇，蛇癇，癲疾，瘈瘲，弄舌，搖頭，寒熱，腸痔，蠱毒，大人五邪，言語僻越，止嘔逆，明目。燒之，療諸惡瘡，喉痺，百鬼魅。炙用，辟惡，止小兒驚悸，客熱。煎汁，敷癧瘍，白癜風，催生，安胎，止瘧，辟惡，去風，殺蟲。燒末服之，治婦人吹奶，大人喉風，退目翳，消木舌，敷小兒重舌，重齶，唇緊，解顱面瘡，月蝕，天泡瘡，大人疔腫，漏瘡，腫毒，可煮湯，洗諸惡毒，蟲瘡。
「用量」三•○——六•○服用。
「禁忌」畏磁石，及酒；孕婦忌用。
「採製」據李時珍曰：今人用蛇蛻，先以皂莢水洗淨，纏竹上，或酒，或醋，或蜜浸，炙黃，用之；或燒存性，或鹽泥固煆，各隨方法。

「別稱」又名蛇皮，蛇殼，龍退，龍子衣，龍子皮，弓皮，蛇符，蛇筋。

蛇莓 (薔薇科)

「學名」Duchesnea indica, Fock.

「產地」多生於山野中，而田野中，亦有自生者。

「基本」爲多年生草，莖匍匐於地上，葉以三小葉合成，互生，有長柄。夏初每葉腋間，各生一花，色黃，五瓣，實細小，色鮮紅，花托肥大，狀略似覆盆。可取其草汁，供藥用之。

「功效」其汁氣味甘酸，大寒，有毒。治胸腹大熱，傷寒大熱，及溪毒。能通月經，消瘡腫，敷蛇傷。又治小孩口噤，以汁灌之，亦可敷湯火傷痛。

「學說」陶弘景曰：蛇莓，園野多有之，子赤色，極似莓子，而不堪啖，亦無以此爲藥者。

「別稱」又名蛇苞，地莓，蠶莓。

蛇黃

「基本」據李時珍云：蛇黃，生腹中，正如牛黃之意。世人因其難得，遂以蛇含石代之；以其同出于蛇故耳！廣西平南縣，有蛇黃岡，土人九月掘下七八尺，始得蛇黃，大者如雞子；小者如彈丸，其色紫。

「功效」其氣味冷而無毒，治心痛，疰忤，石淋，小兒驚癇，婦人難產，以水煮研，服汁。又能鎮心；亦可磨汁，塗腫毒。

「採製」可燒赤，醋淬三四次，研末，水飛，用之。

蛇婆

「基本」據陳藏器云：生東海水中，一如蛇，常自浮游，採取無時。又李時珍云：按此所言形狀，功用，似是水蛇；然無考證，姑記之。

「功效」其氣味鹹平，無毒。治赤白毒痢，蠱毒，下血，惡瘡，可炙食，或燒末，用米汁飲服二錢。

蛇繭草

「基本」據陳藏器云：生平原之地，葉似苦杖而小，節赤，高至一二尺許，種之辟蛇。又有一種草莖，圓似苧，亦敷蛇毒。唐慎微云：按百一方云：關東有草，狀如苧，莖方，節赤，按敷蛇毒，如摘却，然名蛇繭草。

「功效」據本草拾遺云：能治毒蟲螫痛，可取根葉搗敷咬處，當下黃水。

蚯蚓

「學名」Perichaeta sieboldii, Horst.

「基本」此屬環蟲類，體圓筒狀，前端較後端細，缺疣足，剛毛短小，其數少，皮膚被以薄而無色之玻璃膜，富於黏液腺，頭部之近旁有帶狀之異狀部分。即爲肉帶，乃許多之環節膨脹者也。選其白頸者，可爲藥用之。

「功效」其氣味鹹寒，無毒。治蛇瘕，殺三蟲，消蟲毒，療傷寒，伏熱，黃疸，溫病，大熱狂言，去蚘蟲，除諸熱，小兒熱病，癲癇，塗丹毒，敷膝瘡。葱化爲汁，療耳聾。治中風，癇疾，喉痺，解蛇毒，治脚氣，瘧疾，利小便，療小兒急慢驚風，歷節風痛，頭風，齒痛，風熱，赤眼，木舌，喉痺，鼻瘜，聤耳，禿瘡，瘰癧，卵腫，脫肛，解蜘蛛毒瘡，蚰蜒入耳。

「禁忌」畏葱，鹽。

「別稱」又名堅蠶，土龍，地龍子，寒蚓，附蚓，歌女。

蚺蛇

「基本」據李時珍云：按劉珣錄異記云：蚺蛇，大者五六丈，圍四五尺，小者不下三四丈，身有斑紋，如故錦纈。春夏于山林中，同鹿吞之，蛇遂羸瘦，待鹿消，乃肥壯也。或言一年，食一鹿也。

「功效」其皮能治風毒，眼翳，唇緊，唇瘡。其卵能治大風，癩疾。

「別稱」又名南蛇，埋頭蛇。

羚羊角 Hirschziegehorn.

「產地」產於歐洲，及亞洲之各處；而吾國蒙古之深山，爲最多。

「基本」爲羚羊(Antelope Gutturosa)之角，其狀頗似山羊，背高，角短而直，角端後而有白毛雜生。足底上凸，故行能其痕於地，嗅覺銳敏。

「功效」爲鎮痙藥，通經藥。

其角氣味鹹寒，無毒。能明目，益氣，起陰，去惡血，辟蠱毒，除邪氣，治傷寒，時氣，寒熱，熱在肌膚，濕風注毒，伏在骨間，食噎不通，中風，筋攣，附骨疼痛，熱悶，熱毒，痢血，疝氣，腫毒，一切產後惡血衝心，小兒驚癇，山瘴，噎塞，驚悸，煩悶，心胸惡氣，瘰癧，惡瘡，溪毒，又能平肝，舒筋，定風，安魂，散血，下氣，辟惡，解毒，治子癎瘞疾。

「用量」○·五——二·○服用。

莎草香附子　（莎草科）

「學名」Cyperus rotundus, L.

「產地」生於原野，近海之砂地尤多。

「基本」爲一年生草，莖三角形，高尺許，葉細長，而硬，多由根出。夏日莖頂別生三葉，開黃褐色小花，成穗。其根入藥用之，即爲香附子也。

「成分」含有揮發油等。

「功效」爲通經藥。其氣味甘微而寒，無毒。治霍亂吐瀉，腹痛，腎氣，膀胱冷氣，散時氣，寒疫，利三焦，解六鬱，消飮食，積聚，痰飮，痞滿，胕腫，腹脹，脚氣，止心腹，肢體，頭目，齒耳諸痛。瘰癧疽，瘡瘍，吐血，下血，尿血，婦人崩漏，帶下，月候不調，胎前產後諸病。

「用量」一·五——四·○服用。

「禁忌」忌鐵。

「學說」李時珍曰：莎葉，如老韭葉，而硬，光澤，有劍脊稜。五六月中，抽一莖，三稜，中空，莖端復出數葉，開青花，成穗，如黍中有細子。其根有鬚，鬚下結子一二枚，轉相延生，子上有黑細毛，大者如羊棗，而兩頭尖。采得燎去毛，暴乾，貨之。

「別稱」又名雀頭香，草附子，水香稜，水巴戟，水莎，侯莎，莎結，夫須，續根草，地薮根，地毛。

莢蒾　（忍冬科）

「學名」Viburnum dilatatum, Thunb.

「產地」多生於山野之中。

「基本」爲落葉灌木，莖高一二丈，葉廣卵圓形，頭有短尖，緣邊有鋸齒，面甚粗糙，對生。初夏開小白花，爲聚繖花序。果實形小，有漿，赤色。其枝葉可採取之，而供藥用。

「功效」其枝葉氣味甘苦而平，無毒。殺三蟲，下氣，消穀，可煑汁，和米。作粥飼之，甚美。

「學說」蘇頌曰：莢蒾葉，似木槿，及榆，作小樹，其子如疏溲，兩兩相對，味甘。

「別稱」又名擊迷，羿先。

莧 （莧科）

「學名」Amarantus Mangostanus. L.

「產地」多栽種於田園之間○

「基本」爲蔬類植物，一年生草，莖高二三尺，葉卵圓形，有靑赤二色，嫩時，供食○夏秋之際，開細花，成穗，色黃綠○一種柔莖，細葉者，謂之野莧，亦可食○其菜根實等，皆供藥用○

「功效」其菜氣味甘冷，無毒○白莧能補氣，除熱，通九竅○赤莧能治赤痢，沙虱○紫莧能殺蟲毒，治氣痢○六莧並者，能利大小腸，治初痢，滑胎○其實氣味甘寒，無毒○治靑盲，明目，除邪，利大小便，去寒熱，益氣力，治白翳，殺蚘蟲，益精，明目○其根治陰下冷痛，入腹，則腫滿殺人，擣爛敷之○

「學說」李時珍曰：莧並，三月撒種，六月以後，不堪食，老則抽莖，如人長，開細花，成穗，穗中細子，扁而光黑，與靑葙子，雞冠子無別，九月收之○細莧，卽野莧也○

莨菪 （茄科）

「學名」Scopolia japonica, Maxim.

「產地」多生於深山幽谷中○

「基本」爲多年生草，莖高一尺許，根莖橫行於地中○早春抽莖，色紫黑，長則莖葉變爲淡綠，葉長卵圓形，端尖，互生○夏初葉腋開鐘狀花，黃褐色，微紫，爲合瓣花冠；花後結實，圓形，綠色，如豆○其根莖子葉，皆供藥用之○

「成分」含有 Atropine $C_{17}H_{23}NO_3$ 及 Hyoscyamin 之鹽基成分○

「功效」可用於咳嗽，喘息，痠咳等，爲鎭咳劑，又於胃痛，神經痛等，爲鎭痛劑○亦可外用爲鎭痙性軟膏，或灌腸，洗眼等○

其子氣味苦寒，無毒○治齒痛，出蟲，肉痺，拘急，能強志，益力，通神，見鬼，療顚狂，風癇，顚倒，拘攣，又能安心，定志，聰明耳目，除邪，逐風，止脫肛，冷痢○

「用量」根之極量，一回○•○七；一日○•三○草之極量，一回○•二；一日○•六服之○

「製劑」1 莨菪越幾斯 Extractum Scopoliae

此卽以莨菪根浸於酒精，及莨菪草浸於水之等分，混合液，製造而成爲褐色之稠厚體，雖能溶解於水；但略呈混濁。通常於氣管喘息，胆石痛等之痙攣，及疼痛性疾病，或因腸弛緩而發之便秘，以及鉛類中毒，疝痛，裏急後重，夜尿症等，一回以〇•〇一——〇•〇二——〇•〇五爲丸劑，粉劑，及合劑；但多伍以阿片，或杏仁水等而服用之。此外又常外用，以其(0.2—0.5:15.0)爲塗擦料，灌腸料，及軟膏等，或以其(0.05—0.1:50.0)爲注射料，及坐藥等。

2 莨菪丁幾 Tinctura Scopoliae

此即以莨菪草一〇•〇，稀酒精五〇•〇，浸而製之，爲澄明帶褐綠色之液體。其功效，如莨菪越，一回〇•五——一•〇混於舍利別，或水溶液等，而服之。

3 莨菪擦劑 Linimentum Scopoliae

此即以莨菪越四〇•〇，樟腦一〇•〇，稀酒精一五〇•〇，混和而製成一種液體，於僂麻質斯，及疼痛等，塗擦外用之。

4 莨菪軟膏 Unguentum Scopoliae

此即以莨菪越一〇•〇，溶和於水中，至稠厚流動性爲度，更以豚脂九〇•〇，混和而製成一種鎮痛之藥膏。

5 莨菪硬膏 Emplastrum Scopoliae

此即以莨菪越一〇•〇，松脂九〇•〇，混和而成之，亦作爲鎮痙鎮痛之貼布藥。

6 莨菪坐藥 Suppositoria Scopoliae

此即以莨菪越幾斯〇•〇五，柯柯阿脂一•五，混和之，製成一個坐藥，可用於肛門等之疼痛。

「學說」李時珍曰：張仲景金匱要略言：菜中有水莨菪，葉圓而光，有毒，誤食，令人狂亂，狀如中風，或吐血；須以甘草汁解之。

「別稱」又名天仙子，橫唐，行唐。

莪蒁 (蘘荷科)

「學名」Curcuma Zedoaria, Roscoe.

「基本」爲多年生草，莖高二尺許，葉爲卵圓形，與鬱金頗相似。其地下莖，爲芋狀，圓球形，乾者外皮呈黃褐色，內部呈暗色，長二寸許，中有著大之粉質狀塊，可供藥用之。

「成分」含有淡黃色濃厚之揮發油，樹脂，及味似樟腦之澱粉。

「功效」爲健胃，消化，鎭痙，通經藥。對於急性及慢性胃加答兒，月經閉止，子宮痙攣等，皆可服用之。

其氣味辛苦，無毒。能消瘀，通經，開胃，化食，解毒，止痛，治心腹諸痛。

「用量」一回二•〇——六•〇服用。

「製劑」1 苦味丁幾 Tinctura amara

此卽以莪朮二〇•〇，龍胆五〇•〇，橙皮五〇•〇，稀酒精一〇〇〇•〇，共浸出而製成澄明黃褐色之液體，乃苦味健胃藥中之普通用品也。一日數回，以〇•五——二•〇，與他合劑，服用之。

茼麻 （錦葵科）

「學名」Abutilon avicennae, Gaerth.

「產地」產於熱帶之園圃中。

「基本」爲一年生草，莖高五六尺，葉圓心臟形。夏月莖梢之葉腋開花，花小，黃色。果實熟則乾燥，裂開，現有帶毛種子。其根及實，可供藥用之。

「功效」其實氣味苦平，無毒。治赤白冷熱痢疾，可炒過，研末，用蜜湯，服一錢。凡癰腫無頭者，可吞一枚；又治一切眼疾。其根能治痢疾。

「學說」李時珍曰：茼麻，今之白麻也。多生卑溼處，人亦種之，葉大如桐葉，團而有尖。六七月開黃花，結實如半磨形，有齒，嫩青，老黑；中子，扁黑，狀如黃葵子。其莖輕虛，潔白。北人取皮，作麻，以莖醮硫黃，作焠燈，引火甚速也。其嫩子，小兒亦食之。

「別稱」又名白麻。

莕菜

「學名」Limnanthemum nymphoidos, Link. var. japonicum, Miq.

「產地」生於池沼之水中。

「基本」爲多年生草，其葉浮於水上，形爲圓心臟，周圍稍呈波狀，表面綠色，裏面紫色，類似蓴菜；惟近葉柄，有缺刻爲異耳！夏日葉腋抽花莖，伸出水面，花冠五裂，帶深黃色；其緣邊有多數似毛狀之突起。取其全草，供藥用之。

「功效」其氣味甘冷，無毒。止消渴，去熱，利小便。搗汁服之，能療寒熱；又可搗敷諸腫毒，火丹，遊腫。

「學說」李時珍曰：蓴，與莕，一類二種也。並根連水底，葉浮水上。其葉似馬蹄，而圓者，蓴也。葉似蓴，而微尖長者，莕也。夏月俱開黃花，亦有白花者；結實大如棠梨，中有細子。

「別稱」又名鳧葵，水葵，水鏡草，靨子菜，金蓮子接余。

船底苔

「基本」此卽木船船底所生之綠苔，昔時雖有用於流行性感冒等，而為解毒，解熱藥者；但未見有何功效。

「功效」據云：其氣味甘冷，無毒。止鼻衄，吐血，淋疾。可同炙甘草，豉汁，濃煎湯，呷之。又能解天行熱病諸毒，伏熱，頭目不清，神志昏塞。

紫貝

「基本」為貝類(Shell)之一種，其形態不一。據蘇恭云：紫貝，出東南海中，形似貝子，而大，二三寸，皆有紫斑，而骨白。南夷采，以為貨市。李時珍云：按陸機詩疏云：紫貝質白，如玉，紫點為文，皆行列相當，大者徑一尺七八寸，交趾九眞，以為杯盤。

「功效」其氣味鹹平，無毒。能明目，去熱毒，治小兒斑疹，除月翳。

「用量」六.○——一○.○服用。

「別稱」又名文貝，砑螺。

紫荆 （荳科）

「學名」Cercis chinensis, Bge.

「產地」多栽培於庭園之間。

「基本」為落葉喬木，高至十尺許，葉互生，呈圓心臟形，有尖，而光滑。春間先葉，節節攢簇生花，花冠蝶形，帶紅紫色。果實為莢，扁平，長二寸餘，闊四五分。其木皮，可供藥用。

「功效」其氣味苦平，無毒。能破宿血，下五淋，可濃煮汁服之。又通小腸，解諸毒，治癰疽，喉痺，飛尸，蠱毒，腫瘻，蛇蟲諸毒，可煮汁服之；亦可以汁洗之，能療瘡腫。又除血，長膚，活血，行氣，消腫，解毒。治婦人血氣，疼痛，經水凝澁。

「用量」三.○——一○.○服用。

「學說」蘇頌曰：紫荆，處處有之，人多種於庭院間，木似黃荆，葉小無椏，花深紫，可愛。

「別稱」又名紫珠；皮名：肉紅，內消。

紫草 （紫草科）

「學名」Lithospermum officinale, L.

「產地」生於山野中，亦有栽培於園圃者。

「基本」為多年生草，莖高二尺餘，而直立，葉為橢圓形，或長卵形，互生。葉面粗糙，莖葉皆有小毛。花小，白色，生於莖之上部，花後結實，形小而圓，微尖。其根之皮部，呈深紫色，可取之，而供藥用。

「成分」根含有 Lithospermum-roth $C_{20}H_{30}O_{15}$ 及 Shikonin $C_{16}H_{10}O_5$ 之成分。

「功效」為變質藥，對於惡癰，瘰癧，皆可服用，有清血，瀉毒之功。其氣味苦寒，無毒。治心腹邪氣，五疳，能補中，益氣，利九竅，通水道，療腫脹，滿痛，又療小兒瘡毒，及面皰，惡瘡，頑癬，斑疹，痘毒，可以活血，涼血，利大腸。

「用量」一·五——五·〇服用。

「採製」其根每一斤，用蠟二兩，溶水拌蒸之，待水乾燥，取去其頭，並兩畔鬚，細剉，用之。

「學說」李時珍曰：此草花紫根紫，可以染紫，故名紫草。三月逐壟下子，九月子熟時刈草，春社前後采根。

「別稱」又名紫丹，紫芙，藐，地血，鴉銜草。

紫堇 （罌粟科）

「學名」Corydalis incisa, Pers.

「產地」多生於山野之中。

「基本」為越年生草，莖高五六寸，乃至一二尺許，葉二，三，四分裂，有缺刻，銳頭剪狀，互生。春夏之間開花，呈紫紅色，為總狀花序。果實為蒴果，作線形。其苗及花，可供藥用。

「功效」其苗氣味酸平，微毒。其花氣味酸而微溫，無毒。專治男女小兒脫肛。

「學說」李時珍曰：蘇頌之說：出於唐玄宗，天寶單方中，不具紫蓳形狀。今按軒轅述寶藏論云：赤芹，即紫芹也。生水濱，葉形如赤芍藥，青色，長三寸許，葉上有黃斑。

「別稱」又名赤芹，蜀芹，楚葵，苔菜，水萄菜。

紫參 （蓼科）

「學名」Polygonum tenuicaule, Biss. et Mre.

「產地」生於深山之陰地。

「基本」為一種野生草本，根有節，黑褐色，長延地上，葉之形狀，種種不一。夏間根頭先出花莖，開花，成穗，花瓣六片，白色，而帶粉紅。其根可取之。而供藥用。

「功效」為通經藥。其氣味苦寒，無毒。去心腹積聚，寒熱，邪氣，通九竅，利大小便。療腸胃大熱，唾血，衄血，腸中聚血，癰腫，諸瘡。能止渴，益精，除腹脹，散瘀血。治婦人血閉不通，狂瘧，瘟瘧，血痢。能破血，生肌，止痛，補虛，益氣，除脚腫，發陰陽。

「用量」一・五——五・〇服用。

「禁忌」畏辛夷。

「別稱」又名牡蒙，童腸，馬行，衆戎，五鳥花。

紫菜 （江藻類）

「學名」Porphyra tenera, Kjellm.

「產地」生於淺海岩石之上。

「基本」為一種藻類，全體扁平，呈廣披針形，或橢圓形，梢梢分歧。色有紅紫，綠紫，黑紫等，長約一二寸許，闊二三分。冬春之際，採之，製為疊紙狀，亦可供藥用之。

「功效」其氣味甘寒，無毒。能去熱氣，煩塞，咽喉腫痛，可煮汁飲之。又治癭瘤，脚氣，宜常食之。

「學說」李時珍曰：閩越海邊，悉有之，大葉，而薄。

紫菀 （菊科）

「學名」Aster tataricus, L.

「產地」庭園間，多栽培之。

「基本」為多年生草，高六七尺，葉長橢圓形，有鋸齒，葉面粗糙。秋日開花，為頭狀花序。周圍為舌狀花冠，淡紫花；中部管狀花冠，黃色。其根紫而柔軟，可為藥用之。

「功效」為祛痰藥，鎮咳藥。其氣味苦溫，無毒。止欬逆，上氣，胸中寒熱，結氣，去蟲毒，安五臟，療欬唾膿血，止喘悸，五勞，體虛，補不足，治小兒驚癇，勞氣，虛熱，百邪鬼魅。又能調中，消痰，止渴，潤肌膚，添骨髓，益肺氣，治息賁。

「用量」一・五——五・〇服用。

「禁忌」惡天雄，瞿麥，稿本，雷丸，遠志；畏茵蔯。

「採製」取根先去鬚，有白如練色者，號白羊鬚草，自然不同。去頭，及土，用東流水洗凈，以蜜浸一宿，至明，於火上焙乾用之，其根一兩，用蜜二分。

「學說」李時珍曰：按陳自明云：紫菀，以牢山所出，根如北細辛者，爲良。

「別稱」又名青菀，紫蒨，返魂草，夜牽牛。

紫葛 （葡萄科）

「學名」Vitis Coignetiae, Pull.

「產地」多產於深山之中。

「基本」爲一種蔓生之灌木，葉圓形，頗大，基脚作心臟形，掌狀分裂，裂痕較淺，呈稜角狀，邊緣有大小鋸齒。上面平滑，下面密生褐色似綿之毛。夏秋之際，莖梢着花，花冠五瓣，呈黃綠色。其基部常有卷鬚，頂上略結合，開放卽脫落，爲圓錐花序。果實爲漿果，作圓球形，熟則成紫黑色。其根可取之，而爲藥用。

「成分」果實含有葡萄酸，及葡萄糖等。

「功效」其根皮氣味甘而苦寒，無毒。治癰腫，惡瘡，可搗末和醋封之。又治癱緩，攣急，解熱，止痛風，通小腸，生肌，散血，除產後煩渴，療金瘡，傷損。

「用量」三．〇——一〇．〇服用。

「學說」蘇頌曰：今惟江寧府，及台州生之。春生，冬枯，似葡萄，而紫色。

紫葳 （紫葳科）

「學名」Tecoma grandiflora, Loisel.

「產地」多栽培於庭園間。

「基本」爲蔓生之木本，莖出氣根甚多，攀緣他物，高達數丈。葉爲羽狀複葉，有鋸齒。夏秋之間，開花，赭黃色，瓣之下部連合成管狀。其根花，及其莖葉，皆供藥用之。

「功效」花爲通經藥。

其花及根氣味酸微而寒，無毒。能治婦人產乳餘疾，崩中，癥瘕，血閉，寒熱，羸瘦，養胎，產後奔血，淋瀝，熱風，風癇，大小便不利，腸中結實，酒皶，熱毒，風刺，婦人血膈，遊風，帶下。其莖葉氣味苦平，無毒。能益氣，除熱風，身痿，遊風，風疹，瘀血，帶下，其他與花功同。治喉痺，熱痛，能涼血，生肌。

「用量」花用三•〇——六•〇服之。

「禁忌」畏鹵鹹。

「學說」李時珍曰：凌霄，野生，蔓繞數尺，得木而上，卽高數丈，年久者，藤大如杯。春初生枝，一枝數葉，尖長，有齒，深青色。自夏至秋開花，一枝十餘朶，大如牽牛花，而頭開五瓣，赭黃色，有細點，秋深更赤。

「別稱」又名凌霄，陵苕，陵時，女葳，茇華，武威，瞿陵，鬼目。

紫藤 （荳科）

「學名」Kraunhia floribunda, Saub.

「產地」生於山野之中。

「基本」爲落葉木質植物，莖卷絡於他物之上，葉爲羽狀複葉，小葉長卵形。開紫色，或白色之蝶形花，果實爲長莢，有毛，短而密生。其莖，可供藥用。

「功效」其氣味甘而微溫，並有小毒。可以濃煎，和糖服用之，而治下水癰病。

「學說」陳藏器曰：藤皮着樹，從心重重有皮，四月生紫花，可愛。

紫蘇 （唇形科）

「學名」Perilla nankinensis, Dcne.

「產地」多栽培於園圃之間。

「基本」爲一年生草，莖方，高二尺餘，葉卵形，端尖，有鋸齒，對生，背紫色。夏日出長花莖，開小唇形花，花白，或淡紅，爲總狀花序；實如芥子。可取其子實，及莖葉，供藥用之。

「功效」其莖葉氣味辛溫，無毒。能下氣，除寒熱，治一切冷氣，又補中，益氣，治心腹脹滿，霍亂轉筋，開胃，下食，止脚氣，利大小腸，通心經，益脾胃，煮飲尤勝；與橘皮相宜。能解肌，發表，散風寒，行氣，寬中，消痰，利肺，和血，溫中，止痛，定喘，安胎，解魚蟹毒，治蛇犬傷，以葉生食，作羹，殺一切魚肉毒。其子氣味辛溫，無毒。能下氣，除寒，溫中，治上氣，欬逆，冷氣，濕氣，結氣。亦能調中，益五臟，止霍亂嘔吐，反胃，補虛勞，健肌膚，利大小便，破癥結，消五膈，去痰，止嗽，潤心肺。又治肺氣，喘急，風疾，可以順氣，利膈，寬腸，解魚蟹毒。

「用量」四．〇——一二．〇服用。

「學說」李時珍曰：紫蘇，白蘇，皆以二三月下種，或宿子在地自生。其莖方，其葉圓，而有尖，四圍有鋸齒。肥地者，面背皆紫；瘠地者，面青，背紫。其面背皆白者，卽白蘇，乃荏也。

「別稱」又名蘇，赤蘇，桂荏。

紫鑛

「基本」據李時珍云：紫鑛，出南番，乃細蟲如蟻虱，緣樹枝造成，正如今之冬青樹上小蟲，造白蠟一盤，故人多插枝造之，今吳人用造胭脂。按張勃吳錄曰：九眞移風縣有土，赤色如膠，人視土，知其有蟻，因墾發，以木枝插其上，則蟻緣而上，生漆凝結，如螳螂螵蛸子之狀。人折漆以染絮物，其色正赤，謂之蟻漆赤絮，此卽紫鑛也。血竭乃其樹之脂膏。

「功效」其氣味甘鹹而平，並有小毒。去五臟邪氣，治金瘡，帶下，破積血，生肌，止痛，與麒麟竭，大同小異。又治濕癢，瘡疥，宜入膏用，且能益陽精，去陰氣。

「別稱」又名赤膠，紫梗。

紫石英 Amthyst.

「產地」多產于山東莞縣之爆山。

「基本」為屬於六角系稜柱狀結晶之鑛石，色紫，或青紫，或灰褐，但色深淺不一，質極透明，非常堅硬，諸酸皆不能溶解，可為藥用之。

「成分」紫色者，含有無水珪酸 SIO_2 之成分。

「功效」民間多用為姙娠藥。其氣味甘溫，無毒。能去心腹欬逆，邪氣，補不足，女子風寒，子宮絕孕，十年無子，亦可久服。能溫中，治上氣，心腹痛，寒熱，邪氣，結氣，補心氣不足，定驚悸，安魂魄，塡下焦，止消渴，除胃寒，散癰腫，養肺氣，止驚癇。

「用量」四．〇——一〇．〇服用。

「禁忌」畏扁青，附子；惡鮀甲，黃連，麥句；忌火。

「採製」凡用於丸散者，以火煆，醋淬七次，碾末，用水飛過，晒乾入藥。

紫金牛 (紫金牛科)

「學名」*Ardisia japonica*, Bl.

「產地」多自生於山野之中。

「基本」爲常綠小灌木，如草本狀，高約七八寸許，葉長卵形，有鋸齒，互生。夏月莖梢葉間開花，花小，合瓣，靑白色，着以赤色之小點。果實小，而圓，熟則呈紅色，或白色。可採取之，而供藥用。

「功效」其氣味辛平，無毒。治時疾，膈氣。能去風痰，解毒，破血。

「學說」蘇頌曰：生福州，葉如茶葉，上綠，下紫。結實圓紅，色如丹朱，根微紫色。八月采根，去心，暴乾，頗似巴戟。

紫金藤

「基本」據蘇頌云：生福州山中，春初單生，莖靑色，至冬凋落。其藤似枯條，采皮，晒乾。

「功效」據云：能補腎氣，消損傷，瘀血；亦可搗敷惡瘡，腫毒。

「別稱」又名山甘草。

紫茉莉 （紫茉莉科）

「學名」Mirabilis jalapa, L.

「產地」原產於西印度。

「基本」爲多年生草，或一年生草，莖高二三尺，葉圓錐形而尖，葉柄較長，對生。夏月每夕開花，一夜凋落，有合片，萼如漏斗狀，呈白色，紅色，或黃色；種子有粉狀之胚乳。其根等，有爲藥用者。

「功效」其根能治乳癰，白濁。其花可浸製狀元紅之酒。其子可取其粉，去面上斑痣，粉刺。

「禁忌」忌鐵。

「學說」陳扶搖花鏡：紫茉莉，一名狀元紅，本不甚高；但婆娑，而蔓衍易生。葉似蔓靑。

紫花地丁 （堇菜科）

「學名」Viola Patrinii, Dc. var. chinensis, Ging.

「產地」生於山野之中。

「基本」爲多年生草，高至三四尺，葉長橢圓形，或長卵形，互生。春夏之際，出花莖，自葉叢之間抽出；其頂着一花，花有五瓣。果實爲蒴果，有銳頭，常裂開，而散布種子。其根可採取之，而供藥用。

「功效」其氣味苦辛而寒，無毒。治一切癰疽，發背，疔腫，瘰癧，無名腫毒，惡瘡。

「學說」李時珍曰：處處有之，其葉似柳，而微細。夏開紫花，結角。平地生者，起莖；溝壑邊生者，起蔓。

「別稱」又名箭頭草，獨行虎，羊角子，米布袋。

紫背金盤

「基本」據李時珍云：湖湘水石處，皆有之，名金盤，藤似醋筒草，而葉小，背微紫，軟莖引蔓，似黃絲，搓之卽斷，無汁。可見方士，用以制汞；他處少有醋筒草，葉似木芙蓉，而偏，莖空，而脆，味酸，開白花。廣人以鹽醋，又食之。

「功效」其氣味辛澀而熱，無毒。治婦人血氣痛，洗焙，研末，酒服半錢。孕婦勿服，能消胎氣。

「禁忌」忌雞，魚，羊血，溼麪。

細辛 (馬兜鈴科)

「學名」Asarum sieboldi, Miq.

「產地」多生於山中之陰地。

「基本」爲多年生草，春月自地下莖，發出新葉，呈心臟形，末端尖狹，有長葉柄，直於根莖。開花三瓣，爲紫園約二三分，外呈淡褐色，內部白色，可採取之，而供約用。

「功效」爲鎭痛藥。

其氣味辛溫，無毒。能止欬逆，上氣，頭痛，腦痛，百節拘攣，風濕痺痛，死肌，可明目，利九竅，溫中，下氣，破痰，通水道，開胸中滯結，除喉痺，齆鼻，風癎，癲疾，下乳結，汗不出，血不行，安五臟，益肝膽，通精氣，添膽氣，治嗽，去皮風，濕癢，風眼，淚下，除齒痛，血閉，婦人血瀝，腰痛。含之可去口臭，又治口舌生瘡，大便燥結，目中倒睫。

「用量」〇・六，——二・〇服用。

「製劑」1 細辛丁幾 Tinctura Radix Asari.

此卽以細辛根一・〇，浸於稀酒精一〇・〇中，經五日後，而濾過之，製成一種液體。一日三回，與以〇・五——二・〇，爲鎭痛藥。

「禁忌」惡黃耆，狼毒，茱萸；忌生菜，狸肉；畏消石，滑石；反藜蘆。

「採製」可取細辛，切去頭子，以瓜水浸一宿，暴乾用之。

「學說」李時珍曰：博物志言：杜衡，亂細辛，自古已然矣。沈氏所說：甚詳，大抵能亂細辛者，不止杜衡，皆當以根苗，色味，細辨之。葉似小葵，柔莖，細根，直而色紫，味極辛者，細辛也。

「別稱」又名小辛，少辛。

貫衆 （水龍骨科）

「學名」Aspidium folcatum, Sw.

「產地」生於山林之陰地。

「基本」爲隱花植物，高二尺許，葉爲羽狀複葉，互生。於中軸葉，背有圓形不規則之子囊羣，簇生其上。地下莖，彎曲，有毛茸覆之，可採取而供藥用。

「成分」含有似鞣酸之物質。

「功效」爲止血藥，可用於胃腸出血，子宮出血，衂血，及創傷出血；並可用爲解毒藥，於汞毒性口腔炎等，作爲含嗽料。

其根氣味苦微而寒，有毒。能去腹中邪熱，諸毒，殺三蟲，去寸白，破癥瘕，除頭風，止金瘡。爲末，水服一錢，止鼻血有效，又治下血，崩中，帶下，產後血氣脹痛，斑疹，漆毒，骨哽，解豬病。

「用量」一回一•〇——四•〇之內服，或以百分之一——三水煎汁，而外用之。

「製劑」1貫衆丁幾 Tinctura Aspidium folcatum.

此即以貫衆五•〇，浸於稀酒精一〇•〇中，經五日後，而濾過之，製成一種丁幾。一日三回，與以二•〇——四•〇服用，爲止血藥。

「學說」李時珍曰：多生於山陰近水處，數根叢生。一根數莖，莖大如筯。其涎滑，其葉兩兩對生，如狗脊之葉，而無鋸齒，青黃色；面深，背淺。其根曲，而有尖嘴，黑鬚，叢簇，亦似狗脊根，而小，狀如伏鴟。

「別稱」又名貫節，貫渠，百頭，草鴟頭，黑狗脊，及鳳尾草等。

透骨草

「基本」爲一種雜草類之植物，其形頗似牛膝草，或馬鞭草，可採取之，而供藥用。

「功效」據云：能軟堅，補髓。治風氣疼痛，痞滿，脚氣，反胃，吐食，筋骨攣縮，婦女難產，及一切腫毒。

通草 （通草科）

「學名」Akebia quinata, Dene.

「產地」多自生於山野之中。

「基本」爲蔓生之落葉灌木，常纏繞於他物之上。葉呈掌狀複葉，互生。夏秋之際，開淡紫色花；結長橢圓形之漿果，約二寸長，具有白瓤，食之甚美。其木及根等，皆供藥用之。

「成分」種子含有多量之植物油等。

「功效」爲利尿藥，可用於水腫，秘尿等。其他疥癬，諸瘡，有消炎，消腫之可能，亦可內服之。

其枝木氣味辛平，無毒。能除脾胃寒熱，通九竅，利血脈，關節，去惡蟲，心煩，治耳聾，散癰腫，諸結不消，及金瘡，惡瘡，鼠瘻，齆鼻息肉，五淋，利小便，去水腫，通諸經絡，寒熱不通之氣。又理風熱，小便數痛，小腹虛滿，又能安心，除煩，止渴，退熱，明耳目，治鼻塞，通小腸，下水，破積聚，血塊，排膿，治瘡癤，止痛，下胞，女人血閉，月候不均，天行時疾，頭痛，目眩，乳結，療諸瘻瘡，喉痺，咽痛，可濃煎含咽。其根能治項下瘿瘤。其子氣味甘寒，無毒。厚腸胃，下三焦，去惡氣，續五臟，通十二經脈，可與核食之。又除三焦客熱，胃口熱閉，胃不下食，能止渴，利小便。

「用量」一回一•〇——二•〇——四•〇服用。

「學說」李時珍曰：今之木通，有紫白二色；紫者，皮厚，味辛；白者，皮薄，味淡。

「別稱」又名木通，附支，下翁，萬年藤；子名：燕覆。

通脫木 (五加科)

「學名」Tetrapanax papyrifer K. Kooh.

「產地」多產於暖帶之各地。

「基本」爲落葉灌木，莖質不堅，折之內有白色髓樣物質。葉爲掌狀分裂，有長柄，集生於莖之頂端。開花甚小，白色，爲繖形花序。其莖中之髓，切成薄片，以供藥用。近來所用之通草，卽爲本品也。

「功效」其氣味甘淡而寒，無毒。能利陰竅，治五淋，除水腫，瀉肺，解毒，殺蟲，止痛，明目，退熱，下乳，催生。其花上粉能治諸蟲瘻，惡瘡，痔疾，瘰癧，胸中伏氣攻胃咽。

「用量」二•〇——四•〇服用。

「學說」陳藏器曰：通脫木，生山側，葉似蓖麻，其莖空心，中有白瓤，輕白可愛。女人取以飾物，俗名：通草。蘇頌曰：郭璞言：生江南，高丈許，大葉似荷，而肥，莖中瓤，正白，今園圃亦有種蒔者，或作蜜煎，充果食之，甘美。李時珍曰：蔓生山中，莖大者，圍數寸。

「別稱」又名通草，活莌，離南。

連翹　（木犀科一作枸骨科）

「學名」Forsythia suspensa, Vahl.

「產地」多栽培於庭園之間。

「基本」爲落葉灌木，枝條梢蔓生，葉爲複葉，時亦成卵形之單葉。早春開黃花，甚美，合瓣；花冠呈筒狀，有四深裂。先葉，而後花；花冠下部，連合爲心臟形。果實爲蒴果，呈黃褐色。其子實，及根葉，皆供藥用。

「功效」爲變質藥，可用於疥癬，諸瘍之內服。

其子實氣味苦平，無毒。能治寒熱，鼠瘻，瘰癧，癰腫，惡瘡，癭瘤，結熱，蠱毒，去白蟲，通五淋，小便不通，除心家客熱，利小腸，排膿，止痛，通月經，散諸經血結，氣聚，消腫，瀉心火，除脾胃濕熱，治中部血證，其莖葉能治心肺積熱。其根氣味甘寒而平，並有小毒。下熱氣，益陰精，明目，健身，治傷寒，瘀熱。

「用量」八•○——一五•○服用。

「禁忌」忌火。

「別稱」又名連，異翹，旱蓮子，蘭華，三廉；根名：連軺，竹根。

連錢草　（脣形科）

「學名」Nepeta Glechoma, Benth.

「產地」多自生於平野之中。

「基本」爲多年生草，莖方形，而長，花後則匍匐於地上。至春月自舊莖出芽，直立，高五六寸；葉圓心臟形，有鈍鋸齒，葉柄甚長，對生。夏初開花，花冠脣形，呈青紫色，其莖葉等，可供藥用。

「成分」含有揮發油，及單寧等。

「功效」爲強壯藥。

其氣味苦平，無毒。能治大熱，惡瘡，癰疽，丹毒，可搗汁敷之。又治小兒寒熱，癇疾，腹內熱結，可搗汁服之。

「用量」二•○——五•○服用。

野馬

「基本」爲馬類（Equidae）之一種。據李時珍云：按郭璞云：野馬，似馬而小，出塞外；今西夏，甘肅，及遼東山中，亦有之。取其皮爲裘，食其肉，如家馬肉；但落地不沾沙耳！

「功效」其肉氣味甘平，而有小毒。治人病馬癇，筋脈不能自收，周痺，肌肉不仁。其陰莖氣味酸鹹而溫，無毒。治男子陰痿，能縮精。

野菊　（菊科）

「學名」Chrysanthemum indicum, L.

「產地」多產於原野之間。

「基本」爲多年生草，莖多分歧，高三四尺，葉似菊葉，缺刻甚深；但比菊較小。秋晚枝梢開花，爲頭狀花序。花黃色，外圍之花，舌狀花冠；中部之花，筒狀花冠。其根莖花葉，皆供藥用。

「功效」其根莖花葉，氣味皆苦辛而溫，具有小毒。能調中，止洩，破血，婦人腹內宿血，宜用之。治癰腫，疔毒，瘰癧。

「學說」李時珍曰：苦薏，處處原野極多，與菊無異；但葉薄小，而多尖。花小，而蕊多，如蜂窠狀，氣味苦，辛，慘烈。

「別稱」又名苦薏。

野豬

「學名」Sus leucomystax, Temm.

「產地」多棲息於深山之中。

「基本」此屬偶蹄類之不反芻類，牡之下顎之犬齒長，伸於口外，鼻屈曲自由，且以表皮硬變，適於掘地。沿背面之中央線生長毛。其肉可食，亦供藥用。

「功效」其肉氣味甘平，無毒。治顛癇，補肌膚，益五臟，除風虛；炙食，治腸風，瀉血，不過十頓。其脂鍊淨，和酒一日三服，令婦人多乳，十日後，可供三四兒；素無乳者，亦下。又除風腫毒，治疥癬。其黃氣味甘平，無毒。治金瘡，止血，生肉，療癲癇，水研，如棗核許服之，日二服；又研水服，治血痢，疰病，惡毒風，小兒肝氣，客忤，天弔。其膽除惡熱毒氣，鬼疰，癲癇，小兒諸疳，亦可水研棗許服。其齒燒灰水服，治蛇咬毒。其頭骨治邪瘧。其外腎連皮燒，存性研末，飲服，治崩中，帶下，及腸風，瀉血，血痢。其皮燒灰，塗鼠瘻，惡瘡。

野薔薇　（薔薇科）

「學名」Rosa Multiflora, Thunb.

「產地」生於原野，或栽於庭園之間。

「基本」爲落葉灌木，莖細有刺，高至三四尺，葉爲奇數羽狀複葉，橢圓形，略有毛。初夏枝梢着花，花冠五瓣，白色，或紅色，爲圓錐花序。其根花等，皆供藥用。

「成分」含有芳香性揮發油等。

「功效」其花治瘧，據云：取野薔薇花拌茶煎服，可驅瘧鬼。又治婦人鬱結，吐血。其根治肺癰，吐膿，以酒煎服。對於口瘡，亦可煎湯嗽口。婦人禿髮，可用薔薇嫩枝，同猴薑煎汁，刷之。

「學說」百花鏡：山野，與家種無異；但形不大，花皆粉紅，花單瓣，無千葉者。春月山人，采其花，售與粉店，蒸粉貨售，爲婦女面藥云。

「別稱」又名雪客；子名：石珊瑚。

釣樟 （樟科）

「學名」Lindera sericea, Bl.

「產地」生於暖帶之山地；以日本爲最多。

「基本」爲落葉灌木，幹高八九尺許，樹皮平滑，具有黑色之斑紋，常放出香氣。葉長橢圓形，背有絹絲狀之毛。初春先葉，開花，花小，黃色，爲繖形花序。果實黑色，珠形，大如豌豆。可取其根皮，供藥用之。

「成分」含有揮發性之釣樟油。

「功效」爲收歛藥，有止血之功，可以根皮刮屑，止金瘡出血，最效。

「別稱」又名烏樟。

釵子股 （蘭科）

「學名」Luisia terea, Bl.

「產地」熱帶地方，產生爲最多。

「基本」爲常綠草本，多寄生於老樹之上，莖高尺許，葉形如箸。夏月葉腋開花，淡黃綠色，著有暗紅色之斑點。其根可採取之，而供藥用。

「功效」爲催吐藥。

其氣味苦平，無毒。能解毒，消癰疽，以水煎服。

願消諸藥毒，可煑汁服之，或生研服之，必大吐下。如無毒亦吐，去熱痰，瘧瘴，天行時疾，蠱毒，喉痺。

「學說」李時珍曰：按嶺表錄云：廣中，多蠱毒；彼人以草藥金釵股治之，十救八七。其狀如石斛也。又忍冬藤解毒，亦號：金釵股，與此同名云。

「別稱」又名金釵股。

雪蠶

「基本」據李時珍云：按葉子奇草木子云：雲蠶，生陰山以北，及峨嵋山。北人謂之雪蛆，二山積雪，歷世不消。其中生此，大如瓠味，及甘美。又王子年拾遺記云：員嶠之山，有水蠶，長六七寸，黑色，有鱗角。以霜雪覆之，則作繭，長一尺。抽五色絲，織爲文錦，入水不濡，投火不燎。堯時海人獻之，其質輕煖，柔滑。按此，亦雪蠶之類也。

「功效」其氣味甘寒，無毒。解內熱，消渴疾。

「別稱」又名雪蛆。

•陰地蕨 （瓶爾小草科）

「學名」Botrychium ternatum, Sw.

「產地」多生於山野間之陰濕地。

「基本」爲一種宿根草，莖高五六寸，葉數回羽狀分裂，呈黃綠色。每一葉，則抽一穗，着生多數子囊羣。其根苗可採之，而供藥用。

「功效」其氣味甘苦微寒，無毒。能消腫毒，去風熱。

「學說」蘇頌曰：生鄧州，順陽縣內鄉山谷，葉似青蒿，莖青紫色；花作小穗，微黃，根似細辛。七月采根，用之。

陸英 （忍冬科）

「學名」Sambucus japanica, Bl.

「產地」生於山野路旁之間。

「基本」爲多年生草，莖高三四尺，葉呈羽狀，對生。夏日開花，白色，甚小，結粒狀之實。可取其草，以供藥用。

「功效」其氣味苦寒，無毒。治骨間諸痺，四肢拘攣，膝酸，寒痛，陰痿，短氣不足，脚腫。能除風毒，脚氣上衝，心煩，悶絕，水氣，虛腫，風瘙皮肌，惡瘡。可煎湯，入酒浴之，爲妙。

「學說」名醫別錄曰：陸英生熊耳山谷，及寃句，立秋采。蘇恭曰：此卽蒴藋也，古方無蒴藋；惟言陸英，後人不識，浪出蒴藋條。此葉似芹，及接骨花，三物亦同一類，故芹名：水英；此名：陸英；接骨名：木英樹。此三英也，花葉並相似。

雀

「學名」Passer montanus, L.

「基本」此屬於鳴禽類之留鳥也。體大，頰有黑斑，翼有二條白斑。通常於秋間，食稻；平時，則捕食蟲類。其肉等，有用爲藥者。

「功效」其肉氣味甘溫，無毒。於冬月食之，起陽道，令人有子。壯陽，益氣，暖腰膝，縮小便。治血崩，帶下。又能益精髓，縮五臟，凡氣不足者，宜常食之，不可停輟。其卵氣味酸溫，無毒。五月取之治下氣，男子陰痿。和天雄，兎絲子末，爲丸，空心酒服五丸，治男子陰痿不起，女子帶下便溺。其頭血治雀盲。其腦用綿裹，塞耳，治聾，又可塗凍瘡。其喙，與脚，脛骨，治小兒乳癖，每用一具，煮汁服之，或燒灰，米飲調服。

「別稱」又名瓦雀，賓雀。

雀麥 （禾本科）

「學名」Bromus japonicus, Thunb.

「產地」多耕種於陸田之中。

「基本」爲一年生草，葉細而尖，有平行脈，葉柄作鞘狀。花有小芒，爲穗狀花序，往往自二三花成。結實成穗，細長而疏。其實及苗，皆供藥用。

「功效」其實氣味甘平，無毒。能充饑，滑腸。其苗氣味甘平，無毒。能治女人產生不出，可煮汁飲之。凡胎死腹中，胞衣不下，皆可用之。

「學說」蘇恭曰：雀麥，在處有之，生故墟野林下，苗葉似小麥，而弱。其實似穬麥，而細。

「別稱」又名燕麥，蘥，杜老草，牛星草。

雀甕

「基本」據蘇恭云：雀甕，在樹間，似螵蛸蟲。此物紫白襉斑，狀似硨磲文，可愛也。李時珍云：蛅蟖，處處樹上有之；牡丹上尤多。入藥，惟取榴棘上房內有蛹者，正如螵蛸，取桑上者。

「功效」其氣味甘平，無毒。去寒熱，結氣，蟲毒，鬼疰，小兒驚癇。

「別稱」又名雀兒飯甕，躁舍，天漿子，棘剛子，紅姑娘，毛蟲。

魚狗

「學名」Alcedo bengalensis. Gm.

「產地」多營巢於水邊。

「基本」爲伺魚類，其背面綠青色，腹面赤褐色，嘴暗黑色，尾短。其基部略呈橙黃色，羽色美麗，脚小而赤。肉具異臭，亦有爲藥用之者。

「功效」其肉氣味鹹平，無毒。治魚哽，及魚骨入肉不出，痛甚者，燒研，飲服，或煑汁，飲之，亦佳。

「學說」陳藏器曰：此卽翠鳥也，穴土爲巢，大者，名翠鳥；小者，名魚狗，青色似翠。其尾可爲飾，亦有斑白者，俱能水上取魚。李時珍曰：魚狗，處處水涯有之，大如燕，喙尖而長，足紅而短，背毛翠色，帶碧；翅毛黑色，揚青。可飾女人首物，亦翡翠之類。

「別稱」又名鴗，天狗，水狗，魚虎，魚師，翠碧鳥。

鹿

「學名」Cervus sika Temm.

「基本」此屬偶蹄類之反芻類，性溫和馴人，四肢長，有懸蹄二個，走行頗巧，皮膚茶褐色，雜以白斑。角惟牡有之，缺骨軸，（鹿角，與洞角異，乃眞皮化骨而成。其初當其前頭部，於皮下生一對突起，上生軟骨，外面被以天鵝絨狀之軟皮，如蕈之傘未開狀，謂之鹿茸，成長甚熱，數日後破皮，呈露，試以手觸，其熱如火，蓋此部血液循環最盛者也。迨次第成長，毛皮自然剝落，遂成堅角。）鹿二年，有角無枝；三年，生一枝；四年，生二枝；五年，生三枝；六年，生四枝；六年以上，增加靡定；但必同形之角。（鹿角甚昂，市上有用牛角，而充貨之，故與牛角(洞角)作以比較。）1鹿，惟牡有角；牛牝牡共有之。2鹿角，每年更脫，牛角終生，不脫落。3鹿角中實，無骨軸，牛角中空，有骨軸。4鹿角爲骨質，牛角爲角質。5鹿角生枝；牛角不生枝。其角及茸等，於醫療上，異常重要，故另條述之。其他肉等，亦供藥用之。

「功效」其肉氣味甘味，無毒。能補中，益氣，強五臟。生者，療中風，口僻，割片貼之。補虛弱，調血脈，養血，生容。治產後風虛，邪僻。其腦可入面脂，令人悅澤。凡刺入肉內不出，以腦敷之，約半日自出。其精能補虛羸，勞損。其血治陰痿，補虛，止腰痛，鼻衄，折傷，狂犬傷。和酒服之，能治肺痿，吐血，及崩中，帶下。諸氣痛欲危者，飲之立愈。又大補虛損，益精血，解痘毒，藥毒。其髓氣味甘溫，無毒。治男女傷中，絕脈，筋急疼痛欬逆，可以酒和服之。若同蜜煑服，壯陽道，令有子。同地黃汁煎膏服之，能塡骨髓，壯筋骨，治嘔吐，補陰，强陽，生精，益髓，潤燥，澤肌。其脂消癰腫，死肌，能溫中。治四肢不隨，除頭風，通腠理。其齒治鼠瘻，留血，心腹痛。其骨氣味甘而微熱，無毒。能安胎，下氣，殺鬼，除風，補內虛，續絕傷，治小兒洞洼，下痢。其腎氣味甘平，無毒。補腎氣，安五臟，壯陽氣，作酒，及煑粥，食之。其膽氣味苦寒，無毒。消腫，散毒。其筋治勞損，續絕。凡塵沙眯目者，嚼爛挼入目中，則黏出。其頭肉味平，治消渴，夢鬼，可煎汁，服之。其蹄肉味平，治諸風脚膝骨中疼痛，不能踐地，同豉汁五味煑食之。

鹿角 Cornu cervi.

「基本」爲牡鹿之角，於七月采角，以鹿年久者，或鹿角黃色，而緊重尖好者。據云：此鹿食靈草，所以與衆鹿不同，可採之，可爲藥用。

「成分」含有燐酸鈣，炭酸鈣，膠質，軟骨質等。

「功效」爲强壯藥。

其氣味鹹溫，無毒。能治惡瘡，癰腫，逐邪惡氣，除少腹血痛，腰脊痛，折傷，惡血，能滋補，益氣，以水磨汁服之，治脫精，尿血，夜夢鬼交。醋磨汁塗，瘡瘍，癰腫，熱毒，小兒重舌，鵝口瘡。蜜炙研末，酒服，能强骨髓，補陽道，又治婦人夢與鬼交者，淸酒服一撮，即出鬼精。燒灰服之，治婦人胞中餘血不盡。

「用量」三·〇——一〇·〇服用。

「採製」每取角剉屑爲細末用之，故方家多以鹿角屑，而命名之。

歐洲亦有以角製成鹿角油 Oleum animal raspatum 鹿角炭 Cornu cervi nigrum 鹿角鹽 Sol. volatile cornu cervi 鹿角灰 Cornu cervi album 等，而爲醫療之藥品。

鹿茸

「基本」爲鹿之雄者，生有枝之角，每年脫換，年增一枝，既老則否！壯時毛呈茶褐色，有白星，俗曰：梅花鹿。雌者，無角。鹿角初生如芽，有皮覆之，皮上有腫處，狀如蕈之未開者，卽是鹿茸，可採取之，陰乾，而爲藥用。

「功效」爲强壯藥，可用於衰弱之神經病，及一般虛勞之徵候。

其氣味甘溫，無毒。治漏下，惡血，寒熱，驚癇，能益氣，强志，療虛勞洒洒如瘧，羸瘦，四肢酸疼，腰脊痛，小便數利，洩精，溺血，破瘀血，散石淋，癰腫，骨熱，能安胎，下氣，補男子腰腎虛冷，脚膝無力，夜夢鬼交，精溢自出，女人崩中，漏血，赤白帶下；能生精，補髓，養血，益陽，强筋，健骨。治一切虛損，耳聾，目暗，眩運，虛痢。

「用量」三．〇——一〇．〇服用。

「採製」薄剁，刺串，塗蘇油，火炙，燎去毛，爲末用之；或塗酒炙，或用酒蒸炙用之。

「別稱」又名斑龍。

鹿梨 （薔薇科）

「學名」*Pirus calleryana*, Dcne.

「產地」生於山野之中，處處有之。

「基本」爲落葉喬木，莖高二三丈，枝有針刺。葉大橢圓形，或卵形，緣邊有細微之鋸齒；葉背，及葉柄，皆生軟毛。春間枝梢葉腋攢簇白色之花，類似梨花，果實球形，大約五六分，頗似杏狀。其根皮及實，可供藥用之。

「功效」其根皮氣味酸澀而寒，無毒。能治疥癬，可煎汁洗之。其實氣味相同，能治痢疾，可煨食之。

「別稱」又名鼠梨，山梨，陽檖，羅。

鹿藥 （百合科）

「學名」*Smilacina japonica* A. Gr.

「產地」多生於山地之中。

「基本」爲多年生草，莖高五六寸，葉長橢圓形，有尖端，邊緣呈波狀。莖與葉，皆生毛茸。秋間開小白花，花蓋六片，爲圓錐花序。可採取之，而供藥用。

「功效」其氣味甘溫，無毒。能去冷氣，治風血，陽痿，可酒浸服之。

鹿藿 （荳科）

「學名」*Rhynchosia volubilis*, Lour.

「產地」多生於山野之中。

「基本」為多年生草，莖細長，蔓生，常纏絡於他物之上。葉自三小葉而成，葉柄頗長。夏日葉腋着以數花，花冠蝶形，呈淡紫色。果實為莢，長五六分，闊三分許，常含二扁圓黑色之種子，可為藥用之。

「功效」其氣味苦平，無毒。除蠱毒，女子腰腹痛，腸癰，瘰癧，疝氣。

「學說」李時珍曰：鹿豆，即野綠豆；又名：䝁豆，多生麥地田野中。苗葉似綠豆，而小，引蔓生，生熟皆可食。三月開淡粉紫花，結小莢；其子大如椒子，黑色，可煮食。

「別稱」又名鹿豆，䝁豆，野綠豆。

鹿角菜 （江藻類）

「學名」Chondrus Ocellatus, Holmes.

「產地」生於乾潮附近之岩石上。

「基本」為一種藻類之植物，根狀略似圓盤，葉常分歧如叉狀，各片之末端，有鈍頭，呈褐紫色。其大者，為複叉狀，長一寸至三四寸，闊至二三分。可取其全草，供藥用之。

「功效」其氣味甘大寒滑，無毒。能下熱，去風，療小兒骨蒸熱勞。服丹石人，食之，能下石力。

「學說」李時珍曰：鹿角菜，生東南海中石崖間，長三四寸，大如鐵線分了，如鹿角狀，紫黃色。

「別稱」又名猴葵。

鹿角膠 Gelatina Cornu cervi.

「基本」據李時珍云：今人呼煮爛成粉者，為鹿角霜；取粉熬成膠，或只以濃汁熬成膏者，為鹿角膠。按胡瀅衛生方云：以米汁浸鹿角七日，令軟，投入急流水中，浸七日，去粗皮，再以東流水，桑柴火，煮七日，旋旋添水，入醋少許，搗成霜，用其汁，加無灰酒，熬成膠用。又邵以正濟急方云：用新角三對，寸截，盛於長流水，浸三日，刮淨，入楮實子，桑白皮，黃臘各二兩，置於鐵鍋中，火煮三日夜，不可少停，水少即添湯，日足取出，刮淨，晒研為霜。韓懋醫通云：以新鹿角，寸截，囊盛於流水中，浸七日，以瓦缶入水，桑柴火煮，每一斤，入黃蠟半斤，以壺掩住，水少旋添，其角軟，以竹刀刮淨，搗為霜用之。其膠、及霜，皆供藥用之。

「成分」含有膠素（Glutin）軟骨素（Chondrin）等。

「功效」爲强壯藥，可用於病後之衰弱，以供滋養之用。

其氣味甘平，無毒。能治傷中，勞絕，腰痛，羸瘦，又補中，益氣，婦人血閉，漏下，赤白，能止痛，安胎，療吐血，下血，崩中不止，四肢作痛，多汗淋露，折跌傷損，男子勞損，吐血。凡炙搗酒服，可能補虛勞，長肌，益髓。又治勞嗽，尿精，尿血，瘡瘍，腫毒。

「用量」三．〇——一〇．〇服用。

「禁忌」畏大黃。

「別稱」又名白膠；粉名：鹿角霜。

鹿蹄草（鹿蹄草科）

「學名」Pirola elliptica, Nutt.

「產地」多生於山野之陰地。

「基本」爲多年生之常綠草，葉卵圓形，質厚，帶深綠色；葉脈呈綠白色，有長葉柄，自地下部叢生。夏月自葉叢之中央，生出花莖，長約七八寸許；上部綴以數花，花冠白色，常向下方，花瓣五片，爲總狀花序。可採取之，而供藥用。

「成分」含有揮發性冬青油等。

「功效」爲收斂藥，可爲外用止血藥。

據云：能治金瘡，出血，搗塗，即止。又塗一切蛇蟲及犬咬毒傷。

「學說」李時珍曰：按軒轅述寶藏論云：鹿蹄，多生江廣平陸，及寺院荒處，淮北絕少，川陝亦有。苗似堇菜，而葉頗大，背紫色。春生紫花，結青實，如天茄子。

「別稱」又名小秦王草，秦王試劍草。

麥角 Secale cornutum

「基本」爲麥穗變成黑色，堅硬如角者，謂之麥角。由一種麥角菌（Claviceps purpurea, Tul.），寄生而起，甚爲麥害。若既發生，宜速拔去燒棄之；但今可入藥用宜選取裸麥，及小麥者。外面呈暗紫色，略爲屈曲，而有鈍稜三四個。內部白色，臭氣特異。

「成分」含有 Cornutin 之一種鹽基，與 Acid. Sphacelin. et Acid Ergotin. 之二種酸質。

「功效」爲催產藥；又爲止血藥。近來爲應用上之便利，多用其越幾斯等之製劑，而代之；但其功效作用，亦無絲毫之異。

「用量」〇•五為催產藥，每隔十五分時服用之。又一日用二•五為止血藥，分三回服用之。

「製劑」1 麥角越幾斯 Extractum Secale cornutum.

此即以麥角一〇•〇，冷浸於溜水四〇•〇中，須分二次浸濾，而後蒸發成為六•〇，再混和稀酒精四•〇，更行蒸發之，即為稠厚越幾斯也。其色赤褐，能溶於水，可專用為催產藥。能與奮子宮，增強陣痛，使胎兒速為落生；但須用於分娩時之陣痛微弱者，尤不可過早；否則！危險甚大。現今又多用於內臟，及各腔出血，為止血藥；然其奏效亦不確實，因其收縮血管之作用，現於全身之脈管，故雖起出血局部之脈管收縮，而一切血壓亦同時增高，及有促起出血之慮。

此外尚可用於大動脈瓣閉鎖不全，動脈瘤，靜脈瘤，子宮纖維肉腫，慢性子宮炎，以及膀胱與膣黏膜之加答兒，間或用於脈管運動性神經病，癲癇病，舞蹈病，及膀胱麻痺，脫肛，遺尿等。一回以〇•〇五——〇•一——〇•三為丸劑，水劑，亦可作為皮下注射劑。

2 滲別製麥角越幾斯 Ext. Secale cornuti. dialysatum

此即以其量，先用依的兒，及酒精豫浸，而後再用滲別法冷却，成為一種水製之越幾斯，以供注射之用，可避免刺戟之苦。其功效及用量，完全相同。

3 麥角流動越幾斯 Ext. Secale cornuti. fluidum

此為一種水製赤褐色之液體，混於水中，不發混濁，故多用於注射時。其一切應用無異，而用量一回十滴，乃至二十滴。

麥芽 Malz.

「基本」為麥粒初生之細芽也。其製造方法：可取大麥浸於水中，至軟為度，復取出，而去其水分，再使其堆積一過，則漸次鬱蒸，而生幼根及芽，即是，可為藥用之。

「成分」含有多量之麥芽糖，及其他。

「功效」為健胃藥，有滋養，助消化之能。

其氣味鹹溫，無毒。能消渴，去熱，益氣，補中。除冷氣，血滯，治霍亂，腹痛，宣瀉，下氣，開胃，消食，除煩，化痰，催生，落胞。凡妊婦，及脾胃無積滯者，宜禁忌服用。

「用量」一〇・〇——一五・〇服用。

「別稱」又名麥虋。

麥門冬　（百合科）

「學名」Lirrope grominifolia, (Bak) var. densiflora, (Maxim)

「產地」多產於陰濕之處。

「基本」爲常綠多年生草，地下有根，如連珠狀；葉長二尺許。夏日開稀疎之穗狀花，爲淡紫色，結實黑色。其地下根，可採取之，而供藥用。

「功效」爲袪痰藥，及滋養藥。其氣味甘平，無毒。能治心腹結氣，肺中伏火，羸瘦，短氣，身重，目黃，虛勞，客熱，口乾，燥渴。止嘔吐，愈痿蹶，強陰，益精，消穀，調中，保神，定肺氣，安五臟，去心熱，止煩熱，下痰，消飲，治五勞，七傷，安魂。治肺痿，吐膿，時疾，熱狂，頭痛，咳嗽，面目肢節浮腫，下水，泄積，心氣不足，經水及乳汁不下，久服能輕身，明目。又和車前，地黃丸服之，可去濕痺，變白，夜視有光。

「用量」五・〇——一〇・〇服用。

「禁忌」惡款冬，苦瓠，苦芙。畏苦參，青蘘，木耳；伏石鍾乳。

「採製」擇選其肥大者，須湯澤，抽去心；不爾，令人煩。大抵一斤，須減去四五兩也。凡入湯液，以滾水潤濕，少頃抽去心，或以瓦焙軟，乘熱去心。若入丸散，須瓦焙熱，卽于風中吹冷，如此三四次，卽易燥；且不損藥力。

「學說」名醫別錄曰：麥門冬，葉如韭。冬夏長生，生函谷，川谷，及堤阪肥土石間，久廢處。二月，八月，十月采根，陰乾。

「別稱」又名虋冬；秦名：烏韭；齊名：愛韭；楚名：馬韭；越名：羊韭；禹韭，禹餘糧，忍冬，忍淩，不死草，階前草。

麥飯石

「基本」據李時珍云：按李迅云：麥飯石，處處山溪中有之。其石大小不等，或如拳，或如鵝卵，或如盞，或如餅，大略狀如握聚一團。麥飯有粒點，如豆，如米，其色黃白；但于溪間麻石中，尋有此狀者，卽是。

「功效」其氣味甘溫，無毒。治一切癰疽，發背。

鹵鹹 Sapones.

「基本」據李時珍云：山西諸州平野，及大谷楡次高元處，秋間皆生鹵，望之如水，近之如積雪。土人刮而煎之，爲鹽；微有蒼黃色者，即鹵鹽也。

「功效」其氣味苦寒，無毒。除大熱，止消渴，狂煩，除邪，下蠱毒，柔肌膚。消五臟腸胃留熱，結氣，堅食，嘔逆，喘滿。能明目，去目痛。

「別稱」又名鹵鹽，寒石，石鹹。

麻黃 （麻黃科）

「學名」Ephedra vulgaris, Rich. var. helvetica, H. et T.

「產地」產於中國，印度，亞伯利亞，南菲洲等。

「基本」爲小灌木，莖高二三尺許，形狀與木賊稍類；並有節，節甚顯，節間有小葉，如鱗片，並生小枝。夏日開花，單性。其莖可採取之，而供藥用。

「成分」含有 Ephedrin $C_{10}H_{15}NO$ 之鹹質成分。

「功效」爲解熱藥，鎭咳藥，袪痰藥，對於氣管枝喘息，及加答兒等，均有特效。其莖氣味苦溫，無毒。治中風，傷寒，頭痛，溫瘧，能發表，出汗，去邪熱，止欬逆，上氣，除寒熱，破癥堅，積聚，除五臟邪氣，緩急風，脇痛，止好唾，通腠理，解肌，洩邪惡氣，消赤黑斑毒。治身上毒風，𤸷痺，皮肉不仁，壯熱，溫疫，山嵐，瘴氣。通九竅，調血脈。開毛孔，皮膚，去營中寒邪，洩衛中風熱，散赤目，腫痛，水腫，風腫，產後血滯。其根節氣味甘平，無毒。能止汗，可於夏月雜粉撲之。

「用量」一回一・○——二・○服用。

「禁忌」惡辛夷，石韋。

「別稱」又名龍沙，卑相，卑鹽。

第十二畫

乾苔 （石蓴科）

「學名」Enteromorpha Linza, J. G. Ag.

「產地」產於淺海中，多着生於木石等物之上。

「基本」爲一種眞正綠藻類之植物，呈細長之管狀，體形似絲棉，長約數寸。冬春之際，採其長者，乾燥之，而供藥用。

「成分」含有地衣酸，及似碘等之成分。
「功效」其氣味鹹寒，無毒。能治癭瘤，結氣，痔疾，及霍亂嘔吐不止，可煮汁服之。心腹煩悶者，以冷水研如泥狀，飲之，即止。又能殺蟲，下一切丹石諸藥毒。亦可燒末，吹入鼻孔內，止衄血。又可湯浸，搗敷手背腫痛。
「學說」李時珍曰：此海苔也。彼人乾之，爲脯；海水鹹，故與陟釐不同。

乾漆

「基本」爲漆樹 (Rhus Vernicifera, Dc.) 樹幹之鋸痕，而流出之暗褐色濃稠液體，卽爲漆液。使其貯置器內，漸次乾涸，而爲硬塊，以供藥用之。
「成分」含有漆酸 $C_{14}H_{18}O_2$ 及膠質，蛋白質等。
「功效」爲通經藥，又有用於肺癆，喉頭癆等。
其氣味辛溫，有毒。能行血，殺蟲，削年深堅結之積滯，破日久凝結之瘀血。治傳尸，勞瘵，瘕疝，寸白蟲等。
「用量」二·〇——四·〇服用。
「禁忌」畏川椒，紫蘇，雞子，蟹油。
「採製」取漆敲碎，入土器中，置於炭火上燒之，至無烟爲止。生者，不能爲藥。

乾薑 (薑科)

「學名」Zingiber officinale, Rosc.
「產地」園圃間，多栽培之。
「基本」爲蔬類植物，苗高二尺許，葉狀如箭鏃，對生。花被大小不整，色淡黃。其地下莖，色黃，味辛，秋初，出新芽，尤嫩美，可食。採取根莖，而乾燥之，以備藥用。
「成分」含有揮發油等。
「功效」爲芳香性刺戟藥，有驅風及健胃之功。
其氣味辛溫，無毒。能宣結，燥濕，發表，通脈，下氣，止血，去滯，歸五臟，除風邪寒熱，傷寒頭痛，散煩悶，開胃氣，止嘔，去痰，破血，調中。治咳喘，脹滿，霍亂不止，腹痛冷痢。
「用量」〇·五——一·〇服用。
「禁忌」惡黃芩，黃連，天鼠糞。
「採製」取生薑根水浸三日，除去外皮，再置於水中，經五日後；更將皮刮去，晒乾，貯藏，備用。

惡實 (菊科)

「學名」Arctium Lappa. L.

「產地」於野地，及田園，多自生之。

「基本」爲越年生草，春暮生苗，發莖高者，三四尺；葉爲大心臟形，有長柄，背生白毛。夏初開管狀花，色紫，並有鱗片，結成之總苞，實多細刺。其實及根等，皆供藥用。

「成分」根含有黏液質，菊糖 (Inulin)，單寧酸等。

「功效」其子氣味辛平，無毒。能明目，補中，除風，去風毒，諸癭。研末浸酒，每日服三五盞，除諸風，去丹毒，利腰脚，散結節，去筋骨煩熱，消癰疽。炒研煎飲，通利小便，潤肺，散氣，利咽膈，去膚風，通十二經，消斑疹毒。其根莖氣味苦寒，無毒。能治傷寒，寒熱，中風，面腫，消渴，熱中，逐水，輕身耐老。其根治齒痛，勞瘧，諸風，脚氣，緩弱，風毒，癰疽，欬嗽。傷肺，肺壅，疝瘕，冷氣，積血。可浸酒服，去風，及惡瘡，和葉搗碎，敷杖瘡，金瘡，永不畏風。治面目煩悶，四肢不健，通十二經脈，洗五臟惡氣。莖葉煮汁，可作浴湯，去皮間習習如蟲行；又入鹽花生搗，搨一切毒腫。

「用量」六•〇——一二•〇服用。

「採製」取子揀淨，以酒拌蒸，待有白霜重出，以布拭去，焙乾，搗粉，用之。其根須蒸熟，暴乾，用之；不爾，令人欲吐。

「學說」李時珍曰：牛蒡子，古人種子，以肥壤栽之。剪苗汋淘爲蔬；取根煮曝爲脯，甚益於人；今人亦罕食之。

「別稱」又名鼠黏，牛蒡，大力子，蒡翁菜，便牽牛，蝙蝠刺。

景天 (景天科)

「學名」Sedum Purpureum, Link.

「產地」多栽養於庭園之中。

「基本」爲多年生草，莖高二尺許，葉橢圓而厚，無柄，互生，有細鋸齒。夏月開花，五瓣，色淡紅，或黃，叢生莖頂，爲繖形花序。可取其全草，及花，供藥用之。

「功效」其草氣味苦甘，無毒。能治大熱，火瘡，身熱，煩邪，惡氣，諸蠱毒，寒熱，風痺，補諸不足，療金瘡，止血。可煎水浴小兒，去煩熱，驚氣。又治風疹，惡瘡，小兒丹毒，及發熱，熱狂，赤眼，頭痛，寒熱，遊風，婦人帶下。其花治婦人漏下，赤白，能强身，明目，

「學說」李時珍曰：景天，人多栽於石山上。二月生苗，脆莖，微帶赤黃也。高一二尺，折之有汁，葉淡綠色，光澤柔厚，狀似長匙頭，及胡豆葉而不尖。夏開小白花，結實如連翹而小，中有黑子，如粟粒。其葉味微苦，煉熟，水淘，可食。

「別稱」又名愼火，戒火，救火，據火，護火，辟火，及火母等。

曾青

「基本」據李時珍云：但出銅處，年古即生，形如黃連，相綴；又如蚯蚓屎，方稜，色深，如波斯青代，層層而生，打之如金聲者，爲眞。

「功效」其氣味酸小而寒，無毒。治目痛，止流淚，除風痺，利關節，通九竅，破癥堅，積聚，養肝膽，除寒熱，殺白蟲，療頭風，腦中寒，止煩渴，補不足，盛陰氣。

「採製」凡使勿用夾石，及銅青，每一兩要紫背天葵，甘草，青芝草三件，乾溼各一鎰，細剉，放瓷鍋內，安青於中，東流水二鎰，緩緩煮之，五晝夜，勿令水火失時，取出，以東流水浴過，研乳如粉，用之。

斑鳩

「學名」*Turtur humilis*, T.

「基本」爲鳩之一種，羽色淡白，頭及體之下面，色灰白微紅，自肩脊至尾，皆灰褐色。後頸有黑色之輪紋。

「功效」其肉氣味甘平，無毒。能明目，多食，益氣，助陰陽，補虛損，食之令人不噎。其血治熱飲，解蠱毒。其屎治聤耳，出膿，疼痛，及耳中生耵聹，同夜明砂末，而用之。

「別稱」又名錦鳩，鵓鳩。

斑蝥

「學名」*Cicindela chinensis*, Deg.

「產地」田園中之荳葉上，多寄生之。

「基本」此屬於鞘翅類之五節類，體長寸許，翅鞘作紫綠色，帶金屬光澤，具强大之上顎。此蟲喜飛行人前，故又有鄉導蟲之稱。其全蟲有毒，可入藥用之。

「成分」含有 Cantharidin $C_{10}H_{12}O_4$ 之結晶體。

「功效」爲發泡藥。外用，對於漿液膜炎，關節僂痲質斯，神經痛等，作爲誘導之皮膚刺戟藥。

其氣味辛寒，有毒。除寒熱，鬼疰，蠱毒，鼠瘻，瘡疽。能蝕死肌，破石癃，治疥癬，瘰癧，可似墮胎，利水道。療淋疾，敷惡瘡，瘻爛，除疝瘕，解疔毒，大毒，沙蝨蠱毒，輕粉毒。

「製劑」1 發泡古魯胄謨 Collodium epispasticum

此卽以斑蝥蟲粉末六•〇，與依的兒九•〇，冷浸三日而濾過之。取其液六•〇，再混和古魯胄謨六•〇卽成，爲皮膚之發泡藥。

2 强發泡膏 Unguentum vesicans fortior

此卽以斑蝥蟲末一〇•〇，與阿列布油九〇•〇，溫浸於重湯煎上；再溶化黃蠟七〇•〇，的列並帝油三〇•〇卽成，亦爲劇烈之發泡藥。

3 弱發泡膏 Unguentum vesicans mitius

此卽以强發泡膏減少斑蝥蟲末五•〇，而製成。對於神經性齒痛，眼炎等，如願持久時間貼布，及其作用緩徐者，可貼於耳後部而用之。

4 引赤紙 Charta rubefacientia

此卽以斑蝥蟲末六•〇，溜水六〇•〇，的列並帝油六•〇，阿列布油二四•〇，黃蠟四八•〇，鯨蠟一八•〇，共爲拌攪之，煑沸二時間後，濾過之。置於重湯煎上，乘溫之際，塗布於紙片上，而爲持久貼用之皮膏刺戟藥。

5 斑蝥丁幾 Tinctura cantharidum

此卽以斑蝥粗末三•〇，酒精三〇•〇，浸製而成。間有一日一回，乃至三回，以其〇•〇五——〇•二，用爲內服者。又有外用，爲軟膏料，及禿頭等之塗布料。

「禁忌」畏巴豆，丹參，空青；惡膚靑，甘草，豆花。

「別稱」又名斑貓，盤蝥蟲，斑刺。

無名異 Limonite.

「產地」吾國廣東，河南，陝西各省，皆產生之。

「基本」爲褐鐵鑛之天然產出品，多附着石上，有光澤，呈黑褐色之球形塊，大者，徑約一分，小者如黍粟粒。若研磨成粉，則爲茶褐色，可用之爲藥。

「成分」含有水養化鐵等。

「功效」爲收斂藥，有止血之作用。

其氣味甘平，無毒。治金瘡，折傷，內損，止痛，生肌肉，消腫毒，癰疽，醋磨敷之；又能收濕氣。

「用量」一・五——四・五服用。

無花果 （桑科一作蕁麻科）

「學名」Ficus carica, L.

「產地」多栽培於暖地之庭園間。

「基本」爲落葉灌木，莖高十尺餘，葉大而粗糙，有三裂，或五裂。夏月開花，單性，淡紅。果實爲肉果，倒卵形，長寸許；外部爲花托，花多隱於其中，熟則外皮暗紫色，內部赤紫色。其實及葉，皆供藥用。

「成分」含有葡萄糖，護謨質，脂肪等。

「功效」爲緩和滋養藥，能令胃內之蛋白質，變化爲百布頓，以助消化之功。

其實氣味甘平，無毒。能開胃，止洩痢，治五痔，咽喉痛。其葉氣味甘微辛平，而有小毒。亦治五痔，腫痛，可煎湯頻熏洗之，取效。

「用量」二・〇——六・〇服用。

「學說」李時珍曰：無花果，出揚州，及雲南。今吳楚閩越人家，亦或折枝，插枝。柯如枇杷樹，三月發葉，如花構葉，五月內不花，而實。

「別稱」又名映日果，優曇鉢，阿駔。

無食子 （櫟科）

「學名」Quercus lusitanica, Webb.

「產地」多生於小亞細亞一帶。

「基本」爲一種植物之小枝，由沒食子蟲，刺蝕而生之球狀病的贅生物也。可採取之，而供藥用。

「成分」含有沒食子酸，及單寧酸，樹脂，糖分等。

「功效」爲收斂藥。

其子氣味苦溫，無毒。治赤痢，腸滑，能生肌肉，止腸虛冷痢，益血，生精，和氣，安神，烏髭髮，治陰痿，燒灰用，又能溫中，治陰瘡，陰汗，小兒疳䘌，冷滑不禁。

「用量」一・五——三・〇服用。

「學說」李時珍曰：按方輿志云：大食國有樹，一年如栗子大，而長，名曰：蒲盧子，可食。次年則生麻茶澤，即沒石子也。間歲互生，一根異產，如此。一統志云：沒石子，出大食諸番，樹如樟，實如中國茅栗。

「別稱」又名沒石子，黑石子，麻茶澤。

無患子　（無患子科）

「學名」Sapindus Mukurosi, Gaertn.

「產地」庭園間多栽培之，亦有自生於山野者。

「基本」爲落葉喬木，莖高二丈許，葉爲羽狀複葉。其小葉皆爲長卵形，互生。夏間開小花，黃色，爲圓錐花序。果實球形，徑約六七分，中含一子，圓形，色黑，而堅，可作念珠。其子皮，及核仁等，皆供藥用之。

「成分」含有石鹼等之成分。

「功效」其子皮氣味微苦而平，並有小毒。除皮垢，去面䵟，治喉痺，研納喉中，立開。又治飛尸，能洗頭，去風。其子仁氣味辛平，無毒。燒之，辟邪惡氣。煨食，辟惡，去口臭。

「學說」李時珍曰：生高山中，樹甚高大，枝葉皆如椿，特其葉，對生。五六月開白花，結實，大如彈丸，狀如銀杏，及苦楝子，生青，熟黃。

「別稱」又名桓，木患子，噤婁，肥珠子，油珠子，菩提子，鬼見愁。

無漏子　（鳳尾松科）

「學名」Cycas revoluta, Thunb.

「產地」多生於暖地。

「基本」爲常綠木本，幹粗大，高至十尺餘，外面被以鱗片狀之葉痕，葉長大，集生莖頂，爲羽狀複葉；小葉甚多，形細而長，有光澤，質硬。夏日開花，單性；其實如桃，外皮光滑，呈朱赤色，可供藥用之。

「成分」含有黃色素，及樹脂，糖分等。

「功效」爲健胃，强壯，止瀉藥等；又有用爲鎭咳，祛痰藥者。其實氣味甘溫，無毒。能補中，益氣，除痰嗽，補虛損，好顏色，令肥健，消食，止咳，治虛羸，衰弱，久服無損。

「用量」一•〇——三•〇——一〇•〇服用。

「學說」李時珍曰：千年棗，雖有棗名，別是一物，南番諸國皆有之，卽杜甫所賦海椶也。

「別稱」又名千年棗，萬歲棗，海棗，波斯棗，番棗，金果；木名：海椶，鳳尾蕉。

溲疏 （虎耳草科）

「學名」*Deutzia scabra*, Thunb.

「產地」多生於原野之間。

「基本」爲落葉灌木，莖高五六尺，乃至十尺許；葉長橢圓形，而尖，緣邊有細鋸齒；裏面皆粗糙，對生，葉柄甚短。秋間開白花，花冠五瓣，爲圓錐花序。可採取之，而供藥用。

「功效」其氣味辛寒，無毒。去皮膚中熱，除邪氣，止遺溺，利水道，消胃中熱，下氣，亦可作浴湯用之。

「學說」汪機曰：按李當之，但言：溲疏子似枸杞，不曾言二樹相似。馬志因其子相似，遂謂：樹亦相似，以有刺，無刺爲別。蘇頌又因巨骨，地骨之名，疑其相類，殊不知枸杞，未嘗無刺；但小則棘多，大則棘少耳！本草中異物同名甚多，況一骨字之同耶!?以此爲言，尤見穿鑿。

「別稱」又名巨骨。

梨 （薔薇科）

「學名」*Pirus Sinensis*, Lindl.

「產地」多栽培於園圃之中。

「基本」爲落葉喬木，莖高三十尺許，葉卵形，有尖端，緣邊，生纖細之鋸齒，如毛狀；葉柄長，互生。春間隨新葉而開花，花瓣五片，白色，結實可爲藥用。

「功效」其實氣味甘微酸寒，無毒。治熱嗽，止乾渴，又可切片，貼湯火傷，止痛不爛。又治客熱，中風不語，傷寒，發熱，解丹石，熱毒，驚邪，利大小便，除賊風，止心煩，氣喘，熱狂，風痰。凡暗風不語者，可生擣汁，頻服；胸中痞塞熱結者，宜多食之。又能潤肺，涼心，消痰，降火，解瘡毒，酒毒。其花能去面黑，粉刺。其葉治霍亂吐痢不止，煮汁服之，或作煎服，治風疾，小兒寒疝。若擣汁服之，能解中菌毒。其木皮能解傷寒，時氣。

「學說」李時珍曰：梨樹，高二三丈，尖葉，光膩，有細齒。二月開白花，如雪，六出。上巳無風，則結實，必佳。

「別稱」又名快果，果宗，玉乳，蜜父。

棗 （鼠李科）

「學名」*Zizyphus vulgaris*, Lam. var. *Inermis*, Bge.

「產地」北方各地皆產生，多栽培於園圃中。

「基本」爲落葉亞喬木，高二丈餘，葉卵形，互生，邊有鋸齒，具三條肋。夏日葉腋開花，甚小，呈黃綠色，果實爲橢圓形，內中有核，外部多肉，初青，熟紅，可採取之，而供藥用。

「成分」含有沙糖，黏液質等。

「功效」爲緩和藥。

其氣味甘平，無毒。吾國常爲調味，配合藥；但目的在理胃，和血，補中，益氣；且能滋脾，潤肺，生津液，悅顏色，通九竅，助經絡，和百藥，故補劑中，多加用之。

「用量」三・〇——九・〇——一二・〇服用之。

「別稱」又名乾棗，良棗，丹棗，大棗。

棗貓

「基本」據李時珍云：棗貓，古方無考，近世方廣，丹溪心法附餘，治小兒方用之，註云：生棗樹上，飛蟲也。大如棗子，青灰色，兩角。采得，陰乾，用之。

「功效」據云：能治小兒臍風。

棗蠹蟲

「產地」多寄生於棗樹，或桑樹之木幹中。

「基本」此爲天牛（Apriona rugicollis, Chevr.）之幼蟲，即蝤蠐也。乳白色，無脚，有黃褐色之短毛，被覆全體。背有顆粒狀突起之物，能支其體以覆行。其屎可拾起之，而供藥用。

「功效」其屎治聤耳，出膿，或水研末，同麝香少許吹之。

棠梨 （薔薇科）

「學名」Pirus betulaefolia, Bge.

「基本」據李時珍云：棠梨，野梨也。處處山林，有之，樹似梨而小；葉似蒼朮葉，亦有團者，三叉者；葉邊皆有鋸齒，色頗黲白。二月開白花，結實如小楝子大。霜後，可食。其樹接梨，甚佳，有甘酢，赤白二種。其實及枝葉，可供藥用之。

「功效」其實氣味酸甘澀寒，無毒。燒食之，可止滑痢。其枝葉氣味相同，能治霍亂吐瀉不止，轉筋，腹痛，可取一握，同木瓜二兩，煎汁細呷之。

棎子

「基本」據李時珍云：棎，留，二果名。按薛瑩荊揚異物志云：棎子樹，南越，丹陽諸郡，山中皆有之。其實如梨，冬熟，味酢。留子樹，生交廣，武平，興古諸郡，山中。三月着花，結實，如梨；七八月熟，色黃，味甘酢，而核甚堅。

「功效」其實氣味甘溫而平，無毒。生食之，能止水痢；熟和蜜食之，可止咳嗽。

犀角

「產地」多產於吾國，及印度，亞非利加等。

「基本」爲犀牛 Rhinocerotidae 之角，角生鼻端。印度犀，一角；非洲犀，二角。縱列，一前，一後，角質堅緻，微彎曲，有剛毛。大抵牡者，爲短；牝者，爲長。最長者，亦不過二三尺，普通皆爲七八寸，或尺餘，底部闊五六寸。其色不等，或外部呈淡褐綠色，內爲黃色，中央黑色，或爲黑白二色。總之，用爲藥者，宜選黑色者，爲最佳良。

「功效」爲解熱，解毒藥。

其氣味苦酸而鹹，無毒。除百毒，鬼疰，邪鬼，瘴氣，殺鉤吻，鴆羽，蛇毒。傷寒，溫疫，頭痛，寒熱，辟中惡，毒氣，鎮心神，解大熱，散風毒，治發背，癰疽，瘡腫，化膿，去心煩，止驚，鎮肝，明目，安五臟，補虛勞，退熱，消痰，解山瘴，溪毒。去風毒攻心，毷氉，熱悶，赤痢，小兒麩豆，風熱，驚癇，燒灰水服，治卒中，心痛，飲食中毒，藥毒，熱毒，筋骨中風，心風，煩悶，中風失音，皆搓以水磨服。又治小兒驚熱。按山犀，水犀，功用相同。磨汁服之，治吐血，衂血，下血，及傷寒，畜血，發狂，譫語，發黃，發斑，痘瘡稠密，內熱黑陷，或不結痂，瀉肝，涼心，清胃，解毒。凡妊婦勿服，能消胎氣。

「用量」小兒用〇•一——〇•二服之；大人用一•五——四•五服之。

「禁忌」惡雷丸，雚菌，烏頭，烏喙。忌鹽。

「採製」角能入藥者，惟雄犀生者，爲佳。若犀片，及見成器物，皆被蒸煑，不堪用。犀角有黑，白二種：以黑者，爲勝；角尖，又勝生犀不獨未經水火者，蓋犀有捕得，殺取者，爲上；脫角者，次之。

「別稱」又名兕。

猬

「學名」Erinaceus europaeus.

「產地」山野及田野間，多有之。

「基本」爲箭猪類之動物，體大，鼻短，被覆箭毛，堅硬如刺，色似泥土。頭足及腹部不具刺毛，遇險相逼，則滾成圓團，以背刺毛抵抗。以六足蟲類，及小脊椎動物爲食料。其皮等，可爲藥用之。

「功效」其皮氣味苦平，無毒。治五痔，陰蝕，下血，赤白五色，血汁不止，陰腫痛疼，而牽引腰背亦發疼痛，可酒煑殺之。療腹痛，疝積，燒灰，酒服。又治腸風，瀉血，痔痛，可炙末飲服。燒灰吹鼻，能止衄血，甚效，解一切藥力。其肉氣味甘平，無毒。能治反胃，炙黃食之，亦煑汁飲之。又治瘻瘡。炙食，肥下焦，理胃氣，令人能食。其脂氣味同肉，治腸風，瀉血，溶滴耳中，治聾，又塗禿瘡，疥癬，殺蟲。其腦治狠瘻。其心肝治蟻瘻，蜂瘻，瘰癧，惡瘡，燒灰，酒服一錢。其膽點目，止淚，化水，塗痔瘡。

「用量」一．○——三．○服用。

「禁忌」畏桔梗，麥門多。

「採製」取其皮，炒至微黑色，研爲粉末，用之。

「別稱」又名彙，毛刺，蝟鼠。

琥珀

「學名」Berusten (Succinum.)

「產地」產於南海，及印度洋各島。

「基本」爲松楓植物，埋入地中，歷久遂成琥珀，色黃，或褐，透明，內含昆蟲，木皮之類。磨擦之，能發電。其色紅，名：血珀，色黃，名：蠟珀，可供藥用之。

「成分」含有樹脂，揮發油，珀琥酸，斯可企湼，硫黃等。

「功效」爲利尿，通經藥。

其氣味甘平，無毒。能安五臟，定魂魄，殺精魅，去邪鬼，消瘀血，通五淋，壯心，明目，磨翳，止心痛，除癲邪，療蠱毒，破結瘕，治產後血枕痛，止血，生肌，合金瘡，淸肺，利小腸。

「用量」一．○——三．○服用。

「別稱」又名江珠。

番紅花 （鳶尾科）

「學名」Crocus Sativus, L.

「產地」產於吾國西北之各省，而園圃間多栽培之。

「基本」爲多年生草，高至四五寸；地下部，與水仙之鱗莖相似。葉較水仙，細長。夏月採取花柱，及柱頭，供藥用之。

「成分」含有紅色素 Carthamin，及黃色素 Saflorgelb 等。

「功效」其花氣味甘平，無毒。除心憂，鬱積，氣悶不散，活血，久服，令人心喜，又治驚悸。

「用量」〇・五——一・〇服用。

「學說」李時珍曰：番紅花，出西番回回地面，及天方國，即彼地紅藍花也。元時，以入食饌用。

「別稱」又名泊夫藍，撒法郎。

皐蘆 （山茶科亦作厚皮香科）

「學名」Thea Dinensis, L. var. macrophylla, Sieb.

「產地」多生於山地之間。

「基本」爲常綠灌木，莖狀與茶樹相似，而較粗；葉肥大，而厚，長三四寸。秋末葉腋生花，比茶花，亦略大，白色。其葉可採取之，而供藥用。

「功效」其葉氣味苦平，無毒。煮飲之，能止渴，明目，除煩，消痰，痢水，通小腸，治五淋，止頭痛，去煩熱，噙嚥之，清上膈，利咽喉。

「學說」李時珍曰：皐蘆，葉狀如茗，而大如手掌，挼碎泡飲最苦，而色濁，風味比茶不及遠矣。

「別稱」又名瓜蘆，苦䔲。

蛟龍

「基本」據云：蛟爲龍屬，長丈餘，似蛇，無鱗甲，頭有軟角，牙出脣外，有四足，形廣如楯，小頭，細頸；頸有白嬰，胸前赭色，背上青斑，脇邊若錦，尾有肉環，大者數圍。其卵亦大。

「功效」據云：其髓可以敷面，令人好顏，又能易產。

蛤蚧

「基本」爲蜥蜴類 (Sauria) 之爬蟲類，體長四五寸，頭如蝦蟆，背綠色，有白點，或鮮紅點之斑紋，鱗如粟粒。雄者，爲蛤；雌者，爲蚧。雄之身小尾短，皮粗口大；雌之身大尾小，皮細口尖。雌雄相呼，累日相交，兩兩相抱。捕者擘之，雖死不開，即爲是蟲，昔時亦爲藥用之。

「功效」其氣味鹹平，而有小毒。治咳嗽，肺勞，傳尸，殺鬼，辟邪，下淋瀝，通水道，下石淋，通月經，治肺氣，療欬血，肺痿，咯血，久日欬嗽，上氣，又治折傷。消肺氣，益精血，定喘，止嗽，療肺癰，消渴，助陽道。

「別稱」又名蛤蟹，僊蟾。

蛤蜊

「學名」Mactra venerifarmis, Deeh.

「產地」多棲近海之淺砂中。

「基本」爲同柱類之一種，與蜆相似；惟介殼較高，且外部呈淡褐色，內面白色，邊緣淡紫色，是其異耳！

「功效」其肉氣味鹹冷，無毒。能潤五臟，止消渴，開胃，治老癖，去寒熱，婦人血塊，宜煑食之。其蛤蜊粉，即海蛤粉也。氣味鹹寒，無毒。治熱痰，濕痰，老痰，頑痰，疝氣，白濁，帶下；同香附末，薑汁，調服，治心痛。又能淸熱，利濕，化痰，定喘嗽，止嘔逆，消浮腫，利小便，止遺精，白濁，心脾疼痛，化積塊，解結氣，消癭核，散腫毒；治婦人血病；油調塗湯火傷。

蛞蝓

「學名」Philomyeus

「基本」此爲無頭類（Amphioxus）之一種有肺類，似蝸牛，而缺介殼。背面有淡紫色之縱線體，右側前方，有生殖孔，移動時，由體面分泌黏液，以助其滑，液乾，呈銀白色。

「功效」其氣味鹹寒，無毒。治賊風，喎僻，軟筋，及脫肛，驚癇攣縮。又解蜈蚣蠍毒，腫毒，焮熱，熱瘡，腫痛。

「稱別」又名陵蠡，附蝸，土蝸，托胎蟲，鼻涕蟲，及蜒蚰螺。

莽草 （木蘭科）

「學名」Illicium, anisatum, L.

「產地」多生於山西，湖南之暖地。

「基本」爲常綠灌木，莖高十尺餘，葉長橢圓形，全邊，平滑，有透明之細點，互生。春秋之間，花生於葉腋，有短梗，花瓣細長，呈黃白色。果實爲蓇葖，集成輪狀，熟則現出種子。其葉等，皆供藥用之。

「功效」其葉氣味辛溫，有毒。治頭風，癰腫，乳癰，疝瘕，除結氣，疥瘙，殺魚蟲，療喉痺不通，乳癰，風瘻，風疽，疝氣，腫墜，凝血，又治瘰癧，除濕風，不入湯服，治頭瘡，白禿，殺蟲，與白斂，赤小豆，爲末，雞子白調如糊狀，可塗毒腫。又治皮膚痲痺，可煎濃湯，洗風蟲牙痛。

「學說」李時珍曰：范子計然云：莽草，出三輔，青色者，善。

「別稱」又名菵草，芒草，鼠莽。

菊 (菊科)

「學名」Chrysanthemum Sinense, Sab.

「產地」庭園間，多栽培之。

「基本」爲多年生草，莖下部，略帶木質，葉卵形，有缺刻，及鋸齒，互生。葉柄較長。秋末開花，周圍舌狀花冠，中部爲筒狀花冠，或全爲舌狀花冠，其形不一。其花等，可供藥用之。

「成分」根含多量澱粉樣之菊糖等。

「功效」其花氣味苦平，無毒。治諸風，頭眩，腫痛，目脫，淚出，皮膚死肌，惡風，濕痺，久服利血，增氣，療腰間疼痛，除胸中煩熱，安腸胃，利五脈，調四肢。又治頭目風熱，風旋倒地，腦骨疼痛，身上一切游風，令消散，利血脈，並無所忌。作枕，明目；葉亦明目，生熟並可食。養目血，去翳膜，助肝氣不足。其白菊氣味苦辛而平，無毒。治風眩，能令頭髮不白。其花上水能益色，壯陽，治一切風疾。

「用量」四•○——八•○服用。

「學說」李時珍曰：菊之品，凡百種，宿根自生，莖葉花色，品品不同。

「別稱」又名節華，女節，女華，女莖，日精，更生，傳延年，治蘠，金蕊，陰成，周盈。

菊花參 Ginseng Yunnan.

「產地」吾國雲南巧家縣之江邊，產生爲最多。

「基本」此參葉似菊花，根似人參。其功效，與人參亦略相同，而力較遜。

「功效」爲强壯興奮藥，有祛痰，利尿之功，賞用於衰弱，肺癆，虛脫，盜汗等症。

據云：氣味甘苦，微寒無毒。能補五臟，安精神，安魂魄，止驚悸，除邪，辟惡，明目，開心，益智，强身，消食，開胃；並療胃腸中冷，心腹鼓痛，胸脇逆滿，霍亂吐逆，止消渴，通血脈，五勞七傷，頭痛，眩暈，反胃，吐食，久痢，頻尿，中風，中暑，吐血，咳血，便血，淋血，胎前產後諸病。

「用量」一・五——一〇・〇服用。

「禁忌」反藜蘆；畏五靈脂；惡皂莢，黑豆。

菖蒲 （天南星科）

「學名」Acorus calamus, L.

「產地」多產於水沼，及地邊之各處。

「基本」爲多年生草，葉有平行脈，花小，色淡黃，爲肉穗花序。有大小二種：大者，長三四尺，氣味香烈，葉上有脊，如劍狀，亦曰：白菖，泥菖蒲。小者；高尺餘，葉纖細，無中肋，曰：細葉菖蒲；亦曰：石菖蒲。葉長，僅三四寸。其根入藥用之，以一寸九節者，爲最佳良。

「成分」含有澱粉，鞣酸，及揮發油等。

「功效」爲清涼健胃藥；歐西產者，爲健胃驅風藥。又可外用，爲齒痛，齒齦出血，或爲浴湯等用之。

其根氣味辛溫，無毒。能去風寒，溼痺，欬逆，上氣，開心孔，補五臟，通九竅，明耳目，出音聲，治耳聾，癰疽，溫腸胃，止小便，利血脈，益心智，四肢濕痺，不得屈伸，小兒溫瘧，身積熱不解，可作浴湯。又治耳鳴，頭風，淚下，鬼氣，殺諸蟲，惡瘡，疥瘙，除風，下氣，男子腎冷，去煩悶，止心腹痛，霍亂轉筋，及耳痛。又治中惡，卒死，客忤，癲癇，下血，崩中，能安胎，散癰腫；搗汁服之，解巴豆，大戟毒。

「用量」〇・五——二・〇服用。

「禁忌」惡地膽，麻黃，忌飴糖，羊肉，勿犯鐵器。

「學說」李時珍曰：菖蒲，凡五種，生於池澤，蒲葉，肥根，高二三尺者，泥菖蒲，白菖也。生於溪澗，蒲葉，瘦根，高二三尺者，水菖蒲，溪蓀也。生於水石之間，葉有劍脊，瘦根，蜜節，高尺餘者，石菖蒲也。人家以砂栽之，一年至春剪細，愈剪，愈細，高四五寸，葉如韭，根如匙，柄粗者，亦石菖蒲也。甚則根長二三分，葉長寸許，謂之錢蒲是矣。服食，入藥，須用二種，石菖蒲，餘皆不堪。此草新舊相代，四時常青。

「別稱」又名昌陽，堯韭，水劍草。

菟葵 （毛茛科）

「學名」Eranthis pinnatifida, Maxim.

「產地」多生於山地之樹陰處。

「基本」爲多年生草，莖高三寸，乃至五寸，總苞之裂片，分裂爲羽狀。夏月開花，白色。其苗，可供藥用。

「功效」其苗氣味甘寒，無毒。能下諸石五淋，止虎蛇毒諸瘡，可搗汁，飲之。塗瘡能解毒，止痛。

「學說」李時珍曰：按鄭樵通志云：菟葵，天葵也。狀如葵菜，葉大如錢，而厚，面青，背微紫，生于崖石。

「別稱」又名天葵，莃，雷丸草。

菟絲子 （旋花科亦作菟絲子科）

「學名」Cuscuta japonica Chois var. thyrsoidea, Engelm.

「產地」多生於原野之間。

「基本」爲蔓茸寄生於野薔薇，及其他之植物上。無葉，綠體，有吸盤，能吸取母樹之營養分，藉以生活。莖細長，帶黃色。即纏絡於宿主之周圍，葉小如鱗狀。夏末開花，甚小，呈紅白色。採取其種子，可供藥用之。

「功效」其子氣味辛甘而平，無毒。續絕傷，補不足，益氣力，肥健人，養肌，强陰，堅筋骨，莖寒精液自出，溺有於瀝，口苦，躁渴，寒血，治男女虛冷，添精，益髓，去腰疼，膝冷，消渴，熱中，去面鼾，悅顏色。又治五勞七傷，鬼交泄精，尿血，潤心肺，補肝虛。其苗氣味甘平，無毒。研汁塗面，去面鼾。挼碎煎湯，浴小兒，療肺熱。

「用量」一•〇——三•〇服用。

「學說」李時珍曰：按寧獻王庚辛玉冊云：火燄，即菟絲子，陽草也。多生荒園古道，其子入地，初生有根，長延草物。其根自斷，無葉有花，白色微紅，香亦襲人，結實如粒豆，而細，色黃，生于梗上，尤佳；惟懷孟林中，多有之。

「別稱」又名菟縷，菟虆，菟蘆，菟邱，赤網，玉女，唐蒙，火燄草，野狐絲，金線草。

菝葜 （百合科）

「學名」Smilax china, L.

「產地」多生於山野之中。

「基本」爲多年生之上昇灌本，莖高二三尺，乃至六七尺，有刺而外曲。葉橢圓形，或卵形，互生；其托葉，變爲卷鬚，能纏絡於他物之上。初夏葉腋抽出花軸，花被六片，呈黃綠色，爲繖形花序。果實赤色，多漿。其地下根部，可供藥用之。

「成分」含有 Smilacin 及樹脂，單寧，澱粉等。

「功效」爲發汗藥，對於筋肉僂麻質斯，及痛風等之徵候，皆可應用。

其氣味甘酸平溫，無毒。治腰背寒痛，風痺，益血氣，止小便，治時疾，瘟瘴，能補肝經風虛，止消渴，月崩，下痢。

「用量」六•○——一二•○服用。

「學說」李時珍曰：菝葜，山野中甚多。其莖似蔓，而堅強，植生有刺。其葉圓大，狀如馬蹄，光澤，似柿葉，不類冬青。秋開黃花，結紅子。其根甚硬，有硬鬚如刺；其葉煎飲，酸澀。野人採其根葉，入染家用，名：鐵菱角。

「別稱」又名金剛根，鐵菱角，王瓜草。

菩薩石

「基本」爲石英(Quartz)類，據李時珍云：出峨嵋五臺，匡廬岩竇日；其質六稜，或大如棗栗；其色瑩澈映日，則光采微芒，有小如櫻珠，則五色粲然，可喜。

「功效」其氣味甘平，無毒。解藥毒，蠱毒，及金石藥毒，治癰疽，渴疾，消撲損瘀血，止熱狂驚癇，通月經，解風腫，除淋疾，利小水，可磨服之。凡蛇蟲蜂蠍，狠犬毒箭等傷，用末敷之；又能明目，去翳。

「別稱」又名放光石，陰精石。

堇菜 (堇菜科)

「學名」Viola Patrinii, Dc. var. chinensis, Ging.

「產地」多生於山野之路旁。

「基本」爲宿根草本，莖高三四尺，葉自根際叢生，長橢圓形，有長葉柄。春日發生花軸，頂端開一花，爲青紫色，萼五片，綠色，花瓣五片，其中一片，有細長之距，內貯蜜。雄蕊五個，雌蕊一個，子房上生，結爲蒴果。初夏有在地下生閉花者，至結實後，始挺出地面，而後裂開。其全草，可供藥用之。

「功效」其氣味甘寒，無毒。可以擣汁，洗馬毒瘡，幷服之；又塗蛇蠍毒，及癰腫，除心下煩熱，寒熱，瘰鼠瘻，瘰癧，瘡腫，結核，聚氣，下瘀血，止霍亂。

「別稱」又名苦堇，堇葵，旱芹。

菰 (禾本科)

「學名」*Zizania aquatica*, L.

「產地」多生於淺水之中。

「基本」為蔬類植物，高五六尺，葉如蒲葦。春秋兩季，中心生白薹，狀如藕而軟，曰菰菜。秋間開花成穗，結實如米，曰菰米。又曰雕胡米，色白，而滑膩，昔時有供為藥用者。

「功效」其筍氣味甘冷而滑，無毒。能利五臟，去邪氣，治酒皶，面赤，白癩，癧瘍，目赤，熱毒，風氣，卒心痛，可鹽醋炙食之。去煩熱，止渴，除目黃，利大小便，止熱痢，雜鯽魚，為羹食，開胃口，解酒毒，壓丹石毒。其手氣味相同。除心胸中浮熱，風氣；炙食，止渴，治小兒水痢。其根氣味甘而大寒，無毒。治腸胃痼熱，消渴。其葉能止小便，可搗汁，飲之。燒灰，和雞子白，塗火燒瘡。

「學說」寇宗奭曰：菰，乃蒲類，河朔邊人，止以飼馬，作薦。八月開花，如葦，結青子，合粟為粥，食之。

「別稱又名」茭草，蔣草。

菰米

「基本」為菰 (Zizania aquatica, L.) 所結之實也。可取之，為藥用。

「功效」其米氣味甘冷，無毒。能止渴，解煩熱，調腸胃。

「別稱」又名茭米，彫蓬，彫苽，彫胡。

菲沃斯 (茄科)

「學名」Hyoscyamus niger, L.

「產地」原產於歐羅巴。

「基本」為越年生草，全部有毛，高至三尺許，葉邊緣有缺刻，基部抱於莖上。花為花梗，花冠黃色，生紫色之脈。其子有胞衣，多衣，多刺，具有臭味。可採取之，而為藥用。

「成分」Hyoscyaminum sulfuricum ($(C_{17}H_{23}NO_3)_2$・H_2SO_4 之白色結晶，Hyoscyaminum hydrobromicum $C_{17}H_{23}NO_3$・HBr 之無色堅硬結晶。

「功效」為鎮痛藥，可用於神經痛，咳嗽刺戟，不眠症，癲癇等。

「用量」一回〇・〇五——〇・二為粉劑，丸劑，浸劑等服用之。

「製劑」1 菲沃斯越幾斯 Extractum hyoscyami

此即以菲沃斯草，浸於酒精，及水等分之混和液；並蒸發為帶綠褐色之稠厚體。其功效與菲沃斯相同，而用於咳嗽刺戟尤佳。一回以〇・〇二——〇・

○五——○・一——○・二，多伍於其他麻醉性藥品為丸劑，粉劑等；但亦有外用以其百分之一——二，為軟膏，坐藥等。

2 菲沃斯油浸 Oleum Hyoscyami. infusum

此即以菲沃斯草四○・○，冷浸於酒精三○・○，加阿列布油四○・○，溫浸於重湯煎上而製之，呈褐綠色之脂肪油，為鎮痛性之塗擦劑，灌腸劑，點耳劑等，亦有一回與以一・○——二・○為乳劑內服，但較稀少耳！

菴藺 （菊科）

「學名」Artemisia Keiskeana, Miq.

「產地」多自生於山地之間。

「基本」為多年生草，莖高一二尺，葉質厚而粗糙，略似菊葉，而有缺刻，不深。夏秋之間，開細小頭狀花，排列作穗狀，色淡黃；結細實，如艾。其子可採取之，而供藥用。

「功效」其子氣味苦而微寒，無毒。能除五臟瘀血，腹中水氣，臚脹，留熱，風寒，濕痺，身體諸痛，心下堅隔，中寒，婦人月水不通，消食，明目，益氣，增食，男子陰痿不起，心腹脹滿。腰腳重痛，膀胱痛，及骨節煩痛。擂酒飲之，治閃挫腰痛，及婦人產後血氣痛。

「用量」三・○——六・○服用。

「學說」李時珍曰：菴藺，葉不似艾，似菊葉，而薄，多細子。面背皆青，高者四五尺。其莖白色，如艾，實中有細子，極易蕃衍，藝花者，以之接菊。

「別稱」又名覆閭。

菴摩勒 （大戟科）

「學名」Phyllanthus Emblica, L.

「產地」產生於印度，馬來半島，及馬來羣島，中國南部等處。

「基本」為落葉喬木，呈線狀橢圓形，長約五六分，對生。花黃而細小；果實為肉質，圓而稍帶六稜，直徑四分，乃至八分。其實，可供藥用。

「功效」其實氣味甘寒，無毒。治風虛，熱氣，合鐵粉一匕用之，可以強健身體。取子壓汁，和油塗頭，生髮，去風癢，能令髮生如漆黑。又治傷肺，上氣，欬嗽，可研為粉末，點湯服之，解金石毒。

「學說」李時珍曰：餘甘泉州山中，亦有之，狀如川楝子，味類橄欖，亦可密漬，鹽藏。

「別稱」又名餘甘子，菴摩落迦果。

萆薢　（薯蕷科）

「學名」Di corea Tokoro, Makino.

「產地」多生於山野之中。

「基本」爲多年生草，莖引蔓上昇，葉大如心臟形，邊緣有缺刻，柄長。夏日開花，淡黃綠色，單性，成穗狀，其根長而硬，狀如山藥，可爲藥用之。

「功效」爲鎮痛藥，可用於風痛，寒濕，及諸瘡。

其根氣味苦平，無毒。能治腰脊痛，骨節風，寒濕，周痺，惡瘡，熱氣，傷中，陰痿，腰脚癱瘓不遂，手足驚掣，膀胱宿水，頭旋，癇疾，補水臟，堅筋骨，暖腎，益精，治中風，補肝虛，療白濁，莖痛，痔瘻，壞瘡。

「用量」二・〇——六・〇服用。

「禁忌」畏葵根，大黃，柴胡，前胡；忌茶，醋。

「學說」李時珍曰：萆薢，蔓生，葉似菝葜，而大，如怨。其根硬大者，如商陸，而堅。今人皆以土茯苓，爲萆薢，誤矣。莖葉，根苗，皆不同。

「別稱」又名赤節，百枝，竹木，白菝葜。

萊菔　（十字花科）

「學名」Rhaphanus Sativus, L.

「產地」多栽種於田園中。

「基本」爲蔬類植物，一年生草，莖高三四尺餘，葉爲羽狀分裂。春月開花，四瓣，色淡紫，或白，爲總狀花序。實爲莢形之閉果，長約二三寸許，且有多數之結節，中藏種子，卽萊菔子，呈黃赤色，爲小圓粒而稍扁平，壓搾所得之油分，名曰：菜油，或萊菔油，皆供藥用之。

「成分」含有脂肪，及萊菔油等。

「功效」爲健胃藥，又爲祛痰藥。

其根辛甘，葉辛苦而溫，無毒。以散服，及泡煮食服，能下氣，消穀，和中，去痰。生搗汁服，止消渴，利關節，理顏色，斂腸胃，去惡氣，制麪毒，行風氣，去邪熱，利五臟，消痰，止欬。治肺痿，吐血，溫中，補不足；同羊肉，銀魚煮食，治勞瘦，欬嗽；同猪肉食，益人；生搗服，治禁口痢，能寬胸膈，利大小便，止渴，寬中，化痰，消導，止呑酸，化積滯，解酒毒，散瘀血，治五淋，白濁，下痢，可煎湯，洗脚氣，又生搗，塗打撲燙傷。其子氣味辛甘而平，無毒。研汁服之，吐風痰，同醋研，消腫毒，下氣，定喘，治痰，消食，除脹，利大小便，止氣痛，下痢，療瘡疹。

「用量」子用二•〇——五•〇服之。

「學說」李時珍曰：萊菔，今天下通有之。六月下種，秋採苗，冬掘根，春末抽高薹，開小花，紫碧色。夏初結角，其子如大麻子，圓長不等，黃赤色，五月亦可再種。

「別稱」又名蘆菔，蘿蔔，雹突，紫花菘，溫菘，土酥。

萍蓬草 （睡蓮科）

「學名」Nuphar japonicum, Dc.

「產地」生於庭園，池沼，及河流等。

「基本」爲多年生草，根莖甚大，葉有二種：水中之葉，大而柔薄，色較淺。其伸長出於水面之葉，箭形而厚；其長自三四寸，至一尺許。夏秋之際，花莖亦抽出於水面，着以一花，黃色。其所結之子及根，可供藥用之。

「功效」其子氣味甘澀而平，無毒。能助脾，厚腸，令人不饑。其根氣味甘寒，無毒。煑食，能補虛，益氣，久食不肌，厚人腸胃。

「學說」李時珍曰：水粟，三月出水，莖大如指，葉似荇葉，而大，徑四五寸，初生如荷葉。六七月，開黃花，結實如角黍，長二寸許；內有細子一包，如罌粟子。

「別稱」又名水粟，水粟子。

菾菜 （藜科）

「學名」Beta vulgaris, L.

「產地」原產於歐羅巴，近來亦有栽培於園圃中者。

「基本」爲一年生草，或越年生草，莖肥大，高三尺許，呈赤色，黃色，或白色。葉闊大，而厚，互生，長卵形。微帶紫色。花小，成穗，黃綠色。結實，呈淡黃色，內含有種子。其菜及子根，皆可爲藥用。

「成分」根含有糖分；子含有植物脂肪油等。

「功效」其菜氣味甘苦，大寒而滑，無毒。除時疾壯熱，解風熱毒，擣汁飲之，便瘥。夏月以菜作粥食之，能解毒，止熱，治毒痢；擣爛敷灸瘡，止痛易瘥。擣汁服之，治冷熱痢，又止血，生肌，及諸禽獸傷，敷之立愈。煎湯飲之，開胃，通膈，補中，下氣，理脾氣，去頭風，利五臟。其根氣味甘平，無毒。通經脈，下氣，開胸膈，其子煑半生擣汁服之，治小兒熱疾。又醋浸揩面，去粉滓，潤澤有光。

『學說』李時珍曰：菾菜，正二月下種，宿根亦自生。其葉青白色，似白菘菜，葉大而短，莖亦相類；但差小耳！生熟皆可食，微作土氣，四月開細白花。結實，狀如茱萸，梂而輕虛，土黃色，內有細子，根白色。

『別稱』又名莙薘菜。

萎蕤 （百合科亦作土茯苓科）

『學名』Polygonatum officinale, All.

『產地』多生於山野之中。

『基本』為多年生草，莖方柱狀，縱部有稜狀，高至一二尺；地下有根莖，肉質。葉長卵形，有平行脈，互生。初夏開花，花下垂，帶白色，筒狀。每自葉腋生一二花，或有生二三花者。其根莖可採取之，而供藥用。

『成分』含有多量黏液，及澱粉，糖質等。

『功效』為强壯滋養藥，對於身體衰弱者之自汗，或頻尿，遺精等，均有制止之功能。

其根氣味甘平，無毒，能治陰萎，中風，暴熱，不能動搖，跌筋，結肉，補諸不足，去面黑皯，好顏潤澤，除心腹結氣，虛熱濕毒，腰痛，莖寒，及目痛，眥爛，時疾寒熱，內補不足，去虛勞客熱，頭痛不安，補中，益氣，除煩悶，止消渴，潤心肺，補五勞，七傷，虛損，腰脚疼痛，天行熱狂，服食無忌。又去風濕自汗，灼熱，勞瘧，寒熱，脾胃虛乏，男子小便頻數，失精，及一切虛損。

『用量』一回一．〇——二．〇——五．〇服用。

『禁忌』畏鹵鹹。

『採製』黃精，鉤吻二物相似，用時，須注意之。萎蕤，節上有鬚毛，莖斑，葉尖，處有小黃點，為不同。采得，以竹刀刮去節皮，洗淨，以蜜水浸一宿，蒸之，焙乾，用之。

『學說』李時珍曰：處處山中，皆有之。其根橫生，似黃精，差小，黃白色，性柔多鬚，最難燥。其葉如竹，兩兩相値，亦可采根種之，極易繁也。如嫩葉，及根，並可煮淘食茹。

「別稱」又名女萎，葳蕤，萎移，委萎，萎香，熒，玉竹，地節。

菘菜 （十字花科）

「學名」Brassica chinensis, L. var.

「產地」多植種於田園之間。

「基本」木植物有二種：一種莖圓厚，微青；一種莖扁薄，而白。其葉皆淡青白色，大者，一本有重十餘斤者。南方之菘，畦內過冬，北方者，多入窖內。其莖葉及子，亦可爲藥用之。

「成分」子含有植物脂肪油等。

「功效」其莖葉氣味甘溫，無毒。能通利腸胃，除胸中煩悶，解酒，消食，下氣，治瘴氣，止熱氣，和中，利大小便。其子氣味甘平，無毒。作油塗頭，長髮。

「學說」李時珍曰：菘，卽今人呼爲白菜者，有二種：一種莖圓厚，微靑；一種莖扁薄，而白；其葉皆淡靑白色。

「別稱」又名白菜。

菥蓂 （十字花科）

「學名」Capsella Bursa pastoris, Moench.

「產地」多栽種於田園之間。

「基本」爲蔬類植物，葉生於下部者，呈羽狀分裂；生於上部者，具有缺刻。嫩時可食，老後，莖高尺餘，四瓣，色白；實扁平，三角形。其苗及子，皆可爲藥用之。

「功效」其苗氣味甘平，無毒。能和中，益氣，和肝，明目。其子氣味辛而微溫，無毒。能明目，止目痛，流淚，除痺，補五臟，益精血，治心腹腰痛，除肝家積聚，消眼目赤腫。

「禁忌」惡乾薑，苦參；又云：苦參，爲之使。

「學說」李時珍曰：薺，與菥蓂，一物也；但分大小二種耳！小者，爲薺；大者，爲菥蓂；菥蓂有毛，故其子功用相同。

「別稱」又名大薺，大蕺，馬辛。

菠薐 （藜科）

「學名」Spinacea oleracea, Mill.

「產地」多栽培於田園之中。

「基本」爲蔬類植物，莖高尺許，葉互生，略如三角形，而尖。花小，而黃綠色。其根色赤，味甜，嫩時，可食。亦可供藥用之。

「功效」其莖及根氣味甘冷而滑，無毒。能利五臟，去腸胃熱，解酒毒，丹石毒，通血脈，開胸膈，下氣，調中，止渴，潤燥。

「學說」李時珍曰：波稜，八月，九月種者，可備冬食。正月，二月種者，可備春蔬。其莖柔脆，中空，其葉綠膩，柔厚，直出一尖，旁出兩尖，似鼓子花葉之狀，而長大。其根長數寸，大如桔梗，而色赤，味更甘美。

「別稱」又名菠菜，波斯草，赤根菜。

補骨脂 （荳科）

「學名」Psoralea corylifolia, L.

「產地」南嶺之原野，多產生之。

「基本」爲一年生草，莖高三四尺，葉似胡麻狀。夏秋之交，開淡紫色蛾形小花，如球狀，其所結之實，呈球形，經約一分，成熟後，則外皮變爲黑色；內有扁圓形黑褐色之種子，可供藥用之。

「功效」爲强壯藥。

其子氣味辛而大溫，無毒。能治五勞七傷，風虛寒冷，骨髓傷敗，腎冷精流，及婦人血氣，墮胎，男子腰疼，膝冷，囊濕，逐諸冷痺，止小便，去腹中冷。能興陽事，明耳目，治腎泄，通命門，煖丹田，斂精神。

「用量」五•○——一○•○

「禁忌」惡甘草；忌芸薹，及諸血；得胡桃，胡麻良。

「採製」此性燥毒，須用酒浸一宿，濾出，以東流水浸三日夜，蒸之，日乾，用之。

「學說」李時珍曰：補骨脂，言其功也。胡人呼爲婆固脂，而俗訛，爲破故紙也，胡韭子，因其子之狀相似，非胡地之韭子也。

「別稱」又名破故紙，婆固脂，胡韭子。

絡石 （夾竹桃科）

「學名」Trachelospermum jasminoides, Lemaire.

「產地」多生於山野，而庭院中亦多栽植之。

「基本」爲蔓生之木本植物，莖以氣根援他物上昇；葉長綠質厚，爲橢圓形，對生。初夏開白花，花冠下部，連合列爲聚繖花序。結實成莢，小而甚長，多絡於庭院壁墻之上，故名也。其莖葉可採之，爲藥用。

「功效」其莖葉氣味苦溫，無毒。能治風熱，死肌，瘡傷，口乾，舌焦，癰腫不消，喉舌腫閉，水漿不下，大驚入腹，除邪，養腎，止腰髖痛，堅筋，利關節，明耳目，通神志，治一切風疾，蝮蛇瘡毒，心悶，可搗汁服之，并洗之，而療刀斧傷瘡。

「用量」三．○——六．○服用。

「禁忌」惡鐵落；畏貝母，菖蒲。

「採製」采得，用粗布揩去毛子，以熟甘草水，浸一伏時，切晒用之。

「學說」李時珍曰：絡石，貼石而生，其蔓折之，有白汁。其葉小于指頭，厚實，木强，面青，背淡，澀而不光，有尖葉，圓葉二種。

「別稱」又名石蒲，石龍藤，懸石，耐冬，雲花，雲英，雲丹，石血，雲珠。

絲瓜 (葫蘆科)

「學名」Luffa cylindreca, Roem.

「產地」多栽植於園圃之中。

「基本」爲一年生之蔓草，莖甚細長，而有卷鬚，可纏繞於他物之上。其葉爲掌狀分裂，而裂片端尖。夏日開花，黃色，雌雄同株；結果長者，約一二尺，至果熟，肉內有强韌之纖維，如網，卽俗稱：絲瓜絡也。其瓜葉根藤，皆供藥用之。

「功效」爲解熱藥。

其瓜氣味甘平，無毒。治荳瘡不快，枯者，燒之存性，入朱砂研末，蜜水調服，甚妙。又煮食，能除熱，利腸，老者，燒之存性，服用，去風，化痰，涼血，解毒，殺蟲，通經絡，行血脉，下乳汁。治大小便下血，痔漏，崩中，黃積，疝痛，卵腫，血氣作痛，癰疽，瘡腫，齒䘌，荳疹，胎毒，暖胃，補陽，固氣，和胎。其葉治癬瘡，可頻挼摻之，療癰疽，疔腫，卵㿗。其藤根治䘌齒，腦漏，殺蟲，解毒。

「用量」五．○——一○．○服用。

「學說」李時珍曰：絲瓜，唐宋以前，無聞。今南北皆有之，以爲常蔬。

「別稱」又名天絲瓜，天羅，布瓜，蠻瓜，魚鰦。

粟 （禾本科）

「學名」Setaria italica, Kth. var. germanica, Trin.

「產地」庭園之間，皆栽培之。

「基本」為一年生草，高至四五尺，葉似玉蜀黍。花小，密集，為圓錐花序。果實為穎果，小粒狀，黃色，可為藥用之。

「成分」含有蛋白質，澱粉，脂肪，灰分等之生理上成分。

「功效」其米氣味鹹而微寒，無毒。能養腎氣，去脾胃中熱，益氣。陳者，苦寒，治胃熱，消渴，利小便。又能止痢，去腹痛，治鼻衄，為粉和水濾汁，解諸毒，療霍亂轉筋，去小麥毒，發熱，反胃，熱痢，煮粥食之，益丹田，補虛損，開腸胃。其米泔汁能治霍亂，卒熱，心煩，渴飲，可以洗皮膚瘙疥，能殺蟲。飲之，治五痔，和臭樗皮煎服，治小兒疳痢。其米糠治痔漏，脫肛，和諸藥熏之。其奴利小腸，除煩懣。

「禁忌」與杏仁同食，令人嘔吐。

「學說」李時珍曰：粟，即粱也。穗大；而毛長；粒粗者，為粱。穗小，而毛短；粒細者，為粟。苗俱似茅，種類凡數十，有青，赤，黃，白，黑諸色。

「別稱」又名秫粟。

解毒子

「基本」據李時珍云：四川志云：苦藥子，出忠州，性寒，解一切毒。川蜀諸處，皆有，即解毒子也。或云：卭州苦藥子，即黃藥子也。方言稱呼不同耳！理亦近之。

「功效」其根氣味苦而大寒，無毒。解蠱毒，止煩熱，辟瘴癘，利喉閉，及痰毒。治五臟，邪氣，清肺，壓熱，消痰，降火，利咽喉，退目赤。

「別稱」又名地不容，苦藥子。

象

「學名」Elephas asiaticus (E. africanus)

「產地」多產印度，及非洲之林野。

「基本」為長鼻類 (Proboscidea) 之一種。體偉大無毛，四肢有五蹄，鼻長大，且伸屈自由。牡之門齒，長大出口；牝之門齒，短小不出口。其齒牙及肉等，可供藥用之。

「功效」其牙氣味甘寒，無毒。凡鐵器雜物入肉，刮牙屑和水敷之，立出。又治癇病，刮齒屑炒黃，研末飲服；諸物刺咽中，磨水服之，又治風癇，驚悸，一切邪魅精物，熱疾，骨蒸，及諸瘡，並宜生屑入藥用之。其肉氣味甘淡而平，無毒。燒灰，和油塗禿瘡，以生煮汁，服之，治小便不利；燒灰飲服，治小便頻多。其膽氣味苦寒，微毒。能明目，治疳疾，瘡腫，以水化塗之；又治口臭，以綿裹少許，貼齒根，平旦漱去，數度，卽瘥。其睛治目疾，和人乳，滴目中。其皮治下疳，燒灰和油敷之，又治金瘡不合。其骨能解毒。

「別稱」又名伽耶。

越瓜 （葫蘆科）

「學名」Cucumis Conomon, Thunb.

「產地」多栽種於田園之中。

「基本」爲一年生之攀登草本，全體與甜瓜相似，花期，花色，亦皆相同。

「功效」其氣味甘寒，無毒。能利腸胃，止煩渴，利小便，去煩熱，解酒毒，宣洩熱氣；燒灰敷口吻瘡，及陰莖熱瘡。

「學說」李時珍曰：越瓜，南北皆有，二三月下種，生苗，就地引蔓，青葉，黃花，並如冬瓜花葉，而小。夏秋之間，結實，有青，白二色，大如瓠子，一種長者，至二尺許，俗呼羊角瓜。

「別稱」又名稍瓜，菜瓜。

越砥

「基本」據李時珍云：尙書荊州厥貢砥礪注云：砥以細密爲名，礪以粗糲爲稱，俗稱者，爲羊肝石，因形色也。陶弘景云：越砥之名，今細礪石之名也。其石，出於臨平。

「功效」其味甘，無毒。治目盲，止痛，除熱瘙，亦可磨汁，點目，除障翳。燒赤酒飲之，能破宿血，下石淋，除結瘕，伏鬼物，惡氣。

「別稱」又名磨刀石，羊肝石，礪石。

越王餘算 Virgularia.

「基本」此屬於八出珊瑚類，體形略似海腮，然中軸部略長，右左之枝狀物短，以便區別之也。其下緣所有之水螅，各出八觸手，骨骼角質，色白。其沙箸者，可爲藥用之。

「功效」其氣味鹹溫，無毒。治水腫，浮氣，結聚，宿滯，不消，腹中虛鳴，並煮服之。

「學說」李珣曰：越王餘算，生南海水中，如珠算子，長尺許。劉敬叔異苑云：昔晉安越王渡南海，將黑角白骨作算籌，其有餘者，棄於水中，而生此，故葉白者，似骨；黑者，似角，遂名之。

訶藜勒　（使君子科）

「學名」Terminalia chebula, Retz.

「基本」此樹似木梡，開花，白色，子似梔子，皮肉相着。秋後實熟，爲六稜黑色，肉厚者良。可採取其子及核等，供藥用之。

「成分」含有沒食子酸，及其鞣酸等。

「功效」爲收歛藥。

其子氣味苦溫，無毒。能除冷氣，心腹脹滿，破胸膈結氣，通利津液，止水道，黑髭髮，下宿物，止腸澼久泄，赤白痢，消痰，下氣，化食，開胃；能除煩，治水，調中，止嘔吐，霍亂，心腹虛痛，奔豚，腎氣，肺氣，喘息，五膈氣，腸風，瀉血，崩中，帶下，懷孕漏胎，及胎動欲生，脹悶氣喘；並患痢人肛門急痛，產婦陰痛，和蠟燒烟熏之，及煎湯熏洗。治痰嗽，咽喉不利，含三數枚，殊勝。又能實大腸，歛肺，降火。其核磨白蜜，注目，去風赤痛，神良。又能止欬，止痢。其葉能下氣，消痰，止渴，泄痢，其他煎服功效，同訶子。

「用量」三•○——六•○服用。

「採製」凡用訶黎勒，酒蒸後，浸一伏時，刀削去皮，取肉，剉焙，用之，如用核，則去肉。

「別稱」又名訶子。

酢漿草　（酢漿草科）

「學名」Oxalis corniculata, L.

「產地」多生於原野之間。

「基本」爲多年生之雜草，莖傾臥於地上；葉爲掌狀複葉，小葉成三角形，有長柄。夏日抽花莖，開五瓣淡黃花；結爲蒴實，熟則綻裂，飛散種子。可採取之，而爲藥用。

「功效」其氣味酸寒，無毒。殺諸小蟲，惡瘡，瘑瘻，可搗敷之。食之，能解熱，止渴，治小便諸淋，赤白帶下，同地龍，地錢，治沙石淋，煎湯洗痔痛，脫肛，甚效。又可搗塗燙火蛇蠍諸傷。又治婦人血結，用一搦洗過，以煖酒服之。

「學說」蘇恭曰：酢漿，生道旁陰濕處，叢生，莖頭有三葉，葉如細萍。四月，五月采，陰乾。

「別稱」又名酸漿，三葉酸，三角酸，酸母，醋母，酸箕，鳩毒，雀兒酸，雀林草，小酸茅，赤孫施。

都念子

「基本」據李時珍云：按劉恂嶺表錄云：倒捻，窠叢不大，葉如苦李，花似蜀葵，小而深紫，南中婦女多用染色，子如軟柿，外紫，肉赤，無核。頭上有四葉，如柿蒂，食之必捻其蒂，故謂之倒捻子，訛而為都捻子也。

「功效」其實氣味甘鹹小溫，無毒。治痰嗽，噦氣，暖腹臟，益肌肉。

「別稱」又名倒捻子。

都咸子

「基本」據李時珍云：按稽含南方草木狀載：都咸樹，出日南。三月生花，仍連着，實大如指，長三寸。七八月熟，其色正黑。

「功效」其子及皮葉氣味甘平，無毒。能止渴，潤肺，去煩，除痰，去傷寒清涕，欬逆，上氣，宜煎服之。

都桷子

「基本」據李時珍云：按魏王花木志載：都桷樹，出九眞交趾，野生。二三月開花，赤色，子似木瓜，八九月熟。

「功效」其實氣味酸澀而平，無毒。能益氣，止洩，安神，溫腸；治痔疾，解酒毒，止煩渴。

「別稱」又名構子。

都管草

「基本」據蘇頌云：都管草，生宜州田野，根似羌活，頭歲長一節，苗高一尺許，葉似土當歸，有重臺。二月，八月采根，陰乾。施州生者，作蔓，又名：香毬，蔓長丈餘，赤色。秋結紅實，四時皆有。李時珍云：按范成大桂海志載：廣西出之，一莖，六葉。

「功效」其根氣味苦平，無毒。消風腫，癰毒，赤疣，以醋摩塗之；亦治咽喉腫痛，切片含之，立愈；又解蜈蚣蛇毒。

雲母 Mica.

「基本」爲花崗岩中之主要成分，亦雜於各岩石，與細砂中，裂紋完全，擘之片片如紙，性柔有彈力，折之至有痕，而不斷，色白有光，爲白雲母，入藥用之。此外又有黑紅二色，名爲黑紅雲母也。

「功效」據云：其氣味甘平，無毒。能治中風，寒熱，除邪氣，安五臟，益神志，明耳目，下氣，堅肌，續絕，補中，療五癆七傷，虛損，止下痢，補腎冷。

「禁忌」忌羊血；惡徐長卿，畏鮀甲，及流水。

「別稱」又名雲華，雲珠，雲英，雲液，雲砂，磷石。

雲實 （荳科）

「學名」Caesalpinia sepiaria, Roxb.

「產地」多生於山野之中。

「基本」爲落葉樹木，莖葉皆有刺，高至十尺許，葉爲二回羽狀複葉，小葉形小，而質薄；花黃色，爲總狀花序；果實爲莢。其根實及花，皆可爲藥用之。

「功效」其實氣味辛溫，無毒。止泄痢，腸澼，殺蟲毒，去邪惡，消結氣，止疼痛，除寒熱，去消渴，治瘧疾，下膿血。其花多食，能令人狂走。其根治骨哽，及咽喉痛，可研汁咽之。

「學說」李時珍曰：此草山原甚多，俗名黏刺，赤莖，中空，有刺，高者如蔓，其葉如槐，三月開黃花。

「別稱」又名員實，雲英，天豆，馬豆，羊石子，苗名：草雲母，臭草，黏刺。

陽烏

「基本」據陳藏器云：陽烏，出建州，似鸛而殊小，身黑，頸長，面白。

「功效」其嘴燒灰，酒服，能治惡蟲咬瘡。

「別稱」又名陽鴉。

陽起石 Actinolite.

「基本」爲角閃岩，及角閃剝岩中，天然產出之結晶，成針柱狀，常爲纖維狀，凝聚一處。其色綠，而灰，有光澤，即爲是石，亦可爲藥用之。

「成分」含有鈣，鎂，鐵等之硅酸鹽 $Ca(Mg. Fe)_3Si_4O_{12}$ 之成分。

「功效」爲强壯藥，變質藥，及收斂藥。其氣味鹹而微溫，無毒。治崩中，漏下，子宮癥瘕，結氣，寒熱，腹痛，陰痿，除濕癢，去汗臭，消水腫，補腎氣，治腰痛，膝冷，濕痺，子宮久冷，月水不定，帶下，瘟疫，冷氣，補五勞七傷，命門不足，散諸熱腫。

「用量」六・〇——一〇・〇服用。

「禁忌」惡澤瀉，菌桂，雷丸，石葵，蛇脫皮；畏兎絲子，忌羊血，不入湯。

「別稱」又名羊起石，白石，石生。

雁

「學名」Anser albifrons, Scop.

「基本」此屬於游禽類，體茶褐色，腹部白色，翼長於尾，嘴扁平柔軟，外緣有鋸齒。其肉可食，亦供藥用。

「功效」其肉氣味甘平，無毒。治風痺，筋骨，利臟腑，解石毒。其骨，燒灰，和米泔沐頭，長髮。其毛，治喉下白毛，療小兒癇疾，佩之，辟驚癇。其屎白，治炙瘡，腫痛。

「別稱」又名鴻。

雁來紅 （莧科）

「學名」Amarantus Gangeticus, L.

「產地」多栽培於庭園之間。

「基本」爲一種草本，高至二尺餘；葉長橢圓形，兩端尖，葉柄長，衆葉攢聚，狀以花朶，呈紅色。其小花，單性，集生於葉腋。昔時亦採取之，而爲藥用。

「功效」據急救方云：能治腦漏，可煎湯，以鼻吸之。又據眼科要覽云：能治遠年近日之目中星翳。

雄黃 Realgar, Orpiment.

「基本」此卽三硫化砒，於無水亞砒酸溶液中，通入硫化輕氣，或與硫黃同溶，皆可製之爲非結晶性粉末。天然產者，卽爲雄黃，可供藥用之。

「成分」含有三硫化砒 As_2S_3 之成分。

「功效」其氣味苦平而寒，有毒。治寒熱，鼠瘻，惡瘡，疽痔，殺惡鬼，邪氣，百蟲毒，瘰癧瘡，蠕瘡，目痛，鼻中息肉，及絕筋，破骨，百節中風，積聚，癖氣，中惡，腹痛，鬼疰，殺諸蛇虺毒，解藜蘆毒。一切風邪，癲癇，嵐瘴，及蟲獸咬傷，搜肝氣，瀉肝風，消涎積，治瘧疾，寒熱，伏暑，泄痢，酒飲成癖，癇驚，頭風，眩運，化腹中瘀血，殺勞蟲，疳蟲。

「用量」一・〇——三・〇服用。

「禁忌」忌鐵，及火。

「採製」通常於米醋中，入蘿蔔汁，煮乾，擂碎，以水飛過，用之。

「別稱」又名黃金石，石黃，熏黃。

黃芩 （脣形科）

「學名」*Scutellaria baicalensis*, Georg. (S. Macrantha, Fisch.)

「產地」多生於園圃之中。

「基本」為多年生草，莖高二尺餘，葉鍼形，略似柳無柄，對生。夏日開花，成穗，有紫白等色。根長四五寸，色深黃，曬乾入藥。其宿根外黃，內黑者，曰：片芩；新根內黃者，曰：條芩。皆供藥用。

「成分」含有一種植物鹽基，為 Scutellarin $C_{10}H_8O_3$ 黃色針狀，或板狀之結晶體。

「功效」為清涼解熱藥。

其根氣味苦平，無毒。能解諸熱，治黃疸，腸澼，洩痢，逐水，下血，閉惡，瘡疽，火瘍，痰熱，胃中熱，小腹絞痛，消穀，利小腸，女子血閉，淋露，尿血，小兒腹痛，熱毒，骨蒸，寒熱往來，腸胃不利，破壅氣，治五淋，去煩悶，解熱渴，下氣，治天行熱疾，疔瘡，膿腫，乳癰，發背，涼心，去肺中濕熱，瀉肺火上逆，消目中腫赤，瘀血壅盛，上部積血，補膀胱寒水，安胎，養陰，退陽，止頭疼，奔豚，熱痛，火欬，肺痿，失血。

「用量」一回二・〇——六・〇服用。

「禁忌」畏丹砂，牡丹皮，藜蘆。

「別稱」又名腐腸，空腸，內虛，妬婦，經芩，黃文，印頭，苦督郵，內實者名：子芩，條芩，豘尾芩，鼠尾芩。

黃連 （毛茛科）

「學名」*Coptis japonica*, Makino.

「產地」多自生於山地，亦有栽培於藥圃者。

「基本」為多年生草，葉為複葉，呈羽狀。早春出花莖，高三四寸，至一尺許。春日莖梢開小白花，結實，黃色。其根可採取之，而供藥用。

「成分」含有 Berberin 之成分。

「功效」為苦味健胃藥，用於消化不良，腸加答兒，虎列拉，及加答兒性黃疸，與發熱，惡心，嘔吐，煩渴，食氣不進，腹部膨滿等。

其根氣味苦寒，無毒。治熱疾，目赤疼痛，腸澼，腸痛，下痢，婦人陰腫，五臟冷熱，久洩膿血，止消渴，大驚，除水，堅骨，調胃，厚腸，益膽，療口瘡，五癆，七傷，益氣，止心腹痛，驚悸，煩躁，潤心肺，長肌肉，止血，天行熱疾，止盜汗，並瘰疬瘡。豬肚蒸爲丸，治小兒疳氣，蟲疾，羸瘦，氣急，鬱熱，煩躁，惡心，痞滿，通心竅，去惡血，解服藥中毒，煩悶，及巴豆，輕粉毒。

「用量」一回一•○——三•○服用。

「製劑」1 黃連越幾斯 Extractum Coptides

此即以黃連根四•○浸於水，及酒精一○○•○中，經五日後，而製成褐色越幾斯也。以○•二——○•五——一•○，爲丸劑，水劑等，而服用之。其功效及作用，與黃連相同。

2 黃連丁幾 Tinctura Coptides

此即以黃連根一○•○，浸於稀酒精一○○•○中，而製成黃褐色之液體也。以十滴，乃至二十滴，服用之。

「禁忌」惡菊花，玄參，白鮮皮，芫花，白殭蠶；畏款冬，牛膝；忌豬肉。

「採製」取根以布拭去鬚毛，用漿水浸二伏時，濾出，於柳木火上，焙乾，用之。

「別稱」又名王連，支連。

黃鼠

「學名」Martes melampus bedfordi, Thos.

「基本」此屬於食肉類之鼬鼠料，體似鼬稍大，毛呈黃色，好吸溫血動物之血。昔時亦有取其肉，而爲藥者。

「功效」其肉氣味甘平，無毒。能潤肺，生津，又可煎膏，貼瘡腫，能解毒，止痛。

「別稱」又名禮鼠，拱鼠。

黃精 (百合科)

「學名」Polygonatum giganteum, Dietr.

「產地」多生於山野之中。

「基本」爲多年生草，莖高三尺許，葉似百合。夏初葉腋開花，下垂，如小鈴，色淡綠；花後結實，如豆大，色黑，圓形。其根爲管狀，色白，而靑，可入藥用之。

「功效」爲滋養強壯藥，對於身體及病後衰弱，皆可服用。

其根氣味甘平，無毒。能補中，益氣，除風濕，安五臟，治五勞七傷，助筋骨，耐寒暑，益脾胃，潤心肺，補諸虛，止寒熱，塡精髓，下三蟲。

「用量」一回一•五——四•〇服用。

「禁忌」忌梅實，花，葉，子，並同。

「學說」李時珍曰：黃精，野生山中，亦可劈根，長二寸。稀種之，一年後極稠，子亦可種。

「別稱」又名黃芝，戊巳芝，菟竹，鹿竹，仙人餘糧，救窮草，米餔，野生薑，重樓，雞格，龍御，垂珠。

黃蓍 （荳科）

「學名」Hedysarum esculentum, Ledeb.

「產地」多產於綿上，(即今山西，沁源縣。)山地自生之。

「基本」爲多年生草，莖多臥地成蔓，狀有高達四五寸者。葉爲羽狀複葉，有毛，呈長橢圓形。夏日間開淡紅色花，花冠爲蝶形，結莢似赤豆狀。其根肥大，可供藥用之。

「功效」爲緩和強壯藥。

其根氣味甘而微溫，無毒。治癰疽，敗瘡，能排膿，止痛，除大風，癩疾，五痔，鼠瘻，療小兒百病，婦人子臟風邪，逐五臟間惡血，補男子虛損，五勞羸瘦，止渴，腹痛，洩痢，益氣，利陰，治虛喘，腎衰，耳聾，寒熱，發背，助氣，壯筋骨，長肌肉，破癥癖，治瘰癧，癭贅，腸風，血崩，帶下，赤痢，產前後一切疾病，月候不均，痰嗽，頭風，熱毒，赤目，虛勞自汗，補肺氣，瀉肺火，心火，生皮毛，益胃氣，去肌熱，及諸經之痛。

「用量」一回三•〇——八•〇服用。

「禁忌」惡龜甲，白鮮皮。

「採製」取根搥扁，以蜜水塗炙數次，至熟爲度，或以鹽湯潤透，器盛，備用。

「學說」李時珍曰：黃耆，葉似槐葉，而微尖小；又似蒺藜葉，而微闊大，靑白色。開黃紫花，大如槐花，結小尖角，長寸許。根長二三尺，以緊實如箭簳者，爲良。

「別稱」又名黃芪，戴糝，戴椹，芰草，百本，王孫。

黃環

「基本」據吳普云：蜀黃環，一名生蜀，二月生苗，莖赤，高二尺，葉黃圓，端大，經日，葉有汁，黃白。五月實圓，三月采根，黃色。又據李時珍云：吳普所說：甚詳，而唐宋本草，不收，何也？范子計然云：黃環，出魏郡，以黃色者，爲善。

「功效」其根氣味苦平，無毒。除蠱毒，鬼疰，鬼魅，邪氣，治欬逆，寒熱，上氣，百邪，痰嗽，消水腫，利小便。其子氣味苦寒，而有小毒。治惡瘡，蝸疥，殺蟲，或酒磨之，塗疥瘡等。

「禁忌」惡茯苓，防己，乾姜。

「別稱」又名淩泉，大就，就葛，生芻，根韭，實名：狠跋子，度穀。

黃藤

「基本」據李時珍云：黃藤，生嶺南，狀若防己。俚人常服此藤，縱飲食有毒，亦自然不發。

「功效」其氣味甘苦而平，無毒。治飲食中毒，利小便，可煮汁頻服，卽解。

黃礬

「基本」據李時珍云：黃礬，去陝西瓜州，沙州，及舶上來者，爲上。黃色，狀如胡桐淚，入於綠礬中，揀出黃色者，充之，非眞也。

「功效」據云：其氣味酸澀而鹹，有毒。能療瘡，生肌，治瘻痔，惡瘡，疥癬，風熱牙疼。

黃櫨 （漆樹科）

「學名」Rhus cotinus, L.

「產地」多生於山野之間，或栽培於庭園中。

「基本」爲落葉喬木，高一二丈許，葉圓形。夏日枝梢着小黃花，爲圓錐花序。其木可取之，而爲藥用。

「功效」其木氣味苦寒，無毒。能除煩熱，解酒疸，目黃，可以水煮，服之。又洗赤眼，及燙傷，漆瘡，風癩等。

「學說」陳藏器曰：黃櫨，生商洛山谷，四川界，多有之，葉圓，木黃。

黃蠟 Cera flava.

「基本」爲蜜蜂(Apis mellifica, Linn.)之巢，而製取之蠟也。蜜蜂，由腹部出蠟，和唾爲巢。製時取其巢，煎而溶之，其上浮如油者，凝固卽成，初時色黃，可爲藥用之。

「成分」含有 Acid. Cerotin $C_{27}H_{45}O_2$ 之黃色塊，及派爾米輕酸 $C_{16}H_{32}O_2$ 與 Melissylalkohol $C_{30}H_{31}(OH)$

等之成分。

「功效」每爲賦形藥，軟膏料等。

其氣味甘淡微溫，無毒。治呃逆不止，可燒烟薰之。又治破傷風痙，妊娠胎漏，可用熱酒浴化服之。療凍瘡，爛瘡，煎濃，或煎膏塗貼之。

黃蘗　（芸香科亦作秦椒科）

「學名」Phellodendron amurense, Rupr.

「產地」多自生於山地。

「基本」爲落葉喬木，幹高三四丈，葉爲奇數羽狀複葉，小葉下而帶白色。夏月枝梢開細黃花，雌雄異株。實色黑，大如黃豆。幹之內皮，色黃，與實，供入藥用之。

「成分」含有 Berberin 之成分。

「功效」爲健胃藥，解熱藥，及收斂藥。

其氣味苦寒，無毒。能除五臟腸胃中結熱，黃疸，腸痔，洩痢，女子赤白漏下，陰陽蝕瘡，驚氣，目熱，赤痛，口瘡，熱瘡，蟲瘡，血痢，止消渴，殺蛀蟲，男子陰痿，及莖瘡，安心，除勞。治骨蒸，勞熱，明目，多淚，口乾，心熱，殺疳蟲，止心痛，鼻衂，腸風，下血，急熱，腫痛，瀉膀胱，補腰腎，壯骨髓，療諸痿，癱瘓，利竅，除熱，通小便，止瘡痛。療口舌生瘡，小兒頭瘡。

「用量」四•〇——一二•〇服用。

「禁忌」惡乾漆。

「採製」取蘗皮，削去粗皮，用生蜜水浸半日，濾出，晒乾，用蜜塗，微火炙之，以蜜盡爲度，每五兩，用蜜三兩。

「學說」掌禹錫曰：按蜀本圖經云：黃蘗，樹高數丈，葉似吳茱萸，亦如紫椿，經冬不凋。

「別稱」又名蘗木，根名：檀桓。

黃大荳　（荳科）

「學名」Glycine hispida, Maxim.

「產地」多栽種於田園之中。

「基本」爲一年生草，莖高一二尺許，葉互生，複葉自三小葉而成；小葉橢圓形，緣邊，無鋸齒；莖葉皆有毛茸。夏秋之間，開小花，花冠蝶形，呈白色，或紫色。果實爲莢，內有種子，圓形，黃色，可採取之，而爲藥用。

「成分」含有多量植物油，及其蛋白質，澱粉等。

「功效」其實氣味甘溫，無毒。能寬中，下氣，利大腸，消水腫，毒腫，可研末以熟水塗，能治痘瘡。其豆油氣味辛甘而熱，微毒。能塗瘡疥，解髮脂。其稭燒灰，爲點痣，去惡肉藥。

「學說」李時珍曰：大豆，有黑，青，黃，白斑數色；惟黑者，入藥。

黃瓜菜 （菊科）

「學名」Lactuca Thunbergiana, Maxim.

「產地」生於山野之間。

「基本」爲一種雜草，高一二尺，葉之形狀，常變不一。大抵細長披針形，有缺刻，不整齊。根葉有長柄，莖葉常無柄。初夏開黃花，爲頭狀花序。果實小而平滑，如種子狀。其菜可採之，而爲藥用。

「功效」其氣味甘微，苦微而寒，無毒。通結氣，利腸胃。

「學說」李時珍曰：此菜，二月生苗，田野徧有；小科如薺，三四五月開黃花，花，與莖，葉，並同地丁；但差小耳！

「別稱」又名黃花菜。

黃花蒿 （菊科）

「學名」Artemisia annua, L.

「產地」生於原野之間。

「基本」爲一年生草，高三四尺餘，葉爲複葉，有細裂；開小花，花冠筒狀，呈黃色，甚圓，爲頭狀花序。其葉及子，可供藥用之。

「功效」其葉氣味辛苦而涼，無毒。治小兒風寒，驚熱。其子氣味辛涼，無毒。治虛勞，下氣，開胃，止盜汗，去邪氣，鬼毒。

「學說」李時珍曰：香蒿，臭蒿，通可名爲草蒿。此蒿與青蒿相似；但蒿色，綠帶淡黃。

「別稱」又名臭蒿。

黃明膠 Gelatina flavum

「基本」據李時珍云：按本經白膠，一名：鹿角膠，煮鹿角作之；阿膠，一名：傅致膠，煮牛皮作之，其說甚明。黃明膠，卽今水膠，乃牛皮所作，其色黃明，非白膠也。

「功效」其氣味甘平，無毒。治吐血，衄血，下血，血淋，下痢，妊婦胎動，血淋，風濕，走注，疼痛，打撲損傷，燙傷，灼瘡，一切癰疽，腫毒，消瘀血，止痛，潤燥，利大小腸。

「別稱」又名牛皮膠，水膠，海犀膏。

黃楊木 （黃楊科）

「學名」Buxus sempervirens, L. var. microphylla, Hk. F.

「產地」多生於山野，而人家亦有栽揷之。

「基本」為常綠小灌木，幹高二尺；其年久者，則達數丈餘。葉卵形，對生；枝條繁茂，頗似錦熟黃楊。春間枝梢，綴小花，單性，呈黃色。其葉可採之，而供藥用。

「功效」其葉氣味苦平，無毒。治婦人難產。入達生散中用。又治暑月生癤，搗爛塗之。

「學說」李時珍曰：黃楊，生諸山野中，人家多栽插之。枝葉攢簇上聳，葉似初生槐芽，而長厚，不花，不實，四時不凋。

黃蜀葵 （錦葵科）

「學名」Hibiscus Manihot, L.

「產地」多栽培於園圃之間。

「基本」為一年生草，莖高三四尺許，亦有不及一尺者，根長而肥大；葉為掌狀分裂。秋間開大花，五瓣，黃色，下部帶有紅色。其花及子根，皆供藥用之。

「功效」其花氣味甘寒而滑，無毒。止小便淋瀝，能催生，治諸惡瘡，膿腫，研為末敷之，即愈，為瘡家消癰腫之要藥。又浸油，塗燙傷。其子及根氣味甘寒而滑，無毒。亦能治癰腫，利小便，五淋，水腫，產難，通乳汁。

「學說」李時珍曰：黃葵，二月下種，或宿子，在土自生，至夏始長。葉大如蓖麻葉，深綠色，開歧丫，有五尖，如人爪形，旁有小尖。六月開花，大如椀，鵝黃色，紫心，六瓣，而側旦開，午收，暮落。

黃頷蛇

「學名」Elaphe climacophora, Boie.

「基本」為一種無毒蛇，體長達五尺，頭青綠色，背上有淡黑色之條紋，腹面白色。好食鼠蛙鳥卵，故每至屋梁盜食。

「功效」其肉氣味甘溫，而有小毒。能釀酒，或入丸散，治風癩，頑癬，惡瘡，自死蛇漬汁，塗瘡疥；糞汁，洗浸臂腕作痛；燒灰同豬脂，塗風癬，漏瘡，婦人妬乳，猘犬咬傷。其頭燒灰治久瘧，及小腸癰，入丸散用之。其骨治久瘧，勞瘧，炙入丸用之。其呑鼠治鼠瘻，蟻瘻，有細孔如鍼者，以臘月猪脂，煎焦，去滓，塗之。其呑蛙治噎膈，勞嗽，蛇瘻。

「別稱」又名黃喉蛇。

黃藥子

「基本」據李時珍云：黃藥子，今處處栽之。其莖高二三尺，柔而有節，似藤實，非藤也。葉大如拳，長三寸許，亦不似桑。其根長者尺許，大者圍二三寸，外褐，內黃，亦有黃赤色者，肉色頗似羊蹄根，人皆搗其根，而染藍用之。

「功效」其根氣味苦平，無毒。治諸惡腫，瘡瘻，喉痺，蛇犬咬毒，研水，服之；亦含，亦塗。又能涼血，降火，消癭，解毒。

「別稱」又名木藥子，大苦，赤藥，紅藥子。

黃顙魚

「基本」據李時珍云：黃顙，無鱗魚也。身尾俱似小鮎，腹下黃，背上青，黃腮，下有二橫骨，兩鬚，有胃。羣游作聲，如軋軋，性最難死，陸佃云：其胆春夏近上，秋冬近下，亦一異也。

「功效」其肉氣味甘平，微毒。能醒酒，祛風；煮食之，消水腫，利小便；燒灰，治瘰癧久潰，不收歛者，及諸惡瘡。其頰骨治喉痺腫痛，燒研，茶服三錢。

「別稱」又名黃鱨魚，黃頰魚。

黃鯝魚

「基本」據李時珍云：生江湖中，小魚也。狀似白魚，而頭尾不昂，扁身細鱗，白色，闊不踰寸，長不近尺，可作鮓菹，煎炙甚美。

「功效」其肉氣味甘溫，無毒。用白水煮汁，飲之，能止胃寒，洩瀉。其油治瘡癬，有蟲。

「別稱」又名黃骨魚。

黍 (黍本科)

「學名」Panicum miliaceum, L.

「產地」多栽種於田園中。

「基本」為稷之一種，其性糯，可做酒，及糖等；形態頗似稷。其米可食，亦供藥用。

「功效」其米氣味甘溫，無毒。久食，令人熱煩，能益氣，補中。燒灰，和油塗杖瘡，止痛，不作瘢。其穰莖，並根，氣味辛熱，而有小毒。煑汁飲之，解苦瓠毒，浴身，去浮腫，和小豆煑汁，服之，能下小便。燒灰，酒服，治妊娠尿血。

第十三畫

亂髮

「基本」爲人之頭髮，須擇選健康者，而翦用之。通常取用剃髮，先以苦參水浸之，而後洗淨，晒乾，入罐燒焦爲炭，以供藥用。

「功效」爲收斂藥，有止血之作用。

其氣味苦而微溫，無毒。治欬嗽，五淋，大小便不通，小兒驚癇，止血；鼻衄者，可燒灰吹之，立已。又燒灰，療轉胞，小便不通，赤白痢疾，哽噎，癰腫，疔腫，骨疽，雜瘡，消瘀血，補陰，甚捷。

「別稱」又名血餘，人退。

廉薑

「基本」據李時珍云：按異物志云：生砂石中，似薑，大如蠃，氣猛近於臭。南人以爲齏，其法陳皮以黑梅，及鹽汁漬之，乃成也。

「功效」其氣味辛熱，無毒。治胃冷，嘔吐，不食，能溫中，下氣，消食，益智。

「別稱」又名薑彙。

搥胡根

「基本」據陳藏器云：生江南川谷之陰地，苗如萱草。其根似天門冬，凡用者，抽去心。

「功效」其氣味甘寒，無毒。潤五臟，止消渴，除煩，去熱，明目，功如麥門冬。

煙草 （茄科）

「學名」Nicotiana tabacum, L.

「產地」多栽種於園圃者，各地皆有之。

「基本」爲一年生草，莖高四五尺，葉大卵形，而尖，互生。花爲合瓣，花冠如漏斗狀，淡紅紫色，爲圓錐花序。其葉及梗，可供藥用。

「成分」含有 Nicotin 與 Nicotimin 及 Kalium Calcium 等之灰分。

「功效」其葉氣味辛溫，微毒。能流通，疏散，辟穢，殺蟲，興奮精神，排除百病。治一切陰虛惡邪，胸脹，腹滿等。其梗氣味，及功效相同。

「用量」〇・〇三——〇・一服用。

滑石 Talc.

「基本」爲岩中硬度最低者，觸之滑膩，色淡綠，或白，有光，呈片狀，纖維狀，塊狀之無晶形，可爲藥用。

「成分」含有含水硅酸鎂 $H_2Mg_3Si_4O_{12}$ 等之成分。

「功效」爲利尿藥。

其氣味甘寒，無毒。治身熱，洩澼，女子乳難，癃閉，利小便，蕩胃中積聚，寒熱，能益精氣，通九竅，生津液，去留結，止渴，利中，化食，解毒，行積滯，逐凝血，解燥渴，補脾胃，降心火，止石淋。療黃疸，水腫，脚氣，吐血，衂血，金瘡血出，諸瘡腫毒。

「用量」三．○——一二．○服用。

「禁忌」惡曾青。

「採製」凡用白滑石，先以刀刮盡，研粉，以牡丹皮同煮一伏時，去牡丹皮，取滑石，以東流水淘過，曬乾，用之。

「別稱」又名畫石，液石，脫石，冷石，番石，共石。

椶櫚 （椶櫚科）

「學名」Trachycarpus excelsa, Wendl.

「產地」生於暖地之間。

「基本」爲常綠喬木，幹似圓柱，高二丈許；葉作掌狀分裂，有長柄，叢生幹端；花小，色淡黃，有苞包之。葉之根部，包幹之毛，呈褐色。其子花及皮等，皆供藥用之。

「成分」含有鞣酸等之成分。

「功效」爲收斂藥，止血藥。

其筍及子花氣味苦澀而平，無毒。能養血，澀腸，止瀉痢，腸風，崩中，帶下，及大腸下血。其皮氣味相同，專能止鼻衂，吐血，破癥，治腸風，赤白痢，崩中，帶下，可燒灰存性，用之。又療金瘡，疥癬，能生肌，止血。

「用量」皮用一○．○——一五．○服之。

「學說」李時珍曰：椶櫚，川廣甚多；今江南亦種之。最難長，初生葉如白芨葉，高二三尺，則末端數葉，大如扇狀，上聳，四散歧裂，其莖三稜，四時不凋。

「別稱」又名栟櫚。

楊梅 （楊梅科亦作菜萸科）

「學名」Myrica rubra, S. et Z.

「產地」生於暖帶之各地。

「基本」爲常綠喬木，高至二十尺許，葉草質，平滑，長橢圓形，如倒卵狀，全邊，互生。春月開小花，單性；果實爲核果，球形，有許多乳狀突起，熟時呈深綠色，又有白色，黃色者。

「成分」含有楊梅酸，及糖分等。

「功效」其實氣味酸而甘溫，無毒。以鹽藏食之，去痰，止嘔，消食，下酒，止渴，和五臟，能滌腸胃，除煩憒惡氣；燒灰服之，治下痢，甚驗。鹽者，常含一枚，咽汁，利五臟，下氣，療下痢不止。其核仁能治脚氣。其樹皮及核煎湯能洗惡瘡，疥癬；煎水，能嗽牙痛；服之，解砒毒；燒灰油調，塗燙傷。

「用量」皮用二•〇——四•〇服之。

「學說」李時珍曰：楊梅，樹葉如龍眼，及紫瑞香，冬月不凋。二月開花，結實，形如楮實子，五月熟，有紅，白，紫三種。

「別稱」又名朹子。

楊櫨 (忍冬科)

「學名」Diervilla japonica, Dc.

「產地」生於山林野地之間。

「基本」爲落葉灌木，高至六七尺許；葉大，對生，卵形，而尖，有鋸齒，下面生毛。夏秋之際，開花，紫色，合瓣；花冠上部膨大，甚長。其葉可採之，而供藥用。

「功效」其氣味苦寒，無毒。治癰疽，惡瘡，以水煮汁，洗之，能去毒，消腫。

「學說」蘇恭曰：楊櫨，一名：空疏，所在皆有，多在籬垣間；其子爲莢。

楝 (楝科)

「學名」Melia japonica, Don.

「產地」多產於熱帶地方。

「基本」爲落葉喬木，高至二三十尺；葉小，甚多，爲羽狀複葉，長卵形，有鋸齒。夏月枝梢分椏，開花，淡紫色，長形，爲圓錐花序。果實橢圓形，長五六分，冬月成熟，則黃色。其實及根皮，皆供藥用之。

「功效」爲驅蟲藥。

其實氣味苦寒，而有小毒。治瘟疾，傷寒，大熱，煩狂，殺三蟲，療疥瘍，利小便，去心躁，止腹痛，瀉膀胱，治諸疝，蟲痔，其根及木皮氣味苦而微寒，微毒。能殺蚘蟲，利大腸；苦酒和塗疥癬，甚良；治遊風，熱毒，風疹，惡瘡，疥癩，小兒壯熱，並煎湯浸洗之。其花治熱痱，焙末摻之；鋪席下，殺蚤虱。其葉治疝痛，臨時煎之，酒飲。

「用量」子用二•○——六•○服之。

「採製」取實蒸乾，酒拌令透，拯待皮軟，刮去皮，取肉，去核，用之。凡使肉，不使核；使核，不使肉。如使核，搥碎，用漿水煮一伏時，晒乾。

「學說」李時珍曰：楝，長甚速，三五年，即可作椽；其子正如圓棗，以川中者，爲良。

「別稱」又名苦楝，實名：金鈴子。

榆 （榆科）

「學名」Ulmus campestris, Sm. var. laevis Planch.

「產地」多生於寒帶之各地。

「基本」爲落葉喬木，高八九丈，皮褐色，有扁平之裂痕，可剝脫。葉橢圓而大，有鋸齒；花淡紫色，花後結實，周圍果皮伸長，如鳥翅。其根皮花葉，皆供藥用之。

「功效」爲利尿藥。

其白皮氣味甘平，滑利，無毒。治大小便不通，利水道，除邪氣，療腸胃邪熱，消除毒腫，治小兒頭瘡，通經脈，去五淋，利九竅，滲濕熱，行津液，消癰腫。其葉氣味，以嫩葉作羹，及煠食，消水腫，利小便，下石淋，壓丹石。其花治小兒癎疾，小便不利，傷熱。其莢仁氣味微辛而平，無毒。作糜羹食，令人多睡。治婦人帶下，可和牛肉作羹食之。又能助肺，殺蟲，下氣，消心腹間惡氣，治卒心疼痛。又塗諸瘡癬，以陳者良。

「用量」其白皮用二•○——五•○服之。

「學說」蘇頌曰：榆，處處有之；三月生莢，古人采仁，以糜羹。今復無食者，惟用陳老實，作醬耳！

「別稱」又名零榆，白者名：枌。

楮 （桑科）

「學名」Broussonetia Kasinoki, Sieb

「產地」多生於山野之中。

「基本」爲落葉亞喬木，高丈餘，葉類桑，而粗糙。花單性，雌雄同株，雌雄花，皆類穀，而較小，皮有斑紋，實如楊梅。其枝莖皮葉果實等，皆供藥用之。

「成分」含有護謨，黏液質等。

「功效」爲强壯藥。其實氣味甘寒，無毒。治陰痿，水腫，能益氣，充肌，明目，壯筋骨，助陽氣，補虛勞，健腰膝，益顏色。其葉氣味甘涼，無毒。治小兒身熱，食不生肌，可作浴湯。又治惡瘡，腐肉，風刺，身癢。凡鼻衄數升不斷者，搗汁三升，再三服之，良久卽止。嫩茹之，去四肢風痺，赤白下痢。炒研食之，治水痢；又利小便，去風濕，腫脹，白濁，疝氣，癬瘡。其枝莖治癮疹，煑湯洗浴。搗濃汁飲之，治小便不通。其樹白皮氣味甘平，無毒。逐水，利小便，治水腫，氣滿，喉痺，短氣，欬嗽，以及下血，血崩，腸風，血痢。其皮間白汁甘平，無毒。療疥癬，敷蛇蟲，蜂蠍，犬咬諸傷。

「用量」子用三・〇——六・〇服用。

「別稱」又名穀，穀桑，楮實又名：穀實，楮桃。

楸 （大戟科）

「學名」Mallotus japonicus, Muel. Arg.

「產地」多生於山野中。

「基本」爲落葉喬木，莖高三十尺許，葉大，約三四寸，圓形，或廣卵形，有掌狀淺裂，與桐相似。嫩葉，及葉柄，帶赤色。夏月開花，細小，黃綠色，爲穗狀花序。結實成莢，長尺餘，下垂，外面多軟刺，熟則裂開，吐出種子。其皮葉等，皆供藥用之。

「功效」其木白皮氣味苦而小寒，無毒。止吐逆，殺三蟲，及皮膚蟲。又可煎膏貼敷惡瘡，疽瘻，癰腫，疳痔；除膿血，生肌膚，長筋骨，又能消食，澀腸，下氣，治上氣，欬嗽。口吻生瘡，貼之頻易，取效。其葉氣味相同，可擣敷瘡腫，煑湯洗膿血。又於冬取乾葉用之，治諸癰，腫潰。

「學說」李時珍曰：楸，有行列莖幹，直聳可愛，至上垂條如線，謂之楸線。其木濕時，脆燥，則堅。

「別稱」又名榎。

椰子 （棕櫚科）

「學名」Cocos nucifera, L.

「產地」原產於亞非利加，及東印度各地。

「基本」爲常綠喬木，高五十尺，乃至一百尺餘，周圍三尺以內。葉大羽狀分裂，叢生於樹幹之頂上。花單性，雌花，與雄花同株，果實長形，有三稜，長八九寸，徑四五寸，皮外之纖維，甚强靱，內圍之一層，亦甚堅牢。此層之內圍，又有堅胚乳，堅胚乳之內部，有汁液，如乳樣者，可能製油，又可爲藥用之。

「成分」含有 Acid. Caproic. 與 Acid. Caprylic. 和 Acid. Lauric. 同 Acid. Myrisic 及 Acid. Palumitic. 之諸成分。

「功效」其子瓤氣味甘平，無毒。能益氣，治風，食之不饑，令人面澤。其子漿氣味甘溫，無毒。能止消渴，去水腫，治吐血，風熱。其子皮苦平，無毒。止鼻衄，吐逆，治霍亂，可煮汁飲之。又鎭心痛，燒灰，存性，研服一錢，極驗。其殼治楊梅瘡，筋骨痛，燒灰存性，臨時炒熱，以滾酒泡服二三錢，暖覆取汗，其痛卽止。

「製劑」1 椰子油 Oleum Cocois

此卽由椰子之果核，而取出之脂肪油，爲軟膏等之基礎料。

「學說」李時珍曰：椰子，乃果中之大者，其樹初栽時，用鹽置根，則易發，木至斗大，方結實。大者三四圍，高五六丈，木似桄榔，檳榔之屬，通身無枝。其葉在木頂，長四五尺，直聳指天，狀如棕櫚，勢如鳳尾。二月開花，成穗，出於葉間，長二三尺，大如五斗器，仍連着實，一穗數枚，小者如栝樓，大者如寒瓜，長七八寸，徑四五寸，懸着樹端。六七月熟，有粗皮包之，皮內有核，圓而黑潤，甚堅硬，厚二三分，殼內有白肉瓤，如凝雪，味甘美，如牛乳。

椿 （楝科亦作椿科）

「別稱」又名越王頭，胥餘。

「學名」Cedrela chinensis, Juss.

「產地」庭園間多栽培之。

「基本」爲落葉喬木，高至三四十尺，葉爲羽狀複葉，嫩時，呈紅色。初夏枝梢開小白花，成穗；花後結實，至秋成熟，則裂開，種子有翅，飛散於他處。其葉等，可供藥用之。

「功效」爲收斂藥。

其葉氣味苦溫，而有小毒。煮水能洗瘡疥，風疽。

凡白秃不生髮，取椿，桃，楸葉心，搗汁，頻塗之。嫩芽瀹食，消風，袪毒。其白皮，及根皮氣味苦溫，無毒。治疳䘌，去口鼻疳蟲，殺蚘蟲，介䘌，鬼疰，傳尸，蠱毒，下血，赤白久痢。得地楡，止疳痢，女子血崩，產後出血不止，腸風，瀉血，腸滑，縮小便，治白濁，赤白帶下，溼氣，下痢，精滑，夢遺。其莢治大便下血。

「用量」三•〇——一〇•〇服用。

「學說」李時珍曰：椿樗，乃一木三種也。椿木，皮細，肌實，而赤，嫩葉香甘，可茹；樗木，皮粗，肌虛，而白。其葉臭惡，歉年人，或採食之。栲木，即樗之生山中者，木亦虛大，梓人亦或用之；然爪之，如腐朽，故古人以爲不材之木。

「別稱」香者名：椿，臭者名：樗，山樗名：栲，虎目樹，大眼桐。

楓 （金縷梅科）

「學名」Liquidambar formosana, Hce.

「產地」生於山野之間。

「基本」爲落葉喬木，幹高二三丈，葉掌狀分裂，緣邊，有細鋸齒。秋間變紅色，春月隨新葉而生花，呈黃褐色。果實圓球形，有軟刺。其樹皮汁液，供藥用之，名曰：楓香脂；又曰：白膠香。

「成分」含有多量 Mastix. 其脂可代蘇合香之用。

「功效」爲拔爾撒謨藥。可用於氣管枝黏液漏等之徵候。其香脂氣味辛苦而平，無毒。治癮疹，風瘙，浮腫，可煑水浴之。又治齒痛，癰疽，疥瘡，金瘡，吐血，衄血，咯血，能活血，生肌，止痛，解毒。若燒過揩牙，永無牙疾。其木皮氣味辛平，而有小毒。治水腫，下水氣，可煑汁用之。若煎飲，能止水痢；又治霍亂，刺風，冷風，煎湯浴之。其根葉治癰疽，可搗酒飲之，以滓貼之。

「用量」脂用〇•二——一•〇服用。

「採製」取香脂用以齏水，煑二十沸，入冷水中，揉扯數十次，晒乾，用之。

「學說」李時珍曰：楓木枝幹，修聳，大者達數圍。其木甚堅，共有赤，白二種；白者，細膩。其實成毬，有柔刺。

「別稱」又名楓香脂，膠香。

楓柳

「基本」據李時珍云：按蘇公言：楓柳有毒，出原州。陳藏器駁之，以爲楓柳皮，卽今楓樹皮，性澀，能止水痢。按斗門方言：卽今楓樹上寄生，其葉亦可製粉霜，此說是也。若是楓樹，則處處甚多，何必專出原州耶!?陳說：誤矣！

「功效」其皮氣味辛而大熱，有毒。治風齲，齒痛，積年痛風，不可忍者，或久治無效者，細剉焙之，不限多少，入腦麝浸酒，常服，以醉爲度。

楤木 （五加皮科）

「學名」Aralia sinensis, L.

「產地」多生於山野之中。

「基本」爲落葉灌木，高至十尺餘。其莖，及葉有銳刺，葉小，甚多，爲羽狀複葉，卵形；開小花，白色，花瓣五片，爲圓錐花序。其根白皮，可供藥用之。

「功效」其根白皮氣味辛平，而有小毒。治水癊，可炙汁服一盞，當下水。如病巳困，取根搗汁，坐之取氣，水亦自下。凡齒牙有蟲者，取片許，置於牙中，當自爛落。

「學說」李時珍曰：辛山中，亦有之。樹頂生葉，山人采食，謂之鵲不踏，以其多刺，而無枝，故也。

楠 （樟科）

「學名」Machilus Nanmu, Hemsl.

「基本」據李時珍云：楠木生南方，而黔蜀諸山尤多。其樹直上童童，若幢蓋之狀，枝葉不相礙茂，似豫章而大，如牛耳，一頭尖，經歲不凋，新陳相換。其花赤黃色，實似丁香，色青，不可食。幹甚端偉，高者十餘丈，巨者數十圍，氣甚芬芳。

「功效」其材氣味辛而微溫，無毒。治霍亂吐下不止，可炙汁服之。或煎湯洗轉筋，及足腫。其皮氣味苦溫，無毒。治霍亂吐瀉。

「別稱」又名枏。

獅 Telis leo.

「產地」產於全非洲，及亞洲西南平原。

「基本」爲食肉類之猫類。其形狀極威嚴，巨頭闊胸，軀部瘦健，具大力，故有獸王之稱。體毛頗短，作汚黃色。鬃毛色微暗，牡獅之肩部及胸部發生之，尾部具小毛叢。民間有拾其屎，而用之者。

「功效」其屎服之，能破宿血，殺百蟲；燒之，能去鬼氣。

瑇瑁

「學名」Chelonia imbricata

「產地」多產於熱帶之海洋。

「基本」為龜鼈類之動物。據李時珍云：按范成大虞衡志云：玳瑁，生海洋深處，狀如龜黿，而殼稍長，背有甲十二斤，黑白斑文相錯而成。其帬邊缺，如鋸齒，無足，而有四鬣，前長，後短，皆有鱗斑文，如甲。海人養以鹽水，飼以小魚，又顧玠海槎錄云：大者難得，小者時時有之，但老者甲厚，而色明，小者甲薄，而色暗。取時必倒懸其身，用滾醋潑之，則甲逐片，應手落下，可為藥用。

「功效」為解毒解熱藥，有犀角同樣之功能。其甲氣味甘寒，無毒。能解嶺南百藥毒，破癥結，消癰毒，止驚癇，療心風，解煩熱，行氣血，利大小腸，其功與肉相同，磨汁服之，解蠱毒。生佩之，避蠱毒。又解痘毒，鎮心神，急驚，客忤，傷寒，熱結，狂言。其肉氣味甘平，無毒。治諸風毒，逐邪熱，去風膈，風熱，行氣血，鎮心神，利大小腸，通婦人經脉。其血能解諸藥毒，可刺血飲之。

「別稱」又名玳瑁。

瑞香 （瑞香科）

「學名」Daphne odora, Thunb.

「產地」寺院及庭園多培養之，而山野亦產生之。

「基本」為常綠小灌木，高至四五尺；葉長橢圓形，質厚，光滑。冬月葉間攢出花蕾，至春分時，開放團繖花序，內面白色，外面紅紫色。其根，可取為藥用。

「功效」其根氣味甘鹹，無毒。治急喉風，用白花者，研水，灌之。

「用量」〇・三——一・〇服用。

「學說」李時珍曰：南土處處山中有之，枝幹婆娑，柔條，厚葉，四時不凋。冬春之交，開花成簇，長三四分，如丁香狀，有黃，白，紫三色。

硼砂 Borox.

「基本」為天然產生者，或加炭酸鈉，於硼酸溶液中，亦可製成，為白色斜方柱形之結晶，可為藥用之。

「成分」含有 $B_4O_7Na_2$ 之成分。

「功效」為外用消毒藥。

其氣味苦辛而煖，無毒。能消痰，止嗽，破癥結，喉痺，去上焦痰熱，生津液，除口臭，消障翳，治噎膈，反胃，積結，瘀肉，骨哽，惡瘡，及口齒諸病。

「用量」○・五——三・○服用。

「別稱」又名蓬砂，鵬砂，盆砂。

稗 （禾本科）

「學名」Panicum crus Galli, L.

「產地」多栽培於田園之中。

「基本」為一年生草，高三四尺；葉細長而尖，有平行脈。開花，頗小，為圓錐花序。其花序之枝上部，略為彎曲，種子可供食用。

「功效」其米氣味辛甘而苦，微寒，無毒。作飯食，益氣，宜脾，故曹植有芳菰精稗之稱。其苗根治金瘡，及傷損，血出不已，搗敷，或研末，摻之，卽止。

「學說」李時珍曰：稗，處處野生，最能亂苗。其莖，葉，穗粒，並如黍稷，一斗可得米三升，故曰：五穀不熟，不如稊稗，苗似稗，而穗如粟，有紫毛，卽烏禾也。

當歸 （繖形科）

「學名」Ligusticum acutilobum, S. et Z.

「產地」多生於山野，或栽養於庭園。

「基本」為多年生草，莖高二三尺，葉為羽狀複葉，質厚，深綠，有光澤。夏秋之交，開小白花，為複繖形花序。其根可採取之，而供藥用。

「成分」含有當歸精（Eumenol）及多量之蔗糖，澱粉等。

「功效」為通經藥，又為清涼藥。

其根氣味苦溫，無毒。能治欬逆，上氣，溫瘧，寒熱，婦人漏下，絕子，諸惡瘡瘍，金瘡，可煮汁飲之。又能溫中，止痛，除客血，內塞，中風，痓汗不出，濕痺，中惡，客氣，虛冷，補五臟，生肌肉，止嘔逆，虛勞，寒熱，下痢，腹痛，齒痛，女人瀝血，腰痛，崩中。治一切風，一切氣，補一切勞，破惡血，養新血，除癥癖，腸胃冷，頭痛，心腹諸痛，潤腸胃，強筋骨，滋皮膚，治癰疽，能排膿，止痛，和血，補血。

「用量」三・○——一二・○服用。

「禁忌」惡䕡茹，濕麪；畏菖蒲，海藻，牡蒙，生薑。

「採製」據云：頭止血，尾破血，身和血，全用卽一破，一止也。先以水淨洗，治上，酒浸，治外，酒洗過，或火乾，日乾，入藥用之。

「學說」李時珍曰：今陝蜀，秦州，汶州諸處，人多栽蒔爲貨，以秦歸頭圓，尾多，色紫，氣香，肥潤者，名馬尾歸，最勝。他處頭大，尾粗，色白，堅枯者，爲鑱頭歸，僅宜入發汗藥。

「別稱」又名乾歸，山蘄，文無。

當藥 （龍膽科）

「學名」Swertia chinensis, Franch.

「產地」多生於田野之中。

「基本」爲一年生草，莖高六七寸，至一尺許，呈暗紫色。葉披針形，狹而長，約一寸餘，對生；或有大葉者。秋間開花，生於莖頭，及枝梢之上，白色，帶紅紫色之暈。其莖葉等，可採取之，而供藥用。

「成分」含有結晶體之 Elythrocentaurin 及漿液狀之 Acid. Ophelia, Chiratein

「功效」爲健胃藥。其氣味苦寒，無毒。能殺諸蟲，止腹疼，健脾胃，化積聚，避邪，解熱，進食，益氣。

「用量」三・〇——一〇・〇服用。

睡菜 （龍胆科）

「學名」Menianthes trifoliata, L.

「產地」多生於池溝，沼澤等處。

「基本」爲一種水草，夏月自根葉間抽莖，高尺餘；葉自三小葉而成，小葉有鈍鋸齒，開花，白色，花內面，亦有白茸。

「功效」其氣味甘微，苦寒，無毒。能除心膈邪熱，不得睡眠。

「學說」李時珍曰：按稽含南方草木狀云：綽菜，夏生池沼間，葉類慈姑，根如藕條。南海人食之，能令人思睡。

「別稱」又名瞑菜，綽菜，醉草，嬾婦箴。

睡蓮 （睡蓮科）

「學名」Nymphaea tetragona, Georg. var. Angustata, casp.

「產地」生於池沼，及河流之水中。

「基本」爲多年生草，根莖在水底之泥內，無刺。葉心臟形，如橢圓狀，全邊，基脚缺刻甚深，浮於水面。花白色，花瓣，在八片以上，帶綠黑色。夏月每於未刻開放，亦浮在於水面之上，徑約寸許。

「功效」據嶺南雜記載：淸香爽脆，消夏，解醒。又據廣志載：佩之，多好眠。

「學說」廣志：睡蓮，布葉數重，葉如荇而大。花有五色，當夏晝開，夜縮入水底，晝復出，與夢草，晝入地，夜卽復出，相反。廣州有之諺曰：毋佩睡蓮，使人好眠。

蜀葵 （錦葵科）

「學名」Althaea rosea, car.

「產地」多栽培於庭園之中。

「基本」爲多年生草，莖高六七尺，葉略帶心臟形，五裂，至七裂。夏日葉腋着花，頗大，有紅色，紫色，白色。其根苗花子，皆供藥用。

「成分」含有黏液澱粉及 Aspalphin 之成分。

「功效」其苗氣味甘而微寒，性滑，無毒。除客熱，利腸胃。煑食，治丹石發熱，大人，小兒熱毒下痢。作蔬食，通竅，治淋，潤燥，易產；亦可搗爛，塗火瘡，或燒研，敷金瘡。其根莖治客熱，利小便，散濃血，惡汗。其花氣味鹹寒，無毒。理心氣不足，治小兒風疹，痎瘧，婦女帶下，目中溜火，能和血，潤燥，通竅，利大小腸。其子氣味甘冷，無毒。治淋澀，通小腸，催生，落胎，療水腫，治一切瘡疥，並瘢疵，赤靨。

「用量」一・五——四・五服用。

「學說」李時珍曰：蜀葵，處處人家植之。夏初種子，冬月宿根亦自生，苗嫩時，亦可茹食。

「別稱」又名戎葵，吳葵。

蜀椒 （芸香科）

「學名」Zanthoxylum piperitum, Dc.

「產地」生於山野之中，或栽培於園圃之間。

「基本」爲落葉灌木，莖高十尺許，葉爲一回羽狀複葉，自許多小葉而成，互生；葉柄之傍，有二刺。夏月開花，單性。結成乾果，圓形，赤色，熟則裂開，現出黑色之種子。吾國除去果殼之內皮，卽爲藥用之椒紅。

「成分」含有揮發油，脂肪油，及 Zanthoxylile $C_{10}H_{12}O_4$ 之成分。

「功效」其椒紅氣味辛溫，有毒。除邪氣，欬逆，溫中，逐骨節，皮膚，死肌寒熱，痺痛，下氣。除六腑寒冷，傷寒，溫瘧，大風，汗不出，心腹留飲，宿食，腸澼，下痢，洩精，女子餘瘀，散風邪，瘕結，水腫，黃疸，鬼疰，蠱毒，殺蟲，魚毒，開腠理，通血脈，堅齒髮，明目，調關節，耐寒暑，可作膏藥。又治頭風，下淚，腰脚不遂，虛損，留結，破血，止欬嗽，腹內冷痛，齒痛，破癥結，開胸，治天行時氣，產後宿血，壯陽，療陰汗，暖腰膝，縮小便，止嘔逆，通神，益血，利五臟，下乳汁，散寒，除濕，解鬱結，消宿食，通三焦，溫脾胃，補右腎命門，殺蚘蟲，止泄瀉。其葉氣味辛熱，無毒。治霍亂轉筋，殺蟲，洗脚氣，及漆瘡。其根氣味辛熱，微毒。治腎與膀胱虛冷，血淋，色瘀者，煎湯細飲，色鮮者，勿服。其椒目氣味苦寒，無毒。治水腹脹滿，利小便，十二種水氣，及腎虛，耳鳴，膀胱急，止氣喘。

「用量」一・○——三・○服用。

「禁忌」畏欵冬花，防風，附子，雄黃。

「學說」李時珍曰：蜀椒，肉厚，皮皺。其子光黑，如人之瞳人，故謂之椒目；他椒子，雖光黑，亦不似之。若土椒，則子無光彩矣。

「別稱」又名巴椒，漢椒，川椒，南椒，點椒。

蜀黍 （禾本科）

「學名」Zea Mays, L.

「產地」多栽種於田園中。

「基本」為一年生草，莖實而有節，高約六七尺。葉大，而為披針形，有平行脈。夏月開花，單性。其所結之種子，可供食用。

「功效」其米氣味甘澀而溫，無毒。能溫中，澀腸胃，止霍亂。黏者，與黍同功。其根煮汁服之，利小便，止喘滿。燒灰，酒服，治產難，有效。

「別稱」又名蜀秫，蘆穄，蘆粟，木稷，荻粱，高粱。

蜀漆

「基本」為芸香科，常山 (Orixa Japonica Thunb) 之葉，可採取之，而為藥用。

「功效」為解熱藥，殺蟲藥，可用於麻拉里亞等。其氣味辛平，有毒。治瘧疾，欬逆，寒熱，腸癥，堅痞，積聚，邪氣，蠱毒，鬼疰，療胸中邪結，鬼瘧，溫瘧，又能下氣，破血。

「禁忌」惡貫衆。

「用量」三．○——五．○服用。

蜀羊泉 (茄科)

「學名」Solanum lyratum, Thunb.

「產地」多生於原野之中。

「基本」爲多年生蔓草，莖細長，有毛卷絡於他物之上。葉長卵形，基部有大缺刻。夏月葉腋抽出花莖，分椏，開花，花小，白色。果實球形，有漿，赤色。可取之，而爲藥用。

「功效」爲驅毒藥。

其氣味苦而微寒，無毒。治禿瘡，惡瘡，疥瘙，癬蟲；療齲齒，女子陰中內傷，皮間實積，小兒驚癇，能生毛髮，又可擣塗漆瘡。

「學說」李時珍曰：漆姑，有二種。蘇恭所說：是羊泉；陶陳所說：是小草；蘇頌所說：老鴉眼睛草，乃龍葵也。又黃蜂作窠，啣漆姑草汁，爲蒂，即此草也。

「別稱」又名羊泉，羊飴，漆姑草。

蜂蜜 Mel.

「基本」爲蜜蜂 (Apis mellifica Linn) 取自植物之花，而貯蓄於蜂窠中之糖質也。採之加溫，而壓搾製成，可爲藥用。

「成分」含有葡萄糖 ($C_6H_{12}O_6+H_2O$) 之結晶等。

「功效」爲緩下藥，亦可用於安魏那，及咽頭加答兒之含嗽料。此外最多用於賦形藥，調味藥。

其氣味甘平，無毒。去心腹邪氣，諸驚癇痙，安五臟，補不足，益氣，和中，止痛，解毒，養脾氣，除心煩，飲食不下，止腸澼，肌痛，口瘡，牙齒疳䘌，脣瘡，目膚赤障，殺諸種蟲，治卒心痛，赤白痢疾。

「用量」每有用五○．○爲緩下劑，而服用之。

「製劑」1 精製蜂蜜 Mel depuratum

此即以蜂蜜一○．○，溜水二○．○，混和，加熱，至沸點，乘溫以絨布濾過製成，而供應用。

2 單醋蜜 Oxymel simplex

此即以藥用醋酸一．○，精蜜四○．○，混和，加熱，濾過，使之製成。每附加於含嗽料，以其十分之一含量，而用之；又有用爲淸涼性矯味藥等。

3 薔薇蜜 Mel rosatum

此卽以乾燥之薔薇花五•〇，稀酒精二五•〇，浸之，經過一日間，而濾過之，取其濾液，再混以精蜜四五•〇，甘油五•〇，蒸發製成，亦有用爲含嗽料等。

蜆

「學名」Corbicula leana Prime

「產地」吾國沿海皆產之。

「基本」爲蚌蛤類（Lamellidranchia）之一種。介殼心臟形，表面有刻紋，現種種之彩色。其肉可供食用。亦供藥用。

「成分」殼含有炭酸石灰，燐酸石灰之成分。

「功效」其肉氣味甘而寒冷，無毒。能治時氣，開胃，解毒，下濕，通氣，去暴熱，明耳目，利小便，下熱氣，脚氣，濕毒，解酒毒，止消渴。生蜆浸水，洗痘癰，無瘢痕。其爛殼氣味鹹溫，無毒。止痢疾，治陰瘡。燒灰飲服，治反胃，吐食，除心胸痰水，能化痰，止嘔，治呑酸，心痛。燒灰塗之，療一切濕瘡，與蚌粉同功。

「別稱」又名扁螺。

蛺蝶

「學名」Vanessa xanthomelas, Esp.

「基本」此屬鱗翅類，體長形，具灰黃褐色之複眼，觸角呈棍棒狀，翅赤黃色，翅緣有角狀，或波狀之凸凹。前翅有大小七個黑紋，沿外緣而見有波狀之黑紋。其外側有藍褐等彩色；後翅接於前緣，有一個大黑紋。幼蟲名：刺蟲，體圓筒狀，灰黑，略帶綠色，有濃黑之背線，每體節生有枝之棘。幼蟲，五月頃，生於柳朴等，食害其葉，至五月下旬，及六月上旬成熟。以尾端倒懸樹枝，或屋角牆垣後，脫皮蛹化，數日後成蝶。

「功效」據云：能治小兒脫肛，可使其陰乾，研末，唾調半錢，塗手心，以瘥爲度。

「別稱」又名蛕蝶，蝴蝶。

蜈蚣

「學名」Scolopendra

「基本」爲節足動物，以扁平之環節合成，共有二十二節。

第一節，黃褐色，其餘各節，背面深藍色，腹面黃色。每節有脚一對，生口邊者變形成顋。脚鈎爪甚銳，端有小孔，內通毒腺，能注射毒汁，以爲防敵之具也。常棲於朽木內石垣間，或落葉之下，有取爲藥用者。

「功效」據云：其氣味辛溫，有毒。能除鬼疰，蠱毒，治溫瘧，去三蟲，療心腹寒熱，積聚，能墮胎，去惡血，治癥癖，小兒驚癇，風搐，臍風，口噤，丹毒，禿瘡，瘰癧，便毒，痔漏，蛇瘕，蛇瘴，蛇傷。

「禁忌」畏蛞蝓，蜘蛛，雞屎，桑皮，白鹽。

「別稱」又名螏蟍，蝍蛆，天龍。

萬年青 (百合科)

「學名」Rhodea japonica, Roth.

「產地」生於暖地之山中，或栽培於庭園間。

「基本」爲多年生常綠草，無地上莖，葉自地下莖，叢生披針形，呈深綠色，長一二尺餘。春夏之間，自葉叢之中央，抽出花莖，長四五寸，開穗狀之細花，呈淡綠白色。果實球形，如豆大，冬季熟時，赤色，或黃色。亦可採取之，而供藥用。

「功效」據藥性考云：其味苦，微甘，解毒，清胃，降火；能止吐血，同紅棗七枚，劈開煎飲，用嫩葉，陰乾。其根療喉痺，能養心，葉短，尾圓者，佳良。

「學說」本草綱目載：又名：千年蒀，潤葉叢生，每枝獨瓣無歧，梗葉頗青厚。夏則生蕊，如玉黍狀，開小花，叢綴蕊上。入冬則結子，紅色，性善，山上土人家，多植之。

落葵 (落葵科)

「學名」Basella alba, L.

「產地」多栽培於庭園之中。

「基本」爲一年生草，莖葉皆柔軟，葉卵形，互生。夏冬之際，開花，先白，後紅。花後結實，圓形，而小，呈深紫色。其葉及子，皆供藥用。

「功效」其葉氣味鹹寒而滑，無毒。能滑中，散熱，利大小腸。其子能悅澤人面，可作面脂；其法：取子，蒸過，烈日中暴乾，挼去皮，取仁，細研，和白蜜塗面，而用之。

「學說」李時珍曰：落葵，三月種之，嫩苗可食。五月蔓延，其葉似杏葉，而肥厚，軟滑，作蔬，和肉皆宜。

「別稱」又名藤葵，藤菜，天葵，繁露，御菜，燕脂菜。

落花生　（荳科）

「學名」Arachis hypogaea, L.

「產地」多栽於陸田之間。

「基本」爲一年生草，莖蔓延於地上；葉爲偶數羽狀複葉，小葉四片。夏秋之間，開花，花小，黃色；花後子房入於地中，生長而結實，可採之，而供藥用。

「成分」含有 Acid Arachidic. $C_{20}H_{40}O_2$ Acid. Liqunoric $C_{24}H_{48}O_2$ 脂肪油，蛋白質，炭水化物，纖維，灰分等。

「功效」爲滋養强壯藥。

其氣味甘辛，無毒。能潤肺，舒脾，滑腸，下積。每取其油，而代橄欖油用之。

「學說」福靑縣志：出外國，昔年無之，蔓生園中，花謝時，其中心有絲，垂入地，結實，故名。一房可二三粒，炒食，味甚香美。

「別稱」又名長生菓。

落雁木

「基本」據云：爲藤類之植物，四圍如刀削，莖纏於木上。其葉似茶，無花，無實。又李珣云：按徐表南州記云：落雁木，生南海山野中，蔓生。四邊如刀削，代州雁門亦有之，蜀中雅州亦有。

「功效」其莖葉氣味甘而平溫，無毒。治風痛，折傷，脚氣腫，腹滿脹，以枌木皮，同煑汁，洗之，立效。又治婦人陰瘡，浮泡，以椿木皮，同煑汁，洗之。對於產後血氣痛，並折傷內損諸疾，可煑汁服之。

萵苣　（菊科）

「學名」Lactuca Sativa, Bisch.

「產地」多栽培於庭園之中。

「基本」爲一年，或越年生草，莖高三尺；葉由根生者，尖闊，由莖生者，爲心臟形，皆無柄，抱莖。春暮開黃花，列爲頭狀花序。其菜及子，皆可供藥用之。

「成分」含有菊糖等之成分。

「功效」其菜氣味苦冷，無毒。能利五臟，通經脈，開胸膈，利氣血，堅筋骨，去口氣，健齒牙，明耳目，通乳汁，通小便，殺蟲蛇毒。其子亦能下乳汁，通小便，治陰腫，痔漏，下血，損傷作痛。

「學說」李時珍曰：萵苣，正月，二月下種，最宜肥地。葉似白茝，而尖，色稍青。折之，有白汁，黏手，四月抽薹，高三四尺，剝皮生食，味如胡瓜。

「別稱」又名蒿菜，千金菜。

葡萄 （葡萄科）

「學名」Vitis vinifera, L.

「產地」多栽培於園圃，或庭院間，中國北方多有之。

「基本」爲蔓生之落葉木本植物，有卷鬚，藉以攀登他物之上。葉掌狀分裂，嫩時，有毛；老則似平滑。夏初葉腋抽花穗，簇生小花，色黃綠，爲長圓錐花序。至秋實熟，成爲漿果，橢圓形，或圓形，約七八分，多肉，外皮綠色，生紫暈，別爲紫色，白色者。可採取之，而供食用，亦供藥用。

「成分」含有葡萄糖屬 $C_6H_{12}O_6$ 及蔗糖之成分。

「功效」其實氣味甘平而澀，無毒。治筋骨濕痺，能益氣，强志，逐水腫，利小便，調中，止淋，治時氣，痘瘡不出，食之，或研酒飲之，甚效。其根及藤葉氣味相同，可煮濃汁，細飲，止嘔噦，及霍亂。凡惡心，孕婦子上，衝心，飲之，卽下，能安胎，治腰脚肢腿疼痛，煎湯洗之；又飲其汁，利小便，通小腸，消腹滿。

「學說」李時珍曰：葡萄折藤，壓之最易生。春月萌苞，生葉頗似栝樓葉，而有五尖，生鬚延蔓，引數十丈。三月開小花，成穗，黃白色，仍連着實，星編珠聚。七八月熟，有紫白二色。

「別稱」又名蒲桃，草龍珠。

葛 （荳科）

「學名」Pueraria Thunbergiana, Benth.

「產地」多生於山野之各地。

「基本」爲多年生草，莖細長蔓生，約二三丈，常繞纏於他物之上。葉爲複葉，闊大，有三小葉，互生。秋日開花，紫赤色，花冠蝶形；結實成扁莢。其根外紫，內白，可供藥用之。

「成分」含多量澱粉(卽爲藥用之葛粉)之成分。

「功效」爲清涼解熱藥。

其根氣味甘辛而平，無毒。能去消渴，大熱，嘔吐，諸痺，解諸毒，治傷寒，中風，頭痛，解肌，發表，出汗，開腠理，療金瘡，止脇風痛；治天行上氣，嘔逆，開胃，下食，解酒毒，去胸膈煩熱，發狂，止血痢，通小便，排膿，破血，敷蛇蟲嚙毒，箭傷，殺野葛，巴豆百藥毒。生者，墮胎；蒸食，消酒毒；作粉，止渴，利大小便，解酒，去煩熱，壓丹石，敷小兒熱瘡。搗汁飲之，治小兒熱痞，猘狗傷，並可敷之。其葛穀氣味甘平，無毒。治下痢，用於十歲以上；又能解酒毒。其葛花氣味相同，能消酒。其葉治金瘡，止血。其蔓治喉痺，燒研水服，亦可消癰腫。

「用量」根用三・〇——六・〇服之。

「學說」李時珍曰：葛，有野生，有家種，其蔓延，常取治，可作絺綌。其根外紫，內白，長者七八尺。其葉有三尖，如楓葉，而長，面青，背淡。其花成穗，累累相綴，紅紫色。其莢如小黃豆莢，亦有毛。其子綠色，扁扁如鹽梅。

「別稱」又名鷄齊，鹿藿，黃斤。

葛花菜

「基本」據李時珍云：諸名山皆有之，惟太和山采取，乃葛之精華也。秋霜浮空，如芝菌，涌生地上。其色赤脆，蓋蕈類也。

「功效」其氣味苦甘，無毒。能醒酒，治酒積。

「別稱」又名葛乳。

葛上亭長

「學名」Epicanta gorhami. Mars

「基本」此屬於鞘翅類之異節類，頭部赤褐色，翅鞘黑色，兩緣黃白色。最食害豆糧，產卵於地中，幼蟲索食螽斯蝗之卵塊。其蟲可研爲粉末，供藥用之。

「成分」含有 Cantharidin $C_{10}H_{12}O_4$ 之結晶體。

「功效」爲發泡藥，及生毛藥。

其氣味辛而微溫，有毒。治蠱毒，鬼疰；破淋結，積聚，能墮胎，通血閉。

「製劑」1 葛上亭長丁幾 Tinctura Epicanta gorhami.

此卽以葛上亭長蟲粗末三・〇，酒精三〇・〇，浸製而成。間有一日一回。乃至三回，以其〇・〇五——〇・二，用爲內服。又有外用，爲軟膏料，及禿頭等之塗布料。

2 强發泡膏 Unguentum vesicans fortior

此卽以葛上亭長蟲末一〇・〇，和阿列布油九〇・〇，溫浸於重湯煎上；再溶化黃蠟七〇・〇，的列並帝油三〇・〇即成，亦爲劇烈之發泡藥。

3 弱發泡膏 Unguentum vesicans mitius

此即以强發泡膏減少葛上亭長蟲末五・〇，而製成之。對於神經性齒痛，眼炎等，如願持久時間，及作用緩徐者，可貼於耳後部，而用之。

「禁忌」畏巴豆，丹參，空青；惡膚青；甘草，豆花。

葫蘆 （葫蘆科）

「學名」*Lagenaria vulgaris*, Ser.

「產地」多栽培於庭園之間。

「基本」爲一年生蔓草，莖細長，以卷鬚絡於他物。葉圓心臟形，有柔毛。初夏開花，夕開，朝萎；至秋實熟，如壘，大小二圓球，乾者鬆之，爲玩。別有一種身長，而首尾爲一，亦是。又曰：俗蒿蒲。

「功效」其瓠氣味甘平而滑，無毒。除消渴，惡瘡，鼻口中肉爛，利水道，消熱解毒，除煩燥，去心熱，利小腸，潤心肺，治五淋。其葉氣味甘平，無毒。爲茹，耐饑。其蔓鬚及花能解毒。去胎毒。其子治齒腫，或露齒搖痛，用八兩，同牛膝四兩，每服五錢，煎水含漱，一日三四次。

「別稱」又名壺盧，瓠瓜，匏瓜。

葱 （百合科）

「學名」*Allium fistulosum*, L.

「產地」多栽種於田園之間。

「基本」爲蔬類植物，葉中空成管，高二尺許，有平行脈，四時可食。葉之下部，色白，即是。初夏開白花，爲繖形花序；叢集如球。其莖白，可爲藥用。

「功效」其莖白氣味辛平，無毒，作湯用之，治傷寒，寒熱，中風，面目浮腫，骨肉碎痛，喉痺不通，除肝中邪氣，安中，利五臟，殺百藥毒。其根能治傷寒，頭痛，天行時疾，，熱狂，霍亂轉筋，及奔豚，脚氣，心腹痛，目眩，止心迷悶，通關節，止衂血，利大小便，治下痢，下血，和裏，止血，除風溼，身痛，痲痺，蟲精，心痛，止大人陽脫，陰毒，腹痛，小兒盤腸內釣，婦人妊娠溺血，通乳汁，散乳癰，利耳鳴，塗猘犬傷，殺蚯蚓毒及一切魚肉毒。

「禁忌」忌地黃，常山。

「學說」李時珍曰：冬葱，即慈葱，或名大官葱。其莖柔細，而香，可以經冬，大官上供宜之，故有數名。漢葱，一名：木葱，其莖粗硬，故有木名。冬葱，無子；漢葱，春末開花，成簇，靑白色。其子味辛，色黑。

「別稱」又名芤，菜伯，和事草，鹿胎。

萱草 （百合科）

「學名」Hemerocallis flava, L.

「產地」多生於山野之間。

「基本」爲多年生草，莖高二尺許；葉似菖蒲，而柔狹。夏月莖梢，着以數花，花蓋六片，紅黃色。朝開，夕萎，花稍類百合，有紅黃等色，及單瓣，重瓣之別。花莖，及單瓣之花，曝乾，爲蔬，俗稱金針菜。其根及苗花，皆可供藥用之。

「功效」其苗花氣味甘凉，無毒。煮食之，能治小便赤澀，身體煩熱，除酒疸，消宿食，利濕熱，通胸膈，安五臟，健身，明目。其根治沙淋，下水氣。凡酒疸，黃色遍身者，可搗汁服之。能解大熱，止衄血，研汁一大盃，和生姜汁半盃，細呷之。又能吹乳，治乳癰，腫痛，可擂酒服之，以滓封之。

「學說」李時珍曰：萱，宜下濕地，冬月叢生。葉如蒲蒜，背面柔弱，新陳相代，四時靑翠。五月抽莖，開花，六出，四垂，朝開，暮蔫，至秋深乃盡。其花有紅，黃，紫三色，結實三角，內有子，大如梧子，黑而光澤。其根與麥門冬相似，最易繁衍。

「別稱」又名療愁，丹棘，鹿葱，鹿劍，妓女，宜男。

萹蓄 （蓼科）

「學名」Polygonum aviculare, L.

「產地」產於溫帶，多生於原野之路旁。

「基本」爲一年生草，莖高尺許；葉爲長橢圓形，質厚，綠色，略似竹葉，故亦名萹竹。夏月葉腋開穗狀之小花，爲白色，先端呈紅色；結實爲黑色，成小三角形。其開花時，採集全草乾燥之，而爲藥用。

「功效」爲利尿，止瀉，驅蟲藥，對黃疸，腹痛，下痢，蛔蟲等。皆可用之。

其氣味苦平，無毒。治浸淫，疥瘙，疽痔，殺三蟲，療女子陰蝕，煮汁飲之，治小兒蚘蟲；又治霍亂吐瀉，黃疸，能利小便。

「用量」三•〇——八•〇服用。

「學說」李時珍曰：其葉似落帚葉，而不尖，弱莖，引蔓，

促節○三月開細紅花，如蓼藍花，結細子○

「別稱」又名扁竹，扁瓣，扁蔓，粉節草，道生草○

葒草 （蓼科）

「學名」Polygonum orientale, L. var. pilosum Meisn.

「產地」多生於水邊，及濕地○

「基本」爲一年生草，莖高五六尺；葉長卵形，端尖，有長柄；莖葉密生淡紅色之毛○秋日莖頭，與梢頭開花，紅色，成穗狀○其所結之實及其花，可供藥用○

「功效」其實氣味鹹而微寒，無毒○止消渴，去熱，明目，益氣○其花能散血，消積，止痛○

「學說」李時珍曰：其莖粗，如拇指，有毛，其葉大如商陸葉，色淡紅，成穗○秋深子成，扁如酸棗仁而小；其色赤黑，而肉白○

「別稱」又名鴻鵠，蘢古，游龍，石龍，天蓼，大蓼○

葶藶 （十字花科）

「學名」Draba nemorosa, L. var. hebecarpa, Ledeb.

「產地」多生於原野之路旁○

「基本」爲二年生草，高七八寸，莖葉皆有細毛○葉呈長卵形，無柄，互生○春日開小花，微黃，結角子，扁小，如黍粒，熟則裂開，有甜苦二種，選其甜者，爲藥用之○

「功效」爲利尿藥，用於水腫；又爲祛痰藥，用於咳嗽，及呼吸困難，均能有效○

其實氣味辛寒，無毒○除癥瘕，積聚，結氣，飲食，寒熱，破堅結，逐邪氣，通利水道，下膀胱水，除去留熱，皮間邪水，面目浮腫，身暴中風，熱痱瘙疹○療肺壅上氣，欬嗽，止喘促，除胸中痰飲，能通月經○

「用量」一回一•五——三•○服用○

「禁忌」惡白殭蠶，石龍芮○

「採製」取實，以糯米相合，置于灶上，微焙，待米熟，去米，搗用○

「學說」名醫別錄曰：葶藶，生稿城平澤，及田野○立夏後，采實陰乾○蘇頌曰：今汴東，陝西，河北州郡皆有之；曹州者，尤佳，初春，生苗葉，高六七寸，似薺根，白色，枝莖俱青○三月開花，微黃，結角子，扁小，如黍粒，微長，黃色○

「別稱」又名丁藶，蕇蒿，大室，大適，狗薺○

葎草 （桑科亦作蕁麻科）

「學名」*Humulus japonicus*, S. et Z.

「產地」多生於山野之中。

「基本」爲多年生草，莖及葉柄有細刺向下；其莖纏繞於他物之上；葉爲掌狀分裂，多細齒。秋開小花，雄花成簇；雌草成短穗，色黃綠，下垂。結實，狀似松毬。其根草，可供藥用。

「成分」含有揮發油，單寧，樹脂質等。

「功效」爲苦味健胃藥。其氣味苦寒，無毒。除瘀血，療五淋，利小便，治水痢，瘧疾，虛熱，消渴，可煑汁，或生搗汁，服之。又治傷寒，及其發汗後虛熱，膏淋，久痢，疥癩。能潤三焦，消五穀，益五臟，除九蟲，辟瘟疫，又敷蛇蝎毒傷。

「用量」一・五——二・〇服用。

「學說」李時珍曰：二月生苗，莖有細刺；葉對節生，一葉五尖，微似蓖麻，而有細齒。八九月開細紫花，成簇，結子。狀如黃麻子。

「別稱」又名勒草，葛勒蔓，麥莓草。

葈耳 （菊科）

「學名」*Xanthium strumarium*, L.

「產地」多生於原野之間。

「基本」爲一年生草，莖高四五尺，葉呈卵形，而尖，有缺刻，及鋸齒，互生。夏日梢上著花，帶綠色；花單性，雌雄同株；花後結實，長四五分，硬刺甚多。其實及莖葉，可供藥用。

「成分」含有揮發油等成之分。

「功效」其實氣味甘溫，而有小毒。能治頭風，寒痛，風濕，周痺，四肢拘攣，疼痛。除惡肉。去死肌，能益氣，補肝，明目，去一切風氣，塡髓，暖腰脚，治瘰癧，瘡疥，及瘙癢。炒香浸酒服之，去風，補益。其莖葉氣味苦平，微寒，而有小毒。除溪毒，治中風，傷寒，頭痛，大風，癲癇，頭風，濕痺，毒在骨髓，腰膝風毒，夏月采曝爲末，水服一二匕；冬月酒服，或丸服，二三十丸，一日三服。除諸毒螫，殺蟲疳，濕䘌，益耳，明目，健身，强志。又療疔腫。狂犬咬毒。其花治白癩，頭癢。

「用量」二・〇——五・〇服用。

「禁忌」忌猪肉，馬肉，米泔害人。

「採製」其實炒熟，搗去刺用，或酒拌蒸過，用之。其莖葉採取，去心，用黃精，以竹刀細切，拌之，蒸一日後，取出，去黃精，陰乾，用之。

「學說」李時珍曰：按周憲王救荒本草云：蒼耳，葉青白；類黏糊菜葉。秋間結實，比桑椹短小，有多刺。

「別稱」又名胡葈，常思，蒼耳，卷耳，爵耳，猪耳，耳璫，地葵，葹，羊負來，道人頭，進賢菜，喝起草，野茄，縑絲草。

粱 （禾本科）

「學名」*Setaria italica. var. germanica.*

「產地」北方田園中，多栽培之。

「基本」爲一年生草，莖高五六尺，外有明瞭之節。葉長，而狹尖。六月之際，開花，結子，有青，白，黃各色之不同，可供食料。

「功效」其黃粱米氣味甘平，無毒。能益氣，和中，止洩，去客風，頑痺，止霍亂，下痢，利小便，除煩熱。其白粱米氣味甘而微寒，無毒。能除熱，益氣，去胸膈中客熱，除五臟邪氣，緩筋骨。凡患胃虛，並嘔吐食物，及水者，以米汁二合，薑汁一合，和服之，最佳。炊飯食之，能和中，止煩渴。其青粱米氣味甘而微寒，無毒。治胃痺，熱中，消渴，止洩痢，利小便，能益氣，補中，健脾，止洩精。

粳 （禾本科）

「學名」*Oryza sativa, L.*

「產地」多栽植於水田之中。

「基本」爲一年生草，莖高三四尺，圓柱直立，而中空，有節。葉狹長，有尖端，平行脈；葉柄包圍於莖外，如鞘狀，互生。秋月之間，莖梢抽穗，而著花，花小無蕚，及花冠；果實爲頴果。其米，謂之粳米；其米泔，可取其第二次者，清而可用，故曰浙二泔，亦供藥用。

「功效」其米氣味甘苦而平，無毒。能益氣，止煩，止渴、止洩，溫中，和胃氣，長肌肉，補中，壯筋骨，益腸胃。煮汁用之，又治心痛，去熱毒，下痢。和芡實作粥食之，能益精，强志，聰耳，明目，通血脈，和五臟，好顏色。其浙二泔，又名：米瀋，氣味甘寒，無毒。清熱，止煩渴，利小便，涼血。其炒米湯，能益胃，除溼。其穀奴，治走馬喉痺，可燒研，酒服。其禾稈能解砒毒，燒灰新汲水淋汁，濾清，冷服一椀，砒毒當下。

「學說」李時珍曰：粳，有水旱二稻，南方土下泥塗多，宜水稻。北方地平，惟澤土，宜旱稻。西南夷亦有燒山地，爲畬田，種旱稻者，謂之火米。

「別稱」又名秔。

貉

「基本」爲狸類（Mustelidae）之一種。據李時珍云：貉，生山野間，狀如狸，頭銳，鼻尖，斑色。其毛深厚，溫滑，可爲裘服，與貛同穴，而異處，日伏，夜出，捕食蟲物，出則貛隨之。其性好睡，人或蓄之，以竹叩醒，巳而復寐，故人好睡者，謂之貉睡，俗作渴睡，謬矣。俚人又言：其非好睡，乃耳聾也，故見人，乃知趨走。

「功效」其氣味甘溫，無毒。補五臟虛勞，及女子虛憊。

詹糖香

「基本」據蘇恭云：詹糖樹，似橘，煎枝葉爲香，似沙糖而黑，出交廣以南之晉安，近方多用之。李時珍云：其花亦香，如茉莉花香氣。

「功效」其氣味苦而微溫，無毒。除風水毒腫，去惡氣，伏尸，治惡核，惡瘡。和胡桃，青皮，搗爛如泥，塗髮，令黑，如漆。

辟虺雷

「產地」自生於山野，吾國四川爲最多。

「基本」據蘇恭云：辟虺雷，狀如粗塊蒼朮，節中有眼。李時珍云：今川中峨眉鶴鳴諸山，皆有之。根狀如蒼朮，大者若拳。彼人以充方物，苗狀當俟訪聞。

「功效」其根氣味苦而大寒，無毒。能解百毒，消痰，袪熱，治頭痛，辟瘟疫。又治咽喉痛痺，解虺蛇毒。

鉛 Plumbum.

「基本」爲鉛礦之天然產，其種類甚多，通常帶有灰白色，具美麗光澤樣，質較柔軟，可以爪傷。在空氣中，養化甚速；但僅於外面，不蝕及裏面。對於鹽酸等，作用極大。吾國昔時有取用爲藥者，據本草綱目載：凡用鉛者，須以鐵銚溶化，瀉瓦上，濾去渣脚，如此數次，收用。另有黑錫灰一種，則以鉛沙取黑灰，亦入藥用之。

「功效」其氣味甘寒，無毒。(鉛質，確有劇毒。)能鎮心，安神，治傷寒，毒氣，反胃，嘔噦，蛇蝎咬傷，療癭瘤，鬼氣，疰忤。又錯爲末，和青木香，敷瘡腫，惡毒，消瘰癧，癰腫，明目，固牙，烏鬚髮，治實女，殺蟲，墜痰，治噎膈。消渴，風癇，金石藥毒。其黑錫灰，除積聚，殺蟲，同檳榔末等分，五更米湯服之。

「別稱」又名青金，黑錫，金公，水中金。

鉛丹 Plumbum hyperoxydatum

「基本」爲養化鉛，與過養化鉛之混和物，呈美麗之赤色粉末，可爲藥用之。

「成分」含有過酸化鉛 Pb_3O_4 之成分。

「功效」其氣味辛而微寒，無毒。治吐逆，反胃，驚癇，癲疾，除熱，下氣，止小便，除毒熱，療金瘡，血溢，驚悸，狂走，消渴。煎羔用之，能止痛，生肌，又能鎮心，安神，止吐血，咳嗽，敷燙火瘡。能墜痰，殺蟲，除忤惡，止痢，明目。

「製劑」1 褐鉛硬膏 Emplastrum fuscum

此即以鉛丹三•二，阿列布油六•四，黃蠟一•六，混和而製成之，爲收斂性之軟膏。

「別稱」又名黃丹，丹粉，朱粉，鉛華。

鉛糖 Plumbum Aeticum

「基本」爲養化鉛，溶解於醋酸中，而製成之，呈白色結晶性之塊，或無色略有光澤之結晶，具有醋酸之臭味，於水及酒精中，皆可溶解之。此爲最新之製劑，可供藥用之。

「成分」含有醋酸鉛 $(C_2H_3O_2)_2Pb+_2H_2O$ 之結晶。

「功效」爲收斂藥，及乾燥藥。

可用於肺胃，以及膀胱等之出血，或於頑固之加答兒性，或潰瘍性下痢，及氣管支黏液漏，肺結核之咯痰過多，或盜汗等，多伍阿片捝氏散等，而服用之。又對於諸黏膜腔之分泌過多等，亦可用之。又於火傷，外傷，皮膚及鼠蹊腺之炎性，與疼痛性疾病，爲綳帶料等，而外用之。

「用量」一日二三回，以〇•〇五——〇•一——〇•三服用之；又以其百分之〇•二——〇•五——一•〇之溶水量，而外用之。

「別稱」又名醋酸鉛。

鉛霜 Plumbum carbonicum

「基本」為天然產於白鉛鑛之一種，或於硝酸鉛溶液中，加炭酸鋰，亦可製成，為白色之粉末，以供藥用。

「成分」含有炭酸鉛 $_2$Pb C O$_3$+Pb (OH)$_2$ 之成分。

「功效」其氣味甘酸而冷，無毒。能消痰，止驚悸，解酒毒，去胸膈煩悶，中風痰實，止消渴，去膈熱，除涎塞，治吐逆，鎮驚，去怯。又能黑鬚髮。

「製劑」1 鉛白軟膏 Unguentum Cerussae

此即以鉛霜三•〇，華士林七•〇，混和而製成，專供保庇之目的。

2 鉛白樟腦軟膏 Ung. Cerussae camphoratum

此即以鉛白軟膏九•五，精製樟腦〇•五，混和而製成，其應用目的，亦相同。

「別稱」又名鉛白霜；新名炭酸鉛，鉛白。

鉤吻 (漆樹科)

「學名」Rhus Toxicodendron, L. var. radicans, Miq.

「產地」多產於山地之間。

「基本」為落葉灌木，莖蔓延，細長，旁生氣根，如鬚狀，攀緣於他木石之上。葉自三小葉而成，小葉卵形，全邊，葉柄赤色，互生。至秋葉呈紅色；初夏葉腋着花，花小，黃綠色；果實之表面，有毛茸。可採取其莖，而供藥用。

「成分」含有護謨，黏液質等。

「功效」為引赤藥。其氣味辛溫，而大有毒。治金瘡，乳痓，中惡，風欬，逆上，水腫，殺鬼疰，蠱毒，破癥積，除脚膝痺痛，四肢拘攣，惡瘡，疥蟲，可搗汁，入膏中，不入湯飲。

「禁忌」惡黃芩。

「學說」李時珍曰：神農本草，鉤吻，一名：野葛，一句，已明草木狀；又名：胡蔓草，顯是藤生。

「別稱」又名野葛，毒根，胡蔓，斷腸草，黃藤，火把花。

鉤栗 (殼斗科)

「學名」Guercus glauca, Thunb.

「產地」多生於山野之暖地。

「基本」為常綠喬木，甚高；葉呈長圓形，邊有鋸齒。春夏開花，結實小而圓形，黑色，如雀子狀，可採取，而為藥用之。

「功效」其仁氣味甘平，無毒。食之不飢，厚腸胃，令人肥健。

「學說」陳藏器曰：鉤栗，生江南山谷，木大數圍，冬月不凋。其子似栗，而圓小，又有雀子相似，而圓黑。

「別稱」又名巢鉤子，甜櫧子。

鉤藤 （茜草科）

「學名」Uncaria rhynchophylla, Miq.

「產地」生於暖地之山中。

「基本」爲常綠蔓草，莖細長，節間有刺，若鉤。葉卵形，有尖端，對生；葉腋有二曲鉤，藉以攀緣於他物之上。夏秋之際，梢頭開花，爲球形花序，呈黃褐色，其藤及鉤，皆供藥用。

「功效」爲鎭痛藥。

其氣味甘而微寒，無毒。治小兒寒熱，諸種驚癇，小兒驚啼，瘈瘲，熱痙，客忤，胎風，男子頭旋，目眩，平肝風，除心熱，小兒鉤腹痛，發斑疹。

「用量」二•〇——五•〇服用。

「學說」李時珍曰：狀如葡萄藤，而有鉤，紫色。古方多用皮，彼世多用鉤，取其力銳耳！

零陵香 （荳科）

「學名」Coumarouna odorata, Aubl.

「產地」湖南零陵縣之濕地，產生最多，故名也。

「基本」爲多年生之一種香草，狀似菲蕪。其莖葉名曰：蕙；其根名曰：薰，皆可採取之，而供藥用。

「功效」爲清涼藥，又可配伍芳香料。

其薰草氣味甘平，無毒。能明目，止淚，療洩精，去臭惡，治傷寒，頭痛，上氣，腰痛，鼻中息肉，鼻齆，心腹痛滿，下氣，風邪，衝心，虛勞，痔䘌。得升麻，細辛，煎飲，治牙齒腫痛。又治血氣腹脹，以莖葉煎，酒服。其蕙實氣味辛平，無毒。能明目，補中。其根莖中涕，能治傷寒，寒熱，盜汗，中風。又能除面腫，消渴，熱中，逐水，五痔，脫肛，有蟲。

「用量」六•〇——一二•〇服用。

「禁忌」忌火。

「學說」蘇頌曰：零陵香，今湖廣諸州，皆有之，多生下濕地。葉如麻，兩兩相對，莖方，常以七月中旬，開花，至香。古云薰草，是也。

「別稱」又名薰草，蕙草，香草，燕草，黃零草。

零餘子

「基本」爲薯蕷（Deoscorea, J. Thunb.）所生之肉芽，即零餘子。其芽多肉，表面有小凹處，與節眼，常供食用。

「功效」其氣味甘溫，無毒。能補虛損，強腰脚，益腎，食之不肌。

「學說」據陳藏器曰：零餘子，大者，如雞子；小者，如彈丸。在葉下生之，晒乾，功用強於薯蕷，薯蕷有數種，此其一也。

雷丸

「基本」爲竹根所生之菌，大小如栗，略似豬苓，而圓；皮黑，內白，堅實，可入藥用之。

「功效」爲驅蟲藥。其氣味甘寒，而有小毒。殺三蟲，逐毒氣，除胃熱，利丈夫，不利女子，作摩膏，除小兒百病，逐邪氣，惡風，除皮中熱，結積，蠱毒，蟲寸蟲，自出不止。久服，令人陰痿。又治癲癇，狂走。

「用量」三·〇——一〇·〇服用。

「禁忌」忌火；惡葛根。

「別稱」又名雷實，雷矢，竹苓。

雷墨

「基本」據李時珍云：按雷書云：凡雷書木石，謂木札，入二三分，青黃色。或云：雄黃，青黛，丹砂合成，以雷楔書之，或云：蓬萊山，石脂所書。雷州，每雷雨大作，飛下如砂石，大者如塊，小者如指，堅硬如石，黑色光豔，至重。劉恂嶺表錄云：雷州，驟雨後，入于野中，得石，形小而黑之石，謂之雷公墨。扣之錚然，光瑩可愛。又李肇國史補云：雷州，多雷，秋則伏蟄，狀如人，掘取食之，觀此則雷果，神物矣。

「功效」據云：能治小兒驚癇，邪魔諸病；以桃符湯，磨服，即安。

雉

「學名」Phasianus versicalor Vieill.

「基本」此屬雞類，雄羽毛美麗，尾長而尖，且有距，雌則否。多於山野，找食果實。其肉等，有用爲藥者。

「功效」其肉氣味酸而微寒，無毒。能補中，益氣。止洩痢，除蟻瘻。其腦能塗凍瘡。其嘴能治蟻瘻。其尾燒灰，和麻油，敷天火，丹毒。其屎治久瘧。

「別稱」又名野雞。

雌黃

「學名」Orpiment

「產地」多產於黏土，或噴火山之附近。

「基本」此為三硫化砒 As_2S_3 素之一種，呈橙黃色之小板狀結晶礦石，時或作粒狀，或鐘乳狀，有玻璃之光澤，可為藥用。

「成分」含有砒素，及硫黃之成分。

「功效」為皮膚殺蟲藥，腐蝕藥。

其氣味辛平，有毒。治惡瘡，頭禿，痂疥，殺毒蟲，止身癢，除邪氣，消諸毒，蝕鼻內息肉，下部䘌瘡，又治恍惚，去邪氣，除蜂蛇毒。冷痰，勞嗽，血氣，蟲積，心腹痛，顛癇，解毒。

「用量」一‧〇——三‧〇服用。

「禁忌」忌鐵，及火。

「採製」取石，於米醋中，入蘿蔔汁，煮乾，擂碎，以水飛過，用之。

「別稱」又名黃砒。

預知子

「基本」據馬志云：預知子，有皮殼；其實如皂莢子。蘇頌云：舊不著：所出州土，今淮，蜀，黔，壁諸州，皆有之，作蔓生，依大木上。葉綠，有三角，面深，背淺。七八月有實作房，生青，熟者，四面皆深紅色。每房有子五七枚，如皂莢子，斑褐色，光潤，如飛蛾。今蜀人，極貴重之，云亦難得，采無時。其根冬月采之，陰乾，治蠱；其功勝於子也。

「功效」其子仁氣味苦寒，無毒。能殺虫，療蠱，治諸毒，去皮，研服，有效。又治一切風疾，補五勞七傷，其功不可備述。治痃癖，氣塊，消宿食，止煩悶，利小便，催生，中惡，失音，髮落，天行溫疾；塗一切蛇虫蠶咬。其根氣味苦冷，無毒。能解蠱毒，用石臼搗篩，每用三錢，溫水服之，即效。

「別稱」又名聖知子，聖先子，盍合子，仙沼子。

鳧

「學名」*Anas boschas*, L.

「產地」夏間多在北地產卵，秋來，春去。

「基本」爲膜喙禽類，雄之頭部，與頸部，爲濃紫色，而帶綠色；頸之後部，有白輪。雌爲褐色，不及雄美，尾羽較短，故不能急變方向。雄之尾羽，中央四枚，爲卷羽。飛時，每作螺旋形；但亦可潛水遊行。人最喜獵，故多射捕，而食之。

「功效」其肉氣味甘涼，無毒。能補中，益氣，平胃，消食，除諸蟲，及身上諸種熱瘡；凡年久不愈者，但多食之，卽瘥。能治熱毒風，及惡瘡癤瘍，又殺腹臟一切蟲疾。

「別稱」又名野鴨，野鶩，鸍，沈鳧。

麂

「基本」據李時珍云：麂居大山中，似麞而小。牡者，有短角，黧色，豹脚，脚矮而力勁，善跳越。其行草莽，但循一徑，皮極細膩，靴襪珍之。或云：亦好食蛇。符瑞志有銀麂，白色。今施州山中，出一種紅麂，紅色。

「功效」其肉氣味甘平，無毒。治五痔，以薑醋並食之，大有效。其頭骨氣味辛平，無毒。燒灰飲服，能治飛尸。其皮能除濕氣，去脚痺，可作靴襪用之。

麂目

「基本」據李時珍云：鬼目，有草木二種，此乃木生者。其草鬼目，別見白英之下；又羊蹄菜，亦名：鬼目，並物異，名同。按劉欣期交州記云：鬼目，出交趾，九眞，武平，與古諸處，樹高大，似棠梨；葉似楮，而皮白。二月生花，仍連着，子大者，如木瓜，小者，如梅李，而小斜，不周正。七八月熟，色黃，味酸，以蜜浸食之，佳美。

「功效」其氣味酸甘，微冷，無毒。多食，則發冷痰。

「別稱」又名鬼目。

鼠

「學名」Musnorvegicus Erxl.

「基本」此屬嚙齒類，體鼠灰色，腹部稍帶灰色，爲一種之保護色也，前肢四指，後肢五趾，尾長，超於軀幹，代手之用；又以保體之平均也。視聽兩覺甚銳，且口鬚能觸知物之性質。一年三四回產子，生後，百日，卽產子。昔時多選割其牡鼠之各臟器，而爲藥用之。

「功效」其牡鼠氣味甘而微溫，無毒。療踒折，續筋骨，可生擣，敷之，三日一易。又與豬脂煎膏，治打撲折傷，凍瘡，燙傷，又煎油，治小兒驚癇，五月五日，同石灰搗収，敷金瘡，神效。更煎膏，治諸瘡瘻，臘月燒之，辟惡血。其肉氣味甘熱，無毒。治小兒哺露，大腹，小兒疳疾，可炙食之。黃泥裹之，燒熟，去骨，取肉，和五味豉汁，作羹，食之。又骨蒸，勞熱，四肢勞瘦，殺蟲，及小兒疳瘦，酒熬入藥。其膽治目暗，可以點目，又治青盲，雀目。滴耳，能治耳聾。其肝治箭鏃不出，可搗塗之。聤耳出汁，每用棗核大，乘熱，塞之。其脂治燙傷，耳聾。其腦用於針棘竹木，刺存肉中不出，擣爛塗之，即出；又箭鏑針刃在咽喉，胸膈諸部者，同肝擣塗之；又塗小兒解顱，以綿裹塞耳，治聾。其頭治瘻瘡，鼻齇，燙傷。其脊骨治齒折，多年不生者，研末日日揩之，甚効，其四足，及尾，能墮胎易出，燒服，催生。其皮燒灰，能合瘡疽，口冷不合者，生剝，貼附骨疽，即能追膿。其糞氣味甘而微寒，無毒。治小兒疳疾，大腹，葱豉同煎服，治時疾，勞復，癇疾，明目。煮服，治傷寒勞復，發熱，男子陰易，腹痛，通女子月經，下死胎。研末服之，療乳癰，解馬肝毒，塗鼠瘻瘡，燒灰存性，敷折傷，疔腫，諸瘡，貓犬傷。

「用量」糞用三•○——六•○服之。

「別稱」又名鼷鼠，老鼠，首鼠，家鹿。

鼠李 （鼠李科）

「學名」Rhamnus japonicus Maxim. var. Genuina, Maxim.

「產地」生於山野之中。

「基本」爲落葉灌木，高至十尺餘，枝梢有針，葉倒卵形，或橢圓形，有鋸齒，對生。夏末開小花，淡黃綠色。其所結果實，爲漿果，球形，黑色，可採取之，而供藥用。

「成分」含有 Rhamuocatharine 之成分。

「功效」爲下藥。

其子氣味苦涼，微毒。能治寒熱，瘰癧，膿瘡，水腫，腹脹，下血，疝瘕，痘瘡黑陷，及疥癬有蟲。其皮氣味苦而微寒，無毒。治身皮熱毒，風痹，諸瘡，寒熱，口疳，齲齒，及疳蟲。

「用量」○•三——一•○服用。

「禁忌」忌鐵。

「學說」李時珍曰：生道路邊，其實附枝，如穗。人采其嫩者，取汁，刷染綠色。

「別稱」又名楮李，鼠梓，山李子，牛李，皂李，趙李，牛皂子，烏槎子，烏巢子，椑。

鼠婦

「學名」Porcellis.

「基本」此屬節甲類之等脚類，體小形，二三分，呈灰白色，觸角長，爲食動植物之一種小蟲。

「成分」似含蟻酸等之成分。

「功效」爲引赤藥。其氣味酸溫，無毒。治氣癃，不得小便，婦人月閉，血瘕，癇痓，寒熱，利水道，能墮胎，治久瘧，風蟲牙齒疼痛，小兒撮口，驚風，鵝口瘡，痘瘡倒靨，解射工毒，蜘蛛毒，及蚰蜒入耳。

「別稱」又名鼠負，負蟠，鼠姑，鼠黏，濕生蟲，地雞。

鼠尾草 （脣形科）

「學名」Salvia japonica, Thunb, var. bipinnata, Fr. et Sav.

「產地」多生於山野之中。

「基本」爲多年生草，莖方形，高至二三尺許；葉爲羽狀複葉，小葉五片，乃至七片，對生。秋初開小花，花冠脣形，呈淡紫色，爲穗狀花序。其花可採取之，而供藥用。

「功效」其花葉氣味苦而微寒，無毒。治鼠瘻，寒熱，下痢，膿血不止。白花者，治白下；赤花者，治赤下。又治瘧疾，水蠱。

「學說」陶弘景曰：田野甚多，人采，作滋，染皂。

「別稱」又名葝，山陵翹，烏草，水青。

第十四畫

嘉魚

「基本」據任豫益州記云：嘉魚，蜀郡處處有之，狀似鯉，而鱗細，如鱒，肉肥而美，大者五六斤。食乳泉，出兩穴，二三月隨水，出穴；八九月逆水，入穴。又夔州志云：嘉魚，春社前出，秋社後歸。首有黑點，長身，細鱗，肉白如玉，味頗鹹，食鹽泉，故也。又范成大虞衡志云：嘉魚，狀如鱒，而多脂，味極美。又劉恂嶺表錄云：蒼梧戎縣，江水日出，嘉魚，似鱒而肥美，衆魚莫及，每炙食，以芭蕉隔火，恐脂滴火中也。

「功效」其肉氣味甘溫，無毒。食之，令人肥健，悅澤。炙食之，能治腎虛，消渴，勞瘦，虛損。

「別稱」又名酥魚，拙魚，丙穴魚。

實芰答里斯　（玄參科）

「學名」Digitalis purpurea, L.

「產地」產於歐羅巴之各地。

「基本」為越年生草，高至三四尺許，下部之葉，卵形，或廣披針形，有長葉柄；上部之葉，無柄，或有短葉柄。夏日自中央，抽出花軸，花大唇形；花冠白色，或紅紫色。其葉，當生花蕾之際，擇晴天採收，而陰乾之，以供藥用。

「成分」昔時 Nalivelle 氏分析，含有 Digitalin, Digitalein, Digitin 其後據 Schmiedeberg 氏之檢查，更分析為四種：如 (1) Digitonin $C_{27}H_{44}O_{12}$ (2) Digitalein (3) Digitalin $(C_5H_8O_2)x$ (4) Digitoxin $C_{21}H_{33}O_7$ 之配糖體與結晶等。

「功效」為瓣膜疾病，（瓣口狹窄，及閉鎖不全。）不可缺少之藥品。於心臟脂肪變性，及其動作過度，或內膜發炎，血管狹縮，皆能奏效。凡代謝機能衰弱而起全身水腫之徵候，呈閉尿，及高度呼吸困難，食思缺乏，脈搏頻數不整；同時動脈容積，及緊張力減少者，用之能速而消退，故常為利尿藥。此外又於急性熱性病之脈搏頻數，體溫昇騰者，可為消炎，及解熱藥；因其能改良脈搏，使體溫略為下降；但有虛脫危險，故今多棄之，而不用矣。

「用量」其極量一回〇•二，一日一•〇，但多間歇服用，不可連續與之。通常多為浸劑，服用之，或以其製劑，而代用之。

「製劑」1 實芰答利斯越幾斯 Ext. Digitalis

此即以實芰答利斯葉六•〇，浸於酒精，及水各五〇•〇中，使之濾過蒸發而成稠厚褐色之越幾斯。其功效作用，與實芰答利斯葉相同，一回以〇•〇三——〇•一，一日極量，為一•〇，為丸劑，水劑，及軟膏等。

2 實芰答利斯丁幾 Tinet. Digitalis

此即以實芰答利斯葉一〇•〇，浸於稀酒精一〇〇•〇，而製成之褐綠色液體。其主治應用相同，一回用〇•五——一•〇，一日極量，爲五•〇，服用之。

3 實芰荅利斯醋 Acetum Digitalis

此即以實芰荅利斯葉，及酒精各五•〇，藥用醋酸六•〇，水三六•〇，冷浸一週，而製成黃褐色之液體。功效亦同，一日數回，以〇•五——一•〇爲滴劑，合劑，一日極量，一〇•〇，但有配伍於海葱醋，以治水腫者；又有外用於僂痲質斯，及腺腫等。

4 實芰荅利斯軟膏 Unguentum Digitalis

此即以實芰荅利斯越幾斯一•〇，臘軟膏九•〇，混和而成，專貼於腺腫等。

慈石 Magneteistein

「產地」爲吾國慈縣之特產，故名也。

「基本」爲慈鐵鑛之天然產出品，呈粒狀或塊狀。其成結晶者，爲八面體，或斜方形十二面體，具有鐵樣黑色，不透明，而質脆堅硬，諸酸不能溶解之。

「成分」含有酸化亞酸化鐵 Fe_3O_4 等。

「功效」爲鐵質强壯藥。其氣味辛寒，無毒。治周痺，風濕，肢節中痛，不可持物。又能除大熱，煩滿，及耳聾，養腎臟，强骨氣，益精，除煩，通關節，消癰腫，鼠瘻，頸核，喉痛，小兒驚癇，錬水飲之，亦令人有子。補男子腎虛，風虛，身弱，腰中不利，加而用之。又治筋骨羸瘦，五勞七傷，去眼昏，除煩燥。凡小兒誤吞針鐵等，即研細末，以筋肉莫斷，與末同吞下之。又明目，聰耳，止金瘡出血。

「用量」〇•二——〇•八服用。

「禁忌」惡牡丹，莽草；畏黃石脂。

「採製」取石，須用火燒，醋淬，研末，水飛，或醋煮，經三日夜後，而用之。

「別稱」又名玄石，處石，吸鐵石。

慈烏

「基本」據李時珍云：烏有四種，小而純黑，小嘴反哺者，慈烏也。似慈烏，而大嘴，腹下白不反哺者，鴉烏也。似鴉烏而大，白項者，燕烏也。似鴉烏而小，赤嘴，穴居者，山烏也。山烏一名：鸀，出西方；燕烏一名：白脰，一名：鬼雀，一名：鵯鶋。

「功效」其肉氣味酸鹹而平，無毒。能補勞，補瘦，助氣，止咳嗽。凡骨蒸，羸弱者，和五味淹炙，食之，最爲佳良。

「別稱」又名慈鴉，孝烏，寒鴉。

慈姑 （澤瀉科）

「學名」*Sagittaria Sagittifolia*, L.

「產地」多生於水地，亦有栽培於水田中者。

「基本」爲多年生草，高至三四尺許，盛夏自地下莖，抽出岐莖。其末端，各生球莖，至冬發育長一寸餘，或有更大者。葉呈戟形，或箭形，有肥大之長葉柄。其水中葉，與水上葉相異。秋日自葉間抽出花莖，花白色，三片，爲圓錐花序。其花根可採取之，而爲藥用之。

「功效」其根氣味苦而甘微，無毒。除百蟲，產後血悶，攻心欲死，產難，胞衣不出，可搗汁服之；又能下石淋。其葉治諸惡瘡腫，小兒遊瘤，丹毒，可搗爛塗之，即便消退，甚佳。又能治蛇蟲咬傷，搗爛封之。又調蚌粉，塗瘙痱。

「學說」據李時珍曰：慈姑，生淺水中，人亦種之。三月生苗，青莖，中空。其外有稜，葉如燕尾，前尖，後歧。霜後葉枯，根乃練結，冬及春初掘以爲果。

「別稱」又名藉姑，水萍，河鳧茈，白地梨，苗名：剪刀草，箭搭草，槎丫草，燕尾草。

熊

「學名」*Ursus tarquatus* Schinz var. *japonicus* Schleg.

「基本」此屬食肉類熊科，全體黑色，行時用全蹠，喉下有白色部，名曰：月輪。熊膽爲貴重之健胃藥，宜於夏時取之，爲最上品，其他臟器，亦爲藥用之。

「功效」其脂氣味甘而微寒，無毒。治風痺不仁，筋急，腹中積聚，寒熱，羸瘦，頭禿，面皰，强志，健身，止嘔吐，去風疾，補虛損，殺勞蟲，酒鍊服之。又長髮令黑，悅澤人面。其肉氣味甘平，無毒。治風痺，筋骨不仁，功與脂同。其掌食之，可禦風寒，益氣力。其膽氣味苦寒，無毒。能治天行時氣，熱盛，黃疸，暑月久痢，疳䘌，心痛，疰忤，諸疳疾，耳鼻瘡，殺蟲，又能治小兒驚癇，瘈瘲。能退熱，清心，平肝，明目。去翳，殺蛕蟯蟲。其腦髓，治諸聾，療頭旋，摩頂，去白禿，風屑，生髮。其血，治小兒客忤。其骨作湯，能浴歷節風，及小兒客忤。

「禁忌」其膽：惡防已，地黃。

「別稱」其脂又名：熊白。

漆樹 （漆樹科）

「學名」Rhus vernicitera, Dc.

「產地」多栽於寒帶之各地。

「基本」為落葉喬木，高三十尺許，葉羽狀複葉。其小葉甚多，卵形，或橢圓形，而尖。夏日開小黃花，花瓣五片，為圓錐花序。果實小，而扁圓，平滑，無毛。其樹皮以刀尖刺之，採取樹脂；其樹脂觸空氣，則酸化，而呈黑色，即為乾漆。其他花葉及子，亦供藥用之。

「成分」漆之成分，為漆酸；水分，護謨質，蛋白質等。

「功效」其葉能除五尸，勞疾，殺蟲，可暴乾，研末，酒服一錢。其子能治下血。其花治小兒解顱，腹脹，交脛不行，方中用之。其乾漆已另有專條備載，故不再行贅述：其他功效，可參考乾漆條。

「學說」李時珍曰：漆樹，人多種之；春分前移栽，易成。有刺，其身如柿；其葉如椿，以金州者為佳。

「別稱」又名桼。

漏蘆 （菊科）

「學名」Carduus Crispus, L.

「產地」吾國山東舊單州，產生為最多，且為最良。

「基本」為多年生草，莖似莿，無刺；葉厚大者，長尺餘，背白色。夏秋之交，葉間出花莖，開藍紫色小花，攢簇成毬。其根可採取，而入藥用。

「功效」其根苗氣味鹹寒，無毒。治皮膚熱毒，惡瘡，疽痔，濕痺，能下乳，益氣，明耳目，止遺溺，熱氣，瘡癢，通小腸，泄精，尿血，腸風，赤眼，小兒壯熱，撲損，續筋骨，乳癰，瘰癧，金瘡，止血，排膿，補血，長肉，通經脈。

「用量」三．〇——一〇．〇服用。

「採製」取根細剉，以生甘草相對，拌蒸之，經一日後，揀出，晒乾，用之。

「學說」李時珍曰：按沈存中筆談云：今方家所用漏蘆，乃眞飛廉也；飛廉一名：漏蘆。苗似苦芙，根如牛蒡綿頭者是也，采時用根。

「別稱」又名野蘭，莢蒿，鬼油麻。

漏藍子

「基本」據本草綱目，李時珍云：此乃附子瑣細未成者，小而漏藍，故名。南星之最小者，名虎掌，此物類之，故亦同名。

「功效」其氣味苦辛，有毒。治惡痢，冷痢，漏瘡，惡瘡，癘風。

「別稱」又名木鼈子，虎掌。

榛 （樺木科亦作菜萸科或斗殼科）

「學名」Corylus heterophylla, Fisch.

「產地」多產於山野之間。

「基本」爲落葉喬木，高六七尺，乃至二三十尺；葉互生，呈圓心臟形，尖端，有齒。早春開花，單性，爲長穗狀花序。果實爲堅果，圓形，有殼斗以包被之，內含有種子。

「成分」含有脂肪油，蛋白質，澱粉，糖分等。

「功效」爲强健藥。其仁氣味甘平，無毒。能益氣力，實腸胃，調中，開胃。

「學說」李時珍曰：榛樹，低小如荊，叢生。冬末開花，如栗花，成條，下垂，長二三寸。二月生葉，如初生櫻桃葉，多皺文，而有細葉，及尖。其實作色，三五相黏。一苞，一實，實如櫟實，下壯，上銳，生青，熟褐。其殼厚，而堅；其仁白，而圓大，如杏仁；亦有皮尖，然多空者。

榲桲 （薔薇科）

「學名」Cydonia vulgaris, Pers.

「產地」多產於歐羅巴之南部各地。

「基本」爲落葉木本之植物，高七八尺許，枝多而叢生。葉互生，卵形，或橢圓形，下面有密毛。開花，大有寸半；花瓣白色，微帶淡紅；萼有毛，生於枝之頂端。果實爲漿果，圓形，外面有毛。多凸凹，大二寸餘。其木皮及實，可供藥用之。

「功效」其實氣味酸甘，微溫，無毒。能溫中，下氣，消食穀，止呑酸，去口臭，開胸膈，化食積，止消渴，除鬱悶，可於臨臥時，噉一兩枚，生熟皆宜。又治水瀉，腸虛，解煩熱，散酒毒，宜生食。其木皮可以搗末，敷瘡。

「學說」李時珍曰；榅桲，蓋榠樝之類，生於北土者，故其形狀，功用，皆相彷彿。

榼藤子 （荳科）

「學名」*Pusaetha scandens*, L.

「基本」據陳藏器云：按廣州云：榼藤子，生廣南山林間，作藤着樹，如通草藤。其實三年方熟，角如弓袋，子若雞卵。其外紫黑色，其殼用貯丹藥，經年不壞。取其中仁，入藥炙用。李時珍云：子紫黑色，微光，大一二寸，圓而扁。人多剔去肉，作藥瓢，垂于腰間也。

「功效」其仁氣味澀甘而平，無毒。治五痔，蠱毒，飛尸，喉痺，以仁爲粉，微熬，水服一二匕。又和大豆，澡面去䵟。又治小兒脫肛，血痢，瀉血，並燒灰服之；或以一枚，割瓤，熬研，空腹，熱酒服二錢，不過三服，必效；並解諸藥毒。

「別稱」又名象豆，榼子，合子。

槐 （荳科）

「學名」*Sophora japonica*, L.

「產地」產於亞細亞之東部，多栽培於庭園之間。

「基本」爲落葉喬木，高二三丈，葉爲羽狀複葉。初夏開花，如蝶形，色黃白。實爲長莢，狀如連球，中有黑子。其根木花葉，皆入藥用之。

「功效」其實氣味苦寒，無毒。除五內邪氣，解風熱，止涎唾，補絕傷，去乳瘕，治子臟急痛，能明目，益氣，療五痔，瘡瘻，大熱，難產，殺蟲，去風，合房陰乾，煑飲，除熱淚，淸頭腦，心胸間熱風，煩悶，風眩，男子女人陰瘡，溼癢，可以催生，疏導風熱，去齒臭，涼大腸，潤肝燥。其根花氣味苦平，無毒。治五痔，心痛，眼赤，除腹臟諸蟲，及皮膚風熱，腸風，瀉血，赤白痢，可炒研服之。又涼大腸，治喉痺，吐血，衄血，崩中，漏下。其葉氣味苦平，無毒。煎湯，治小兒驚癇，壯熱，疥癬，及疔腫。其皮莖味同，去邪氣，治產難，絕傷，及癮疹，牙齒諸風，可採嫩葉，食之。其枝洗瘡，及陰囊下溼癢。八月斷大枝，候生嫩蘖，煑汁，釀酒，療大風，痿痺，甚效。炮熱，熨蠍毒。青枝燒瀝，塗癬，煅黑，揩牙，去蟲；煎湯，洗痔核。又燒灰，沐頭，長髮，治赤目，崩漏。其木皮及根白皮，氣味苦平，無毒。治爛瘡，喉痺，寒熱。煑汁淋之，治陰囊墜腫，氣痛。煑漿淋汁，嗽口齒，風疳，䶊血。治中風，皮膚不仁。浴男子陰疝，卵腫。浸洗五痔，一切惡瘡，婦人產門癢痛，及燙火瘡。煎膏，止痛，長肉，消癰腫。煑汁服之，治下血。

「用量」實用四•〇——一二•〇服之；花用二•〇——六•〇服之。

「採製」取實去單子，並五子者，只取兩子，三子者，以銅鎚，鎚破，以烏牛乳，浸一宿，蒸過，用之。取葉，於未開時，採收，陳久者良，入藥炒用，染家以水煑一沸，出之，其稠滓，爲餅藁色，更鮮也。

「別稱」又名櫰。

槐茸 （菌類）

「學名」Hirneola. Polytricha, Fr. Schroet. （Auricularia, Auricula-Judae, Schrot.）

「基本」爲菌類之植物，每寄生於槐類之旁。可採取之，而供藥用。

「功效」其氣味辛苦而平，無毒。能破血，去風，治心痛，五痔，脫肛，便血，婦女陰痛。

榧 （松柏科亦作紫杉科）

「學名」Torreya nucifera, S. et Z.

「產地」生於山地，或栽培於庭園之間。

「基本」爲常綠喬木，幹高數丈，略似杉葉，濃綠色，線針形，扁平。春夏間開花，雌花，雄花異株。種子大如棗核，兩端皆尖，長七八分，外部多脂，肉仁，可食，亦供藥用。

「成分」含有多量植物之脂肪油等。

「功效」其實氣味甘平而澀，無毒。常食之，治五痔，去三蟲，蠱蟲，鬼疰，惡毒。寸白蟲，消五穀，助筋骨，行營衛，明目，强身。多食滑腸，故患五痔人，宜食之。又治欬嗽，白濁，能助陽道。

「用量」子用四•〇——一二•〇服之。

「學說」李時珍曰：榧，生深山中，人呼爲野杉。

「別稱」又名柀子，赤果，玉榧，王山果。

榅桲 （薔薇科）

「學名」Cydonia sinensis, Thouin.

「產地」多栽培於園圃之間。

「基本」爲落葉喬木，高二三十尺許，樹皮每年剝脫，痕如雲紋。葉呈卵形，而尖，互生，春末隨葉開花，生於枝頭端；花冠五瓣，紅色。果實橢圓形，尖頭凹凹不整，黃色，大如甜瓜，亦可採之，而供藥用，

「功效」其氣味酸平，無毒。能解酒，去痰，除惡心，止吞酸。煨食之，能止痢疾；又浸油梳頭，治髮白，髮赤；煮汁服之，治霍亂轉筋。

「學說」李時珍曰：榠樝，乃木瓜之大，而黃色，無重蔕者也。樝子，乃木瓜之短小，而味酢澀者也。榅桲，則樝類之生於北土者也。三物，與木瓜，皆是一類，各種，故其形狀，功用，不甚相遠；但木瓜得木之正氣，爲可貴耳！

「別稱」又名蠻樝，瘙樝，木李，木梨。

瑪瑙 Agate.

「基本」此自含硅酸之液，逐漸沉澱而生，故呈層狀，各層相重，恆爲波折紋，赤色，及橙赤色者，稱：紅瑪瑙。白黑相間，或紅白相間者，稱：縞瑪瑙。多供裝飾品之用，如簪珠，鈕扣，文房具等類，但吾國亦有用爲藥者。

「功效」其氣味辛寒，無毒。能避惡，熨目赤爛。凡目生障翳，可爲末，點眼。

「別稱」又名文石。摩羅迦隸。

腐婢 （馬鞭草科）

「學名」Premna Microphylla, Turez. (P. japonica, Miq.)

「基本」據名醫別錄載：腐婢，生漢中，小豆花也。七月採之，陰乾四十日。陶弘景云：花，與實異用，故不同品，方家不用，未解何故？有腐婢之名，本經不言：是小豆花。

「功效」其氣味辛平，無毒。治痰瘧，寒熱，邪氣，洩痢，陰痿，止消渴，去頭痛，可同脛汁，五味，煮羹食之。又能消酒毒，明耳目，下水氣，治小兒丹毒，熱核，散氣滿，不能食，煮一頓，服之。又治積熱，下血。

膃肭獸

「學名」Ataria ursine, L

「產地」產於白令海中。

「基本」此屬於食肉類之鰭足類，頭部圓形，口吻短，有數莖粗剛之觸鬚。耳殼形小，生向後方。體圓筒狀，向後方漸細。肢爲鰭形，前肢能步行，亦能游泳；

後肢游泳時，向後伸，可作橈用。其尾短小，存後肢之間。全軀茶褐色，密生光澤之軟毛。可剖割其陰莖，睪丸，及臍之連着部，而供藥用，卽爲膃肭臍，俗稱：海狗腎也。

「功效」爲强壯藥，有滋補之作用。

其氣味鹹而大熱，無毒。治鬼氣，尸疰，夢與鬼交，鬼魅，狐魅，心腹痛，中惡。邪氣，宿血結塊，痃癖，羸瘦，男子宿癥，氣塊，積冷，勞氣，腎精衰損，多色成勞，瘦悴。能補中，益腎氣，暖腰膝，助陽氣，破癥結，療驚狂，癎疾，五勞七傷，陰痿，少力。腎虛，背膊勞悶，面黑，精冷，最良。

「別稱」又名骨豽，海狗。

蜚蝱

「學名」Jabruis trigonus cop.

「基本」此屬雙翅類，體軀肥滿，頭寬，眼大，觸角大形。第三節有輪環，胸扁，腹由七節而成。雌者，以强銳口吻，刺食獸類之血，雄者，飛舞花間，吸食花粉，及花密，體灰色，胸背有三條之黃線；腹面有一條粗縱線。

「功效」其氣味苦而微寒，有毒。逐瘀血，破血積，腎痞，癥瘕，寒熱，通血脈，利九竅，治女子月水不通，積聚，除賊血，在胸腹五臟者，及喉痺結塞，又能破癥結，消積膿，墮胎。

「禁忌」惡麻黃。

「採製」捕蟲，入丸散，去翅，足，炒熟，用之。

蜚蠊

「學名」Stylopyga conucina Hag

「基本」此屬直翅類，體軀褐色，腿節之內方，與脛節有多數之刺毛。頭部小，而觸角則呈鞭狀，頗長，後翅較前翅大，尾端有一對突起。步行極速，觸之則放惡臭。常往來廚房爐邊，以害食品。

「功效」其氣味鹹寒，有毒。能除瘀血，癥堅，寒熱，破積聚，喉咽閉，內寒無子。又通利血脈，食之下氣。

「別稱」又名石薑，盧蜰，負盤，滑蟲，茶婆蟲，香娘子。

蜜香

「基本」據李時珍云：按魏王花木志云：木蜜，號千歲樹，根本甚大，伐之四五歲不腐者，爲香。覩此，則陳藏器所謂：生千歲，乃斫者，蓋誤訛也。晉書云：

太康五年，大秦國，獻蜜香樹皮紙，微褐色，有紋，如魚子，極香，而堅勒。觀此數說，則蜜，亦沉香之類，故形狀功用，兩相彷彿。

「功效」其氣味辛溫，無毒。能去臭，除鬼，辟惡，驅邪。

「別稱」又名木蜜，沒香，多香木。

蜜蜂

「學名」Apis mellifica L.

「基本」此屬膜質類之有劍類，多數集合，營社會生活。一社會有一匹雌蜂，卽女王。若干雄蜂，多數職蜂。雌蜂，由受精之卵而生，以富於養分食物養之。體在三種中爲最大，腹部細長。較頭部，與胸部之長，尤長，有曲刺，司產卵也。精子，貯於貯精囊中，得自由使其受精。新生雌雄蜂時，舊雌蜂，卽與少數之職蜂，共營別巢，謂之分封。職蜂，由受精之卵而生，以不富於養分之食物養之，腹部最短，生殖器不發達，具眞刺，食道內有蜜囊，脛節有花粉盞，取蜜，與花粉，從事於養育事業。由後腹部下面之環節，分泌蜜蠟以作巢。後肢集蠟，移於前肢，嚼之，成糊狀物。雄蜂，由不受精之卵而生，腹部短而大，無花粉盞及刺，頭扁平，複眼大，交尾後死，或被職蜂嚙殺。其巢之實質，爲木質；木皮，蜜蠟，樹脂等質。房室分大，卽雌蜂室；中卽，雄蜂貯蜜用室；小卽職蜂室之三種。

「功效」其蜂子氣味甘平，微寒，無毒。去頭風，除蠱毒，補虛羸，傷中，能益氣，治心腹痛，面目黃疸，凡大人小兒腹中五蟲，從口吐者，可服用之。又治丹毒，風疹，腹內留熱，利大小便，澀去浮血，下乳汁，止帶下。

「禁忌」畏黃芩，芍藥，牡蠣，白前。

「別稱」又名蠟蜂，蠚。

蜜蠟 Cera flava

「基本」此爲蜜蜂 Apis mellifica Linn 之分泌物，採取蜂蜜後，煉過，濾入水中，候凝取之。其色黃者，俗名：黃蠟 (Cera flava) 煎煉極淨，色白者，爲白蠟 (Cera alba) 非新則白，而久則黃也。皆可取之，以供藥用。

「成分」含有 Melissylalkohol $C_{30}H_{31}(OH)$ 及派爾米輕酸 $C_{16}H_{32}O_2$ 與複性依的兒等。又含有 Acid. Cerotin.

$C_{27}H_{45}O_2$ 之黃色塊狀物。

「功效」爲賦形藥，及軟膏料等。

其氣味甘而微溫，無毒。蜜蠟，能治下痢，膿血，補中，續絕，外傷，金瘡，又益氣，强身。白蠟，療洩痢，裏急後重，能補絕傷，利小兒。凡孕婦胎動，下血不絕，可以雞子大煎三五沸，投美酒半升，服之，立瘥。又治白髮，鑷去，消蠟點孔，卽生黑髮。

「禁忌」惡芫花，齊蛤。

蜜栗子

「基本」據李時珍云：蜜栗子，生川廣，江浙金坑中。狀如蛇黃，而有刺，上有金線纏之，色紫褐，亦無名異之類也。

「功效」據本草綱目載：能治金瘡，折傷。

蜣蜋

「學名」Geotrupes leavistriatus Mots.

「基本」此屬金龜子科，體長六七分，呈橢圓形，複黑色。吾國多捕貯之，以備藥用，

「功效」爲鎮痙藥。

其氣味鹹寒，有毒。治小兒驚癇，瘈瘲，腹脹，寒熱，大人癲疾，狂陽，手足端寒，肢滿，賁豚。又可搗丸，塞下部，引痔蟲，出盡，永瘥。又治小兒疳蝕，能墮胎，除疰忤。又和乾薑，敷惡瘡。又燒末，和醋，敷蜂漏。能去大腸風熱，治大小便不通，下痢，赤白，脫肛，一切痔瘻，疔腫，附骨疽，瘡瘍，出血不止，鼻中息肉，小兒重舌。

「用量」○．五——二．○服用。

「禁忌」畏羊角，羊肉，石膏。

「採製」五月五日，採取，蒸藏之。臨用去足，火炙，勿置水中，令人吐嘔。

「別稱」又名推丸，推車客，黑牛兒，鐵甲將軍。

蜻蛉

「學名」Libellalidae

「基本」此屬擬脈翅類，幼蟲，水棲，有長鋏之下唇，中央有關節，好捕食孑孓，及他幼蟲，名水蠆。直腸內有氣管鰓，直腸有如唧筒之動作，使水之出入，以行呼吸。又因其反動力，助其運動。成蟲，有大複眼，與三個單眼。腹部伸長，以雄之生殖門，存於

腹部前端。雌則在腹部後端，故交尾之狀，甚奇。翅透明，亦一種保護色也。翅大，且質輕而堅，脚短小，故飛行迅速，有時來水邊，而以尾端觸水面者，爲產卵水中也。

「功效」其氣味微寒，無毒。能强陰，止精，壯陽道，暖水臟。

「別稱」又名蜻虰，負勞，諸乘，紗羊，赤者名：赤卒。

蜥蜴

「學名」Fumeces latiscutatus Hall.

「基本」此屬蜥蜴類，雄體略小，背面黑色，且有青色線五條。雌體大，背面呈茶褐色，有暗色二線條，鱗背腹同形，覆瓦狀排列，每年二三回脫皮，尾易切斷，捨體之一部，免身之受大害也。尾有再生力，捕食蟲類，有益，無毒。

「功效」其氣味鹹寒，小毒。能破血，滑竅，利小便，治水飲，去邪氣，下五淋，治癥結，水腫，五癃。

蜘蛛 Aranea diademata.

「基本」此屬蜘蛛類，雄蟲之體長，較短於雌蟲，呈褐黃色，至微黑色，腹背具白點。頭胸連合，以肺呼吸，且有顎一雙，足四雙，腹下無足。每依所居之屋角，及樹木，張網以捕蚊蠅等，而供其食料。

「功效」其蟲氣味微寒，而有小毒。治大人小兒㿉，及小兒大腹，蛇毒，溫瘧，止嘔逆，霍亂。又取汁塗蛇傷；燒啖，治小兒腹疳，口喎，脫肛，瘡腫，胡臭，齒䘌，瘧疾，疔腫。其蛻殼治蟲牙，牙疳。其網據云：治喜忘，七月七日，取置衣領中，勿令人知。以纏疣贅，七日，消落有驗。又療瘡毒，止金瘡出血。炒黃研末，酒服，治吐血。

「禁忌」畏蔓青，雄黃。

蜘蛛香

「基本」李時珍云：蜘蛛香，出蜀西，茂州，松潘山中，草根也。黑色，有粗鬚，狀如蜘蛛，及稿本，芎藭，氣味芳香。彼人亦重之，或云：貓喜食之。

「功效」其根氣味辛溫，無毒。能辟瘟疫，除中惡，邪精，鬼氣，尸疰。

蓖麻 （大戟科）

「學名」Ricinus communis, L.

「產地」多栽培於園圃之間。

「基本」爲一年生草，莖高六七尺，中空；葉如竹葉，而較大，爲掌狀深裂，有長柄。秋開單性花，爲圓錐花序；雌花在上，色淡紅；雄花在下，色淡黃。實熟則裂開，子有白黑色斑，可以榨油，果實爲裂果，大如指頭，種子橢圓形，而稍扁，可爲藥用之。

「成分」含有 Oleum Ricum 及其 Acid. Ricinol $C_{18}H_{34}O_3$ 之成分。

「功效」其子氣味甘辛而平，並有小毒。主治水癥，風虛，寒熱，身體瘡癢，浮腫，尸疰，惡氣，偏風不遂，口眼喎斜，失音，口噤，頭風，耳聾，舌脹，喉痺，齁喘，脚氣，毒腫，丹瘤，湯火傷，鍼刺入肉，女人胎衣不下，子腸挺出。通關竅，開經絡，能止諸痛，消腫，追膿，拔毒。其葉有毒，能治脚氣，風腫不仁，可蒸搗裹之，日二三易，卽消。又止鼻衄，治痰喘，欬嗽。

「用量」子用六•○——一二•○服之。

「製劑」1 蓖麻子油 Oleum Ricini

此卽以蓖麻子製出之無色，或淡黃色稠流性之脂肪油。可爲瀉下藥，其作用，對於刺戟腸管雖少，而瀉下作用確實，故應用上最廣。無論若何症候，欲促腸管內容物之充分排瀉者，皆適於內服之；故於消化不良之腸加答兒，及下痢等，用之無有不應。旣於姙娠產婦等，亦無所忌之。又於外用瀉下，可爲直腸之灌腸，亦爲最效。其用量每回由一五•○，至於三○•○，間有與以六○•○者，多浮於水面，而頓服之；亦有爲丸劑，囊劑，糕劑等。外服以一五•○，乃至三○•○，爲灌腸料。

2 彈力古魯冑謨 Collodium elasticum

此卽以蓖麻子油一•○，古魯冑謨三○•○，混和而製成之，爲一種保護皮膚之外用藥。

「禁忌」據李時珍云：凡服蓖麻者，一生不得食炒豆，犯之，必脹死，其油能伏丹砂，粉霜。

「學說」李時珍曰：其莖有赤，有白，中空。葉大如瓠葉，每葉凡五尖。夏秋間，椏裏抽出花穗纍纍，黃色。每枝結實數十顆，上有刺，攢簇，如蝟毛，而軟。

蒔蘿 （繖形科）

「學名」Peucedanum graveolens, B. et H.

「產地」多栽養於園圃之間。

「基本」爲越年生草，高二三尺許，其形狀酷似懷香。夏月開花，花瓣色黃，而內曲。其果實長圓柱形，爲綠黃色，有特異之香味，即小茴香，而供藥用之。

「成分」含有 Anethol $C_{10}H_{12}O$ 之茴香油等。

「功效」爲刺戟性之神經藥。其苗氣味辛溫，無毒。能下氣，利膈。其子氣味辛溫，無毒。治小兒氣脹，霍亂，嘔逆，腹冷，肋滿，能健脾，開胃，溫腸，殺魚肉毒，補水臟，治腎氣，壯筋骨，去膈氣，消食。

「用量」〇·五——二·〇爲粉劑，浸劑等，服用之。

「製劑」1 茴香油 Oleum Foeuiculi. 此即以蒔蘿子壓搾而製出之揮發油也。其功用相同，但多配伍爲調味料。

「學說」蘇頌曰：今嶺南，及近道皆有之。三四月生苗，花實大類蛇床，而簇生。辛香，六七月採實。

「別稱」又名慈謀勒，小茴香。

蒜 （百合科）

「學名」 Allium Scrdoprasum, L.

「產地」多栽培於園圃之中。

「基本」爲一年生草，高一尺許，地下有鱗莖；葉狹而長；花帶紫色，爲繖形花序。其莖，可供藥用。

「功效」與大蒜相同，可參考該條。

「別稱」又名小蒜，茆蒜，葷菜。

蒟蒻 （天南星科）

「學名」 Hydrosme Rivieri, Engl.

「產地」多栽培於園圃之中。

「基本」爲多年生草，高二尺許，葉爲掌狀複葉，自羽狀之裂片，而成，葉柄長。夏間開單性花，肉質甚長，爲穗狀花序。其根，可供藥用。

「功效」其根氣味辛寒，有毒。能治癰腫，風毒。

「學說」李時珍曰：蒟蒻，出蜀中，施州亦有之，呼爲鬼頭。閩中人，亦種之。

「別稱」又名蒻頭，鬼芋，鬼頭。

蒟醬 （胡椒科）

「學名」 Piper Betle. L.

「基本」據李時珍云：蒟醬，今兩廣，滇南，及川南諸州，皆有之。其苗，謂之蔞；葉蔓生，依樹，根大如筋。彼人食檳榔者，以此葉，及蚌灰少許，同嚼食之，云辟瘴癘，去胸中惡氣，故諺曰：檳榔浮留，可以忘憂。其花實，即蒟子也。

「功效」其根葉及子氣味辛溫，無毒。能去下氣，溫中，破痰，止欬逆，上氣，心腹蠱痛，胃弱虛瀉，霍亂吐逆，解酒毒，散結氣，又治心腹冷痛，消穀，解瘴癘，去胸中惡邪，能溫脾，燥濕。

「採製」採後，以刀刮上粗皮。搗細，每五錢，用生薑自然汁五兩，拌之，蒸一日，曝乾，用之。

「別稱」又名蒟子，土蓽茇，苗名：扶惡土蔞藤。

蒲黃 （香蒲科）

「基本」此爲花蕊之粉末。其香蒲（Typha japonica, Miq.）之花軸，爲褐色之圓柱形，恰如蠟燭，夏時開花之際採之，敲打花粉，乾燥之，即爲稍黃褐色粉末之蒲黃，以供藥用。

「功效」爲止血，利尿藥，對於子宮出血，腸出血，血尿，吐血，衄血，及小便不利，皆可服用。又可外用，撒布於溼疹，或口瘡等。

其氣味甘平，無毒。能活血，除瘀，利尿，止血。治衄血，吐血，便血，崩中，尿血。

「用量」一回一•○——二•○——八•○服用。

蒲公英 （菊科）

「學名」Taraxacum officinale, Wigg. var. Glaucescens, Koch.

「產地」多生於山野之間。

「基本」爲多年生草，莖高七八寸許，葉由根叢生，爲羽狀分裂，有大鋸齒，向下。早春葉叢抽花莖，斷之有白汁，頂上開黃花，花冠有冠毛；果實爲瘦果。其苗及葉，可採取之，而供藥用。

「成分」含有 Taraxatin 及苦味質，與護謨，糖分，鉀，鈣，鹽類等。

「功效」爲健胃藥，變質藥，利尿藥。

其氣味甘平，無毒。治婦人乳癰，水腫，可煮汁飲之，立消。又去食毒，散滯氣，化熱毒，消惡腫，結核，疔腫，又能摻牙，烏鬚髮，壯筋骨。其白汁，可塗惡瘡，即愈。

「用量」四•○——一二•○服用。

「別稱」又名耩耨草，金簪草，黃花地丁。

蒴藋 （忍冬科）

「學名」Sambucus japanica, Bl.

「產地」多生於山野之間。

「基本」爲多年生草，類接骨木，莖高四五尺；葉對生，爲羽狀複葉，小葉大，廣披針形，有鋸齒。夏開小白花，繖房花序；實如小粒形。其莖葉，皆可入藥。

「功效」其氣味酸溫，有毒。治風瘙，癮疹，身癢，濕痺，可作浴湯，而用之。

「學說」寇宗奭曰：蒴藋，花白，子初青如綠豆顆，每朶如盞，面大，又平生有一二百子，十月方熟，紅色。

「別稱」又名堇草，芨，接骨草。

蒼朮 （菊科）

「學名」Atractylis ovata, Thunb.

「產地」多生於山野之中。

「基本」爲多年生草，春間自舊根出芽苗，多被白色之軟毛。至秋莖高二三尺，下部爲木質；葉爲單葉，橢圓形，亦有三裂，頗深，多自三五枚小葉而成。秋月梢頭開花，白色，或淡紅色，爲頭狀花序。其根肥大，多鬚，可採之 而供藥用。

「成分」根含有澱粉樣之菊糖，及芳香性之揮發油等。

「功效」爲利尿藥，發汗藥，健胃藥，故用於小便困難，水腫病，及慢性胃腸加答兒，與感冒等，均有效；並能興奮精神，制止頭痛藥。

其氣味辛溫，無毒。能發汗，燥濕，健胃，養脾，溫中，利尿，治胃寒，吐逆。

「用量」一回一•〇——三•〇服用。

蒼耳 （菊科）

「學名」Xanthium strumarium, L.

「產地」多生於原野之間。

「基本」爲一年生草，莖高四五尺，葉呈卵形，而尖，有缺刻，及鋸齒，互生。夏日梢上著花，帶綠色；花單性，雌雄同株；花後結實，長四五分，硬刺甚多。其實及莖葉，可供藥用。

「功效」與葈耳名異，物同。故其功效作用，無絲毫之別，可參考該條。

蒼耳蠹蟲

「基本」據李時珍云：蒼耳蠹蟲，生蒼耳梗中，狀如小蠶。取之，但看梗有大蛀眼者，以刀截去兩頭。不蛀梗，多取，線縛，掛簷下。其蟲在內，經年不死，用時取出。細者，以三條當一，用之。

「功效」據云：能治疔腫。燒存性，研末，油調塗之，卽效，或以麻油浸死，收貯，每用一二枚，擣敷，卽時毒散，大有神效。

「別稱」又名麻蟲。

蒿雀

「學名」Emberiza personata, Temm.

「基本」此屬鳴禽類，體大如雀，頭部與背部，呈褐綠色，腹部青黃色。雌則於腹部有褐色之條紋。

「功效」其肉氣味甘溫，無毒。食之，益陽道，補精髓。其腦能塗凍瘡，手足不裂。

蒺藜 （蒺藜科）

「學名」Tribulus terrestris, L

「產地」多生於海邊之砂地。

「基本」爲一年，或二年生草，莖平臥；葉爲偶數羽狀複葉。夏日開小花，五瓣，色黃；果實大約三四分許，有刺狀。一種白蒺藜，出於陝西之沙苑者，莢長寸許，子大如脂麻，謂之沙苑蒺藜，皆入藥用之。

「功效」其子氣味苦溫，無毒。除惡血，破癥結聚，喉痺，乳難，身體風癢，頭痛，欬逆，傷肺，肺痿，止煩，下氣，小兒頭瘡，癰腫，陰癀，諸風癧瘍；療吐膿，去燥熱；治奔豚，腎氣，肺氣，胸膈脹滿，能催生，墮胎，益精，療水藏，冷小便，止遺瀝，泄精，溺血，腫痛，痔漏，陰汗；婦人發乳，帶下，風祕，及蚘蟲，心腹痛。

白蒺藜：氣味甘溫，無毒。能補腎，治腰痛，泄精，虛損，勞乏。其花陰乾，研末，溫酒服二三錢，治白癜風。其苗煑湯，洗疥癬，風瘡，作癢。

「用量」二•〇——五•〇服用。

「採製」取子揀淨，蒸之，經半日後，用乾木臼舂，令刺除盡，用酒拌，再蒸半日，乾用。

「學說」李時珍曰：此葉如初生皂莢葉，整齊，可愛。另有一種刺者，狀如赤根菜子，有細蔆三角四刺，內有仁。又有一種白者，結莢寸許，內子大如脂麻，狀如羊腎而帶綠色，今人謂之沙苑蒺藜，以此分別。

「別稱」又名茨，旁通，屈人，止行，休羽，升推。

蓍草 （菊科）

「學名」Achillea sibirica, Ledeb.

「產地」多生於山野之中。

「基本」為多年生草，高至二三尺，葉細長，為羽狀分裂，互生。秋月莖頭着花，白色，或淡紅色，甚小，周圍花冠舌狀；中部花冠筒狀，為頭狀花序。其實及葉，皆供藥用。

「成分」含有 Achillein 配糖體，及 Cineol, 與 Chamazulen 之成分。

「功效」為强壯藥。

其實氣味苦酸而平，無毒。能益氣血，生肌膚，明目，聰慧。其葉能治痞疾。

「用量」二・〇——六・〇——八・〇服用。

「學說」李時珍曰：蓍，乃蒿屬神草也。故易曰：蓍之德圓，而神天子。蓍長九尺，諸候七尺，大夫五尺，士三尺。

蒒草 （莎草科）

「學名」Carex macrocephala, Willd.

「產地」多生於海邊之砂地。

「基本」為一年生草，春夏抽莖，高約五六寸，頂上生一寸許之穗，密着黃褐之藥。可採取之，而為藥用之。

「成分」含有蛋白質，澱粉，及灰分等。

「功效」為强壯藥，及健胃藥。

其子氣味甘平，無毒。補虛羸，勞損，溫腸胃，止嘔逆，久食健身，强志。

「用量」三・〇——一〇・〇服用。

「別稱」又名自然穀，禹餘糧。

莎木麪

「基本」據李時珍云：莎字，韻書不載；惟孫愐唐韻，莎字註云：樹似桄榔，則字當作莎衣之莎。其葉離披，如莎衣之狀，故謂之莎也。張勃吳錄地理志言：交趾，穰木皮中有白粉，如米屑，乾之搗末，以水淋過，似麪，可作餅食者，即此木也。後人訛穰，為莎，音相近爾！

「功效」其麪氣味甘平而溫，無毒。補血，益氣，止虛冷，消食，溫中。久食亦能强健。

「別稱」又名穰木。

綠豆 （荳科）

「學名」Phaseolus mungs, L. var radiatus, Bak.

「產地」人家菜園中，多種之。

「基本」為一年生草，莖高尺餘，葉以三小葉而成，多毛。

秋間開小花，黃色，爲蝶形花冠；果實爲莢，細長，無節，種子綠色，可取之，以供藥用。

「成分」含有多量之澱粉，糖分，及其他。

「功效」其氣味甘寒，無毒。煮食之，能消腫，下氣，壓熱，解毒。生研絞汁服之，治丹毒，煩熱，風疹，藥石發動，熱氣，奔豚，寒熱，熱中，又能止泄痢，利小便，去脹滿，厚腸胃；作枕，明目，治頭風，頭痛。又能補益元氣，調和五臟，安精神，行經脈，去浮風，潤皮膚；宜常食之，能止消渴，解一切藥草，牛馬，金石諸毒，痘毒，消腫脹，止吐逆。其豆粉氣味甘涼，無毒。能解諸熱，益氣，除酒食諸毒，治發背，癰疽，瘡腫，及燙火灼傷，痘瘡，溼爛不結痂者，可乾撲之。又治霍亂轉筋，能解諸藥毒。其豆皮氣味甘寒，無毒。解熱毒，退目翳。其豆莢治赤痢；經年不愈者，可蒸熟，隨意食之。其豆花解酒毒。其豆芽氣味甘平，無毒。亦能解酒毒，熱毒。其豆葉治霍亂，吐下，可絞汁，和醋少許，溫服。

「學說」李時珍曰：綠豆，處處種之。三四月下種，苗高尺許，葉小而有毛。至秋開小花，莢如赤豆莢，粒粗而色鮮者，爲官綠，皮薄而粉多，粒小而色深者，爲油綠。

綠青 Aerugo.

「基本」據李時珍云：色綠，陰石也。生銅坑中，乃銅之祖氣也。銅得紫陽之氣，而生綠，綠久則成石，謂之石綠；而銅生于中，與空青，曾青，同一根源也。

「成分」含有鹽基性醋酸銅，並稍有亞砒酸之毒物。

「功效」爲驅蟲藥，可作皮膚病之塗布藥。
據云：能益氣，止洩痢，療衄鼻，吐風痰，甚效。

「別稱」又名石綠，大綠。

綠鹽

「基本」據李時珍云：方家言：波斯綠鹽，色青，陰雨中乾而不濕者，爲眞。又造綠鹽法：用熟銅器，盛取漿水一升，投青鹽一兩在內，浸七日取出，即綠色，以物刮末，入漿水再浸一七，或二七取出，此非眞綠鹽也。

「功效」其氣味鹹苦，辛平，無毒。治目赤，淚出，膚翳，眵暗，可以點眼，明目，消翳，療小兒無辜疳氣。

「別稱」又名鹽綠，石綠。

綠礬 Ferri. sulfuri.

「基本」爲天然鑛物，與黃鐵鑛同產。或溶鐵屑於硫酸，於空氣中養化，得硫酸第一鐵。蒸發其水溶液，則生淡綠色之結晶，或成鐘乳顆粒狀，色綠，有微光。即爲綠礬，可爲藥用之。

「成分」含有含水硫酸鐵 SO_4 之成分。

「功效」爲腐蝕藥，及止血藥。其氣味酸涼，無毒。治疳疾，諸瘡，喉痺，蟲牙，口瘡，惡瘡，疥癬。又燒灰服之，療腸風，瀉血。能消積滯，燥脾濕，化痰涎，除脹滿，黃疸，利風眼口齒諸病。

「別稱」又名皂礬，青礬，煅赤者名：絳礬，礬紅。

綟木 （石南科）

「學名」Andromeda ovalifolia, Wall, (Lyonia ovalifolia, Don.) (Pieris ovalifolia, D. Don.)

「產地」多生於山野之林木中。

「基本」爲一種亞喬木，新枝，呈赤色；葉卵形，互生，裏面之脈上多毛茸。秋間新枝梢抽花軸，長二寸許，下垂穗狀花，似筒狀，白色。其木材，可爲藥用。

「功效」其氣味甘溫，無毒。治風血，羸瘦，補腰脚，益陽道，宜浸酒，飲之。

「學說」陳藏器曰：生林澤山谷，木文側戾，故曰綟木。

豨薟 （菊科）

「學名」Siegesbeckia orientalis, L.

「產地」山野中，多自生之。

「基本」爲一年生草，莖方，高二三尺；葉有毛茸，而圓，端尖，對生。秋月枝梢開小黃花，有黏毛，可採取之，而入藥用。

「功效」其豨薟氣味苦寒，而有小毒。又曰：豬膏毋辛苦而平，無毒。豨薟能治熱䘌，煩滿，不食。生搗汁，服之，能催吐。豬膏毋能治金瘡，止痛，斷血，生肉，除諸惡瘡，消浮腫，可搗封之。又治久瘧，痰癊，搗汁，服之，取吐。又搗敷虎傷，狗咬，蜘蛛咬瘡。又能治肝腎風氣，四肢痲痺，骨痛，膝弱，風濕，諸瘡。

「用量」二•〇——五•〇服用。

「採製」採取嫩葉，用酒蒸九次，晒乾，用之。

「學說」蘇恭曰：豨薟，田野皆食之，一名：火杴，葉似酸漿，而狹長；花黃白色。三月，四月采苗葉，暴乾，又曰：豬膏母，生平澤下濕地，所在皆有。

「別稱」又名希仙，火杴草，豬膏母，狗膏，黏糊菜。

豪豬

「學名」Hystrix suberistata Swinhas.

「產地」產於西南歐洲，及北亞非利加。

「基本」爲嚙齒類之一種，體野兎大，尾短，體面生長大之棘，棘毛之變形物也，頗堅，平時令其伏於後方，遇敵則忽令聳立，以避其難。棘中空，兩端尖，黑白色相交，甚美，年年更脫。前肢具强大之四趾，後肢五趾，便於掘地，性溫和，多食植物質。

「功效」其肉氣味甘而大寒，有毒。能膏利大腸。其肚及屎味寒，無毒。治水病，熱風，鼓脹，同燒存性，空心，溫酒，服二錢；又乾燒服之，治黃疸，連屎燒，研酒服之，治水腫，脚氣，奔豚。

「別稱」又名山豬，貆豬，豲猪。

貍

「基本」爲貍類（Muste'idae）據李時珍云：貍有數種，大小如狐，毛雜黃色，有斑，如貓，而圓頭，大尾者，爲貓貍，善竊雞鴨；其氣臭，肉不可食。有班如貙虎，而尖頭，方口者，爲虎貍，善食蟲鼠，果實；其肉不臭，可食。似虎貍，而尾有黑錢白文相間者，爲九節貍，皮可供裘領。宋史安陸州，貢野貍，花貓，即此二種也。有文如豹，而作麝香氣者，爲香貍，即靈貓也。南方有白面，而尾似牛者，爲牛尾貍，亦曰玉面貍；專上樹木，食百果；冬月極肥，人多糟爲珍品，大能醒酒。張揖廣雅云：玉面貍，人捕畜之，鼠皆帖伏，不敢出也。一種似貓貍，而絕小，黃斑色，居澤中，食蟲鼠，及草根者，名貃。又登州島上，有海貍，貍頭，而魚尾也。

「功效」其肉氣味甘平，無毒。治諸疰，溫鬼，毒氣，皮中如鍼刺，痔疾，及鼠瘻。又能補中，益氣，去遊風。其膏能治鼷鼠咬人成瘡，用此摩之，並食貍肉。其肝治鬼瘧。其陰莖治女人月水不通，男子陰癩，燒灰，東流水服。其骨氣味甘溫，無毒。治風疰，尸疰，鬼疰，毒氣，在皮中，淫濯如鍼刺，著心腹痛，走無常處，鼠瘻，惡瘡，燒灰，酒服，治一切遊風。又炒末，治噎不通飲食。燒灰，水服，治食野鳥肉中毒。其頭骨炙研，或燒灰，酒服二錢，治尸疰，邪氣，腹痛，及痔瘻，十服後，見驗；又能殺蟲，治疳，瘰癧。其屎燒灰，水服，治鬼瘧。

「別稱」又名野貓。

遠志 （遠志科）

「學名」Polygala japonica, Houtt.

「產地」多生於山野之中。

「基本」爲常綠草，莖高七八寸，甚細；葉長卵形，或橢圓形。夏開蝶形花，色紫，花後結實，扁圓形，大二三分。其根可採取之，而供藥用。

「成分」含有洒愛咖（Senegae）之配糖體，及皂素（Saponin）並樹脂等之物質。

「功效」爲祛痰藥，可用於氣管枝加答兒，及喘息等。

其根辛苦而溫，無毒。治欬逆，傷中，補不足，除邪氣，利九竅，益智慧，聰明耳目，安心氣，止驚悸，益精，去心下膈氣，皮膚中熱，面目黃疸，殺天雄，附子，烏頭毒，可煎汁飲之。又能治健忘，安魂魄，壯陽道，長肌肉，助筋骨，婦人血噤，失音，小兒客忤，腎積奔豚，及一切癰疽。其葉，能益精，補陰氣，止虛損，夢洩。

「用量」一・〇——二・〇服用。

「禁忌」忌鐵；畏眞珠，藜蘆。

「採製」取根須去心，否則，令人煩悶，用甘草湯浸一宿，暴乾，或焙乾，用之。

「學說」李時珍曰：遠志，有大小葉二種。陶弘景所說者，小葉也；馬志所說者，大葉也；大葉者，花紅。

「別稱」苗名：小草，細草，棘菀，葽繞。

酸棗 （鼠李科）

「學名」Zizyphus vulgaris, Lam. var. Spinosus, Bge.

「產地」多生於山野中，今陝西臨潼所產者，亦不少。

「基本」爲落葉亞喬木，乃棗之變種，幹高丈餘，有刺針；葉長卵形，有三大脈。花小而黃綠，實圓，形小，熟則紅紫，味酸可食，其仁可採之，而供藥用。

「功效」爲鎮靜藥，又爲滋養，健胃藥。

其氣味酸平，無毒。去心腹寒熱，邪結氣聚，四肢酸痛，濕痺。又能安五臟，強身神。止久洩，虛汗，煩渴。又補中，益肝氣，堅筋骨，助陰，肥健，療筋骨風疾，炒仁，研湯，服之。

「用量」四·○——六·○——一二·○服用。

「禁忌」惡防己。

「採製」取仁，用其葉拌蒸半日，去皮尖，用之。

「別稱」又名山棗。

酸模 （蓼科）

「學名」Rumex acetosa, L.

「產地」多生於山野之中。

「基本」爲多年生草，高二尺許，莖葉常帶赤色；葉爲長卵形，而尖基部褢莖。夏月開花，花小，而淡紅色。其根莖，可採取之，而爲藥用。

「成分」含有蓚酸鹽類，及 Glyphan 酸，與單寧酸等。

「功效」爲驅蟲藥，可用於惡瘡，疥癬等。其氣味酸寒，無毒。能除暴熱，腹脹，生搗汁服之，治下痢，殺皮膚小蟲，療疥癬。又能去汗斑，同紫萍，搗擦數日，即消。

「用量」一·五——四·五服用。

「學說」李時珍曰：平地亦有，根葉花形，並同羊蹄；但葉小，味酸，爲異。其根，赤黃色。

「別稱」又名山羊蹄，山大黃，酸母，當藥。

酸漿 （茄科）

「學名」Physalis Alkekengi, L.

「產地」多生於山野之中。

「基本」爲多年生草，高二三尺，葉爲卵形，端尖。秋月開花，白色，爲合瓣花冠；花後其萼增大，包肉質之果實，熟則萼實皆紅。其根莖花實，皆入藥用之。

「功效」其苗葉莖根氣味苦寒，無毒。能解熱，去煩滿，安志，益氣，利水道。又搗汁服之，治黃病，多效。其子氣味酸平，無毒。與其苗葉等，功效相同。食之，除熱，治黃病，尤益小兒。又治骨蒸，勞熱，尸疰，疳瘦，痰癖，熱結。

「學說」名醫別錄曰：酸漿，生荆楚川澤，及人家田園中，五月采，陰乾。

「別稱」又名醋漿，苦葴，苦耽，燈籠草，皮弁草，天泡草，王母珠，洛神珠，小者名：苦蘵。

銀 Argentum

「基本」爲化學（Ag）原質之一，多產於銀礦石中；但亦有混於其他金屬中者。其天然單體，呈塊狀，白色，有美麗之光澤，富於延展性，能導熱及電，多製爲貨幣及裝飾品；昔時亦有用爲藥者。

「功效」據云：其銀屑氣味辛平，有毒。能安五臟，定心神，止驚悸，除邪氣。治小兒驚癇，小兒癲疾，狂走；又破冷，除風。其銀薄，堅膏，鎭心，明目，去風熱，癲癇，入丸散用。其生銀氣味辛寒，无毒。能止熱狂，驚悸，發癇，恍惚，夜臥不安，譫語，邪氣，鬼祟；服之，明目，鎭心，安神，定志，治小兒諸熱，丹毒，並以水磨服之，功勝紫雪。又小兒中惡，熱毒，煩悶，亦可水磨，服之。又煮水，入葱白，粳米，作粥，食之，治胎動不安，漏血。其銀膏氣味辛而大寒，有毒。治熱風，心虛，驚悸，恍惚，狂走，膈上熱風，頭面熱風，衝心上下；亦能安神，定志，鎭心，明目，利水道，去心風，健忘，亦補牙齒缺落。

「別稱」又名白金。

銀杏 （松柏科亦作公孫樹科）

「學名」Ginkgo biloba, L.

「產地」廟宇及庭園間，多栽之。

「基本」爲落葉喬木，幹端直挺，高約五六丈；葉爲扇面式，秋深則黃落。其果核，俗稱：白果，爲球形肉質樣，內有仁，即種子，有二稜，或三稜，色白，堅硬，核內有仁，亦爲白色，可供食用，亦供藥用。

「成分」含有蛋白質，脂肪油，炭水化物，纖維，灰分，及其他多量之有機酸性鹽基，亞爾基寧。

「功效」爲袪痰鎭咳藥，及解毒藥。

其核仁氣味甘苦，平澀，無毒。熟食，益人，益氣溫肺，定喘嗽，縮小便，止白濁。生食，降痰，消毒，殺蟲。又能嚼漿，塗鼻面，手足，去面皯，膚裂；瘃疥癬，疳䘌，陰蝨。

「用量」一．〇——六．〇服用。

「學說」李時珍曰：銀杏，生江南，以宣城者，爲勝。樹高二三丈，葉薄縱理，儼如鴨掌形，有刻缺；面綠背淡。二月開花簇，青白色，二更開花，隨即卸落，人罕見之，一枝結子百十，狀如楝子，經霜乃熟。

「別稱」又名白果，鴨脚子。

銀硃 Hydrargyrum sulfuratum Rubrum.

「基本」爲硫黃，及水銀製造而成，呈赤色結晶性之粉末，

「成分」含硫化汞 S Hg 之成分。

「功效」其氣味辛溫，有無。能破積滯，劫痰涎，散結胸，療疥癬，惡瘡，殺蟲，及虱，功同粉霜。

「別稱」又名猩紅，紫粉霜。

銅綠 Grisuspan

「基本」爲銅含炭氣之潮濕，卽腐蝕變爲綠色之炭酸銅，可爲藥用之。

「成分」含有炭酸銅 $CO_3Cu(HO)_2Cu$ 之成分。

「功效」其氣味酸平，微毒。治婦人血氣心痛，能合金瘡，止血，明目，去膚赤，息肉；又治風眼，爛眼，淚出，惡瘡，疳瘡；又能吐風痰，殺蟲。

「別稱」又名銅靑。

韶子

「基本」據李時珍云：按范成大虞衡志云：廣南有山韶子，夏熟，色紅，肉如荔枝。又有藤韶子，秋熟，大如鳧卵，姊也。

「功效」其實氣味甘溫，無毒。治暴痢，暴瀉，心腹冷氣，及寒痛；又能暖胃，溫腸。

「基本」據韓保昇曰：飴，卽軟糖，北人謂之餳，糯米，粳米，秫米，蜀米，蜀秫米，大麻子，枳椇子，黃精，白精，並堪熬造，惟以糯米作者，入藥，粟米者，次之，餘但可食耳！李時珍曰：飴餳，用麥蘖，或穀芽，同諸米熬煎而成。古人寒食，多食餳，故醫方，亦收用之。

「成分」含有麥芽糖，糊精，及蛋白質，脂肪，鹽質等。

「功效」其氣味甘而大溫，無毒。能補虛冷，益氣力，止腸鳴，咽痛，去唾血，消痰，潤肺，止嗽，健脾胃，補中。治吐血，打損，瘀血，熬焦酒服，能下惡血；又能健脾，和胃。

「別稱」又名餳。

鳲鳩

「學名」Cuculus canorus L.

「基本」此屬攀禽類，與杜鵑類似；惟鳥體較大，存於胸腹部之黑色橫紋較細，僅晝間飛行，及鳴聲，與杜鵑異耳！

「功效」其肉氣味甘溫，無毒。能安神，定志，令人少睡。

其脚脛骨據云：令人夫妻相愛，五月五日收帶之，各一，男左，女右。若置水中，自能相隨也。

「別稱」又名布穀，鳲鳩，謾穀，郭公。

鳳仙花 （鳳仙花科）

「學名」Impatiens Balsamina, L.

「產地」原產於東印度，近來園圃中皆栽之。

「基本」為一年生草，莖粗，高尺餘，葉如箭鏃，有鋸齒。夏日開花，於葉腋有紅白等色。實橢圓稍尖，熟則自裂，女子多取花，染指甲，又名：金鳳花。其花及子。皆供藥用之。

「功效」其子氣味微苦而溫，並有小毒。治產難，積塊，噎膈，下骨哽，透骨，通竅。其花氣味甘滑而溫，無毒。治蛇傷，可擂酒服，即解；又治腰脇引痛，不可忍者，做餅晒乾，為末，空心酒服三錢。其根葉氣味甘苦而辛，並有小毒。治鷄魚骨哽，誤吞銅鐵，杖扑腫痛，散血，通經，軟堅，透骨。

「學說」李時珍曰：鳳仙，人家多種之，極易生。二月下子，五月可再種，苗高二三尺，莖有紅白二色。其大如脂，中空，而脆，葉長而尖，似桃柳葉，而有鋸齒；椏間開花，或黃，或白，或紅，或紫，或碧，或雜色，

「別稱」又名急性子，旱珍珠，金鳳花，小桃紅，夾竹桃，染指甲草，菊婢。

鳶尾 （鳶尾科）

「學名」Iris tectorum, Maxim.

「產地」多栽培於庭園之中。

「基本」為多年生草，高至一二尺，葉劍狀，淡綠色，互生。初夏之際，花軸自葉間生出，花大，淡青紫色。可採收之，而供藥用。

「功效」其氣味苦平，無毒。能除蠱毒，邪氣，鬼疰，諸毒，破癥瘕，積聚，去水，下蟲，殺鬼魅，療頭眩。

「學說」李時珍曰：此即射干之苗，非別一種也。肥地者，莖長，根粗；瘠地者，莖短，根瘦。其花，自有數色。

「別稱」又名鳥園；根名：鳶頭。

第十五畫

劉寄奴草 （菊科）

「學名」Senecio palmatus, Pall.

「產地」多生於山地之間。

「基本」爲多年生草，莖高三四尺，葉呈羽狀深裂，有五六片，尖銳，有鋸齒。秋間開花，黃色，爲頭狀花序。子細長，亦入藥用之。宋高祖劉裕，小字寄奴，首得此草，敷金瘡有效，故名。

「功效」其子氣味苦溫，無毒。能破血、下脹，治下痢，下血，疼痛，產後餘疾；又止金瘡出血，極效；又去心腹痛，下氣，水脹，血氣，通婦人經脈，除癥結，止霍亂，水瀉，小兒尿血。

「用量」四·〇——一二·〇服用。

「採製」凡採得去莖葉，只用實，以布拭去薄殼，令淨，拌酒，蒸半日，暴乾用之。

「學說」蘇恭曰：劉寄奴草，生江南，莖似艾蒿，長三四尺許；葉似山蘭草，而尖長。一莖直上，有穗，葉互生。其子似稗，而細。

「別稱」又名金寄奴，烏藤菜。

摩厨子

「基本」據陳藏器云：摩廚子，生西域，及南海，並斯調國，如爪，可爲茹。其汁香美，如中國用油。陳祈暢異物志贊云：木有摩廚，生自斯調，厥汁，肥潤，其澤如膏，馨香馥郁，可以煎熬。彼州之人，以爲嘉殽。

「功效」其氣味甘平，無毒。能益氣、潤五臟，安神，養血，久服强健。

槲 （殼斗科亦作柔荑科）

「學名」Guercus dentata, Thunb.

「產地」產於山野間，爲甚多。

「基本」爲落葉喬木，高至二三十尺餘，葉長卵形，大約四五寸，緣邊，有波狀之鋸齒；下面有褐色之毛，互生，葉柄甚短。春間開花，花單性，常下垂，爲穗狀花序。果實爲堅果，圓形，大如拇指，有椀狀之殼斗，其仁及木皮，可供藥用。

「成分」含有百分之四至十的鞣酸，澱粉，砂糖，脂肪等。

「功效」爲收斂藥，每以內服其煎劑，而代單寧酸；外用以收斂之目的，爲含嗽，罨劑，及浴湯。

其仁氣味苦澀而平，無毒。蒸煮作粉，澀腸，止痢。其槲若氣味甘苦而平，無毒。能療痔，止血，及血痢，止渴，活血，利小便。其木皮氣味苦澀，無毒。煎服殺蟲，治漏，甚效；又煎湯，洗惡瘡，瘰癧；又澀五臟，止赤白痢，腸風，下血。

「用量」二•○——四•○服用。

「學說」蘇頌曰：栩，處處山林皆有之。木高丈餘，與櫟相類，亦有斗，但小，不中用耳！不拘時采，其皮葉入藥。

「別稱」又名檏樕，大葉櫟，；木皮俗稱：赤龍皮。

樗 （苦木科或稱黃楝科）

「學名」Ailanthus glandulosa, Desf.

「產地」產於野地，亦有栽培於園圃者。

「基本」爲落葉喬木，高數丈，皮粗，色似漆，質鬆而白。葉爲羽狀複葉，長二三尺，小葉甚多，爲卵狀披針形。夏月開花，大圓錐花序，花小，白色。果實爲翅果，膜質線狀，中含一種子，有臭氣，故又名臭椿。

「功效」爲收斂藥。

其葉氣味苦溫，而有小毒。煮水能洗瘡疥，風疽。凡白禿不生髮，取樗，桃，楸葉心，搗汁，頻塗之。嫩芽瀹食，消風，祛毒。其白皮，及根皮氣味苦溫，無毒。治疳䘌，去口鼻疳蟲，殺蚘蟲，介蟨，鬼疰，傳尸，蠱毒，下血，赤白久痢。得地榆，止疳痢，女子血崩，產後出血不止，腸風，瀉血，腸滑，縮小便；治白濁，赤白帶下，溼氣，下痢，精滑，夢遺。其莢治大便下血。

「用量」三•○——一○•○服用。

「學說」李時珍曰：椿樗，乃一木三種也。椿木，皮細，肌實，而赤，嫩葉香甘，可茹；樗木，皮粗，肌虛，而白。其葉惡臭，歉年人，或採食之。栲木，卽樗之生山中者，木亦虛大。梓人亦或用之；然爪之，如腐朽，故古人爲不材之木。

「別稱」香者名：椿，臭者名：樗，山樗名：栲，虎目樹，大眼桐。

樗雞

「基本」據李時珍云：樗，卽臭椿也。此物初生頭方，而扁，尖喙向下，六足，重翼，黑色，而長，則能飛。外翼灰黃，有斑點；內翅五色，相間。其居樹上，布置成行；秋深生子，在樗皮上。

「功效」其氣味苦平，而有小毒。不可近目。治心腹邪氣，陰痿。能益精，强志，生子，好色，補中，輕身，療腰痛，下氣，强陰，多精；又能通血閉，行瘀血，消瘰癧，散目中結翳，辟邪氣，療猘犬傷。

「採製」取蟲，去翅足，以糯米，或用麪炒黄色，去米麪，用之。

樝子 （薔薇科）

「別稱」又名紅娘，灰花蛾。

「學名」Cydonia japonica, Pers. var. pygmaea, Maxim.

「產地」多生於山野之中。

「基本」爲落葉小灌木，高一二尺，枝有刺；葉小，倒卵形，有托葉。早春隨葉開花，花黄赤色，或白色。其形頗似木瓜之花，果實亦類木瓜，圓形，有凸凹。可取之，而爲藥用。

「功效」爲健胃藥。

其氣味酸澀而平，無毒。能斷痢，去惡心，咽酸，止酒痰，黄水。煮汁飲之，能治霍亂轉筋，功與木瓜相近。

「用量」二•〇——六•〇服用。

「採製」取實，去核，微焙，用之。

「學說」李時珍曰：樝子，乃木瓜之酢澀者，小於木瓜，色微黄，蒂，核皆粗，核中之子，小圓也。

「別稱」又名木桃，和圓子。

樟 （樟科）

「學名」Cinnamomum camphora, Nees.

「產地」多生於暖帶，吾國閩廣等處，皆有之。

「基本」爲常綠喬木，五六丈，大者，有十圍；葉卵形，有葉脈三條，質硬，有光。初夏葉腋抽出長軸，綴以小花，黄白色。果實大如豌豆，黑色，球形。其木質細白；老者，則堅硬，帶綠色，可採取之，而供藥用。

「成分」含有 Camphora 之揮發油等。

「功效」爲與奮藥。

其材氣味辛溫，無毒。除惡氣，止中惡，心腹痛，鬼疰，霍亂，脹腹，宿食不消，常吐酸水，用酒煮服。又可煎湯，浴脚氣，疥癬，風瘙。其瘿節能除風疰，鬼邪。

「學說」李時珍曰：西南處處，山谷有之，木高丈餘，小葉似楠而尖長；背有黄赤茸毛。四時不凋，夏開細花，結小子。

樟腦 Camphora

「基本」此爲樟樹之樹幹及其根，細剉爲木片，而後蒸之，俟水蒸氣蒸發，卽有一種凝固之揮發油，合併昇華。此揮發油，卽爲樟腦也。

「成分」含有 Camphara $C_{10}H_{16}O$ 之結晶性，而有脂肪樣，色白粗粉，或塊片等。

「功效」爲回蘇藥，與奮藥，及神經藥。又外用於僂麻質斯，齒痛，神精痛等。

其氣味辛熱，無毒。能通關竅，利滯氣，治中惡，邪氣，霍亂心腹痛，寒濕脚氣，疥癬，風瘙，齲齒，殺蟲，辟蠹；着鞋中，去脚氣。

「用量」一回〇•〇五——〇•三爲粉劑，丸劑，酒精溶劑等，服用之。

「別稱」又名韶腦。

犛牛

「學名」Bison grumiens, Linn.

「基本」此屬偶蹄類，形狀大小類似小牛。角長，呈圓筒狀，有一種特殊之彎曲。背部被有長而柔軟之綿毛，在肩部者呈總狀，四肢比較的短。體色黑，間有白色者；尾有總狀之長毛，幼獸，殆通全身被一樣之短綿毛。

「功效」其角氣味酸鹹而涼，無毒。治驚癇，熱疾，諸血病，毒病。其黃氣味苦平，能治驚癇，癲狂。

「別稱」又名毛犀，貓牛，竹牛。

稷 （禾本科）

「學名」Panicum miliaceum, L.

「產地」北方園圃間，多栽培之。

「基本」爲一年生草，呈小穗狀花序，排列而成開出之圓錐花序，常向下垂；小穗梗長，爲潁果，淡黃白色，而有光澤。其性粳，可做餅食，亦爲藥用。

「功效」其米氣味甘寒，無毒。能益氣，補不足，治熱疾，去丹毒發熱，解苦瓠毒。又安中，利胃，宜脾，涼血。其根治心氣痛，產難。

稻 （禾本科）

「學名」Oryza sativa, L.

「產地」多生於濕地，及暖地。

「基本」爲一年生草，莖空有節，高四五尺；葉狹長而尖；

開花，甚小，結爲穎果，即吾人所食之米也。

「成分」含有蛋白質，脂肪油，炭水化物，纖維，灰分，及其他多量之有機鹽類。

「功效」其米氣味苦溫，無毒。能行榮衛中血積，解芫青，斑蝥毒。又益氣，止泄，補中，止霍亂後吐逆不止。據云：以駱駝脂作煎餅食之，治痔疾。又作糜食之，止消渴，暖脾胃，止虛寒，洩痢，縮小便，收自汗，發痘瘡。其米泔氣味甘平，無毒。能益氣，止煩渴，治霍亂，解毒。其糯稻花陰乾揩牙，烏鬚。其穰氣味辛甘而熱，無毒。治黃病，可煑汁，浸之，仍以穀芒炒黃，爲末，服之；又燒灰，治墜撲傷損。其穀穎治黃病，爲末，酒服；又解蠱毒，煎汁飲。其糠治齒黃，燒取白灰，旦旦擦之。

穀精草 (穀精草科)

「學名」Eriocaulon Sexangulare, L. (Eriocaulon Sieboldianum, Steud.)

「產地」生於水田池澤之近傍。

「基本」爲一年生草，葉細長，一株叢生數十葉。秋日葉間抽莖，莖由多數鱗片結成小球，一每鱗片中，輒藏一花，點點如亂星，故有戴星，流星之別名。

「功效」爲眼科藥，有消除翳膜之可能。

其花氣味辛溫，無毒。治喉痺，風齒痛，諸瘡疥，頭風痛，目盲，翳膜，痘後生翳，止血。

「用量」二•〇——六•〇服用。

「學說」李時珍曰：此草，收穀後，荒田中，生之。

「別稱」又名戴星草，文星草，流星草。

蝲蛄

「學名」Astacus japonicus, De. Haan.

「產地」多產於北海道之淡水中。

「基本」屬於胸甲類之十脚類，其腹部較長，外形似蝦，而第一對步，特發達，而成大螯，似蟹。生於胃內石質之突起，即爲蝲蛄石。可採取之，而供藥用。

「成分」蝲蛄石：含有燐酸鈣，炭酸鈣，燐酸鎂，鈉鹽類，及膠質等。

「功效」爲利尿藥，健胃藥，制酸藥。

其氣味鹹澀，無毒。能治呑酸，嘈囃，胸脇心腹刺痛，小兒癇瘀諸症。又能利小便，止嘔吐，止瀉痢，發汗。

「用量」一回〇•四——一•五爲粉劑，水劑等，服用之。

「別稱」體中之小石，名曰：蝌蚪石。

蝌蚪

「學名」Tadpole.

「基本」此爲無尾兩棲類之幼蟲也。體橢圓形，有側扁之大尾，如杓狀；掉尾游泳水中。隨其成長先生後肢，尋生前肢，尾漸縮小，終至不留痕跡，於是蝌蚪，變爲蛙形。

「功效」據云：能治燙火熱瘡，及疥瘡，並搗碎敷之。又染髭髮，取青胡桃子上皮，和搗爲泥，染之；一染，不變也。其卵能明目。

「別稱」又名活師，活東，玄魚，懸針，水仙子，蝦蟆臺。

蝸牛

「學名」Eulota callizona martima G. et P.

「基本」此屬於腹足類之有肺類；但種類頗多。介殼左旋，或右旋；其內面缺眞珠層；破裂後，仍能得以修復之。觸角二對，長觸角之頂端，有眼，兼營嗅覺。體伸出殼外時，對於殼口緣之一側，有一小孔，即呼吸孔也。其內腔爲外套腔，外套腔營肺之作用；又受排泄物，生殖物等。顎板，與舌齒，能食害植物；竹之表面，每有斑紋，即其舐痕也。皮膚常排黏液，黏着他物，以助匐行者也。

「功效」爲利尿藥，並有治痔漏，脫肛之效。

其氣味鹹寒，而有小毒。能治賊風，喎僻，大腸脫肛，筋急，驚癇。又生研汁，飲之，能止消渴；又治小兒臍風，撮口，利小便，消喉痺，止鼻衄，通耳聾，消諸腫毒，痔漏，又制蜈蚣，蝎蠆毒，研爛塗之。

「別稱」又名蠡牛，土牛兒。

蝸蠃

「學名」Helix horlensis (H. nemoralis) (H. arbustorum)

「產地」多產生於淡水中。

「基本」爲肺螺螄類，形狀有大，有小，外殼堅硬，邊緣有白色，或黑色。

「成分」殼含有炭酸石灰，燐酸石灰，及膠質等。

「功效」其肉氣味甘寒，無毒。能明目，下水，止渴，醒酒，解熱，利大小便，消黃疸，水腫；又治反胃，痢疾，脫肛，痔漏。其爛殼宜還泥中，及墻壁上，年久者，佳良；用火煅過，用之。氣味亦同，能消痰飲，積聚，胃脘疼痛。又治反胃，膈氣，痰嗽，鼻淵，脫肛，痔疾，瘡癬，下疳，燙傷。

「別稱」又名螺螄，爛殼名：鬼眼睛。

蝮蛇

「學名」Trigonocephalus blomhoffii Boie.

「產地」多棲息於山野，或樹林之陰處。

「基本」爲管牙類之毒蛇也。頭三角形，背面灰褐色，散有環狀之花紋，一種警戒色也。卵在胎內孵化，比無毒蛇爲小，體粗，長約一尺五六寸。一旦張口，即突出其兩毒牙，而由毒腺，排出毒液，用以毒人。捕得後，宜去其皮腸，風乾爲藥。

「成分」含有 Taurin $C_2H_7O\ So_2$ 及脂肪等。

「功效」爲强壯藥。

其膽氣味苦而微寒，有毒。治䘌瘡，殺下部蟲，療諸漏，可研敷之；若作痛忤，杏仁摩之。其肉氣味甘溫，有毒。能釀作酒，療癩疾，諸瘻，心腹痛，下結氣，除蠱毒，五痔，腸風，瀉血，大風，諸惡風，惡瘡，瘰癧，皮膚頑痺，半身枯死，手足臟腑間重疾。其脂綿裹塞耳聾，亦敷腫毒。其皮燒灰，療疔腫，惡瘡，骨疽。其蛻治身癢，疥癬，瘑瘡。其骨治赤痢，燒灰，飲服三錢。其屎器中養取之者，能治痔瘻。其腹中死鼠，而有小毒。治鼠瘻。

「用量」一•五——四•五服用。

「別稱」又名反鼻蛇。

蝦蟆

「學名」Rana rugosa. Linn.

「產地」常棲息沼池，或溼地。

「基本」此爲無尾類之一種，體中形，呈泥色；皮面多疣狀突起。因其外貌醜惡，及有惡臭，人多忌之。

「功效」其氣味辛寒，有毒。能去邪氣，破癥堅，癰腫，陰瘡；服之不患熱病，能除百邪，鬼魅；又塗癰腫，及熱結腫，惡瘡；又解煩熱，治犬咬傷。其肝治蛇螫；凡人牙入肉中，痛不可堪者，搗敷之，立出。其膽治小兒失音，不語，取汁點舌上，立愈。其腦能清盲，明目。

「採製」通常使蝦蟆，先去皮，幷腸，及爪子，陰乾。每個用眞牛酥一分，塗炙，乾之，若使黑虎，連頭尾，皮爪，並陰乾，酒浸三日，濾出，焙用。

箬 （禾本科）

「學名」Bambusa Veitchii, Carr.

「產地」多生於山野之中。

「基本」爲多年生常綠苞木，高至三四尺，莖中空，細長，有節；葉大廣披針形，緣邊，帶白色，可採之，而供藥用。

「成分」含有單寧酸，黏液質等。

「功效」爲收斂藥，有止血之可能。其葉氣味甘寒，無毒。治男女吐血，衄血，嘔血，咯血，下血；並燒存性，溫湯服之。又通小便，利肺氣，喉痺，消癰疽，及一切眼疾。

「用量」一•○——三•○服用。

「學說」李時珍曰：箬，生南方平澤。其根，與莖，皆似小竹；其節籜，與葉，皆似蘆荻，而葉之面靑，背淡，柔而韌。新舊相代，四時常靑。

「別稱」又名蒻，簝葉。

蓬虆 （薔薇科）

「學名」Rubus Thunberii, S. et Z.

「產地」多生於山野之中。

「基本」爲一種草本，莖呈蔓狀，葉有三小葉，橢圓形，有缺刻。莖與葉，皆生細長之軟毛。夏秋之際，開白花；花後結實。

「成分」含有多量植物性脂肪油，及檸檬酸，果糖類等。

「功效」其氣味酸平，無毒。能安五臟，益精氣，長陰，强志，療暴中，風疾，身熱，大驚，又益顏色，長鬚髮，耐寒濕。

「學說」李時珍曰：蓬虆，與覆盆同類，故別錄謂：一名覆盆。此種生於丘陵之間，藤葉，繇衍蓬蓬累累，異于覆盆，故曰蓬虆，陵虆，卽藤也。其實八月始熟，俚人名割田藨。

蓬草子

「基本」據李時珍曰：按名醫別錄載：蓬草子，不具形狀。査蓬類不一，有凋蓬，卽菰草也。又有黍蓬，卽靑科也。又有黃蓬，草飛蓬草，不識。陳氏所指，果何蓬也？以理推之，非黃蓬草，卽靑科也。黃蓬草，生湖澤中，葉如菰蒲。秋月結實，成穗，子細，形如凋胡米。飢年人采食之，須浸洗，曝舂，乃不苦澀。青科西南夷人種之，葉如茭黍。秋月結實成穗，有之如赤黍，而細。其稃甚薄，曝舂，炊食。

「功效」其子氣味酸澀而平，無毒。能益氣，補中；與粳無異。

蓬莪茂 （薑科）

「學名」Anomum.

「產地」多生於山野之間。

「基本」爲宿根草，莖高二三尺；葉長，色綠，微灰白。夏初間抽花，作黃紅色。根形似薑，黃色，有圓形物，聯綴如雞卵，採而乾之，以供藥用。

「功效」爲通經藥。

其根氣味苦辛而溫，無毒。治心腹痛，中惡，疰忤，鬼氣，霍亂，冷氣，吐酸，解毒，以酒研服之。又療婦人血氣結積，男子奔豚；破痃癖，冷氣，以酒醋磨服。又能開胃，消食，通月經，消瘀血，止撲損痛，下血，及內損惡血，通肝經聚血。

「用量」二・〇——六・〇服用。

「採製」此根極堅硬，難搗。用時以熱灰火中，煨透，乘熱搗之，卽碎如粉。今人多以醋炒，或煮熟，入藥，取其引入血分也。

「學說」蘇頌曰：今浙江，或有之。三月生苗，在田野中。其莖如錢大，高二三尺；葉青白色，長一二尺，大五寸以來，頗類蘘荷。五月有花，作穗，黃色，頭微紫。根如生薑，而茂，在根下似雞鴨卵，大小不等。九月采，削去粗皮，蒸熟，暴乾用。

「別稱」又名蒁葯。

蓮 （睡蓮科）

「學名」Nelumbo nucifera, Gaerin.

「產地」多生於水池河沼之中。

「基本」爲多年生草，地下之莖，肥大而長，有節，多毛，中空；葉圓如楯形，其下面之中央，著以葉柄，甚長而細。夏月開花，或紅，或白，果實橢圓，色白，多肉。可採取之，而供藥用。

「功效」其實氣味甘平而澀，無毒。能補中，養神，益氣血，除百疾，止渴，去熱，安心，止痢，鎮腰痛，止泄精，厚腸胃，固精氣，強筋骨，補虛損，利耳目，除寒濕，止脾泄，久痢，赤白濁，女人帶下，崩中，諸血病。其藕氣味甘平，無毒。去熱渴，散留血，消食積，解酒毒，止病後乾渴。又擣汁服之，止悶，除煩，開胃。治霍亂，產後血悶。其藕節氣味澀平，無毒。擣汁飲之，止吐血不止，及口鼻出血；又消瘀血，解熱毒，產後血悶，並止欬血，唾血，血淋，溺血，下血，血痢，血崩。其藕蔤氣味甘平，無毒。生食治霍亂後虛渴，煩悶，不能食，解酒毒，功與藕同。又解煩毒，下瘀血。其蓮薏氣味苦寒無毒。止血渴，產後渴，生研末，米飲服二錢，立愈。又能止霍亂，清心，去熱。其蓮蕊鬚氣味甘澀而溫，無毒。能清心，通腎，固精，益血，止血崩，吐血。其蓮花氣味苦甘而溫，無毒。能鎮心，益色。其蓮房氣味苦澀而溫，無毒。止破血，治血脹，腹痛，及產後胎衣不下，酒煮服之，或水煮服之。亦能止血崩，下血，溺血。其荷葉及蒂又名：荷鼻。氣味苦平，無毒。止渴，落胞，破血，治產後口乾，心肺躁煩，血脹，腹痛，產後胎衣不下，酒煮服之。荷鼻能安胎，去惡血，留好血，止血痢，殺菌毒，可煮水服之。又能助脾胃，散瘀血，消水腫，癰腫，發痘瘡；治吐血，咯血，衄血，下血，溺血，血淋。

「用量」實用一〇•〇——一五•〇服之；花蕊鬚用二•〇——三•〇服之。

「別稱」又名蓮藕，其根，藕；其實，蓮；其莖葉，荷。

蓴菜 （睡蓮科）

「學名」Brasenia Purpurea, Casp

「產地」多生於江浙湖澤中。

「基本」爲多年生草，葉橢圓形，有長柄；莖及葉背，皆有黏液被之。夏日開花，紫色。可採之，而爲藥用。

「功效」其氣味甘寒，無毒。止消渴，熱痺；和鯽魚作羹，食之，能下氣，止嘔，多食之，能壓丹石，補大小腸虛氣，不宜過多。又治熱疸，厚腸胃，安下焦，逐水腫，解百藥毒。

「學說」李時珍曰：蓴，生南方湖澤中；惟吳越人，喜食之。葉如荇菜，而差圓，形似馬蹄。其莖紫色，大如筯，柔滑，可羹。夏日開黃花；結實，青紫色，大如棠梨，中有細子。春夏之際，嫩莖未葉者，名稚蓴，稚者小也。

「別稱」又名茆，水葵，露葵，馬蹄草。

蓽撥　（胡椒科）

「學名」Piper longum, L.

「產地」多產生於嶺南一帶。

「基本」爲一種木本植物，莖高三尺四；葉闊厚，而有光。春夏之際，開花，色白；花後結子，長約二寸許，形似桑椹。可爲藥用。

「成分」含有 Piperin $C_{17}H_{19}NO_3$ 之成分。

「功效」爲鎮痛藥。

其氣味辛而大溫，無毒。能溫中，下氣，補腰脚，殺腥氣，消食，除胃冷，疝氣，霍亂冷氣，心痛，血氣，水瀉，虛痢，嘔逆，呑酸，產後洩痢，以及臟腑虛冷，腸鳴；又治頭痛，鼻淵，牙痛。其蓽勃沒氣味辛溫，無毒。治五勞七傷，冷氣，嘔逆，心腹脹滿，食不消化，陰汗，寒疝，核腫，婦人內冷無子，腰腎寒冷，又除血氣。

「用量」一·五——四·五服用。

「採製」用頭，以醋浸一宿，焙乾，以刀刮去皮，栗子，令淨，乃用。

「學說」李時珍曰：段成式言，青州防風子，可亂蓽茇，蓋亦不然。蓽茇氣味，正如胡椒，其形長一二寸；防風子，圓如胡荽子，大不相侔也。

「別稱」又名蓽茇。

蓽澄茄　（胡椒科）

「學名」Piper cubeba, L.

「產地」多產於東印度等處。

「基本」爲蔓生植物，葉長卵形，而尖，平滑。春開白花，爲穗狀花序。夏日結實，爲漿果，大如豌豆，黑褐色，入藥用之。

「成分」含有 Cubebin $C_{10}H_{10}O_3$ 及蓽澄茄酸，與其揮發油 $C_{30}H_{45}$ 等。

「功效」爲淋病之特效藥。

其實氣味辛溫，無毒。治下氣，消食穀，去膚風，及心腹間氣脹；又療鬼氣，一切冷氣，痃癖，並霍亂吐瀉，肚腹痛，腎氣，膀胱冷；又能暖脾胃，止嘔吐，噦逆。

「用量」○·一——一·○——三·○服用。

「製劑」1 蓽澄茄越幾斯 Extractum Cubebarum.

此卽以蓽澄茄，浸於酒精及依的兒中，而製成褐色之稀薄越幾斯。每配伍於骨湃波拔爾撒謨，爲膠囊藥，專用於淋病等。

「採製」採實去柄，及皺皮，用酒浸，蒸五時後，杵細，晒乾，入藥用之。

「學說」李時珍曰：海南諸國，皆有之，蔓生。春開白花；夏結黑實，與胡椒一類，二種，正如大腹子，與檳榔相近耳！

「別稱」又名畢澄茄，毗陵茄子。

蔓荊 （馬鞭草科）

「學名」 Vitex trifolia, L. var unifoliolata, Schauer.

「產地」多生於海邊之砂地。

「基本」爲一種木本植物，莖約有三四尺許，蔓性，匍匐地上，着各處皆生鬚根。單葉，對生，橢圓形，約寸餘；表面深綠色，裏面淡白色。夏月梢頭抽穗，綴花，呈深綠色；花後結實，圓形，而小，可採取，而供藥用。

「功效」爲强壯清涼藥。

其實氣味苦而微寒，無毒。去筋骨間寒熱，濕痺，拘攣；又能明目，堅齒，利九竅，殺白蟲，腦鳴，目淚，除賊風，長鬚髮，利關節；治癇疾，赤目，頭痛，頭沉，昏悶；散風邪，涼諸經血，止目睛內痛，搜肝風。

「用量」二・〇——八・〇服用。

「禁忌」惡烏頭，石膏。

「採製」取實，除去蒂子下白膜一重，以酒浸蒸過，用之。或只去膜，打碎，用之。

蔓椒

「基本」據李時珍曰：蔓椒，野生林箐間，枝軟，如蔓，子葉皆似椒；山人亦食之。

「功效」其實及根莖氣味苦溫，無毒。治風寒，濕痺，歷節痛，除四肢厥氣，膝痛，煎湯蒸浴，取汗。其根治痔，燒末，並煮汁服之。又治賊風，攣急，通身水腫，用枝葉煎如汁，熬如餳狀，每空心服一匙，一日三服。

「別稱」又名豬椒，豕椒，豨椒，狗椒，金椒。

蔊菜 （十字花科）

「學名」 Nasturtium montanum, Wall.

「產地」生於陸田，及庭園之間。

「基本」為一種雜草，根深入於地，芟除頗難，莖隨土地之肥瘠，大小不一，高至二三寸，乃至一二尺。葉長橢圓形，羽狀分裂，亦有不分裂者，緣邊，有不整之缺刻，及鋸齒。春間開小黃花，四瓣，為總狀花序；果實為乾果，線形，而細長約五六分。

「功效」其氣味辛溫，無毒。能去冷氣，腹內久寒，飲食不消，令人能食。又利胸膈，豁冷痰，心腹痛。

「學說」李時珍曰：蔊菜，生南地田園間，小草也。冬月布地叢生，長二三寸，柔根，細葉。二月開細花，黃色；結細角，長一二分，角內有細子。野人連根葉拔，而食之。

「別稱」又名辣米菜。

蔛草

「基本」據蘇恭曰：蔛菜，所在有之，生於水傍；葉似澤瀉而小，花青白色，亦堪蒸啖。江南人，用蒸魚食，甚美。五六月采莖，暴乾，用之。

「功效」其氣味甘寒，無毒。能治暴熱，喘息，咳逆，小兒丹腫。

「別稱」又名蔛榮。

線香

「基本」據李時珍曰：今人合香之法，甚多；惟線香，可入瘡科用，其料加減不等，大抵多用白芷，芎藭，獨活，甘松，三奈，丁香，藿香，藁本，高良薑，角茴香，連翹，大黃，黃芩，柏木，兜婁香末之類，為末，以榆皮麪作糊，和劑，以唧筒笮成線香，成條如線也；亦或盤成物象字形，用鐵銅絲懸爇者，名龍掛香。

「功效」其氣味辛溫，無毒。能熏諸瘡癬，及楊梅毒瘡。

練鵲

「基本」為鵲類 (Turdidae) 之一種。據掌禹錫曰：練鵲，似鴝鵒而小，黑褐色。食槐子者佳；冬春間采之。

「功效」其氣味甘溫而平，無毒。能益氣，治風疾，細剉，炒香，以袋盛，浸酒中，每日取酒，溫服之。

賣子木 (茜草科)

「學名」Ixora chinensis, Lam.

「產地」多產於暖帶之各地。

「基本」為常綠灌木，莖高五六尺，枝梢呈淡紫色。葉尖，長約一二寸，帶青綠色。秋間開花，紅色；花後結實，如椒。其木可取之，而爲藥用。

「功效」其氣味甘而微鹹，平而無毒。治內傷出血，續絕，補骨髓，止痛，安胎。

「採製」取木，粗搗，每兩用酥五錢，同炒乾，入藥用之。

「學說」蘇恭曰：賣子木，生嶺南卭州，山谷中。其葉，似柿。

「別稱」又名買子木。

質汗

「基本」陳藏器曰：質汗，出西番，煎煙乳，松淚，甘草，地黃，幷熱血成之。番人試藥，以小兒斷一足，以藥納入口中，將足蹋之，當時能走者，爲良。

「功效」其氣味甘溫，無毒。治金瘡，傷折，瘀血，內損，補筋肉，消惡血，下血氣，婦人產後諸血結，腹痛，內冷，不下食，並以酒少服之，亦敷病處。

(馬錢科)

醉魚草

「學名」*Buddlea japonica*, Hemsl.

「產地」生於山野，或河邊。

「基本」爲落葉灌木，高三四尺許，略呈草本狀。其節節有縱行之翅；葉對生，廣披針形，有鋸齒。夏日莖梢抽穗着花，花冠筒狀，呈紫色。其花及葉，可爲藥用之。

「功效」其花葉氣味辛苦，溫有小毒。治痰飲成齁，可取花研末，和米粉炙熟食之，卽效。又治誤食石斑魚子中毒，吐不止，及諸魚骨哽者，搗汁，和冷水少許，嚥之，吐卽止，骨卽化也。久瘧成癖者，以花塡鯽魚腹中，煨熟空心食之；並以花，和海粉搗貼，便消。

「學說」李時珍曰：醉魚草，南方處處有之。多在塹岸邊，作小生株，高者三四尺。根狀如枸杞；莖似黃荊，有微稜，外薄黃皮；枝易繁衍，葉似水楊，對節而生，經冬不凋。七八月開花，成穗，紅紫色。

「別稱」又名鬧魚花，魚尾草。

醋

「基本」醋之種類雖多，而製造方法，大略相同。據李時珍云：米醋，三伏時，用倉米一斗，淘淨，蒸飯，攤冷，盦黃，晒簸，水淋淨。別以倉米二斗，蒸飯和勻，入甕，以水淹過，密封暖處，三七日成矣。糯米醋，秋社日，用糯米一斗淘蒸，用六月六日造成小麥大麴，和勻，用水二斗，入甕封釀，三七日成矣。粟米醋，用陳粟米一斗，淘浸，七日再蒸，淘熟，入甕蜜封，日夕攪之，七日成矣。小麥醋，用小麥米，浸三日蒸熟，盦黃，入甕，水淹，七七日成矣。大麥醋，用大麥米一斗，水浸蒸飯，盦黃，晒乾，水淋過，再以麥飯二斗，和勻，入水封閉，三七日成矣。餳醋，用餳一斤，水三升，煎化，入白麴末二兩，瓶封，晒成。其餘糟糠等醋，皆不入藥；不能盡紀也。

「功效」其米醋氣味酸苦而溫，無毒；惟大麥醋，微寒，能消癰腫，膿腫；散水腫，浮腫，去邪毒，理諸藥。治產後血運，除癥塊堅積，消食穀，殺惡毒，破結氣，心中酸水，痰飲，下氣，除煩。治婦人心痛，結氣；並產後，及傷損，金瘡出血，昏運，殺一切魚肉菜毒。又以醋磨青木香，止卒心痛，血氣痛；浸黃蘗，含之，治口瘡，又調大黃末，塗腫毒。凡煎生大黃服之，治痃癖，甚良。又散瘀血，治黃疸，黃汗。

「別稱」又名酢，苦酒。

醋林子

「基本」據蘇頌云：醋林子，生四川邛州，山野林箐中；木高丈餘，枝葉繁茂。三月開白花。四出；九月，十月子熟，纍纍數十枚，成朵。生青，熟赤，略類櫻桃，而蒂短。熟時采之，陰乾，連核用。土人以鹽醋收藏，充果食。其葉味酸，夷獠人采得，入鹽，和魚鮓食，云勝用醋。

「功效」其實氣味酸溫，無毒。治久痢不瘥，痔漏下血，蚘咬心痛，小兒疳蚘，心痛脹滿，黃瘦，下寸白蟲，單擣爲末，酒服一錢，甚效。鹽醋藏者，食之，生津液，醒酒，止渴，多食，令人口舌粗拆也。

豌荳 (荳科)

「學名」Pisum sativum, L.

「產地」多栽培於園圃之間，各處皆有之。

「基本」爲一種蔓生之植物，葉爲羽狀複葉，端有卷鬚，基部有托葉，甚大。夏初開小花，如蝶形，淡紫色；果實成莢，長寸許，子可食。亦供藥用之。

「成分」含有蛋白質，脂肪，及多量澱粉，與灰分等。

「功效」其氣味甘平，無毒。能止消渴，淡煮食之，最良。

能治寒熱，熱中，除吐逆，止泄痢，通小便，去腹脹，調營衛，益中，平氣；煮食之，能下乳汁，殺鬼毒，解乳石毒；又研末，塗癰腫，惡毒，痘瘡，則止痛，卽消。

「學說」李時珍曰：豌豆，種出西湖，今北土甚多。八九月下種，苗生，柔弱如蔓，有鬚；葉似蒺藜葉，兩兩對生。嫩時，可食。

「別稱」又名胡豆，戎菽，畢豆，青小豆，青斑豆，麻累。

駝鳥

「學名」Struthio camelus Farskal.

「基本」此屬走禽類，爲鳥類中之最大者；身長達七八尺，亞非利加駝鳥，產於亞非利加洲，亞細亞洲等，體大，具二趾，僅內趾有爪。亞美利加駝鳥，產於南美，體較前種略小，有三趾，三趾均有爪。卵大如椰子實，日中以太陽熱暖之，夜則雌雄交互抱卵。尾與翼所生之羽毛，供婦人之帽，頸卷等之裝飾用品，價値頗貴。

「功效」其屎無毒，能治人誤呑鐵石入腹，食之，立消。

「別稱」又名駝蹄鷄，食火鷄，骨托禽。

魴魚

「學名」Chelidonichthys Kumu Lesson & Garnot.

「基本」此屬硬鰭類，背部淡黑色，胸鰭紫藍色；由胸鰭出三本鰭棘，富於神經，感覺敏銳，以之步行海底，索食。鰾，富於筋肉，因伸縮作用，可以發音。

「功效」其肉氣味甘溫，無毒。能調胃氣，利五臟；和芥食之，能助肺氣，去胃風，消食穀；作膾食之，助脾氣，健胃氣。其功與鯽，相同；瘡痢人，勿食。

鴆

「基本」據爾雅翼云：鴆似鷹，而大，狀如鴞，爲紫黑色。赤喙，黑目，頸長七八寸。雄名：運日；雌名：陰諧。運日鳴，則晴；陰諧鳴，則雨。食蛇，及橡實；能知木石中有蛇，卽爲禹步，以禁之，須臾木倒石崩，而蛇出也。蛇入口，卽爛。其屎溺着石，石皆黃爛。飲水之處，百蟲吸之，皆死；惟得犀角，卽可解其毒也。

「功效」其毛具有大毒，入五臟卽爛，能殺人。其喙帶之，能殺蝮蛇毒。

「別稱」又名鴆日，同力鳥。

鴇

「基本」據云：鴇，水鳥也。似雁，而斑文，無後趾，性不木止。閩語曰：鴇無舌，兎無脾。或云：純雌，無雄，與他鳥合。或云：鴇，見鷙鳥，激糞射之，其毛自脫也。

「功效」其肉氣味甘平，無毒。能補益虛人，去風，除痺。其脂能長毛髮，澤肌膚，塗癰腫。

「別稱」又名獨豹。

黎荳 （荳科）

「學名」Mucuna capitata, W. et A.

「產地」多生於山野，亦有栽培於陸田者。

「基本」爲一年生之纏繞草本，葉似豇豆；但葉脈偏針。夏秋之間，開花，成簇；花大，紫色；常五六莢，同生一處，長三四寸，種子，細長。

「功效」其氣味甘而微苦，溫有小毒。能溫中，益氣。多食之，令人發悶。

「學說」爾雅所謂：虎櫐，即狸豆也。古人謂藤，爲櫐；後人訛櫐，爲狸矣。

「別稱」又名狸豆，虎豆。

第十六畫

凝水石 Calcareous Spar.

「基本」此屬於方解石，或霰石之一種礦石。產于常山之谷中，名：凌水石，色如雲母，良鹽之精也。通常呈白色，堅硬之固塊，或粗糙之細粒。

「成分」含有結晶性之炭酸鈣等。

「功效」民間多爲眼科用藥。

其氣味辛溫而寒，無毒。能去身熱，腹中積聚，邪氣，皮燒，煩滿，以水飲之。又除時氣熱盛，五臟伏熱，能止渴，消水腫，壓丹石毒，解傷寒勞復，治小便白濁，可以涼血，降火，止牙疼，明耳目。

「用量」一．五——三．五服用。

「禁忌」畏地楡。

「採製」取石用生薑自然汁，焚乾，研粉，每用十兩，用生薑一鎰也。

「別稱」又名白水石，寒水石，凌水石，鹽精石，泥精，鹽枕，鹽根。

壁錢

「學名」Tegenaria domestica L.

「基本」爲眞正蜘蛛類之一種，體扁平，褐色。腹部之腹側，有白色花紋。夜間徘徊壁上，捕食蟲類。雌蟲於壁上，作白色，圓巢，產卵。

「功效」據云：此蟲無毒，能治鼻衄，及金瘡出血不止，採取蟲汁，注鼻中，或點瘡上，亦療五野雞病下血。又治男子小兒急疳，牙蝕腐臭，以壁蟲，同人中白等分，燒研貼之；又治喉痺。其窠幕能治小兒嘔逆，取二七枚，煑汁，飲之。又產後欬逆，三五日不止，欲死者，取三五個，煎汁，呷之，最良。又止金瘡，諸瘡出血不止。又治瘡口不斂，取繭貼之，可止蟲牙疼痛。

「別稱」又名壁鏡。

燈心草 （燈心草科）

「學名」Juncus effurus, L. var. decipiens, F. Buch.

「產地」多生於山野之溼地，或栽於水田中。

「基本」爲多年生草，莖圓，而細長，高三四尺，色綠。夏日莖之上部，開黃褐色，細花。莖中有白瓤，可爲燈心，俗稱：燈草。

「功效」爲利尿藥。其莖及根氣味甘寒，無毒。能通淋，瀉肺，行水，消腫，治喉痺，燒灰，吹之，甚捷；亦可燒灰塗乳上，飼小兒，止夜啼。又降心火，止血，通氣，散腫，止渴；又可燒灰加入輕粉，麝香，治陰疳。

「用量」一・五——四・五服用。

「採製」燈心，難研，以粳米粉漿染過，晒乾，研末，入水澄之；浮者，是燈心也。晒乾，用之。

「學說」馬志曰：燈心草，生江南澤地，叢生。莖圓，細而長直，人將爲席。

「別稱」又名虎鬚草，碧玉草。

燕

「學名」Hirundo rustica gutturalis Scop.

「基本」此屬鳴禽類，口闊大，適於捕食蟲類也。翼之長，與尾之長，而分歧，適於飛翔，且轉捩自如也。脚短小，故步行頗拙。春來，秋去。赤腰燕，腰部，與頭側部，赤茶色；背部，黑色；腹部，有多數黑斑。普通燕，喉部，焦茶色，腹部，白色。琉球燕，喉部，焦茶色；後腹部，灰色。岩燕，頭部，與背部，黑色；腰部，與後腹部，白色。

「功效」其肉氣味酸平，有毒。能除痔蟲，瘡蟲。其胡燕卵黃，能治卒水浮腫，每吞十枚。其秦燕毛，能解諸藥毒，取二七枚，燒灰，水服。其屎氣味辛平，有毒。能治蠱毒，鬼疰，逐邪氣，破五癃，利小便，熬香，用之。又療痔，殺蟲，去目翳，治口瘡，瘧疾。又作湯浴，小兒驚癇。

「別稱」又名乙鳥，玄鳥，鷙鳥，游波，天女。

燕脂 Carthaminum.

「基本」此以紅藍花汁染粉而成，爲婦人染面之燕脂也。據李時珍曰：燕脂有四種：一種以紅藍花汁，染胡粉而成。乃蘇鶚演義所謂：燕脂，葉似薊，花似蒲，出西方。中國謂之紅藍以染粉，爲婦人面色者也。一種以山燕支花汁，染粉而成。乃段公路比戶錄所謂：端州山間有花，叢生，葉類藍。正月開花，似蓼，土人采，含苞者，爲燕脂粉，亦可染帛，如紅藍者也。一種以山榴花汁，作成者，鄭虔胡本草中載之。一種以紫鑛染綿而成者，謂之胡燕脂；李珣南海藥譜載之。今南人多用紫鑛燕脂，俗呼紫梗是也。大抵皆可入血病藥用。又落葵子，亦可取汁，和粉，助面，亦謂之胡燕脂。

「功效」爲收斂藥，可爲活血，及止血藥。又其氣味甘平，無毒。能治小兒聤耳，浸汁滴之。又能活血，解痘毒。

燕窩

「基本」據本草從新云：出漳泉，沿海處有之，乃燕啣小魚，春壘之窩中，人取之。閩小記云：燕取小魚，黏之於石，久而成窩，有烏，白，紅三色。烏色品，最下；紅者，最難，能益小兒痘疹，白色，能愈痰疾。

「功效」按食物宜忌云：能壯陽，益氣，和中，開胃，添精，補髓，潤肺，止久瀉，消痰涎。又嶺南雜記云：紅色者，治血痢，入梨，加冰糖，蒸食，治膈痰。何惠川云：翻胃久吐，有服人乳，多吃燕窩，而愈者，老年咳喘。文堂集驗方云：用秋白梨一個，去心，入燕窩一錢，先用滾水泡，再入冰糖一錢，蒸熟，每日早晨，服下，勿間斷，神效。

澤膝 （大戟科）

「學名」Euphorbia helioscopia, L.

「產地」隨地皆自生，於道傍尤多。

「基本」爲一年生草，莖高七八寸；葉爲倒卵形，互生。春
暮莖頂生五葉，分五枝，開淡褐色，小花，其莖葉
，皆入藥用之。

「功效」爲利尿藥。

其莖葉氣味苦而微寒，無毒。能治皮膚灼熱，大腹
水氣，四肢面目浮腫，丈夫陰氣不足，又利大小腸
，除蠱毒，止瘧疾，消痰。

「用量」三•〇——一〇•〇服用。

「禁忌」惡薯蕷。

「學說」名醫別錄曰：澤漆，大戟苗也。生太山川澤；三月
三日，七月七日，采莖葉，陰乾。

「別稱」又名漆莖，貓兒眼睛草，綠葉綠花草，五鳳草。

澤瀉 （澤瀉科）

「學名」Alisma Planlago, L. var parviflorum, Torr.

「產地」自生於池沼水澤。

「基本」爲宿根植物，葉爲匙形；葉柄長，叢生。夏日自葉
間抽出花莖，高二三尺，每節分三枝，更分歧，而
着花，白色，果實爲瘦果。其根稍爲球圓形，外部
呈黃褐色，平滑，下面處處存鬚根，橫斷面爲淡褐
白色，爲粉質狀，可採取之，而爲藥用。

「功效」爲利尿清涼藥，用於水腫，淋病，糖尿病，又於眩
暈，亦有效。

其根氣味甘鹹，無毒。能治風寒，濕痺，乳難，可
養五臟，益氣力，肥健，消水，聰耳目，補虛損，
消痞滿，止洩精，消渴，淋瀝，逐膀胱三焦停水。
又治腎虛，精自出，五淋，頭旋，耳虛鳴，筋骨攣
縮，通小腸，止尿血。又入腎經，去舊水，養新水
，利小便，消腫脹。滲洩，止渴，去脬中留垢，心
下水痞，滲濕熱，行痰飲，止嘔吐，瀉痢，疝痛脚
氣。其葉氣味鹹平，無毒。治大風，乳汁不出，產
難，强陰氣，壯水臟，通五淋。其實氣味甘平，無
毒。治風痺，消渴，益腎氣，强陰，補不足，除邪
溼。

「用量」三•〇——一〇•〇服用。

「採製」於秋末之際，採掘球根，晒乾，臨時浸酒一宿，晒
焙，爲藥。

「學說」蘇頌曰：今山東，河陝，江淮亦有之；漢中者，爲

佳。春生苗，多在淺水中；葉似牛舌，獨莖而長。秋時開白花，作叢，似穀精草；秋末采根，暴乾。

「別稱」又名水瀉，鵠瀉，及瀉，芒芋，禹孫。

澤蘭 （蘭科）

「學名」Eupatorium Kirilowii, Turcz.

「產地」生於溪間之溼地。

「基本」為多年生草，每莖一葉，箭鏃形，基脚抱莖。夏日葉間抽花莖，莖端着一花，紫紅色。其葉等，皆供藥用。

「功效」為利尿藥。

其葉氣味苦而微溫，無毒。治金瘡，癰腫，瘡膿，產後腹痛，頻產，血氣衰冷，成勞，瘦羸，婦人血瀝腰痛，產前產後百病，通九竅，利關節，養血氣，破宿血，癥瘕，通小腸，長肌肉，消撲損瘀血，止鼻血。治頭風，目痛，婦人勞瘦，男子面黃。其地筍氣味甘而辛溫，無毒。能利九竅，通血脈，排膿，止鼻洪，吐血，產後心腹痛。產婦可作蔬菜食，最佳。其子能治婦科諸病。

「用量」三・〇——一〇・〇服用。

「採製」凡用大小澤蘭，細剉，以絹袋盛，懸於屋南畔角上，令乾，用之。

「別稱」又名水香，都梁香，虎蘭，虎蒲，龍棗，孩兒菊，風藥，根名地筍。

樺木 （樺木科亦作柔荑科）

「學名」Betula alba, L. var. vulgaris, Dc.

「產地」多產於遼東，及西北等處之山地。

「基本」為落葉喬木，高三四丈，皮白，易剝脫，葉作卵形而尖，花雌雄同株。夏月開花，為穗狀花序；花後結實，球形，鱗間多細子，色白。其皮而輕軟・具有紫斑，可供藥用。

「功效」其木皮氣味苦平，無毒。治諸黃疸，可濃煮汁，飲食之，為最良。又煮汁冷飲，能治傷寒時疾，熱毒瘡，特良。又燒灰，合他藥，治肺風毒，乳癰，其脂燒之，辟鬼邪。

「學說」李時珍曰：樺木，生於遼東，及臨洮河州西北諸地。其木色黃，有小斑點，紅色。

橘 （芸香科）

「學名」Citrus nobilis, Lour. (日本產) Citrus bigaradia, Du

ham, var. Sinense, Gall.（中國廣東產）

「產地」多產生於暖帶，吾國廣東，及日本，皆有之。

「基本」爲常綠灌木，高丈餘；葉長卵形。六月間，開花，白色，頗有香氣；果實爲扁圓形之漿果。其味甚甘美，可供食用；其果皮，多拾聚之，而爲葯用。

「成分」果皮中，含有 Hesperidin. 之中性結晶物，及糖質。

「功效」其實氣味甘酸而溫，無毒。甘者，潤肺；酸者，聚痰。又能止消渴，開胃，除胸中膈氣。其黃皮氣味苦辛而溫，無毒。治胸中瘕熱，逆氣，利水穀，去臭氣，通神志，去下氣，止嘔欬，治吐逆，霍亂，脾不能消穀，止泄，除膀胱留熱，停水，去寸白蟲，清痰涎，治上氣欬嗽，開胃，破癥瘕，痃癖。又療嘔噦，反胃，嘈雜，時吐清水，痰痞，痃瘧，大腸閉塞，婦人乳癰；入食料，解魚腥毒。其靑皮氣味苦辛而溫，無毒。破堅癖，散滯氣，去下焦諸濕，治右脇肝經積氣，胸膈氣逆，脇痛，小腹疝氣，消乳腫，流肝胆，瀉肺氣。其瓤上筋膜治口渴，吐酒，炒熟煎湯，飲之，甚效。其核氣味苦平，無毒。治腎疰，腰痛，膀胱氣痛，腎冷，炒研，用酒溫服一錢；或酒煎服之。又治酒皶風，鼻赤，炒研，每服一錢。胡桃肉一個，擂酒服，以知爲度。又治小腸疝氣，及陰核腫痛，炒研用五錢，老酒煎服；或酒糊爲丸服之。其葉氣味苦平，無毒。能導胸膈逆氣，入厥陰，行肝氣，消腫，散毒；療乳癰，脇痛，用之，亦能行經。

「用量」二・〇——五・〇服用。

「別稱」其皮又名陳皮，橘紅，靑皮，紅皮。

橡 （殼斗科）

「學名」Guercus serrata, Thunb.

「產地」吾國北方多產之，尤以山東爲最廣。

「基本」爲落葉亞喬木，高三丈餘，葉狹長，有鋸齒，類栗花，黃褐色，單性，雌雄同株。實圓，而端尖，有殼斗，如椀。其實，即橡實；斗，即殼斗，皆供藥用之。

「功效」其實氣味苦而微溫，無毒。止下痢，厚腸胃。其斗殼氣味澀溫，無毒。爲散用之，或煑汁服之，能治腸風，崩中，帶下，冷熱瀉痢，並染鬚髮。其木皮及根皮氣味苦平，無毒。治惡瘡，毒腫，可煎汁，洗之，能消腫，去膿血。又能止水痢，消瘰癧。

「別稱」又名橡斗，皂斗，櫟梂，柞子，栩。

橄欖 (橄欖科)

「學名」Cmarium album.

「產地」多產於閩廣之各省。

「基本」為一種之喬木，葉為奇數羽狀複葉，小葉五對，至六對，長橢圓狀，披針形，長二三寸，闊一二分。葉脈細密，而不顯；葉柄，及小葉柄，為淡黃色總狀花序。結為核果，長橢圓形，或卵形，無柄，外部多肉，內部有核，堅硬，有木質性。其實等，可供藥用之。

「功效」其實氣味酸而甘溫，無毒。生食，煮飲，能消酒毒，解諸毒，開胃，下氣，止瀉，生津液，止煩渴；治咽喉痛，咀嚼嚥汁，能解一切魚鱉毒。其欖仁氣味甘平，無毒。凡唇吻燥痛，可研爛敷之。其核氣味甘澀而溫，無毒。磨汁服之，治諸魚骨鯁，及食鱠成積；又治小兒痘瘡。燒研，服之，治腸風，下血。

「學說」李時珍曰：橄欖，樹高，將熟時，以木釘釘之，或納鹽少許，於皮內。其實，一夕自落，亦物理之妙也。

「別稱」又名青果，忠果，諫果。

橙 (芸香科)

「學名」Citrus Aurantium, L. Subspecamara, L. var. Kunep. Mak.

「產地」產於暖地，多栽培於園圃中。

「基本」為常綠喬木，莖上有針，高十尺餘，葉橢圓形，全邊，互生，葉柄生翼。初夏開花，花瓣帶白色，頗有香氣。結果實甚大，至翌年成熟；其果皮，及花，皆可供藥用之。

「成分」含有揮發油，及苦味；越幾斯質等。

「功效」為健胃藥。

其實氣味酸寒，無毒。洗去酸汁，切片，和鹽蜜煎成，貯食，止惡心，去胃中浮風，惡氣，行風氣，療癭氣，發瘰癧，殺魚蟹毒。其皮氣味苦辛而溫，無毒。能散腸胃惡氣，消胃中浮風，亦可和鹽貯食，止惡心，解酒毒，消痰，下氣，利膈，寬中，解酒。其核能治面䵟，粉刺，可研末塗之。

「用量」一•〇——三•〇服用。

「製劑」1橙皮油 Oleum Aurantii Corticis

此卽以新鮮橙皮，壓取而得之揮發油，呈透明微黃色，而稀薄流動，有特異之芳香苦味，爲調味健胃藥。

2橙皮越幾斯 Extractum Aurantii Corticis

此卽以橙皮四〇•〇，浸於酒精六〇〇•〇，及溜水三〇〇•〇中，經五日後，濾過之，而製成越幾斯也。

3橙皮丁幾 Tinctura Aurantii Corticis

此卽以橙皮末一〇•〇，浸於稀酒精五〇•〇中，浸濾而製成澄明褐色之液體也。一日三回，以二•〇——六•〇，多於他劑配伍用之。

4橙皮舍利別 Syrupus Aurantii Corticis

此卽以橙皮丁幾一五•〇，與舍利別八五•〇，混和而製成澄明黃褐色之舍利別也。以一五•〇，乃至三〇•〇，加於水劑二〇〇•〇，服用之。

5複方橙皮酒 Vinum Aurantii Compositum

此卽以橙皮粗末二〇•〇，桂皮粗末四•〇，炭酸加里一•〇，龍胆越幾斯二•〇，苦艾越幾斯二•〇，莤栄越幾斯二•〇，加斯加拉越幾斯二•〇，設里酒一〇〇•〇，混和而浸製之。其法：先以橙皮，桂皮，及炭酸加里，浸於設里酒，濾過之；再加入各越幾斯，卽成。

「學說」馬志曰：橙樹，似橘，而葉大。其形圓，大於橘，而香；皮厚，而皺，八月熟。

「別稱」又名金毬，鵠殼。

獨活 (繖形科)

「學名」 Archangelica gmelini, Dc.

「產地」多自生於山野之中。

「基本」爲越年生草，高六七尺，形似羗活。葉數回分岐，爲大形之羽狀複葉；葉背微白，莖葉無毛茸，莖帶赤色。夏月開花，細小，白色。可採取其根，供爲藥用之。

「功效」爲鎭痛藥，可用於頭痛，及痛風等。

其氣味辛苦而溫，無毒。能發表，去溫。治一切風氣，遊風，頭痛，目赤，中風不語，口面喎斜，手足不遂，筋骨攣拳，百節痠痛，肌膚不仁，週身作痿，五勞七傷，產後諸風。並能搜肝風，瀉肝氣，小無不入，大無不通，使風濕相搏。

「用量」一·五——四·五服用。

「採製」二月，八月採取，洗去土氣，剉乾，焙用。

獨脚蜂

「學名」 Sirex japonica. Sm.

「基本」此屬膜翅類之有錐類，大形之蜂也。雌蜂之尾端，有一劍狀突起，與長產卵管，產卵於樹木之枝葉上。幼蟲，用銳顎，入植物之材質中，而食害之。

「功效」據云：能治疔腫，癰疽，可燒研和油塗之。

「學說」陳藏器曰：出嶺南，似小蜂，黑色。一足連樹根，不得去，不能動搖，五月采之。又有獨脚蟻，亦連樹根，不能動搖，功用，與蜂相同。

獨脚蓮

「基本」據百草鏡載：此藥，產廣東；根大如拳。春月發苗，經霜雪則死。若善藏過冬，則來年宿根復發，苗高丈許；葉大如杯，宛似荷葉，色綠，柔厚，莖有細毛。六七月起莖，莖有白毛，開花，微垂，似山蘭而小；其色微紅。

「功效」據云：能治疔腫，癰疽，以根，或醋酒磨塗；葉貼癰腫，能消。又治蛇蟲咬傷。

獨用將軍

「基本」據蘇恭云：生林野中，節節穿葉，心生，苗其葉似楠，不時采根，葉，用之。

「功效」其味辛無毒。能消毒腫，乳癰，解毒，破惡血。

瑿珀

「基本」爲琥珀 (Succinum) 之黑色者，或因土色薰染，或是一種木瀋結成，未必是千年琥珀復化也。

「成分」含有樹脂，揮發油，琥珀酸，硫黃，斯可企涅等。

「功效」其味甘，能補心，安神，破血，生肌；能治婦人癥瘕，小兒帶之，辟惡，磨滴，治目翳，赤障。

「別稱」又名瑿。

硇砂 Sal ammonica

「基本」爲一種鹽化錏，尋常無色，有特別之鹹味。銅之表面，塗以硇砂，可止酸化。此外尚可供醫藥之用。

「成分」含有鹽化安母尼亞 HN_4Cl. 之成分。

「功效」爲祛痰藥。

其氣味鹹苦辛溫，有毒。能除積聚，破結血，止痛，下氣，療欬嗽，宿冷，去惡肉，生好肌。又治婦人男子羸瘦，積病，血氣不調，腸鳴，食飲不消，腰脚痛冷，痃癖，痰飲，喉中結氣，反胃，吐水。又能肥健，除冷病，益陽事，補水臟，煖子宮，消瘀血，宿食不消，食肉飽脹，夜多小便，腰胯酸重，四肢不任，婦人血氣，疼痛，氣塊，痃癖，及血崩，帶下，惡瘡；又去息肉；敷金瘡，生肉，去目翳，弩肉，消內積，治噎膈，癥瘕，積痢，骨哽，除痣靨，疣贅。

「用量」〇・三——一・〇服用。

積雪草 (繖形科)

「別稱」又名荻鹽，北庭砂，氣砂，透骨將軍。

「學名」Hydrocotyle asiatica, L.

「產地」多自生於原野之間。

「基本」爲一種小草，莖細，匍匐於地上，葉互生，形圓如錢狀，有長葉柄；開花頗小。其莖葉，可爲藥用。

「成分」含有芳香性凉爽之揮發油，單寧等。

「功效」爲强壯藥。

其莖葉氣味苦寒，無毒。能治大熱，惡瘡，癰疽，熱腫，丹毒，暴熱，小兒寒熱，腹內熱結，搗汁，服之。單用治瘰癧，鼠漏，寒熱來往。又以鹽挼貼腫毒，並風疹，疥癬，又可研汁，點滴暴赤眼腫。

「用量」一・五——四・五服用。

「學說」李時珍曰：按蘇恭注：薄荷，云一種蔓生，功用相似。蘇頌云：胡薄荷，與薄荷相類，但味少甘。

「別稱」又名胡薄荷，地錢草，連錢草，海蘇。

䅟 (禾本科)

「學名」*Panicum crus-Galli, var. frumentaceum,*

「產地」多栽培於田圃之中。

「基本」爲一年生草，莖高四尺餘，葉細長而尖；開花，甚小，種子，可供食料，亦供藥用。

「功效」其氣味甘澀，無毒。能補中，益氣，厚腸胃，健肌肉。

「學說」李時珍曰：䅟子，山東，河南皆有。五月種之，苗如茭黍；八九月抽莖，有三稜，如水中藨草之莖，開細花，簇簇結穗，如粟穗，而分數歧，如鷹爪之狀，內有細子，如黍粒而細。其色赤；其稃甚薄；其味粗澀。

「別稱」又名龍爪粟，鴨爪稗。

螢火蟲

「學名」Luciola vitticallis, Kies.

「產地」多產於水邊之草上。

「基本」此屬鞘翅類之五節類，卵，幼蟲，成蟲，均有放光性。卵形小，幼蟲蛆狀，放惡臭，以防敵。入於土中，至翌春生長；再入土中，蛹化，因捕食小蟲，為蓊蟲也。成蟲，長橢圓形，翅鞘略柔；頭與翅鞘黑色，前胸之背面赤色；其中央稍有黑色部分，後腹部之一二環節，有發光組織，夜間放光，是蓋氣管內之酸素，在發光組織內，起化學作用也。其加減呼吸，得令光，現其強弱。是光非獨供雌雄相索之用，且為一種警戒色也。

「功效」其氣味辛而微溫，無毒。能明目，療靑盲；治小兒湯傷，熱氣，蟲毒，鬼疰；又通神精。

「別稱」又名夜光，卽炤，夜炤，景天，救火，據火，挾火，宵燭，丹鳥。

篤留樹 （荳科）

「學名」Toluifera Balsamum, L.

「產地」多產於南美利加之原野。

「基本」為一種喬木，高七八丈許；葉為奇數羽狀複葉，互生。開白花，花冠不整，為總狀花序，果實為莢。此植物之莖幹，可能製取樹脂，卽為篤留拔留撒謨(Balsamum tolutanum)可供藥用之。

「成分」含有篤留拔爾撒謨堅硬黃褐色之塊。

「功效」為祛痰藥，常用為氣管過量之分泌；又有用於肺癆，而配伍與結列阿曹篤等，服用之。

「用量」○・三——一・○為丸劑，膠囊劑等，服用之。

「製劑」1 篤留拔留撒謨舍利別 Sirup Balsami. tolutani. 此卽以篤留拔留撒謨四○・○，白糖六○○・○，溜水三五○・○，混和而製成澄明微黃色，佳香味之舍利別，亦用為祛痰藥等；每日五・○——三○・○分服之。

篤耨香

「基本」據李時珍云：篤耨香，出眞蠟國，樹之脂也。樹如松形，其香，老則溢出，色白，而透明者，名：白篤耨。盛夏不融，香氣淸遠。土人取後，夏月以火炙樹，令脂液再溢；至冬乃凝，復收之。其香夏融，冬結，以瓠瓢盛，置陰凉處，乃得不融。雜以樹皮者，則黑色，名黑篤耨，皆可供藥用之。

「成分」含有樹脂，護膜，膠樣質等。

「功效」據云：能治面黑䵳黯，同白附子，冬瓜子，白芨，石榴皮等分，研爲細末，酒浸三日，洗面後，敷之，久則面瑩如玉。

䔮核

「基本」據韓保昇云：今出雍州，樹生，葉細似枸杞，而狹長，花白，子附。莖生紫赤色，大如五味子；莖多細刺。五月，六月熟，采實，日乾。蘇頌云：今河東，幷州，亦有之。木高五七尺，莖間有刺。又據郭璞云：白桵，小木也。叢生，有刺，實如耳璫，紫赤，可食，卽此也。

「功效」其仁氣味甘溫，無毒。能去心腹邪熱，結氣，可以明目。治目赤，痛傷，淚出，目腫，眥爛；又能益氣，强志，明耳目，破痰結，痞氣，齆鼻，止鼻衄，凡不眠者，亦可食之。

「採製」取仁，以湯浸之，除去皮尖，擘作兩片，每四兩，用芒硝一兩，木通草七兩，同水煎之，經一伏時，取仁，研膏，入藥用之。

「別稱」又名白桵，

蕪荑

「基本」據李時珍云：蕪荑，有大小兩種：小者，卽榆莢也。揉取仁，醞爲醬，味尤辛。人多以外物相和，不可不擇去之。入藥，皆用大蕪荑，別有一種。

「功效」其氣味辛平，無毒。除五內邪氣，殺三蟲，化食穀，逐寸白蟲，止喘息，消積冷，止心腹癥痛，除肌膚中風，肢節邪氣。治五痔，中惡，蠱毒，腸風，痔瘻，惡瘡，疥癬。又治婦人子宮風虛，小孩疳瀉，冷痢，得訶子，豆蔻，最良。又和豬脂，擣塗熱瘡；又和蜜，治濕癬；又和馬酪，治一切瘡。

蕪菁（十字花科）

「學名」Brassica campestris, L.

「產地」庭園間，多栽培之。

「基本」爲一年生草，或二年生草，根多肉，扁圓；葉大，略成羹匙狀，邊有細齒。春日開黃花，爲總狀花序；果實成長角。其根葉及子，皆供藥用之。

「功效」其根葉氣味苦溫，無毒。能消食，下氣，治咳嗽，止消渴，去心腹冷痛，及熱毒，風腫，乳癰。其子氣味苦辛而平，無毒。能明目，療黃疸，利小便，用水煮汁服之，治癥瘕，積聚，霍亂，心腹膨脹。又入面膏，去黑䵟，皺文；又和油敷蜘蛛咬傷。其花氣味辛平，無毒。治虛勞，眼暗，久服，夜間可以讀書。三月三日采花，陰乾，為末，每服二錢，空心服用之。

「別稱」又名蔓菁，九英菘，諸葛菜。

蕕 （馬鞭草科）

「學名」Caryopteris divaricata, Maxim.

「產地」多生於山野之中。

「基本」為一種臭性雜草，莖方形，高至三四尺；葉卵形，而尖，有鋸齒，對生。秋日枝梢分叉，開花；花冠唇形，呈青紫色。其根葉等，供藥用之。

「功效」其氣味甘寒，無毒。能調中，明耳目，煎汁服之，能明目，潤肺；又能消水氣，去濕痺，脚氣，頑痺，虛腫，小腹急，小便赤澀；並合赤小豆，煮食，勿與鹽絞汁服之，止消渴。又搗葉，敷毒腫。

「學說」陳藏器曰：生南方，廢稻田中。節節有根，着土，如結縷草，堪飼馬，又曰：蕕生水田中，狀如結縷草，，而葉長，馬食之。

「別稱」又名馬唐，馬飯，羊麻，羊粟，蔓于，軒于。

蕎麥 （蓼科）

「學名」Fogopyrum esculentum Moench.

「產地」多栽培於陸田之中，以北方為最廣。

「基本」為一年，或二年生草，高一二尺，莖赤；葉為三角形，有長柄，互生。春夏開花，花小而白，列為圓錐花序；實有三稜形，老則黑色。其實及莖葉，可供藥用之。

「功效」其實氣味甘平，無毒。能厚腸胃，益氣力，續精神，鍊五臟。用醋磨粉，塗治小兒丹毒，赤腫，熱瘡。又能降氣，寬腸，磨積滯，消熱腫，風痛，除白濁，白帶。以炒糖水調，炒麪二錢，服之，治痢疾；炒焦熱水服之，治絞腸痧痛。其葉氣味相同，可作茹食，下氣，利耳目。其莖氣味相同，可燒灰，淋汁，取鹼熬乾，同石灰等分，密收，能爛癰疽，蝕惡肉，去靨痣，最良。

「別稱」又名烏麥，花蕎。

蕨 （羊齒科亦作水龍骨科）

「學名」Pteridium aquilinum, Kuhn.

「產地」多生於山野之間。

「基本」爲多年生草，莖長，匍匐於地中，隨處生葉；葉大爲數回複葉，長三四尺，小葉有缺刻，其苗根可採之，而供藥用。

「功效」其苗氣味甘寒而滑，無毒。能去暴熱，利水道，補五臟不足，氣壅，經絡，筋骨間毒氣。其根可燒炭，油調，敷蛇傷。

「學說」李時珍曰：蕨，處處山中有之。二三月生芽，拳曲狀，如小兒拳；長則展開，如鳳尾，高三四尺，其莖嫩時，采取。

蕁麻 （蕁麻科）

「學名」Urtica Thunbergiana, S. et Z.

「產地」多生於山野之中。

「基本」爲多年生草，春月抽莖，高二三尺，至秋則上部枯死。其莖與葉，皆生毛，有刺戟性，觸之即自毛端分泌液汁，能傷筋肉。葉卵形，端尖，緣邊有鋸齒，葉柄較長，對生。夏秋之間，葉腋綴以穗狀花，其皮多白色，有絲性纖維，而具絹光。其葉可採取之，而爲藥用。

「功效」其氣味辛苦而寒，並有大毒。能治蛇毒，可搗塗之。又治風瘮，以此點之，一夜皆失。

「學說」李時珍曰：川，黔諸處，甚多。其莖有刺，高二三尺；葉似花桑，或青，或紫者，入藥。

蕓薹 （十字花科）

「學名」Brassica campestris, L.

「產地」多栽培於田圃之中。

「基本」爲二年生草，秋末生苗，塌於地面；翌春抽莖，高三四尺；葉大，濃綠色，無葉柄，及托葉；葉身之基部包圍於莖上。夏初莖梢着花，爲總狀花序，呈黃綠色。果實爲長角，成熟則裂開，散出種子，紫黑色，或黃色。其莖葉及子，皆供藥用之。

「成分」含有多量菜子油等。

「功效」爲通經藥。其莖葉氣味辛溫，無毒。治風遊，丹腫，乳癰，破癥瘕，結血。又治產後血風，瘀血，瀰疽，痘瘡，又散血，消腫。其子氣味辛溫，無毒。能止夢中洩精，與鬼交，又行滯血，破冷氣，消腫，散結，治難產，產後心腹諸疾，赤丹，熱腫，金瘡，血痔。

「用量」三•〇——一〇•〇服用。

「學說」李時珍曰：芸薹，方藥多用。諸家註，亦不明。今人不識爲何菜，珍訪考之，乃今油菜也。

「別稱」又名寒菜，胡菜，薹菜，薹芥，油菜。

蕘花 （瑞香科）

「學名」Wikstroemia japonica, Miq.

「產地」多產於山地之間。

「基本」爲落葉小灌木，幹高三四尺，枝葉俱對生。葉橢圓形，或卵狀橢圓形，葉端尖，全邊，長七八分許。冬間枝梢着花，黃色，呈筒狀，可採取之，而供藥用之。

「功效」其氣味苦寒，有毒。治傷寒，溫瘧，下諸水，破積聚，堅硬，癥瘕；又蕩滌胸中留澼，飲食寒熱，邪氣，利水道，療痰飲，欬嗽，上氣，喉中腫滿，疰氣，蠱毒，痃癖，氣塊。

「學說」李時珍曰：按蘇頌圖經本草言：絳州所出，芫花，黃色，謂之黃芫花。其圖小株，花成簇生，恐卽此也。生時，色黃，乾則，如白。

藒車香

「基本」爲一種芳香草類，生海南山谷。莖高數尺，葉黃，花白，可爲藥用。

「功效」其氣味辛溫，無毒。能辟鬼氣，去惡臭，及蟲魚，蛀蠱。又治霍亂，除惡氣。

衛矛 （衛矛科）

「學名」Euonymus alata, K. Koch.

「產地」多生於山野之間。

「基本」爲落葉灌木，幹高六七尺餘，枝幹皆有突起，狀如翦翎。葉卵圓形，有鋸齒。夏開細花，淡黃綠色；實扁而尖，熟則微黃，自裂，現紅肉，中有白色種子，結爲蒴果。可採之，而供藥用。

「功效」其氣味苦寒，無毒。治女子崩中，下血，腹滿，汗出，除邪，殺鬼毒，蟲疰，中惡；去寸白蟲，消皮膚風毒，腫脹。療婦人血氣，破陳血，能落胎，去百邪，鬼魅，通月經，破癥結，止血崩，帶下，殺腹臟蟲，產後血咬腹痛。

「別稱」又名鬼箭，神箭。

豬

「學名」Sus Serafa domesticus.

「基本」此屬有蹄類之不反芻類，體肥而大，富於脂肪，脚短，故運動不甚敏捷。齒完備，除金石外，無論新腐，均食之。鼻圓筒狀，突出前方，運動自由，適於掘土。肉富於滋養，可供食用，恐有鉤縧蟲，旋毛蟲等之寄生，宜煮食之。其毛，可製刷，毛筆等。其脂肪供石鹼，蠟燭製造之用。昔時吾國多剖割其臟器，及各部組織，以供藥用之。

「功效」其肉苦而微寒，並有小毒。療病狂，久而不愈，又壓丹石，解熱毒，又能補腎氣虛竭。其脂膏，無毒。煎膏藥，解斑蝥，芫青毒；又解地膽亭長，野葛，硫黃毒，諸肝毒；又利腸胃，通小便，除五疸水腫，生毛髮，破冷結，散宿血，利血脈，散風熱，潤肺；又入膏藥，治諸瘡，殺蟲，塗皮膚惡瘡，癰疽。其髓氣味甘寒，無毒。治撲損惡瘡，塗小兒解顱，頭瘡，及臍腫，眉瘡，瘑疥，服之補骨髓，益虛勞。其血氣味鹹平，無毒。生血，療賁豚，暴氣，及海外瘴氣，中風，絕傷，頭風，眩運，及淋瀝，下血，以清酒和炒食之。又清油炒食，治嘈雜，有蟲，壓丹石，解諸毒。其心血調朱砂末，服之，治驚癇，癲疾，惡死，及痘瘡倒靨。其心氣味甘鹹而平，無毒。治驚邪，憂恚，虛悸，氣逆，婦人產後中風，血氣，驚恐，補血不足，虛劣，小兒驚癇。其尾血治痘瘡倒靨，用一匙，調龍腦少許，新汲水服之；又治卒中，惡死。其肝氣味苦溫，無毒。治小兒驚癇，脚氣，冷勞，虛洩，久滑，赤白帶下。又補肝，明目，療肝虛，浮腫。其脾氣味澀平，無毒。去脾胃虛熱，同陳橘紅，人參，生薑，葱白，陳米，煮羹食之。其肺氣味甘而微寒，無毒。能補肺，療肺虛，欬嗽，以一具，竹刀切片，麻油炒熟，同粥食之。又治肺虛，嗽血，煮蘸，薏苡仁末，食之。其腎氣味鹹冷，無毒。理腎氣，通膀胱，利水臟，暖脚膝，治耳聾，補虛，壯氣，消積滯，除冷痢，止消渴，治產勞虛汗，下痢，崩中。其胰氣味甘平，無毒。治肺痿欬嗽，和棗肉，浸酒服之，亦治痃癖，羸瘦，又療肺氣，乾脹，喘急，潤五臟，皯䵟，殺斑蝥，地膽毒，治冷痢成虛，一切肺病欬嗽，膿血不止，以薄竹筒，盛於糖火中，煨熟食之。其肚氣味甘而微溫，無毒。補中，益氣，止渴，斷痢，補虛損，殺勞蟲，治小兒疳蚘，黃瘦病，骨蒸，熱勞，血脈不行，補羸，助氣，四季宜食。又消積聚，癥瘕，治惡瘡。其腸氣味甘而微寒，無毒。止虛渴，利小便，補下焦，能去大小腸風熱。其脬氣味甘鹹而寒，無毒。治夢中遺溺，疝氣，墜痛，陰囊濕癢，玉莖生瘡。其膽氣味苦寒，無毒。治傷寒，熱渴，骨熱，勞極，消渴，小兒五疳，殺蟲，通小便，敷惡瘡，殺疳䘌，治目赤。其膽皮治目翳，如重者，取皮曝乾，作兩股繩，如筋，可燒灰，出火毒，點之，即效。其膚氣味甘寒，無毒。治下痢，咽痛。其耳垢治蛇傷，狗咬，塗之。其鼻唇能治凍瘡，痛癢。其靨治項下瘻氣。其齒治小兒驚癇，五月五日，取之燒灰，服用。又治蛇咬，痘瘡倒陷。其骨燒灰治痘陷，煎汁服之，解丹藥毒。其卵氣味甘溫，無毒。治驚癇，癲疾，鬼疰，蟲毒，攣縮，陰痛。其乳氣味甘鹹而寒，無毒。治小兒驚癇，去來寒熱。其蹄煑汁服之，能下乳汁，解百藥毒。煑清汁能洗癰疽，熱毒可消毒氣，去惡肉。其懸蹄治五痔，腸癰，煉之，能辟一切惡瘡。其尾治喉痺，和貓脂，塗赤禿，髮落。其毛燒灰，麻油調塗湯傷。其屎治寒熱，黃疸，濕痺，除蠱毒，天行熱病，痘瘡，驚癇，又能除熱，解毒，治瘡，止血。

「別稱」又名豚，豭，彘，豶，豕。

豬苓 Pigs tuber

「基本」據李時珍云：豬苓，亦是木之餘氣所結，如松之餘氣結茯苓之義，他木皆有，楓木為多耳！此呈不正圓塊，外面黑色，內面白色，可供藥用之。

「功效」為利尿藥。

其氣味甘平，無毒。治痎瘧，解毒，蠱疰，利水道，消腫脹，解傷寒溫疫，大熱，發汗，急痛，又除濕，去心中懊憹，瀉膀胱，開腠理，治淋腫，脚氣，白濁，帶下，妊娠子淋，胎腫，小便不利。

「用量」二·〇——四·〇服之。

「採製」採得，削去粗皮，薄切，以水浸一夜，至明濾出，細切，以升麻葉對蒸一日，去葉，晒乾，用之。

「別稱」又名家嚢，地烏桃。

豬腰子

「基本」據李時珍云：豬腰子，生柳州，蔓生。結莢，內子大若猪之內腎，狀酷似之，長三四寸，色紫，而肉堅，亦有爲藥用之者。

「功效」其氣味甘而微辛，無毒。治一切瘡毒，箭傷，可研細末，用酒服一二錢，並可塗之。

貒

「基本」據李時珍云：貒，卽今豬獾也；處處山野間有之，穴居。狀似小豬猯形，體肥，而行鈍。其耳聾，見人乃走，短尾，短足，尖喙，褐毛，能孔地食蟲蟻，瓜果。其肉帶土氣，皮毛不如狗獾。

「功效」其肉氣味甘酸而平，無毒。治水脹，可作羹食之。又治下痢，赤白，可煮肉露一宿，空腹和醬食，一頓卽瘥。又治上氣，虛乏，欬逆，勞熱，利五味煮食。其膏治蜣螂蟲毒，胸中哽噎，怵怵如蟲行，欬血，以酒和服之，或下，或吐，或自消也。其胞治蠱毒，以臘月乾者，湯摩如雞子許，空腹服之。其骨治上氣，欬嗽，多研酒服之。

貓

「學名」Felis domestica, Briss.

「基本」此屬食肉類之貓科，性好潔而惡寒，常被飼於人，而捕家鼠，趾之表面，具有柔肉，故行走並不發音；又由高處轉落時，亦不感激動。晝間瞳孔縮小，爲1字形，至夜則瞳孔散大，爲圓形。耳能前後搖動，得知音來之方向，聽覺，視覺均甚敏銳，鬚營觸覺作用，可知通過隙間之大小。

「功效」其肉氣味甘酸而溫，無毒。治勞疰，鼠瘻，蠱毒。其頭骨氣味甘溫，無毒。治鬼疰，蠱毒，心腹痛，殺蟲，治疳，及痘瘡變黑，瘰癧，鼠瘻，惡瘡。其腦之功效，與肉相同。其眼睛治瘰癧，鼠瘻，可燒灰服之，其牙，舌，涎之功效，與肉相同。其肝治勞瘵，殺蟲，取黑貓肝一具，生曬研末，每朔望，五更酒調服之。其胞衣治反胃，吐食，燒灰入硃砂末少許，壓於舌下，甚效。其皮毛之功效，亦與肉相同。其尿治蜒蚰諸蟲入耳，滴入，卽出。其屎之功效，與肉亦大略相同。

「別稱」又名家狸。

赭魁

「基本」據李時珍云：赭魁，閩人用之，染青緇中，云易上色。沈括筆談云：本草所謂赭魁，皆未詳審，今南中極多，膚黑，肉赤，似何首烏，切破，中有赤理，如檳榔，有汁，赤如赭。彼人以染皮，製靴。閩人謂之餘糧；本草石部禹餘糧，陶氏所引，乃此物也。謹按沈氏所說：赭魁甚明，但謂是禹餘糧者非矣。禹餘糧，乃今之土茯苓，可食，故得糧名；赭魁不可食，豈得稱糧耶!? 土卵，卽土芋也。

「功效」其根氣味甘平，無毒。能除心腹積聚，硬結，殺三蟲，療疥癬。

醍醐菜

「基本」據李時珍云：按唐愼微，證類本草，收此，而形狀莫考；惟雷斅炮炙論云：形似牛皮，蔓掐之，有乳汁出，香甜。入頂采得，以苦竹刀細切，入砂盆中，研如膏，用生絹挼汁出，暖飲；然亦不云，治何病也。

「功效」其氣味甘溫，無毒。治月水不利，擣葉，絞汁，和酒，煮服一盞。

鋼鐵 Ferrum

「基本」據云：鋼鐵，有三種：有生鐵，夾熟鐵煉成者；有精鐵，百煉出鋼者，有西南海山中生成，狀如紫石英者。凡刀劍斧鑿諸刃，皆是鋼鐵。其針砂，鐵粉，鐵精，亦皆用鋼鐵者。

「功效」其氣味甘平，無毒。治金瘡，煩滿，熱中，胸膈氣塞，食不消化。其鐵粉氣味鹹平，無毒。能安心神，堅骨髓，除百病，潤肌膚，化淡，鎭心，抑肝邪特異。其鍼砂之功效相同，和沒食子，染鬚，至黑。又能消積聚，腫滿，黃疸，平肝氣，散癭。

「用量」鐵粉之用量，一日二三回，以〇•〇一——〇•〇五——〇•一爲粉劑，丸劑等服用之。

「別稱」又名跳鐵。

錦地羅

「基本」據李時珍云：錦地羅，生廣西慶雲山岩間，鎭安，歸順，柳州皆有之。根似萆薢，及栝樓根狀；彼人頗重之，以充方物。

「功效」其根氣味微苦而平，無毒。治山嵐，瘴毒，瘡毒，並中諸毒，以根研之，用酒服一錢。

錫 Stannum

「基本」爲化學原質 Su 之一，天然存在者，爲二養化錫，即錫石金礦中，亦有存在者，然其量甚微。呈青白色，頗具延展性。

「功效」其氣味甘寒，微毒。治惡毒，風瘡。

錫恡脂

「基本」據李時珍云：此乃波斯國，銀鑛。一作：悉蘭脂。

「功效」據云：能治目生翳膜，用火燒銅鍼輕點，乃敷之不痛。又治一切風氣，及三焦消渴，能入丸藥用之。

駱駝 Camelus

「基本」此屬有蹄類之反芻類，頭部，頸部，背部生長毛，各肢有二蹄，牝牡均缺角，亞弗利加產，及亞刺比亞者，體略小，有一峰，名曰：單峰駱駝。中央亞細亞，體大，有二峰，名曰：雙峰駱駝。肉峰者，乃脂肪堆積，所謂養分之貯藏部分是也。其性溫柔，負物時跪而受之。

「功效」其脂氣味甘溫，無毒。能治頑痺，風瘙，惡瘡，毒腫，死肌，筋皮攣縮，跌損筋骨，以火炙摩之，取熱，又和粉米作煎餅，食之，療痔，治一切風疾，皮膚急痺，及虛勞，而有冷積者，以燒酒服之。其肉氣味甘溫，無毒。治諸風，下氣，壯筋骨，潤肌膚，治惡瘡。其乳氣味甘冷，無毒。能補中，益氣，壯筋骨。其黃氣味苦平，微毒。治風熱，驚疾。其毛治婦人赤白帶下。

「別稱」又名駝，橐駝。

鮑魚 Acalephae

「產地」多生於海水之中。

「基本」爲鮑魚類 (Polypomedusae) 之一種，體呈灰色，微紅色，及綠色不等，而形狀亦各異。

「功效」其肉氣味辛溫，無毒。能治跌折，墜落，瘀血，血痺，在四肢不散者。女子崩中，血不止者，可煮汁食之。又治女子血枯。

鮓答

「基本」據云：鮓荅，生走獸，及牛馬諸畜肝膽之間，有肉囊裹之，多至升許。大者，如雞子；小者，如栗，如榛。其狀白色，似石，非石；似骨，非骨，即打破層疊，而備用之。

「功效」其氣味甘鹹而平，無毒。能治驚癇，毒瘡。

鴞

「學名」Strix uralensis Pallas

「基本」此屬猛禽之梟類，雖與鴟鵂相似，而比較之，異點甚多。鴞之體大，呈黑褐色。頭側並無毛角，是其不同耳！

「功效」其肉氣味甘溫，無毒。治鼠瘻，可炙食之。又治風癎，噎食。其頭治痘瘡黑陷，用臘月者，一二枚燒灰，酒服之，當起。其目呑之，能令人夜見鬼物。

鴟

「學名」Milvus ater melanatis T. & S

「基本」此屬猛禽類鷹科，擴張長翼，與大尾作輪狀高飛，徐索地下之食。視力銳，黑烟野火時，能拾蟲類。

「功效」其頭氣味鹹平，無毒。能治頭風，目眩，顚倒，癎疾，癲癎，瘓瘲。其肉食之，能治癲癎。其骨能治鼻衄不止，取老鴟翅關大骨，微炙，研末，吹之。

「別稱」又名雀鷹，鳶，隼，鷂。

鴟鵂

「學名」Scops senitorpue T. & S

「基本」此屬鴞類，頭部圓形，上嘴鈎曲，先端銳，以覆下嘴。眼大而圓，周圍有毛圈。頭之兩側，突出角羽，狀恰如耳，故一名耳木兎。體色淡褐，多黑色之斑紋，後頸有蒼色之條帶。脚强壯，至足之趾部，被以羽毛，爪銳。

「功效」其肉能治瘧疾，用一隻，去毛，腸，油煠食之。

鴨跖草 （鴨跖草科）

「學名」Commelina communis, L

「產地」多生於山野，亦有生於路傍，及旱田者。

「基本」爲多年生草，莖高一尺許，質柔，常傾臥於地面。葉爲廣披針形，與竹相似，較厚而柔；葉柄如鞘狀，圍包於莖上，互生。夏日莖梢着花，花冠藍色。其苗，可爲藥用之。

「功效」其苗氣味苦而大寒，無毒。治寒熱，瘴瘧，痰飮，疔腫，肉癥，澀滯，小兒丹毒，發熱，狂癎，大腹，痞滿，身面氣腫，熱痢，蛇犬咬傷，癰疽。又和赤小豆，煑食能下水氣，濕痺，利小便，消喉痺。

「學說」李時珍曰：竹葉菜，處處平地有之。三四月生苗，紫莖，竹葉，嫩時，可食。四五月開花，如蛾形，兩葉如翅，碧色，可愛。

「別稱」又名岑鷄舌草，碧竹子，竹鷄草，竹葉菜，淡竹葉，耳環草，碧蟬花，藍姑草。

鴛鴦

「學名」Aex galericulata. L

「基本」此屬游禽類，秋來春去，候鳥也。雄有各色之羽毛，頗美麗。臂翼有一對直立，左右相對；其下部，呈琉璃色，後側稍有黑色部。雌之臂翼亦稍有琉璃色之部分；但不似雄之直立。雌雄之外翮，均有銀灰色之部分，雌雄雙棲，極爲親睦。

「功效」其肉氣味鹹平，而有小毒。能治諸瘻，疥癬，以酒浸炙，令熱，敷貼瘡上，冷卽易。又以淸酒炙食，治瘻瘡。

「別稱」又名黃鴨，匹鳥。

龍荔

「基本」據范成大桂海志云：龍荔，出嶺南，狀如小荔枝，而肉味如龍眼。其木之身葉，亦似二果，故名曰：龍荔。三月開小白花，與荔枝同時熟，不可生啖；但可蒸食。

「功效」其實氣味甘溫，而有小毒。生食之，能令人發癎，或見鬼物。

龍骨

「基本」爲象類動物(Mastodon)之骨，埋沒於土中，年久卽化爲石，每於地下掘出，而供藥用之。

「功效」爲强壯藥。

其氣味甘平，無毒。能治心腹鬼疰，欬逆，洩痢，膿血，女子漏下，癥瘕，堅結，小兒熱氣，驚癎，心腹煩滿，恚怒，腸癰，內疽，陰蝕，四肢痿枯，夜臥自驚，汗出，溺血，養精神，定魂魄，止洩精，縮小便，逐邪氣，止夜夢，去冷痢，下膿血，女子崩中，帶下，懷孕，漏胎，止腸風，下血，鼻洪，吐血，止瀉，消渴，健脾，澀腸胃，益腎，鎮驚，止陰瘧，收濕氣，脫肛，能生肌，斂瘡。

「用量」一・〇——五・〇服用。

「禁忌」忌鐵；畏石膏。

龍珠 (茄科)

「學名」Capsicum anomalum, Fr. et Sav.

「產地」多生於山野之間。

「基本」爲一種有毒之植物，葉長卵形。夏日開花，有花柄，常二花叢生於葉腋，亦有二花以上者，花冠淡黃色；果實多汁，球形，紅色，其苗，可爲藥用之。

「功效」其苗氣味苦寒，無毒。能治諸熱毒，石氣發動，可以調中，解煩。其子能治疔腫。

「學說」李時珍曰：龍珠，龍葵，雖以子之黑，赤分別；其實一物，二色，强分爲二者也。

「別稱」又名赤珠。

龍眼　（無患子科）

「學名」Nephelium Longana, Camb.

「產地」吾國福建，廣東各省，爲最多。

「基本」爲常綠喬木，莖高十五尺許，葉爲羽狀複葉，小葉無尖端；開花五瓣，蕚之裂片，排列如覆瓦樣；果實圓形，被以剛毛，種子有假種，皮肉質，可爲藥用之。

「成分」含有葡萄糖，蔗糖，澱粉，埋基斯篤林，及酸類。

「功效」爲滋養强壯藥，對於健忘，神經性心悸亢進，神經衰弱之不眠等，皆可服用之。

其實氣味甘平，無毒。除五臟邪氣，安志，厭食，除蠱毒，去三蟲，久服，强魂，聰明，開胃，益脾，補虛，長智。其核治胡臭，以六枚，同胡椒二七枚，研末，遇汗時用之。

「用量」二•〇——八•〇服用。

「別稱」又名龍目，圓眼，益智，亞荔枝，荔枝奴，驪珠，燕卵，蜜脾，鮫淚，川彈子。

龍葵　（茄科）

「學名」Solanum nigrum, L.

「產地」多生於原野之間。

「基本」爲一年生草，高二三尺許，葉卵形，全邊。夏月梢葉之中間，抽出花莖，花小，白色，爲繖形花序；果實爲漿果，大似豌豆之種子，球形，黑色。其苗葉等，皆供藥用之。

「功效」其苗氣味苦微，甘而滑寒，無毒。食之，解勞，少睡，去虛熱腫，治風痰，益男子元氣，女子敗血，消熱，散血，壓丹石毒，皆宜食之。其根氣味相同，搗爛，和土，敷疔腫，丹瘡，癰疽，腫毒，跌撲損傷，能消腫，散血。用根與木通胡荽煎湯，服之，通小便。其子治疔腫，能明目，亦益男子元氣，婦人敗血，又治風痰。

「學說」李時珍曰：龍葵龍珠，一類二種也；皆處處有之。

「別稱」又名苦葵，苦菜，天茄子，水茄，天泡草，老鴉酸漿草，老鴉眼睛草。

龍膽 （龍膽科）

「學名」Gentiana scabra, Bge. var. Buergeri, Maxim.

「產地」多生於山野，及原野之間。

「基本」為多年生草，高一二尺許，葉對生，廣披針形，或長卵形而尖，無葉柄。秋月莖頂常有數花，叢生，或生於上部之葉腋，合瓣花冠，青色。其根可採取之，而為藥用。

「成分」含有苦味越幾斯質，黃色素，脂肪油等

「功效」為健胃藥。

其根氣味苦澀大寒，無毒。能治骨間寒熱，驚癇，邪氣，續絕傷，定五臟，殺蠱毒，除胃中伏熱，時氣，溫熱，熱泄，下痢，去腸中小蟲，益肝膽氣，止驚惕，又治小兒壯熱，骨熱，驚癇，天行時疾，熱黃，癰腫，口乾，客忤，疳氣，熱狂；又能明目，止煩，去目黃，及睛赤，腫脹，瘀肉高起疼痛，退肝經邪熱，除下焦濕熱，瀉膀胱火，療咽喉痛，風熱，盜汗。

「用量」一回〇•五——一•五服用。

「製劑」1 龍胆越幾斯 Extractum Gentiana scabrae

此即以龍胆根三〇•〇，酒精五〇•〇，溜水五〇•〇，共浸而製成褐色之越幾斯，於水中溶解之，則澄明。一日數回，以〇•五——二•〇為丸劑，或溶液服用之。

2 龍胆丁幾 Tinctura Gentiana scabrae

此即以龍胆根一〇•〇，稀酒精五〇〇•〇，浸而壓濾之，即得澄明赤褐色之液體。一日二三回，以一•〇——二•〇，用於消化不良等；又有以五•〇——一〇•〇，加於其他種水劑一五〇•〇——二〇〇•〇，而服者。

3 複方龍胆丁幾 Tinctura gentiana scabrae composita

此即以龍胆根五•〇，橙皮三七•〇，小豆蔻一二•〇，酒精四一六•〇，溜水五〇〇•〇，供浸而壓濾之，製成為帶赤黃褐色之液。一日數回，一回十滴，乃至三十滴服用之。

「禁忌」惡地黃，防葵。

「採製」取根陰乾，用時，銅刀切去鬚及頭子，剉細，以甘草湯浸一宿，濾出，暴乾，用之。

「學說」名醫別錄曰：龍膽，生齊朐山谷，及宛句。二月，八月，十一月，十二月采根，陰乾。

「別稱」又名陵游。

龍舌草

「基本」據李時珍云：龍舌，生南方池澤湖泊中，葉如大葉菘菜，及芣苢狀。根生水底，抽莖出水，開白花；根似胡蘿蔔根而香，杵汁，能軟鵝鴨卵。其全草，可爲藥用之。

「功效」其氣味甘鹹而寒，無毒。能治癰疽，湯火灼傷，可搗塗之，卽愈。

龍常草 （禾本科）

「學名」Diarrhena japonica, Cry. var. Koenigii, Hack.

「產地」多生於山地之間。

「基本」爲多年生草，莖初略臥於地，自下部之節生根，高一二尺；葉頗長，闊亦四五分；葉端尖銳。秋月梢端，抽穗疎，着長形之小穗花，呈綠色。其莖可採之，而供藥用。

「成分」含有少量沃度，及澱粉等。

「功效」其莖氣味鹹溫，無毒。能益陰氣。療痺寒，濕氣。

「學說」李時珍曰：生河水旁，狀如龍芻；冬夏生。又郭璞云：纖細似龍鬚，可爲席。蜀中出者好，恐卽此龍常草也。

「別稱」又名糉心草。

龍腦香 （龍腦樹科）

「學名」Dryobalanops Camphora, Coleb.

「產地」多產於東印度之渤泥，蘇門答臘之南岸。

「基本」爲常綠喬木，高十丈餘，葉爲卵形；花爲合瓣花冠。其香芬郁，以幹中樹膠，製成一種白色結晶體之塊末，現多以樟腦溶解於酒精中，加鈉而製成之。

「成分」含有揮發油等。

「功效」爲興奮藥，祛痰藥。

其氣味辛苦微寒，無毒。治婦人產難，研末少許，新汲水服之，立下。又去心腹邪氣，風濕積聚，耳聾，明目；又療目赤膚翳，內外障眼，能鎮心，秘精，殺三蟲，去五痔，散心熱，治骨痛，療喉痺，腦痛，鼻瘜，齒痛，傷寒，舌腫，小兒痘陷，通諸竅，散鬱火。其子氣味辛溫，氣似龍腦，能下惡氣，消食，散脹滿。

「用量」〇•一五——〇•四五服用之。

「採製」取龍腦香，合糯米炭，相思子，貯之，則不耗。又言：以雞毛，相思子，同入小瓷罐，密收之，佳。又有以杉木炭，養之，更良，不耗。今人多以樟腦升打亂之，不可不辨也。

「學說」李時珍曰：龍腦香，南番諸國，皆有之。葉廷珪香錄云：乃深山窮谷中，千年老杉樹，其枝幹不曾損動者，則有香。

「別稱」又名片腦，膏名：婆律香。

龍鬚菜 （百合科）

「學名」Asparagus officinalis, L.

「產地」多生於海邊之岸石上。

「基本」爲宿根草，高三四尺；葉小而不顯着，爲鱗片形；葉腋所生之枝，綠色細長，而成葉狀。六月間開小白花，花梗頗長；花後結實，爲紅色漿果，嫩莖，可食，亦供藥用。

「功效」其氣味甘寒，無毒。治癭結，執氣，利小便。

「學說」李時珍曰：龍鬚菜，生東南海邊石上。叢生，無枝葉，狀如柳，根鬚長者，尺餘，白色，以醋浸食之，和肉蒸食，亦佳。博物志，一種石髮，似指此物，與石衣之石髮，同名也。

龜

「學名」Clemmys japonica Schleg.

「產地」多棲息於池沼之中。

「基本」此龜形小，背甲扁平，呈暗褐色。腹甲黑色。雌之背甲後部，具有隆起，得與雄而區別之。多取其甲板(卽龜板)，供藥用之。

「成分」含有燐酸鈣，與炭酸鈣，及膠樣質。

「功效」爲强壯藥。其氣味甘平，有毒。能補心，益腎，滋陰，增智。治陰血不足，骨蒸勞熱，腰脚痠痛，久瀉，久痢，久嗽，癥瘕，崩漏，五痔，難產，血弱。

「用量」甲板用三•〇——九•〇煎服。

「禁忌」惡人參，沙參。

「採製」取龜甲，鋸去四邊，石上磨淨，更以灰火炮過，塗酥炙黃。(亦可酒炙，醋炙，脂炙。)備用。

「別稱」又名玄衣督郵；其甲又名神屋，敗將，漏天機。

第十七畫

營實墻靡 （薔薇科）

「學名」Rosa Multiflora, Thunb.

「產地」多生於原野，或栽培於庭園之內。

「基本」爲落葉灌木，有刺，莖細，高三四尺許；葉爲奇數羽狀複葉，略有毛。初夏枝梢着花，爲圓錐花序，色白，或淡紅。結實成簇，生青，熟紅，有白毛，如金櫻子核狀，可取爲藥用，卽爲營實也；其根亦供藥用之。

「功效」實爲瀉下藥，利尿藥。其營實氣味酸溫，無毒。治癰疽，惡瘡，結肉，跌筋，敗瘡，熱氣，陰蝕，利關節，益氣血，治上焦有熱。其根氣味苦澀而冷，無毒。能止洩痢，腹痛，五臟客熱，除邪逆氣，治諸惡瘡，金瘡，又能生肉，復肌，治熱毒風，除邪氣，止赤白痢，腸風，瀉血，通結血，治牙齒痛，小兒疳蟲，肚痛，癰疽，疥癬，頭瘡，白禿，除風熱，濕熱，縮小便，止消渴。

「用量」實用二・五——七・〇用服。

「學說」李時珍曰：薔薇，野生林塹間。春抽嫩蕻，小兒掐去皮刺，食之。旣長成叢，似蔓而莖硬，多刺。小葉尖薄，有細齒。四五月開花，四出，黃心，有白色，粉紅色二者，結子成簇，生青，熟紅。其核有毛，如金櫻子核，八月採之；根采，無時。

檀

「別稱」又名薔薇，山棘，牛棘，牛勒，刺花。

「基本」據李時珍云：檀有黃，白二種：葉皆如槐，皮青而澤，肌細而膩；體重而堅，狀與梓榆，莢蒾相似。

「功效」其皮及根皮氣味辛平，而有小毒。皮和榆皮爲粉，食之，可斷穀，救荒。根皮，能塗瘡疥，殺蟲。

檀桓

「基本」據陳藏器云：檀桓，乃百歲蘖之根，如天門冬，長三四尺，別在一旁，以小根綴之。一名檀桓芝，出靈寶方。李時珍云：本經但言：黃蘖根，名曰：檀桓，陳氏所說：乃蘖旁所生檀桓芝也；與陶弘景所說：相同。

「功效」其氣味苦寒，無毒。能治心腹百病，安魂魄，通神志，去百病；為散，飲服，有驗。

檉柳 （西河柳科）

「學名」Tamarix chinensis, Lour.

「產地」多生於原野之濕地。

「基本」為落葉喬木，莖高十尺許，枝細長，密生小葉，如鱗狀。夏月自枝梢抽出花軸，似穗狀小花；萼片五枚，綠色；花瓣五枚，紫紅色，為總狀花序。其木及枝葉等，可供藥用。

「成分」含有多樹脂，及膠樣質等。

「功效」其木氣味甘鹹而溫，無毒。能剎驢馬血入肉中毒，取木片，火炙熨之，並煮汁，浸之。其枝葉能消痞，解酒毒，利小便。其乳合質汗藥，能治金瘡。

「用量」一•五——四•五服用。

「學說」李時珍曰：檉柳，小幹，弱枝，插之易生；赤皮，細葉，如絲，婀娜可愛，一年三次作花。

「別稱」又名赤檉，赤楊，河柳，雨師，垂絲柳，三眠柳，觀音柳。

螳蜋

「學名」Tenodera aridifolia Stall

「基本」此屬直翅類，頭部三角形，前胸細長，腹部肥而長，複眼頗大，觸角鞭狀。其著明之特徵，在前脚之大變為鐮狀是也。前脚之股節有溝，脛節有齒狀突起，互相適合，便於捕蟲之用。卵塊產附樹枝，初為白色，次第變為褐色。

「功效」據云：此蟲能治小兒急驚，搐搦，又出箭鏃；生者，能食疣目。其子房名曰：桑螵蛸，己另條記載，可參考之。

「別稱」又名刀蜋，拒斧，不過；其子房名，螵蛸。

螺靨草 （水龍骨科）

「學名」Drymoglossum Subcordatum, Fee.

「產地」多產生於岸石之上。

「基本」為一種蔓生草，根莖為絲狀，而匍匐，時有長達數尺者。莖面有鱗片狀之暗褐色毛；且各處發根。葉有裸葉，實葉之別。裸葉卵形；實葉狹長。。其質皆厚，表面滑澤。可採取之，而供藥用。

「功效」其味辛，能治癰腫，風疹，脚氣，腫脹，可搗爛敷之，亦煮湯，洗腫處。又治小便出血，吐血，衂血，齲齒痛。

「學說」陳藏器曰：蔓生石上，葉狀如螺靨，微帶赤色；面光如鏡，背有少毛，小草也。

「別稱」又名鏡面草。

螻蛄

「學名」Gryllotalpa africana, Pall.

「基本」此屬直翅類，前胸橢圓形，翅短小，腹末有一對尾狀之附屬物。前脚之股節，與脛節之幅寬，且跗節非常發達，適於掘地。棲息土中，害作植物之根。其性忌臭氣，以油類得驅除之。

「功效」其氣味鹹寒，無毒。能治產難，肉中刺潰，癰腫，又能下哽噎，解毒，除惡瘡，消水腫，面腫，利大小便，通石淋，治瘰癧，骨哽，口瘡，甚效。

「別稱」又名蟪蛄，天螻，仙姑，石鼠，梧鼠，土狗。

螲蟷 Atypus

「基本」爲眞正蜘蛛類之一種，體黑褐色，於樹木石垣之根部，作長囊，伏居其囊底。其囊底埋沒於地中，以上端附着他物，捕食觸囊之蟲，或夜出索食。

「功效」據云：此蟲有毒，能治一切疔腫，附骨疽，蝕瘡，宿肉，贅瘤，可燒末，和臘月猪脂，敷之；亦可同諸藥，敷疔腫。

「別稱」又名顚當蟲，土蜘蛛。

蟋蟀

「學名」Gryllodes berthellus Saus

「基本」此屬直翅類，全身黑褐色，有二本尾角，觸角鞭狀，頗長。前翅狹長，後翅寬，後脚長大，便於跳行。雌蟲體大，前翅有網狀之脈，且腹末具產卵管；產卵管愈長者，產卵於土中愈深。雄蟲體小，前翅有波狀線，使前翅斜向摩擦，可以發音，爲穀類，荳穀等之害蟲也。又油葫蘆，頭部大，呈三角形，較普通種體大，食害荳類，烟草，粟草，棉等。又三稜蟋蟀，較普通種稍小，呈暗褐色，頭部之前方爲截形。又有草蟋蟀，爲最小之蟲也。

「功效」據藥性考載：此蟲辛鹹而溫，能發痘，勝於桑蟲，又治跌蹼傷，小肚尿閉，用蟋蟀一枚，煎服之，立驗；又治小兒遺尿，男婦小水不通，痛脹不止。

䗪蟲

「學名」Mamestra brassicae, L

「基本」據名醫別錄云：生河東川澤，及沙中，人家墻壁下，土中濕處。十月采之，暴乾。陶弘景云：形扁如鼈，有甲，不能飛，小有臭氣。蘇頌云：此物好生鼠壤土中，及屋壁下；狀似鼠婦，而大者，寸餘，形小，似鼈，無甲，而有鱗。小兒多捕，以負物爲戲。李時珍云：處處有之，與燈蛾，相牝牡。

「功效」其氣味鹹寒，有毒。能去心腹寒熱，血積，癥瘕，破堅硬，下血閉，通月水，破留血，積聚，利乳脈；又行產後血積，折傷瘀血；又治重舌，木舌，口瘡，小兒腹痛，夜啼。

「用量」一・〇——一・五服用。

「禁忌」畏皂莢，菖蒲，屋遊。

「別稱」又名地鼈，土鼈，地蟬蟲，簸箕蟲，過街。

薄荷 （脣形科）

「學名」Mentha arvensis, L. var. piperascens, Holmes.

「產地」多生於山野之中，或栽培於園圃之間。

「基本」爲多年生草，莖方形，高二尺許；葉爲卵形，端尖，有鋸齒。秋月開淡紫花，花冠作脣形，叢生於葉腋。其莖葉，有特別香氣，可供藥用之。

「成分」含有一種揮發油，及單寧等。

「功效」爲興奮藥，健胃藥，又爲通經藥等。

其莖葉氣味辛溫，無毒。能治賊風，傷寒，發汗，惡氣，心腹脹滿，霍亂，宿食不消，下氣；煑汁服之，發汗，大解勞乏，亦堪生食。作菜久食，却腎氣，辟邪毒，除勞氣，令人口氣香潔。又煎湯，能洗漆瘡。通關節，發毒汗，去憤氣，破血，止痢；療頭痛，中風，失音，吐痰，及小兒風涎，爲要藥。杵汁服之，去心臟風熱。清頭目，除風熱，利咽喉，口齒諸病。治瘰癧，瘡疥，風瘙，癮疹；搗汁含漱，去舌苔，語塞；可採葉塞鼻，止衄血，又塗蜂螫，蛇傷。

「用量」〇・六——三・〇服用。

「製劑」1 薄荷油 Oleum menthae

此即由薄荷葉與水，蒸溜而得之芳香涼爽性之揮發油，呈淡黃色之稍帶綠色液體。其功效作用，具有殺菌力；並用爲鎮痙藥，驅風藥，及衝動藥；可用〇・〇五——〇・一五爲內服量。

2 薄荷霜 Menthol

此亦薄荷之製劑，爲無色針狀結晶體。其功效，及用量，與油相同。

「學說」李時珍曰：薄荷，人多栽蒔，二月宿根生苗，清明前後分之，方莖，赤色。其葉對生，初蒔形長，而頭圓，及長則尖。吳越川湖人，多以代茶。

「別稱」又名菝閜，蕃荷菜，南薄荷，金錢薄荷。

薑石

「基本」據蘇恭云：薑石，所在有之，生土石間。狀如薑，有五種，以色石而爛不磣者，爲良。齊城，歷城東者最好，采取無時。

「功效」其氣味鹹寒，無毒。能治熱疾，癰疽，痘瘡，疔毒，惡腫。

薑黃　（蘘荷科亦作薑科）

「學名」Curcuma longa, L.

「產地」吾國原野最多，亦有栽種者。

「基本」爲多年生草，葉爲長橢圓形，背有軟毛。夏初發芽，並抽花莖，高六七寸，有二小葉包之。莖上端，生鱗狀苞；每苞開二花，瓣爲漏斗形，色黃。其根入藥，並爲黃色染料。通常用以染紙，遇炭酸鈉之鹼性物，則變爲紅色，以作試驗紙之用。

「成分」含有揮發油，脂肪，黃色素等。

「功效」爲通經藥。

其根氣味辛苦，大寒，無毒。治心腹積結，疰忤，下氣，又能破血，除風熱，消癰腫，功力烈於鬱金。又消癥瘕，血塊，通月經，去撲損瘀血，止暴風痛，冷氣。又能祛邪，辟惡，治氣脹，產後敗血，攻心，風痺，臂痛。

「用量」一・〇——三・〇服用。

「學說」蘇恭曰：薑黃，根葉都似鬱金。其花春生於根，與苗並出，入夏。花爛，無子，根有黃，青，白三色。其作用之方法，與鬱金相同。

「別稱」又名蒁，寶鼎香。

薇　（薇科）

「學名」Osmunda regalis, L. var japonica, Milde.

「產地」多自生於水濕之地。

「基本」爲一種草本之植物，高二三尺，無地上莖葉，自地下莖叢生，約有二種：一綠色，二回羽狀複葉，由長卵形之小葉而成；一褐色，由細長小葉而成。可採取之，而供藥用。

「功效」其氣味甘寒，無毒。能調中，利大小腸，通水道，下浮腫，潤大腸。

「學說」李時珍曰：薇，生麥田中，原澤亦有。

「別稱」又名垂水，野豌豆，大巢菜。

薇銜

「基本」據名醫別錄載：薇銜，生漢中川澤，及宛句，邯鄲。七月采莖葉，陰乾。蘇恭云：此草叢生，似茺蔚，及白頭翁。其葉有毛，赤莖；又有大小二種。楚人謂：大者，爲大吳風草；小者，爲小吳風草。韓保昇云：葉似茺蔚，叢生，有毛。其花黃色；其根赤黑色。

「功效」其莖葉氣味苦平，無毒。治風疾，濕痺，歷節疼痛，驚癇，吐舌，悸氣，賊風，鼠瘻，癰腫，暴癥，逐水，療痿躄，明耳目。婦人服之，絕產，無子。又煎水洗瘰疽，甲疽，惡瘡。

「別稱」又名麋銜，鹿銜，吳風草，無心，無顛，承膏，承肌。

蕺菜 (三白草科)

「學名」*Houttuynia cordata*, Thunb

「產地」多生於山野之濕地，或路傍；而庭園，旱田之間，亦有之。

「基本」爲多年生草，莖高七八寸許，細長，往往匍匐於地上，及地下。葉卵形，互生。夏月莖梢分枝，着花於頂端，爲穗狀花序，花小，綠色。採其地下之根，供藥用之。

「功效」爲變質藥，解凝藥。

其葉氣味辛而微溫，並有小毒。可於淡竹筒內，煨熟，敷惡瘡，白禿。又能散熱毒，癰腫，瘡痔，脫肛，又斷痁疾，解硇毒。

「用量」三．〇——一〇．〇服用。

「學說」蘇恭曰：蕺菜，生溼地山谷陰處，亦能蔓生。葉似蕎麥，而肥，莖紫赤色。

「別稱」又名菹菜，魚鯹草。

薤 (百合科)

「學名」Allium Bakori, Bgl

「產地」多栽培於園圃之間。

「基本」爲多年生草，葉細長，自地下之鱗莖叢生。夏秋之間，開花，紫色。其鱗莖，與小蒜相似。可採其薤白，供藥用之。

「功效」其白氣味辛苦，溫滑，無毒。除寒熱，去水氣，止久痢，散結氣，消諸瘡。治中風濕寒，水氣腫痛，可搗塗之。又煮食之，能耐寒，調中，補不足，止腸風冷瀉，下重，能泄下焦氣滯。又治胸脾刺痛，下氣，散血，安胎。凡心病，宜食之。又治女人帶下，赤白，作羹食之。骨哽在咽，不去者，食之，卽下。又能補虛，解毒。其白者，補益；赤者，療金瘡，及風疾，能生肌肉。又與蜜同搗，塗燙傷。

「用量」二•〇——三•〇服用。

「學說」李時珍曰：薤，八月栽根，正月分蒔，宜肥壤。數枚一本，則茂，而根大，葉壯，似韭。韭葉中實，而扁，有劍脊。薤葉中空，似細葱葉，而有稜，氣亦如葱。二月開細花，紫白色，根如小蒜。

「別稱」又名火葱，菜芝，鴻薈。

薏苡 （禾本科）

「學名」Coix lacryma, L

「產地」多栽培於園圃之間。

「基本」爲一年生草，高四五尺，葉狹長，有平行脈，花生於葉腋。實橢圓形，仁白色，可爲食物，亦可入藥用之。

「成分」含有多量之蛋質白，及 Gluten 與脂肪，灰分等。

「功效」爲强壯藥，有滋養，助消化之功。

其仁氣味甘而微寒，無毒。能治筋急拘攣，不可屈伸，久風濕痺，下氣。又除筋骨中邪氣不仁，利腸胃，消水腫，止消渴，殺蚘蟲。又治肺痿，肺氣，積膿，血嗽，涕唾，上氣。煎服之，破毒腫，去乾濕脚氣，健脾，益胃，補肺，淸熱，去風，勝溼。炊飯食之，去冷氣；煎飲之，利小便，熱淋。

「用量」六•〇——二五•〇服之。

「採製」採仁一兩，以糯米一兩，同炒熟，去糯米，用之，亦有更以鹽湯煮過，而用之。

「學說」李時珍曰：薏苡，人多種之；二三月宿根自生。葉如初生芭芽；五六月抽莖，開花，結實，有二種：一種黏牙者，尖而殼薄，卽薏苡也。

「別稱」又名解蠡，芑實，贛米，回回米，薏珠米。

蕹菜 （旋花科）

「學名」Ipomaea aquatica, Forsk.

「基本」據李時珍云：蕹菜，今金陵，及江夏人，多蒔之。性宜濕地，畏霜雪。九月藏入土窖中，三四月取出。壅以糞土，即節節生芽，一本可成一畦也。幹柔如蔓，而中空，葉似菠薐，及鏊頭形，味短，須同猪肉羹，令肉色紫，乃佳。段公路北戶錄言：其葉如柳者，誤矣。按稽含草木狀云：蕹菜，葉如落葵，而小。南人編葦爲筏，作小孔，浮水上。種子於水中，則如萍，根浮水面，及長成莖葉，皆出于葦筏孔中，隨水上下，南方之奇蔬也；則此菜，水陸皆可生之也。

「功效」其氣味甘平，無毒。能解胡蔓草毒，即野葛毒，可羹食之；亦可生擣服之，又擣汁，和酒服之，能治產難。

繁縷 （石竹科亦作繁縷科）

「學名」Stellaria media, Vill.

「產地」山野多自生之。

「基本」爲一年，或越年生草，引蔓於地上。莖細長，節間有毛，下向，中空，斷之有一縷，如絲，作蔬，甘脆。葉爲卵形，對生。春夏之間，開花，花小，而白，五瓣；每瓣二裂，甚深。其莖葉，可採取之，而供藥用。

「功效」爲清血藥，能除分娩後之腹部硬塊，又促乳汁之分泌，能治諸瘡。其氣味酸平，無毒。能治積年惡瘡，痔疾，不愈，又破血，下乳，故產婦，宜食之。凡產後腹有硬塊疼痛，以酒炒過，絞汁，溫服。又暴乾，爲末，醋糊和丸，空腹服五十丸，取下惡血。

「用量」一·〇——三·〇——六·〇服用。

「學說」李時珍曰：繁縷，即鵝腸，非雞腸也。下濕地極多，正月生苗，葉大如指頭，細莖，引蔓。斷有一縷，如絲，作蔬，甘脆。三月之後，漸老，開細瓣白花；結小實，大如稗粒，中有細子。

「別稱」又名蘩縷，滋草，鵝腸菜。

縮砂蜜 （蘘荷科）

「學名」Amomum xanthioides, Wall.

「產地」多產於嶺南一帶。

「基本」爲一種草本植物，高三四尺，葉狹長。春夏之交，開花；實纍纍如穗狀，皮厚而皺，黃赤色，中有仁，數十；外褐，內白，辛香如白豆蔻仁，名曰：砂仁，可以入藥用之。

「成分」含有少量之揮發油，及龍腦樣之物質。

「功效」爲健胃，止瀉藥，又爲刺戟藥，可用于由寒冷而發之腹痛，下痢等。

其仁氣味辛溫，無毒。能治虛勞，冷瀉，宿食不消，赤白洩痢，腹中虛痛；除下氣，冷氣；又能消化水穀，溫暖肝腎，止上氣，欬嗽，奔豚，鬼疰，驚癇，邪氣，一切氣，霍亂轉筋；能和中，行氣，止痛，安胎。又治脾胃之氣，結滯不散；又補肺，醒脾，養胃，益腎，理元氣，通滯氣，散寒飲，脹痞，噎膈，嘔吐，止女子崩中，除咽喉口齒浮熱，化銅鐵骨哽。

「用量」一回一・〇——三・〇服用。

「學說」馬志曰：生南地，苗似廉薑，子形如白荳蔻。其皮緊厚，而皺，黃赤色。八月，采之。

隱鼠

「學名」*Mogera wogura*, Temm

「基本」爲食蟲類之一種。體圓錐形，密生軟毛，適潛行於地中，能預防溫氣。眼小，無耳殼，尾亦短小。聽嗅二覺，皆甚銳敏，而視覺甚鈍。前肢大，有强爪，能以掘土，及運土於後也。

「功效」據陶宏景云：其膏能治痔瘻，惡瘡。

「別稱」又名鼹鼠，偃鼠，鼠母。

鮫魚

「學名」Selachoidei

「基本」此屬橫口類，體略扁平，圓錐形。頭部因種類而異其形狀，脊鰭由前後二鰭而成；胸腹兩鰭大形，尾鰭刃狀，口橫裂於頭之下面，生數列銳齒。鼻孔開於前方，咽喉部之兩側，有五，乃至七對之顋孔，頭上有一個噴水孔。皮膚有顆粒狀之鱗，或骨板，昔時，吾國有用其肉，而爲藥者。

「功效」其肉氣味甘平，無毒。作鱠，能補五臟，功亞於鯽；亦可作鱐鮓，甚益於人。其皮氣味甘鹹而平，無毒。能治心氣，鬼疰，蠱毒，吐血。又可燒灰，水服，去食魚中毒。又燒研，水服，解鯸鮧魚毒，又治食魚成積，不消。其膽能治喉痺，江白礬灰，爲丸，綿裹，納入喉中，吐去惡涎，即愈。

「別稱」又名沙魚，鰒魚，溜魚。

鮠魚

「基本」爲一種無鱗魚，亦 Acipenser mikadoi, Helged. 屬也。頭尾身鬐，俱是鱘狀；惟鼻短爾！口亦在頷下，骨不柔脆，腹似鮎魚，背有肉鬐。郭璞云：鱯魚，似鮎，而大，白色者，是矣。

「功效」其肉氣味甘平，無毒。能開胃，消食，下膀胱水，通利小便。

鰊魚

「學名」Hexagrammos atakii J. et S.

「產地」多棲息於近海之岩礁上。

「基本」此屬於硬骨魚類之棘鰭類，體形與鱈魚類似，藍黑色。胸鰭大，腹鰭小，體側有黑斑，脊鰭前後相連，殆達於尾。側線有數對，肉味甚美。

「功效」其肉氣味甘溫，無毒。能療水腫，利小便。又治口眼喎斜，以活鮎，切去尾尖，朝吻貼之，卽正。又治五痔，下血，肛痛，同葱煮，食之。其目能治刺傷作痛，可燒灰塗之。其肝治骨硬，在喉者，可用栗子肉上皮半兩，研末，乳香，鮎魚肝各二分，同擣爲丸，梧桐子大，以綿裹一丸，吞下，釣出。

鴿

「學名」Columba livia

「產地」各處人家，多畜養之。

「基本」爲鴿類之一種，口喙尖鈎而彎，喙根甚軟，鼻孔爲窄縫狀，旁有軟骨鱗，以司其閉縮之作用。上喙旁不遮蔽下喙，足爪同高，雛體須母飼養之。吾國用爲藥者，多選白鴿。

「功效」其白鴿肉氣味鹹平，無毒。能解諸藥毒，可以調精，益氣。又治惡瘡，疥癬，風瘡，白癜，癧瘍，風痧。其血能解諸藥，百蟲毒。其卵亦解疥瘡毒，痘毒。其屎名：左盤龍，氣味辛溫，微毒。能消腫，去腹中痞塊，療瘰癧，諸瘡，破傷風，及陰毒垂死者，又可殺蟲。

「別稱」又名鵓鴿，飛奴。

鵁鶄

「學名」Nycticorax. nycticarax Linn.

「基本」爲鷺之一種，嘴彎曲，體上面綠黑色。頭頂有數條之白羽，長而細，下面白色，略雜以淡灰色。

「功效」其肉氣味甘鹹而平，無毒。炙食之，能解諸魚毒，及蝦蟹毒。

麋

「學名」Rangifer tarandus.

「產地」吾國西北各省，產生爲最多。

「基本」爲具枝角之返嚼獸類，牝牡皆有角，體較粗大，而項較短，夏季毛輕，作暗黑色；冬季毛長，呈灰白色。蹄闊，縫痕甚深，行時二後趾，亦能及地，以便履行澤地，及冰雪之上。其肉可食，其血，及乳可飲，其舌，及髓，尤爲食中之貴品。

「功效」其脂氣味辛溫，無毒。治癰腫，惡瘡，死肌，寒熱，風寒，濕痺，四肢拘緩，頭腫；又通腠理，柔皮膚。其肉氣味甘溫，無毒。能益氣，補中，治腰脚，及五臟不足。其茸氣味甘溫，無毒。治陰虛，勞損，一切血病，筋骨腰膝痠痛；又滋陰，益腎。其角氣味甘熱，無毒。治風痺，益氣力，補虛勞，添精，益髓，益血脈，暖腰膝，壯陽，悅色，療風氣，筋骨疼痛；若卒心痛，一服立瘥。以漿水磨泥，塗面，能赤白如玉，可愛；又滋陰，養血，功與茸同。其骨治虛勞，至良，煮汁，釀酒飲之，令人肥白，美顏。其皮作靴襪，能除脚氣。

「用量」茸用一・五——三・〇服之；角用六・〇——一〇・〇服之。

「禁忌」其脂忌桃，李；畏大黃。

黿

「學名」Chelone mydas.

「基本」爲海龜類，常居水內；惟產卵時，乃至陸地。足形變爲與鰭相似，軀部平扁。雖體量甚重，而亦善游泳。其肉味甚美，卵亦可食。

「成分」甲含有燐酸石灰，及炭酸石灰，與膠質等。

「功效」其甲氣味甘平，無毒。炙黃，酒浸，治瘰癧，殺蟲，逐風；療惡瘡，痔瘻，風頑，疥瘙，功同鼈甲。又去五臟邪氣，殺百蟲毒，百藥毒，續筋骨，治婦人血熱。其肉氣味甘平，微毒。去溼氣，邪氣，諸蟲；食之，補益。其脂能摩風疾，惡瘡。其膽氣味苦寒，有毒。治喉痺，以生姜，薄荷汁，化少許，服之取吐。

「用量」甲用三・〇——六・〇服用。

第十八畫

爵牀 (爵牀科)

「學名」Justicia procumbens, L.

「產地」多生於山野之中。

「基本」爲一年生雜草，莖高一尺餘，節稍膨大；葉長橢圓形，或廣披針形，對生，葉與莖微有毛。夏月開花，花小，集合如穗狀，長一寸許。其莖與葉，皆可供藥用之。

「功效」其莖葉氣味鹹寒，無毒。治腰脊痛，不得搘牀，俛仰艱難，又除熱，可作浴湯。又療血脹，下氣，搗汁塗之，可治杖瘡。

「學說」李時珍曰：原野甚多，方莖，對節，與大葉香薷一槎；但薷槎之氣香，而爵牀槎之不香，微臭，以此爲別。

「別稱」又名爵麻，香蘇，赤眼老母草。

檳榔 (棕櫚科)

「學名」Areca catechu, L.

「產地」多產於印度，馬來半島等處。

「基本」爲一種常綠喬木，高三十尺許；葉爲羽狀複葉，小葉之上端，形狀宛如嚙而斷之者。其幹似椰子，而細；每一幹，有三四穗；每一穗，結實三四百顆；其實；可供藥用之。

「成分」含有 Arecorin $C_8H_{13}NO_2$ 及 Arecarin $C_7H_{11}NO_2+H_2O$ 二種植物鹽基。

「功效」爲驅蟲藥，及健胃藥。其子氣味苦辛，溫澀，無毒。能消穀，逐水，除痰澼，殺三蟲，又治腹脹。生擣末服之，利水穀道，敷瘡，能生肌，止痛，又燒灰敷口吻，白瘡。又宣利五臟，六腑壅滯，破胸中氣，下水腫，去心痛，積聚，除一切風，下一切氣，通關節，利九竅，補五勞七傷，健脾，調中，除煩，破癥結，消賁豚，膀胱諸氣，五膈氣，風冷氣，脚氣，宿食不消。又治氣逆，裏急，瀉痢，後重，心腹諸痛，大小便氣祕，痰氣，喘急，療諸瘧，禦瘴癘。

「用量」一・五——四・〇服用。

「學說」李時珍曰：檳榔，初生若筍竿積硬，引莖直上。莖幹頗似桄榔，椰子，而有節，旁無枝柯條，從心生，端頂有葉，如甘蕉，條派開破，風至，則如羽扇搐天之狀。三月葉間腫起一房，因自折裂，出穗，凡數百顆，大如桃李。又生刺，重累於下，以護衛其實。五月成熟，剝去其皮，煑其肉，而乾之。皮皆筋絲，與大腹皮同也。

「別稱」又名賓門，仁頻，洗瘴丹。

癒瘡木 （蒺藜科）

「學名」Guajacum officinale, L.

「產地」原產於西印度一帶。

「基本」爲常綠喬木，葉爲羽狀複葉，自二對，或三對小葉而成。花帶紫藍色，簇生於枝之頂端。此植物之木材，帶褐綠色，緻密堅牢，可供藥用之。

「成分」含有癒瘡木脂。稍帶綠色，或赤褐色之塊。

「功效」爲利尿藥，發汗藥，常用於慢性僂麻質斯之疼痛，慢性皮膚病，肺膿漏，水腫病等。

「用量」一日一五•〇——三〇•〇爲煎劑，服用之。

「製劑」1 癒瘡木丁幾 Tinctura Guajaci.

此即以癒瘡木一•〇，冷浸於酒精五•〇中，而製成一種赤褐色液體。一日數回，與以〇•五——一•五爲滴劑等，服用之。

瞿麥 （石竹科）

「學名」Dianthus superbus, L.

「產地」多生於山野，或栽培於庭園。

「基本」爲多年生草，莖高二三尺，葉線狀，披針形，對生。夏秋之交，枝梢抽出花軸，常以二花集生，呈白色，或淡紅色。果實爲蒴果，熟則於頂端裂開。其穗葉等，可爲藥用之。

「功效」爲利尿藥，又爲通經藥。

其穗氣味苦寒，無毒。能治諸癃，小便不通，消癰腫，明耳目，去目翳，破胎，墮子，通閉血，養腎氣，逐膀胱邪逆，止霍亂，長毛髮；又治五淋，月經不調，破血塊，排膿，其葉治痔瘻，並瀉血，作湯粥食之，又治小兒蛔蟲，及丹石藥發，並眼目腫痛，及腫毒；又搗敷之，又治淫瘡，並婦人陰瘡。

「用量」二•〇——五•〇服用。

「禁忌」惡螵蛸。

「採製」只用蕊殼，不用莖葉，若一時同使，即空心，令人氣噎，小便不禁也，用時，以蘆竹瀝，浸一伏時，濾晒。

「學說」李時珍曰：石竹葉，似地膚葉，而尖小；又似初生小竹葉，而細窄。其莖纖細，有節，高尺餘，梢間開花。田野生者，花大，如錢，紫紅色。

「別稱」又名巨句麥，大菊，大蘭，石竹，南天竹草。

蟬花

「基本」爲蟬類(Homoptera)之一種動物。據李時珍云：蟬花，卽冠蟬也。禮記所謂：蒞則冠，而蟬有緌者，是矣；緌音蕤，冠纓也。陸雲寒蟬賦云：蟬有五德：頭上有幘，文也；含氣吸露，清也；黍稷不享，廉也；處不巢居，儉也；應候有常，信也。

「功效」其氣味甘寒，無毒。治小兒天弔，驚癇，瘈瘲，夜啼，心悸；功同蟬蛻，又能止瘧。

「別稱」又名冠蟬，胡蟬，螗蜩。

蟬蛻 Cicada-shell.

「基本」爲有吻類之蟬(Cicodidae)，在其幼蟲出地中，而變爲成蟲之時，脫去其皮殼，卽爲是品，可供藥用。

「功效」爲解熱藥，多用於小兒熱性病之痙攣等。其氣味鹹甘而寒，無毒。治小兒驚癇，婦人難產，燒灰水服，又治久痢，小兒壯熱，痘疹不出，並消渴。又研末一錢，井華水服，治啞病。又除目昏，障翳，能去頭風，眩運，皮膚風熱，痘疹作癢，破傷風，及疔腫，毒瘡，失音，小兒噤風，天弔，驚哭，夜啼，陰腫。

「用量」三・〇——七・〇服用。

「採製」拾取蛻殼，以沸湯洗去泥土，除去翅足；再以漿水煮過，晒乾，用之。

「別稱」又名蟬殼，枯蟬，腹蛸，金牛兒。

蟲白蠟

「基本」爲水蠟蟲(Ericerus pela chanaumes.)自腹部分泌白色之絲狀物，謂之蟲白蠟，於攝氏八十度，卽能熔解，多製成蠟燭之用，而亦常爲藥用之。

「成分」含多量脂肪油質，及糖質。

「功效」其氣味甘溫，無毒。能生肌，止血，定痛，補虛，續筋，接骨。入丸散服之，能殺瘵蟲。

翹搖 (荳科)

「學名」Aslragalus sinicus, L.

「產地」多自生於田野之間。

「基本」爲越年生草，莖塌於地上；葉爲掌狀複葉，小葉全

邊○夏月抽出長花軸，翹然直立，頂端着以短總狀花序，呈紅紫色；果實爲莢，帶黑色○可採取之，而供藥用○

「功效」其氣味辛平，無毒○能破血，止血，生肌；擣汁服之，可以療五種黃病，以瘥爲度○又利五臟，明耳目，去熱風，止熱瘧，活血，平胃○

「學說」李時珍曰：處處皆有，蜀人秋種，春采○

「別稱」又名搖車，野蠶豆，小巢菜○

翻白草　（薔薇科）

「學名」Potentilla chinensis, Ser.

「產地」多生於原野之中○

「基本」爲一種雜草，莖伏臥於地上；葉爲羽狀複葉，自多數小葉而成○小葉羽狀分裂，下面有白毛，互生；開花，黃色○其根，可爲藥用○

「成分」含有多量澱粉，及灰分等○

「功效」其根氣味甘微，苦平，無毒○能治吐血，下血，崩中，瘧疾，癰瘡○

「學說」李時珍曰：鷄腿兒，生近澤田地，高不盈尺○春生弱莖，一莖三葉，尖長而厚，有皺紋鋸齒；面青，背白○四月開小黃花，結子，如胡荽子，中有細子○其根狀如小白朮頭，剝去赤皮；其肉白色，如雞肉，食之有粉○

「別稱」又名鷄腿根，天藕○

薯蕷　（薯蕷科）

「學名」Dioscorea japonica, Thunb.

「產地」自生於山野中，或栽培於園圃中；而產於河南之舊懷慶府者，尤良，故名曰：懷山藥○

「基本」爲多年生蔓草，莖皆細長，纏絡於他物○葉爲心臟形，有長柄○夏月開花，色淡紅；實爲裂果，三稜形○其地下莖，多肉，長者，至數尺○家種者，供食用；野生者，入藥用○

「成分」含有一種 Myechin 之成分○

「功效」爲强壯滋養藥，對於身體之衰弱者，及發生腸加答兒者，皆可服用之○

其根氣味甘溫而平，無毒○治傷中，補虛羸，除寒熱，邪氣；又補中，益氣，長肌，强陰，聰明耳目，去頭面遊風，頭痛，眼眩，下氣，止腰痛，去煩熱，補五勞七傷，去冷風，鎮心神，安魂魄，補心氣不足，開達心竅，强筋骨，止洩精，益腎氣，健脾胃，止洩痢，化痰涎，潤皮毛。生擣貼腫硬毒，能消散。

「用量」一•五——三•〇——一〇•〇服用。

「禁忌」惡甘遂。

「採製」採根，刮去黃皮，以水浸之，糝白礬末少許，入於水中，經宿，洗淨，去涎，焙乾，用之。

「別稱」又名諸與，土藷，山藷，山芋，山藥，玉延。

藍 （蓼科）

「學名」Polygonum tinctorium, Lour.

「產地」多栽培於園圃之間。

「基本」爲一年生草，莖高二三尺；葉卵形，或橢圓形，互生。葉柄之基部，有鞘狀之托葉，包被於莖。冬月開花，爲總狀花序；花小，無瓣，僅有紅色之萼；花後結實，形小，而光，呈赭褐色，可爲藥用。

「成分」含有 Indigotin $C_{16}H_{10}N_2O_2$ 之成分。

「功效」爲解毒藥。

其實氣味苦寒，無毒。能解諸毒，殺蠱毒，疰鬼。又能塡骨髓，明耳目，利五臟，調六腑，通關節，除經絡中結氣，使人少睡，益心力，療毒腫。

「用量」三•〇——一〇•〇服用。

「學說」李時珍曰：藍，凡五種，各有主治；惟藍實，專取蓼藍者；蓼藍，葉如蓼。五六月開花，成穗，細小，淺紅色，子亦如蓼。

藍汁

「基本」爲蓼科屬，藍 (Polygonum tinctorium, Lour) 之生葉，搗爛，而壓搾流出之汁，可爲藥用之。

「功效」其氣味苦甘而寒，無毒。能殺百藥毒，解狼毒，射罔毒。又止煩悶，療蜂螫毒，斑蝥，芫青毒，樗雞毒，朱砂，砒石毒。

「用量」一五•〇——三〇•〇服用之。

藍澱

「基本」此爲藍 (Polygonum tinctorium, Lour) 草之葉，晒乾後，灑水少許，使其起醱酵作用，將葉內所含之糖原質分解，而現 Indigotin 素。置於臼中，搗成餅狀；更將石灰，木炭，麩及水，共加入之，再移入甕中。又使其起乳酸醱酵，而具還元作用，變成稍帶白色之藍團，以之溶解於鹼液中。其浮於水面之上者，即是，可爲藥用之。

「功效」其氣味辛苦而寒，無毒。能解諸毒，敷熱瘡，小兒禿瘡，熱腫，又能止血，殺蟲，治噎膈。

藁本 （繖形科）

「學名」Nothosmyrnium japonica, Miq

「產地」多生於原野之間。

「基本」爲一種野生之植物，高三四尺，莖葉有疎，細毛；葉具葉柄，三回羽狀分裂，裂片卵形。夏月開花，白色。其根可採取之，而供藥用。

「功效」爲鎮痛藥。其根氣味辛溫，無毒。治婦人疝瘕，陰中寒腫，腹中急痛；除風疾，止頭痛，長肌膚，悅顏色，去風邪，惡氣，鬼疰，能通小便，去酒皶，粉刺；治癇疾，腦痛，連及齒頰。又除頭面身體皮膚風濕，消癰疽，排膿，去內塞。其實能治風邪流入四肢。

「用量」二・〇——五・〇服用。

「禁忌」惡藺茹；畏青箱子。

「採製」春初之際，掘根，去蘆頭，洗去泥土，晒乾，焙用之。

「學說」李時珍曰：江南深山中，皆有之。根似芎藭，而輕虛，味麻，不堪作飲也。

「別稱」又名藁茇，鬼卿，鬼新，微莖。

藎草 （禾本科）

「學名」Arthraxon ciliare, Beauv.

「產地」多生於山野之中。

「基本」爲越年生草，莖高一二尺，豎立，葉廣披針形，或卵形，有尖端。秋冬之間，開小花，成穗，約一寸許，呈褐紫色。可採取全草，供藥用之。

「成分」含有黃色素之成分。

「功效」其氣味苦平，無毒。治久欬，上氣，喘逆，久寒，驚悸，痂疥，白禿，瘍風；又殺皮膚小蟲，除身熱邪氣，小兒身熱；又洗一切惡瘡，有效。

「禁忌」畏鼠負。

「別稱」又名黃草，綠竹，綠蓐，莀草，王芻，鴟脚沙。

薺苨 （桔梗科）

「學名」Adenopliora remotiflora, Miq.

「產地」多生於山野之中。

「基本」爲多年生草，高三尺許；葉爲楕圓形，端尖，有鋸齒，互生。秋開淡紫花，花冠爲鐘狀，根形似人參，味甜，俗稱甜桔梗，可爲藥用之。

「功效」爲解毒藥。

其根氣味甘寒，無毒。能解百藥毒，殺蠱毒，治蛇蟲咬傷，熱狂，溫疾；又利肺氣，和中，明目，止痛；又治欬嗽，消渴，瘡毒，疔腫，辟沙蝨，短狐毒。其隱忍及葉氣味甘苦而寒，無毒。能除蠱毒，止痛，治面目青黃，可煑汁飲之；又去腹臟風壅，欬嗽，上氣，

「學說」李時珍曰：薺苨，苗似桔梗；根似沙參，故奸商往往以沙參，薺苨，通亂人參。

「別稱」又名杏參，杏葉沙參，菧苨，甜桔梗，白麪根；苗名：隱忍。

薺菜 （十字花科）

「學名」Capsella Bursa pastoris, Moench.

「產地」多生於原野，亦有栽培於田地者。

「基本」爲一年，或越年生草，莖高四五寸，乃至一尺五六寸許。下部之葉，爲羽狀分裂；上部之葉，具有缺刻，或有鋸齒。春月開花，花小，色白；果實爲裂果，扁平三角形；中有細子。其全草及實，可採取之，而供藥用。

「功效」其氣味甘溫，無毒。能利肝，和中。根治目痛，能明目，益胃。根葉可燒灰，治赤白痢疾，極效。其實氣味甘平，無毒。能明目，止目痛，去青盲，補五臟不足，消腹脹，去風毒，邪氣，消目翳，解熱毒。其花布席下，辟蟲，又辟蚊蛾。若使陰乾，研末，棗湯，日服一錢，治久痢。

「用量」三‧○——六‧○服用。

「學說」李時珍曰：薺，有大小數種：小薺，葉花莖扁，味美。其最細小者，名：沙薺也。大薺，科葉皆大，而味不及。

「別稱」又名護生草。

薺薴 （脣形科）

「學名」Mosla grosseserrata, Maxim.

「產地」多生於林野之間。

「基本」爲一種草本之植物，莖高一尺許，單葉，對生，有柄，葉身略呈斜方形。秋日梢上開脣形花，綴成穗狀，帶淡紅色。其莖葉，皆供藥用。

「成分」含有揮發油，具特異之臭味。

「功效」其莖葉氣味辛溫，無毒。治冷氣，洩痢。生食之，能除胸間酸水；挼碎，可敷蟻瘻。

「學說」李時珍曰：薺薴，處處平地有之。葉似野蘇，而稍長，有毛，氣臭。

「別稱」又名臭蘇，青白蘇。

藊豆 （荳科）

「學名」Dolichos Lablab, L.

「產地」多栽種於田園之中。

「基本」爲一年生草，莖呈蔓狀，卷絡於他物之上。葉爲複葉，頗闊，有細毛，爲蝶形花冠。夏間結實成莢，形扁，而闊。子有白，黑，褐色；黑者，別爲鵲豆，亦可食。白者，多爲藥用。

「成分」於生理上，含有蛋白質，脂肪，澱粉，灰分等。

「功效」爲解毒藥，可用於虎列剌之吐瀉等。

其白扁豆氣味甘而微溫，無毒。能和中，下氣，補五臟，止嘔逆，療霍亂吐瀉不止，可研末，和醋服之。又能行風氣，治女子帶下，解酒毒，河豚魚諸毒，一切草木毒，生嚼，或煮汁，飲之。又能止泄痢，消暑，煖脾胃，除溼熱，止消渴。其花治女子赤白帶下，乾末，米飲服之。多焙研服，治崩中，帶下，泄痢，擂水飲之，解一切藥毒，功同扁豆。其葉治霍亂吐瀉不止，或吐瀉後轉筋，生擣一把，入少酢，絞汁，服之，立瘥。又醋炙研服，治瘕疾，亦可搗敷蛇咬傷。其藤治霍亂，同蘆蘀，人參，倉米等分，煎服。

「用量」二•〇——五•〇服用。

「採製」用時，宜取硬殼扁豆子，連皮炒熟，入藥。亦有水浸，去皮，及生用者。

「學說」李時珍曰：扁豆，二月下種，蔓生，延纏；葉大如盃子，有黑，白，赤斑四色。

「別稱」又名沿籬豆，峨眉豆。

覆盆子 （薔薇科）

「學名」Rubus Tokkura, Sieb.

「產地」多自生於山野向陽之林中。

「基本」爲多年生草，長莖臥地；葉爲掌狀複葉，小葉大，而平滑，質硬。春日抽花軸，花五瓣，白色；實爲細粒，色紫赤，花托肥大。採其綠色未熟之果實，供藥用之。

「成分」含有覆盆子酸，酒石酸，及葡萄糖，揮發油等。

「功效」爲强壯藥，清涼藥。

其子氣味甘平，無毒。能益氣，溫中，補虛，續絕，强陰，健陽，澤悅肌膚，安和五臟，療勞損，風虛，補肝，明目，並宜搗篩，每旦水服三錢。又治男子腎精虛竭，陰痿，縮小便。又取汁，同蜜煎爲稀膏，點服，治肺氣虛寒。其葉氣味微酸，鹹平，無毒。挼絞取汁，滴目中，去膚赤。

「用量」一•五——四•五服用。

「採製」取覆盆子，五月采之，烈日曝乾，不然，易爛。臨用時，以水淘去黃葉，并皮，蒂，取子，以酒拌蒸一宿，以水淘兩遍，又晒乾，方用。或采後，搗作薄餅，晒乾，密貯。臨時以酒拌蒸，尤妙。

「別稱」又名缺盆，西國草，畢楞伽，大麥莓，烏藨子。

貘

「學名」Tapirus

「產地」產於我國，及南美印度馬來半島之大澤，或淺河。

「基本」此屬有蹄類，其形似豬，前肢四蹄，後肢三蹄。體黑褐色，口唇延長，屈伸自由。耳殼與眼均小，尾短。頭圓錐形，肩與頭之皮膚特厚，適於突進於森林中，以植物爲食料。

「功效」其皮寢之，可驅溫癘，辟濕氣，邪氣。其膏治癰腫，能透肌骨。其屎治呑食銅鐵，和水服之，卽化。

鎖陽

「基本」多寄生榛木 Alnus viridis, DC var, Sibirica. 之根。高六七寸，乃至尺餘，呈肉質狀。據李時珍云：鎖陽，出肅州。按陶九成輟耕錄云：鎖陽，生韃靼田地。野馬，或與蛟龍遺精，入地，久之發起，如笋，上豐下儉，鱗甲櫛比，筋脈連絡，絕類男陽，卽肉蓯蓉之類；或謂：里之淫婦，就而合之，一得陰氣，勃然怒長。土人掘取，洗滌，去皮，薄切，晒乾，以充藥用。

「功效」爲强壯藥。

其氣味甘溫，無毒。能大補陰氣。益精血，利大便，凡虛弱之人，大便燥結者，啖之；不燥結者，勿用，故能潤燥，養筋，治痿弱。

「用量」一•〇——三•〇服用。

雚菌

「基本」名醫別錄載：雚菌，生東海池澤，及渤海章武；八月采，陰乾。陶弘景云：出北來，此亦無有形狀，似菌，云鸛屎所化生，一名：鸛菌。蘇恭云：雚菌，今出渤海蘆葦澤中，鹹鹵地，自然有此菌爾！非鸛屎所化生也。其菌色白，輕虛，表裏相似，與衆菌不同。韓保昇云：今出滄州，秋雨以時，卽有天旱，久霖卽稀，日乾者，良。

「功效」其氣味鹹平，而有小毒。能治心痛，溫中，去長蟲，蟯蟲，蛇螫毒，癥瘕，諸蟲，惡瘡。又除腹內冷痛，治白禿。

「別稱」又名雚蘆。

雞

「學名」Gallus bankina. Temm.

「產地」各處人家，多畜養之。

「基本」此屬雞類，體肥大，翼不甚發達，飛翔力弱。雄之肉冠，存於頭上之紅色肉突起，肉瓣垂於喉下之肉突起，俱大；羽毛美，後肢生距。未曙卽鳴，由產於爪哇，印度等之野雞變化者也。肉及卵，富於滋養分，且其味美。每年三月前後，或十月頃，皆為最良之孵卵期。大概經三週間孵化，雛強壯，出卵殼，卽步而索食。羽蝨寄生之時，則自行沙浴，而驅除之。

「功效」其丹雄雞肉，氣味甘而微溫，無毒。能治女人崩中，赤白漏下，又通神，殺惡毒，辟邪氣，補虛，溫中，止血，能愈久傷。其白雄雞肉，氣味酸而微溫，無毒。除下氣，狂邪，安五臟，止消渴，調中，除邪，利小便，去丹毒，風疾。其烏雄雞肉，氣味甘而微溫，無毒。能補中，止痛，除心腹惡氣，風濕麻痺，諸虛羸弱，能安胎，治折傷，並癰疽，生搗塗之。其黑雌雞肉，氣味甘酸，溫平，無毒。作羹食之，治風寒濕痺，五緩，六急。能安心，定志，除邪，辟惡。治血邪，破心中宿血，癰疽，排膿，補新血，及產後虛羸，益色，助氣，去反胃，及腹痛，踒折骨痛，乳癰。其黃雌雞肉，氣味甘酸，鹹平，無毒。能治傷中，消渴，小便不禁，腸澼，洩痢。又補益五臟，絕傷，療五勞，益氣力，添髓，補精，助陽氣，暖小腸，止洩精，補水氣，炙食，能補益；又治產後虛羸、煑汁，煎藥，均佳。其烏骨雞，氣味甘平，無毒。能補虛勞，羸弱，治消渴，中惡，鬼擊，心腹痛，婦人崩中，帶下，一切虛損諸病，小兒下痢，禁口，並煑食，飲汁，亦可擣和丸藥。其反毛雞能治反胃，以一隻煑爛，去骨，人人參，當歸，食鹽各半兩，再同煑爛，食之，至盡。其泰和老雞氣味甘辛而熱，無毒。能內托小兒痘瘡。其雞頭能治蠱毒，禳惡，辟瘟。其雞冠血，氣味鹹平，無毒。烏雞者，治乳癰，目淚不止，日點三次，最良；亦點暴赤目痛。丹雞者，治白癜風，及經絡間風熱；又塗頰，治口喎不正；塗面，治中惡卒死；飲之，治縊死欲絕，及小兒卒驚，客忤；又塗諸瘡癬，蜈蚣，蜘蛛毒，馬嚙瘡，百蟲入耳。其雞血氣味鹹平，無毒。治踒折骨痛，及痿痺，中惡，腹痛，乳難。凡白癜風，癧瘍風，以雄雞翅下之血，塗之，以熱血服之，治小兒下血，及驚風；又解丹毒，蠱毒，陰毒，能安神，定志。其肪氣味甘寒，無毒。治耳聾，頭禿，髮落。其腦治小兒驚癇，燒灰，酒服，治難產。其心能除五邪。其肝氣味甘苦而溫，無毒。能起陰，補腎，治心腹痛，安漏胎，下血，以一具，切片，和酒服之，又療風疾。其膽氣味苦而微寒，無毒。治目暗，肌瘡，月蝕瘡，遶耳根，日三塗之。又燈心蘸點，胎赤眼，甚良，水化，搽痔瘡，亦效。其腎治齆鼻作臭，用一對，與脖前肉等分，入豉七粒，新瓦焙研，以雞子清和，作餠，安鼻前，引蟲出，忌陰。其嗉治小便不禁，及氣噎，食不消。其膍胵，即裏黃皮，一名：雞內金，氣味甘平，無毒。治洩痢，小便頻尿，除熱，止煩，並止泄精，尿血，崩中，帶下，腸風，瀉血。又治小兒食瘧，療大人淋瀝，反胃，消酒積，喉閉，乳蛾，一切口瘡。其腸，男用雌，女用雄，治遺溺，小便不禁，燒存性，每服三指，酒下。又止遺精，白濁，消渴。其肋骨治小兒羸瘦，食不生肌。其距治產難，燒研，酒服。又下骨哽，以雞足一雙，燒灰，水服。其翮翎能下血閉，婦人小便，不禁，消陰癩，療骨哽，蝕癰疽。又止小兒夜啼，安席下，勿令母知。其尾毛能治刺入肉中，以二七枚，和男子乳，封之，當出。又解蜀椒毒，燒烟，吸之，並以水調灰服之。又治小兒痘瘡後生癰，燒灰，和水，敷之。其屎白氣味微寒，無毒。治消渴，傷寒，寒熱，破石淋，及轉筋，利小便，止遺尿，滅瘢痕。又治中風，失音，痰迷，小兒客忤，蠱毒，風痛，賊風，風痺，破血，和黑豆炒過，酒浸，服之，亦治蟲咬毒傷，能下氣，通大小便，止心腹鼓脹，消癥瘕，療破傷中風，小兒驚啼。以水淋汁，服之，解金銀毒，以醋和塗蜈蚣，蚯蚓咬毒。其卵氣味甘平，無毒。能除火灼爛瘡，又能鎮心，安五臟，止驚，安胎，治妊娠天行熱疾，狂走，男子陰囊濕癢，及喉聲失音，醋煮食之，治赤白久痢，及產後虛痢，賊風麻痺，又止產後血運，暖水臟，縮小便，止耳鳴，又和蠟炒，治耳鳴，耳聾，及疳痢。若以濁水煮一枚，連水服之，治產後痢，和蠟煎服，止小兒痢，又小兒發熱，以白蜜一合，和三枚攪服，立瘥。其卵白氣味甘而微寒，無毒。能治目熱赤痛，除心下伏熱，止煩滿，欬逆，小兒下泄，婦人產難，胞衣不下，以生吞之。醋浸一宿，療黃疸，破煩熱。產後血閉不下，取白一枚，入醋一半，攪服。和赤小豆末，塗一切熱毒，丹腫，頣痛。其卵黃氣味甘溫，無毒。醋煮，治產後虛痢，小兒發熱；煎食，除煩熱；鍊過，治嘔逆；和常山末，爲丸，竹葉湯服之，治久瘧。又炒過取油，和粉敷頭瘡。乾嘔者，生吞數枚，最良。小便不通者，亦生吞之數次。又補陰血，解熱毒。研末，能磨障翳，又治傷寒，勞復，熬令黃黑，爲末，熱湯服之，取汗，卽愈。又小兒頭身諸瘡，酒服二錢，治反胃。其卵殼中白皮，治久欬，氣結，得麻黃，紫苑，服之，立效。其窠中草治頭瘡，白秃，和白頭翁草燒灰，猪脂調敷。其燖雞湯能止消渴，飲水無度，用其雄雞水，濾澄，服之，不過二雞之水，卽愈。

雞㙡

「基本」據李時珍云：雞㙡，產於雲南，生沙地之間，丁蕈也。高脚，繖頭；土人采烘，以充方物，點茶，烹肉，皆宜。氣味皆似香蕈，而不及，其風韻也。

「功效」其氣味甘平，無毒。能益胃，清神，治痔。

「別稱」又名鷄菌。

雞血藤

「產地」生於山巖之間，以雲南順寧一帶產生者，為最佳。

「基本」為一種蔓生藤類，莖長有達十數里者，其圍大者，五六寸粗；小者，一二寸細。折斷有汁，如血，故名也。其皮細潔，呈淡黃色，劃斷之，有六稜形，中心紅色，外圍白色；乾之，其紅處輒突出二三分許，類似菊花狀。可採取其藤汁，蒸煎為膏，即雞血藤膠，以供藥用。

「成分」含有多量之膠樣質。

「功效」據云：能生血，和血，破血，壯筋骨，暖腰膝，通竅，宣經。又治百病，胃寒疼痛，筋骨痠痛，遺精，白濁，便血，老人血衰，手足痲木，婦女勞傷，血虧，帶下，子宮寒冷，月經不調，跌打損傷。

「用量」三・〇——一〇・〇服用。

雞冠花 （莧科）

「學名」*Celosia cristata*, L.

「產地」原產於東印度，近時庭園間，亦有栽培者。

「基本」為一年生草，莖高二三尺，葉為長橢圓形，尖端甚銳，互生。夏秋開花，花小，有紅，黃，白數種；花後結實，狀如鷄冠，故名。子黑，細光，而滑，及其苗，皆供藥用。

「功效」為收歛藥，可用於赤痢，便血等。其苗氣味甘涼，無毒。能治痔瘡，及血病。其子氣味相同，能止腸風，瀉血，赤白痢疾，可炒過，服用。其花氣味亦同。能治痔漏。下血，赤白下痢，崩中，赤白帶下。

「用量」花及子用三・〇——六・〇服之。

「禁忌」忌猪肉，魚腥。

「學說」李時珍曰：鷄冠花，處處有之。三月生苗，入夏，高者，五六尺。其葉青柔，而窄，稍有赤脈。其莖赤色，或圓，或扁，有筋起，六七月間，梢開花，有紅，白二色。

雞腸草 （紫草科）

「學名」*Trigonotis peduncularis*, Trev.

「產地」多生於路旁，及田野之中。

「基本」為越年生草，高七八寸，葉倒卵形，互生，葉面粗糙。春夏之間，開小花，有藍色之合瓣花冠，花軸之上部，卷成螺旋狀，為卷繖花序。其全草，可為藥用。

「功效」其氣味微辛，苦平，無毒。治毒腫，止小便，遺溺，又煎湯，洗手足傷水潰爛。五月五日，作灰，和鹽，療一切惡瘡，及風丹遍身痒痛。亦可搗封，一日五六易之。又作菜食之，能益人，去脂，除毒氣；又燒敷疳䘌，又取汁和蜜，服之，療小兒赤白痢疾，甚良。又研末，或燒灰，揩齒去宣露。

「學說」李時珍曰：鷄腸草，生下濕地。三月生苗，葉似鵝腸，而色微深；莖帶紫，中不空，無縷。四月有小莖，開五出小紫花，結小實，中有細子。

麒麟竭 Sanguis draconis. Resina Draconis.

「產地」多產亞州，及非州與美州之熱帶地方。

「基本」為麒麟血樹 Calamus Rotang, L. 之脂也。其樹上所結之果實，自然滴出樹脂，即為是品。此外又有於其樹幹鑽刻，亦有如是之樹脂，使其乾燥凝涸為不等形之塊狀，以供藥用之。

「功效」為收斂藥。有止血，止汗之功。

其氣味甘鹹而平，無毒。治心腹卒痛，金瘡出血，破積血，止痛，生肉，去五臟邪氣，定傷折打損一切疼痛，血氣，內傷血聚，宜酒服之。又補心包絡，肝血不足，能益陽精，消陰滯。又敷一切惡瘡，疥癬，又治婦人血氣，小兒瘈瘲。

「用量」〇・三——〇・五服用。

「採製」臨時先研作粉，篩過，入丸散中用之，若同衆藥擣之；則化作塵，飛也。

「學說」李時珍曰：血竭，是樹脂；紫鑛，是蟲造。按一統志云：血竭，樹略如沒藥樹，其肌赤色，采法，亦於樹下掘坎，斧伐其樹脂，流於坎，旬日取之，多出大食諸國。今人試之，以透指甲者，為眞。

「別稱」又名血竭。

鯊魚

「學名」Acanthogobius flavimanus T. & S.

「基本」此屬硬鰭類，頭部略扁，兩眼，並列上面，背面呈沙色，脊鰭二個。吸盤，乃腹鰭之變化者也。供吸着岩石木材等之用。常住水底，肉供食用。

「功效」其肉氣味甘平，無毒。能暖中，益氣。

「別稱」又名鮀魚，吹沙，沙溝魚，沙鰛。

鯉

「學名」Cyprinus carpio. L.

「產地」多存生於淡水之河及池中。

「基本」此屬喉鰾類，形態似鮒，而口緣有二對之鬚，且側線上之鱗，常爲三十六，或三十二，乃至三十九枚，肉可供食用。

「功效」其肉氣味甘平，無毒。煮食之，能治欬逆，上氣，黃疸，止渴。又治水腫，脚氣，懷妊身腫，胎氣不安。又能下水氣，利小便，去冷氣，痃癖，氣塊。燒末，能發汗，定氣喘，欬嗽，下乳汁，止反胃，及惡風入腹。其鮓氣味鹹平，無毒。能殺蟲。其膽氣味苦寒，無毒。治目熱，赤痛，青盲，明目，益志。點眼，治赤腫，翳痛，塗小兒熱腫；又點雀目，燥痛，卽明。又滴耳，治聾。其脂食之，治小兒驚忤，諸癇。其腦髓治諸癇。煮粥食之，治暴聾，和膽頻點目眥，治青盲。其血治小兒火瘡，丹腫，瘡毒，塗之，立瘥。其腸治小兒肌瘡，聤耳有蟲，同鮓擣爛，帛裹塞之。痔瘻有蟲，切斷，炙熟，帛裹之，坐俱，以蟲盡，爲度。其目治刺瘡，傷風，傷水，作腫，燒灰，敷之，汗出卽愈。其齒治石淋。其骨治女子赤白帶下，陰瘡，魚鯁不出。其皮治癮疹，燒灰，水服，治魚鯁。六七日，不出者，一日二服，卽效。其鱗治產婦血滯，腹痛，燒灰，酒服，亦治血氣，又燒灰，治吐血，崩中，漏下，帶下，痔瘻，魚鯁。

鯇魚

「學名」Salus perryi

「產地」多棲息湖水，或溪水之中。

「基本」此形與鱒相似，於十一月頃，產卵，經五，六十日後，孵化，至春季四，五月頃，幼魚羣游於附近之水中，捕食小蟲。

「功效」其肉氣味甘溫，無毒。能暖胃，和中。其膽氣味苦寒，無毒。治喉痺，飛尸，和水攪服。又治一切骨鯁，竹木刺在喉中，以酒化二枚，溫呷取吐。

「別稱」又名鰀魚，草魚。

鮹魚

「學名」Clypeaster japonicus, Dod.

「基本」此爲海膽類之一種，體略扁平，不整形，棘短小如毛，口開於腹之中央，肛門位於背面之步帶爲花狀，由是而出管足。

「功效」其氣味甘平，無毒。治五痔，下血，瘀血，在腹。

鵝 (Geese) Anser

「產地」人家多畜養之。

「基本」此爲雁之變種也，體白色，或灰褐色。頸長，尾與脚均短，嘴大，呈黃色。其上基部，呈黃色者，爲雄；褐色者，爲雌之瘤。陸上，水上，均得飼養之。肉，及卵可供食用，且聽覺銳敏，堪以守夜。

「功效」其白鵝膏氣味甘而微寒，無毒。灌耳，治卒聾。又能潤皮膚，合面脂，塗手足破裂，消癰腫，解礜石毒。其肉氣味甘平，無毒。利五臟，解毒熱。煮汁食之，止消渴。其血氣味鹹平，微毒。凡中射工毒者，飲之，並塗其身，又解藥毒。其膽氣味苦寒，無毒。能解熱毒，及痔瘡初起，頻塗抹之，自消。其卵氣味甘溫，無毒。能補中，益氣，多食，發痼疾。其涎治咽喉穀賊。其毛治小兒驚癇，又燒灰酒服，治噎疾。其掌上黃皮，燒灰，擦脚趾縫濕爛，焙研，油調，塗凍瘡，最良。

「別稱」又名家鴈，舒鴈。

鵝抱

「基本」據蘇頌云：生宜州山林下，附石而生，作蔓，似大豆。其根，形似萊菔；大者，如三升器；小者，如拳。二月，八月采根，切片，陰乾，用之。

「功效」其氣味苦寒，無毒。治風熱，上壅，咽喉腫痛，可搗末，酒服；亦消風熱，結毒，以酒摩之，立愈。

鵠

「學名」Cygnus bewicki. Yarrell

「產地」多棲息於寒帶。

「基本」此爲涉禽中之大者，羽毛純白。頸長，上嘴之基部，有赤黃色之瘤，脚黑。體長三尺六七寸，翼長一尺六七寸，常捕食鳥類。

「功效」其肉氣味甘平，無毒。醃炙食之，益氣力，利藏腑。其油能塗癰腫，又治小兒疳疾。其絨毛治刀杖，金瘡，貼之，止愈。

「別稱」又名天鵝。

鵜鶘

「學名」Pelecanus

「產地」多產於南洋諸島。

「基本」此屬游禽類，形似鵜，而嘴尤長大，且下嘴之下方，有大皮囊，卽喉囊，得以區別之也。皮囊之用在食魚，先連水吞入，貯於囊內，後乃搾水而出，噏下其魚。四趾具蹼，游泳頗巧。

「功效」其脂氣味鹹而溫滑，無毒。塗癰腫，治風痺，透經絡，通耳聾。其嘴氣味鹹平，無毒。治赤白久痢，成疳，燒存性，研末，水服。其舌治疔瘡。其毛皮治反胃，吐食，燒之存性，每用酒服二錢。

鵚鶖

「基本」據李時珍云：禿鶖，水鳥之大者也；出南方，有大湖泊處。其狀如鶴，而大，青蒼色，張翼，廣五六尺，舉頭，高六七尺，長頸，赤目，頭項皆無毛，其頂皮方二寸許，紅色，如鶴頂。其喙，深黃色，而偏直，長尺餘。其嗉下亦有胡袋，如鵜鶘狀，其足爪，如雞，黑者，性極貪惡，能與人鬪，好啖魚蛇，及鳥雛，詩云：有鶖在梁，卽此。自元入我朝常賦，猶有鶖鵚之供獻。案飲膳正要云：鶖鵚有三種，有白者，黑色，花者，名爲胡鶖鵚。其肉色，亦不同。

「功效」其肉氣味鹹而微寒，無毒。能除中蟲，魚毒；可以補中，益氣。其髓氣味甘溫，無毒。能補精髓。其喙能治魚骨哽。其毛能解水蟲毒。

「別稱」又名扶老，鶖鵚。

鼩鼠

「學名」Crocidura dzinezumi Temm.

「基本」此屬食蟲類，似家鼠，而口吻特尖，伸屈自由。尾生粗毛，脛，腓之兩骨相合，而爲單骨，是其異點，因有臭氣，而貓不捕食。

「功效」其肚氣味甘寒，無毒。能治咽喉痺痛，一切熱氣，研末含嚥，神效。

「別稱」又名碩鼠，鼩鼠，雀鼠，鼷鼠。

鼬鼠

「學名」Putarius itatsi. Pellas,

「基本」此屬食肉類之鼬鼠科，體細長，四肢短。全身呈黃褐色，性狡猾，運動輕快，食小獸鳥類等之血，或鳥卵等。被敵迫時，則由肛門腺分泌臭液，以防禦之。

「功效」其肉氣味甘臭而溫，並有小毒。煎油，塗瘡疥，殺蟲。其心肝味臭，微毒。能治心腹腫痛，殺蟲毒。

「別稱」又名黃鼠狼，地猴。

第十九畫

攀倒甑 （蓼科）

「學名」Polygonum cuspidatum, S. et Z.

「產地」多自生於山野之間。

「基本」為一種宿根之草本植物，莖高一二尺，乃至四五許尺，葉卵形，互生，而先端甚尖。夏月葉腋生出花軸，開淡紅色小花，為總狀花序。嫩莖，可食；亦供藥用之。

「成分」含有酸味素等之物質。

「功效」其氣味苦寒，無毒。能解風熱，煩渴，狂躁，搗汁服之，甚效。

「學說」蘇頌曰：生宜州郊野，莖葉如薄荷，一名：斑杖；一名：接骨。李時珍曰：斑杖，名同虎杖；接骨，名同蒴藋，不知是一類否？

礞石

「基本」據李時珍云：礞石，江南諸山，往往有之；以盱山出者，為佳。有青，白色二種：以青者，為佳，堅細，而青黑；打開，中有白星點；煅後，則星黃如麩金；其無星點者，不入藥用之。

「功效」其氣味甘鹹而平，無毒。治食積不消，留滯，臟腑宿食，癥塊，久而不瘥。小兒食積，羸瘦，婦人積久食癥，攻刺心腹，得巴豆，硇砂，大黃，荊三稜作丸服之，最良。又治積痰，驚癇，咳嗽，喘急。

「用量」六•〇——一二•〇服用。

「採製」大坩鍋一個，以礞石打碎四兩，加入硝石四兩，拌均，灰火十五斤，簇定，煅至硝盡，其石色如金，為度；取出研末，水飛，去硝毒，晒乾，用之。

「別稱」又名青礞石。

礜石 Arsenopyrites.

「基本」為砒硫化鐵之礦石，多生於岩石間，為銀色，或灰褐色之樹枝狀，粒狀之塊，質堅硬而脆，煅之，則發惡臭，可為藥用之。

「成分」含有十分之二硫黃，十分之三四砒素，及十分之四六鐵質等。

「功效」為殺蟲藥，

其氣味辛而大熱，有毒。能治寒熱，鼠瘻，死肌，風痺，腹中堅癖，邪氣，解熱，明目，下氣，除膈中熱，止消渴，益肝氣，破積聚，痼冷腹痛，去鼻中息肉。又除胸膈間積氣，去冷濕，風痺，瘙癢。

「禁忌」惡馬目，毒公，鶩屎，虎掌，細辛；畏水。

「學說」李時珍曰：礜石，有數種：卽白，蒼，紫，皮，桃花，金星，銀星，特生各礜石，俱是一物；但以形色立名。其性皆熱毒，並可毒鼠；惟蒼白二色，入藥。諸礜，生于山，則草木不生，霜雪不積；生于水，則水不冰凍，或有溫泉，其氣之熱，可知。

「別稱」又名太白石，立制石，青介石，固羊石，石鹽，澤乳，鼠鄉。

櫚木

「產地」多產於安南，及南海各處。

「基本」據李時珍云：木性堅，紫紅色；亦有花紋者，謂之花櫚木，可作器皿，扇骨諸物；俗作花梨，誤矣。

「功效」其氣味辛溫，無毒。治產後惡露，衝心，癥瘕，結氣，赤白漏下，並剉煎服。又能破血塊，止冷嗽，可煮汁，熱服。

蟻

「學名」Farmica rufa.

「基本」此屬膜翅類之有吻類，據李時珍云：蟻，處處有之，有大小，黑白，黃赤數種，穴居，卵生。其居有等，其行有隊，能知雨候。春出冬蟄，壅土成封，曰：蟻封；又曰：蟻垤。昔時亦有掘取其封土，而爲藥者。

「功效」其蟻垤土，能治疔腫，疽毒，可搗塗之。

蠍

「學名」Seorpion.

「基本」此屬蜘蛛類之蠍類，體似壓扁之蠶蛹，而附着以尾者，頭胸部之背面，有大單眼一對，小單眼數對，腹部由十三環節而成，其前部幅寬之七環節，稱前腹。後部幅狹之六環節，稱後腹；後腹部，常反轉至於背上；且末端具有毒鈎，以之供防敵，捕食之用，以肺囊呼吸。氣門，於前腹之第三，乃至第六環節，各有一對。前腹部之腹面，有生殖口，又由其左右生一對櫛狀器，卽感覺器，胎生，貪食幼蟲，又捕食蜘蛛類，昆蟲類。

「功效」其氣味甘辛而平，有毒。治諸風，癮疹，及中風，半身不遂，口眼喎斜，語澀，手足抽掣，小兒驚癇，風搐，大人痃瘧，耳聾，疝氣，諸風瘡。女人帶下，陰脫。

「別稱」又名蛜蝌，主簿蟲，杜白，蠆尾蟲。

蟶

「學名」Soleeurtus constrictus. Lamarck.

「產地」多棲息於鹹水，及淡水相混之泥沙中。

「基本」爲同柱類之一種，介殼爲長方形，水管，及足，皆露殼外，故殼之前後兩端，常開不閉。表皮淺薄，而在前後端者，稍有縐襵。殼頂，在殼三分之一處，主齒，右殼二個，左殼三個，右殼前齒長而彎曲，左殼中齒分叉，無側齒。殼外面淡茶褐色，內面白色，長二三寸，高一寸。其肉，有用爲藥者。

「功效」其肉氣味甘溫，無毒。能補虛，止冷痢，煮食，去胸中邪熱，煩悶；飯後食之，能治婦人產後虛損。

蟹

「學名」Brachyura.

「基本」此屬甲殼類之短尾類，雄，腹部狹小，其基部，有棒狀之生殖器。雌，腹部大，其裏面有卵之附着器，且被覆於腹部之胸部後方，具一對生殖門，每年夏期脫換甲殼。

「功效」其氣味鹹寒，而有小毒。能除胸中邪氣，熱結，瘀痛，喎僻，面腫，又能除敗漆，解結聚，活血，養筋，益氣，散諸熱，治胃氣，理經脈，消食，以醋食之，又利五臟，去煩悶。治產後腹痛，血不下者，以酒食之。又筋骨折傷者，生搗炒署之，能續斷絕筋骨，去殼同黃，搗爛，微炒，納入瘡中，筋卽連結。小兒解顱不合者，可同白芨末，搗塗，以合爲度。又殺莨菪毒，解鱓魚毒，漆毒，治瘧，及黃疸；又搗膏塗疥瘡，癬瘡，搗汁，滴耳聾。其殼燒之存性，蜜調塗凍瘡，及蜂蠆傷，酒服，治婦人兒枕痛，及血崩，腹痛，消積。

「別稱」又名螃蟹，郭索，橫行介士，無腸公子，雄曰：蜋螘，雌曰：博帶。

蟾酥 Toad-cake.

「產地」吾國四川及江蘇各地，產生爲最多。

「基本」爲蟾蜍（Bufo bufo japonicus Schegel）之表皮腺，分

泌乳白色之毒質，與麪粉混和煉製，而成一種塊狀物，即爲本品，可供藥用之。

「功效」爲刺戟藥。

其氣味辛溫，有毒。能助陽氣，治癰疽，發背，疔毒，惡腫，爲瘡科之要藥。又治小兒疳疾等。

「用量」〇・六——一・二服用。

蟾蜍

「學名」Bufo bufo japonicus, Schegel.

「基本」此爲大形之蛙也，全形爲土塊狀，生活於陸上，至產卵期，則入水中，性遲鈍，然以有保護色，與由皮膚之黏液腺分泌乳狀之毒液，得避敵難。舌長，運動迅速，捕食物頗巧，卵塊爲長紐狀。

「功效」爲驅蟲藥。

其氣味辛涼，微毒。治陰蝕，疽癘，惡瘡，猘犬傷，能合玉石；燒灰，敷瘡，立驗。又治溫病發斑，困篤者，去腸，生搗，食一二枚，無不瘥者。又殺疳蟲，治鼠漏，惡瘡；燒灰，敷一切有蟲惡瘡。又治疳氣，小兒面黃，癖氣，癥結，小兒勞瘦，最良。故治一切五疳，八痢，腫毒，破傷風病，脫肛，皆有效。

「採製」於五月，五日，取得日乾，或烘乾，用之。又有去皮，腸，爪，酒浸一宿；又用黃精自然汁，浸一宿，塗酥，炙乾，用之。

藜 （藜科）

「學名」Chenopodium album, L.

「產地」多生於田野之間。

「基本」爲一年生草，高五六尺，葉質柔，而形闊，緣邊有少數之缺刻，及鋸齒；葉面具粉狀之小體。初夏開花，黃色。其莖及葉，皆供藥用。

「功效」其葉氣味甘平，微毒。能殺蟲，又可煎湯，洗蟲瘡，漱齒䘌；又可擣爛，塗諸蟲傷，去癜風。其莖燒灰，和荻灰，蒿灰等分，和水蒸之，取汁，煎膏，點疣贅，惡肉。

「學說」李時珍曰：藜，處處有之，即灰藋之紅心，莖葉稍大者。

「別稱」又名萊，紅心灰藋，鶴頂草，胭脂菜。

藜蘆 （百合科）

「學名」Veratrum nigrum, L.

「產地」多自生於山地之間。

「基本」爲多年生草，莖呈青紫色，高二三尺，葉狹長，有平行脈。春日開花，小而紫黑；根莖皆有毛，入藥用之。

「成分」含有 Jelvin. 及 Veratroidim. 與 Veratraebin. 並 Cevadin. 澱粉等之成分。

「功效」爲催吐藥，及皮膚殺蟲藥。

其根氣味辛寒，有毒。除蠱毒，去欬逆，洩痢，腸澼，頭瘍，疥瘙，惡瘡，殺諸蟲毒，去死肌，又療噦逆，喉痺不通，鼻中息肉，馬刀爛瘡，疥癬，不入湯用。又能去積年膿血泄痢。

「用量」一回〇•〇八——〇•二五服用。

「禁忌」反細辛，芍藥，人參，沙參，紫參，丹參，苦參；惡大黃；畏葱白。

「採製」採根，去頭，用糯米泔汁，炙之，經三四時間，而後晒乾，用之。

「學說」據名醫別錄曰：藜蘆，生太山，山谷；三月采根，陰乾。

「別稱」又名山葱，葱苒，葱葵，豐蘆，憨葱，鹿葱。

藤黃 （金絲桃科）

「學名」Gareinia morella, Desv.

「產地」多產於東印度，及暹羅等處。

「基本」爲一種喬木，高五六十尺，葉呈橢圓形，對生。開花，單性；果實爲漿果。其樹脂爲乳液，取而乾涸之，即成圓柱狀，橙黃褐色之塊，可供藥用之。

「成分」含有 Acid. Cambogia 之樹脂，及護謨等。

「功效」爲瀉下性刺戟藥。

其氣味酸澀，有毒。主治蚛牙，蛀齒，點之便落。

「用量」一日數回，以〇•〇一——〇•〇五——〇•三爲丸劑，粉劑等，服用之。

「別稱」樹名：海藤。

羅勒 （脣形科）

「學名」Ocimum basilicum, L.

「基本」據掌禹錫云：羅勒，處處有之；有三種：一種似紫蘇葉；一種葉大，二十步內卽聞香；一種堪作生菜；冬月用乾者。子可安入目中，去翳，少頃濕脹，與物俱出也。李時珍云：香菜，須三月棗葉生時，種之乃生；否則不生。常以魚腥水，米泔水，泥溝水澆之，則香而茂，不宜糞水。

「功效」其氣味辛溫，微毒。能調中，消食，去惡氣，消水氣，宜生食，療齒根爛瘡，用之，甚良。凡患啘嘔者，取汁，服之；冬月用乾者，煮汁。其根燒灰，敷小兒黃爛瘡，又辟飛尸，鬼疰，蠱毒。其子治目翳，及塵物入目，以三五顆，安目中，少頃，當濕脹，與物俱出；又治風赤，眵淚。

「別稱」又名蘭香，香菜，翳子草。

羅望子 (荳科)

「學名」Tamarindus indicus, L

「基本」爲一種喬木，葉互生，爲偶數羽狀複葉，自許多小葉而成；開花，白色，有赤色之線條，爲總狀花序。果實爲莢，長約二尺，中有間隔，內各具一子，大如指頭，赤色，至堅硬後，變爲墨色，可食，亦供藥用。

「功效」爲清涼緩下藥。

其子氣味苦而大寒，無毒。能除心膈間熱風，心黃，骨蒸寒熱，殺三蟲；又炙黃，能治熱病，下痰，通經絡，療小兒疳氣。

「用量」三•〇——六•〇——一二〇•〇服用。

「學說」李時珍曰：此即波斯皂莢也。

「別稱」又名阿勃勒，婆羅門皂莢，波斯皂莢。

羅漢松 (松栢科)

「學名」Podocarpus chinensis, Wall.

「產地」多生於山地，亦有栽培於寺院，及庭園者。

「基本」爲常綠木本之植物，高至丈許，葉細長二三寸，闊三分餘，中有一肋，端略尖；表面綠色，裏面青白色，革質，互生。夏月開花，單性，呈淡黃色，果實肉質，熟則呈赤色，可爲藥用之。

「成分」含有的列並底油等。

「功效」其味甘，無毒。能補腎，益肺，治心胃痛。其皮能治一切血症，殺蟲，瘡癬，合蘆薈，香油，調擦。

「學說」物理小識：羅漢松，闊瓣，厚葉；樹老，結實，長四五分，底平，上銳，色紫黑，乾之，可入藥用。

鏨菜 (脣形科)

「學名」Leonurus macranthus. Maxim.

「產地」多生於山麓原野之間。

「基本」爲一種草本之植物，莖高一二尺，夏秋之際，梢上各葉腋簇生多花，呈穗狀，唇形花冠，白色，微帶淡紅者也。其苗可採之，而供藥用。

「成分」含有益母草素。

「功效」其苗氣味辛平，無毒。能破血，又治產後腹痛，多汁，服之。

「學說」李時珍曰：此即益母之白花者。

「用量」四•○——一二•○服用。

離鬲草

「基本」陳藏器云：生人家階庭濕處，高二三寸，苗葉似幕罨，江東有之，北土無也。

「功效」其氣味辛寒，而有小毒。能治瘰癧，丹毒，小兒無辜寒熱，大腹痞滿，痰飲，膈上熱，可生研汁，服之。

鯔魚

「學名」Mugil cephalus. Linn.

「產地」多於淡水，及鹹水之混合水處而產生之。

「基本」此硬鰭類之一種，體灰色，有淡黑色之縱線；體長達二尺。其肉可食，亦供藥用。

「功效」其肉氣味甘平，無毒。能開胃，利五臟，令人肥健，與百藥無忌。

「別稱」又名子魚。

鯢魚

「學名」Cryptopranchus japonicus V. D. Hoev.

「基本」此為有尾類之一種，有山椒之香，故又名：山椒魚。兩棲中之最大者，長達四五尺。頭部扁平，眼小，皮膚似山椒之樹皮，多疣狀突起；由突起分泌黏液。幼時，具有小顋，至肺成長時，則失去。前肢，有四趾；後肢，有五趾，卵呈念珠狀。

「功效」其味甘，有毒。食之，已瘦疾。

「別稱」又名山椒魚，人魚，鰨魚，魶魚；大者，名：鰕。

鯪鯉

「學名」Manis

「產地」產於亞細亞，及亞非利加之熱帶地方。

「基本」此屬貧齒類，晝潛陸水中，被以由上皮化生之鱗。其形狀，及排列法，類似魚鱗；但魚鱗，由眞皮生之，為動物之保護器也。逢敵，則尾由腹面捲於頭上，令體為球形，同時使鱗聳立，以避其難。舌細長，伸縮自由，且有黏質，由耳下腺，分泌黏質之唾液，適於舐食蟻也。其甲，即爲穿山甲，可供藥用之。

「功效」爲刺戟藥。

其甲氣味鹹而微寒，有毒。去五邪，驚啼，悲傷，燒灰，酒服；又治小兒驚邪，婦人鬼魅，悲泣，及疥癬，痔漏，蟻瘻，瘡癩，及諸痓疾；又燒灰，敷惡瘡；又去山嵐，瘴瘧，除痎瘧，寒熱，風痺，强直，疼痛，能通經脈，下乳汁，消癰腫，排膿血，通竅，殺蟲。

「用量」一•五——四•五服用。

「採製」據李時珍曰：方用，或炮，或燒，或酥炙，醋炙，童便炙，或油煎，土炒，蛤粉炒，當各隨本方；未有生用者，仍以尾甲，乃力勝。

「別稱」又名龍鯉，穿山甲，石鯪魚。

鯧魚

「基本」據陳藏器云：鯧魚，生南海，狀如鯽，身正圓，無硬骨，作炙食，至美。李時珍云：閩浙廣南海中，四五月出之。嶺表錄云：形似鯿魚，腦上突起，連背，身圓，肉厚白，如鱖，肉只有一脊骨。治之，以葱薑，缶去，以粳米，其骨亦軟，而可食。

「功效」其肉氣味甘平，無毒。食之，能令人肥健，益氣力。其腹中子，有毒，令人下痢。

鯨魚

「學名」Physeter macephalus, Limm.

「產地」羣棲於寒帶，或溫帶地方。

「基本」爲鯨類 (Cetacea) 體魚形，前肢變爲鰭狀，尾爲水平擴張，水棲之哺乳類也。體面無毛，頸不分明，後肢全退化。急行時，使頭浮上。體面無毛，幼時有毛，皮下有厚脂肪層，以保其體溫，且減其體重，永沈水中。肺臟特大，鼻孔位於頭上，一名噴水孔。眼小，耳殼缺，適於水棲。肛門附近有一對乳腺，每年產一兒。其頭蓋骨，前部有巨大之腔胴，內含半流動之蠟質物，即爲鯨蠟，可供藥用之。

「成分」含有 Cetin $C_{16}H_{31}O_2$. 之成分。

「功效」爲緩和性之軟膏料等。

「製劑」—鯨蠟膏 Ceratum cetacei

此即以鯨蠟，白蠟，扁桃油各五〇•〇，熔化而成，爲緩和性軟膏料等。更有加以薔薇油二滴，爲粉粧之軟膏，用於顏面之小癤瘡，及口唇之小裂傷。

鵰

「學名」Aquila imperialis, L.

「基本」此屬猛禽類之鷹類，習性與鷹無異；尾羽無班，此異於鷹者也。

「功效」其骨能治折傷，斷骨，可燒灰，無服二錢，酒下；在上食後，在下食前，骨卽接如初。其屎治諸鳥獸骨硬，燒灰，酒服，方寸。

鵲

「學名」Pica pica sericea. Gould.

「基本」此屬鳴禽類，體大似烏，上部褐黑色，肩部白色，褐黑部，略雜以青紫色；白色部，由肩，至腹，與臀，及翮之中央。黑冠毛之後，有白色如頸之部分。翼翟與紫黑色；尾翟有黑青銅色之光澤。

「功效」其雄鵲肉，氣味甘寒，無毒。治石淋，消結熱，可燒作灰，以石投中，解散者，是雄也。又治消渴，去風，及大小腸澀，並四肢煩熱，胸膈痰結，婦人不可食。冬至埋鵲於圊，辟時疾，溫氣。其巢以多年者，燒之，水服，療顛狂，鬼魅，及蠱毒，亦敷瘻瘡。

「別稱」又名飛駁馬，喜鵲，乾鵲。

鶉

「學名」Coturnix communis. Bonn.

「產地」吾國北方，春季時多有；南方，秋季時多有；而蕃殖多在黑龍江省，且於夏季之時。

「基本」此屬雞類，全體茶褐色，而雜以黑白之小斑。嘴短小，尾亦短，脚小無距。晝間潛伏草間，夜出求食。每年產卵二回，其肉味美，有用爲藥者。

「功效」其肉氣味甘平，無毒。能補五臟，益中，續氣，實筋骨，耐寒暑，消結氣；和小豆，生薑，煑食，能止洩痢。又治小兒患疳，及下痢，食之，有效。

麗春花 （罌粟科）

「學名」Papaver Rhoeas, L.

「產地」原產於歐羅巴，近來吾國各處庭園，多栽培之。

「基本」爲一年，或越年生草，莖高一二尺許，葉爲羽狀分裂，互生。春夏之際，開花，花瓣四枚，紅紫白色；果實爲蒴果，似壺狀。其花及根，可爲藥用。

「成分」含有麗春花素，麗春花酸。林檎酸，樹脂，脂肪。

「功效」爲緩和之鎭痛藥，催眠藥。

其花及根能治癰黃，及黃疸。

「用量」一•〇——三•〇服用。

「學說」李時珍曰：此草有殊功，而不著其形狀。今罌粟，亦名：麗春草；九仙子亦名：仙女嬌，與此同名，恐非一物也；當俟博訪。

「別稱」又名仙女蒿，定參草，麗春草。

麴菌

「學名」 Aspergillus Oryzae, Weha.

「基本」此爲黴類一種胞子黃綠色，多數重疊，生於柄之先端，全體成球狀。此之麴菌，寄生於蒸米，卽成爲麴，故吾國有大小麥麴之別，皆供藥用之。

「功效」其小麥麴，氣味甘溫，無毒。能消穀，止痢，去小兒食癎，又能調中，下氣，開胃，療臟腑中風，寒熱。又治霍亂，心膈氣逆，除煩悶，破癥結，補虛，去冷氣，除腸胃中寒。其大麥麴，氣味與前相同，能消食，和中，下胎，破血。其麪麴，及米麴，氣味亦同，能消食積，酒積，以糯米研末，酒服，立愈。其餘功同小麥麴。

「採製」據李時珍曰：麴有麥，麪，米造者不一，皆酒醋所須，俱能消導，功不甚遠。造大小麥麴法：用大麥米，或小麥米，連皮，井水淘淨，晒乾。六月，六日，磨碎，以淘麥水，和作塊狀，楮葉包緊，懸於風處；七十日，可用矣。

「別稱」又名酒母。

第二十畫

寶石

「學名」 Precious stone

「產地」吾國西北，及東北各省，最多產出之。

「基本」此種硬度，在七以上，具有美麗之色澤，受大氣，溫熱，藥品之作用，而不變。產出甚稀，極可寶貴，故稱爲寶石。

「功效」據李時珍云：其石能去翳，明目，入點眼藥，用之。凡塵入目，以珠拭拂，卽去。

「學說」據李時珍曰：寶石，出西番回鶻地方，諸坑井內；雲南，遼東，亦有之。有紅，綠，碧，紫數色：紅者，名刺子；碧者，名靛子；翠者，名馬價珠；黃者，名木難珠；碧者，名蠟子；又有鴉鶻石，貓精石，石榴子，紅扁豆等，名色皆其類也。

懸鉤子（薔薇科）

「學名」Rubus palmatus, Thunb.

「產地」多生於山野者。

「基本」爲落葉灌木，莖與葉皆有刺，高四五尺許。葉掌狀分裂，約三五片，均有缺刻狀之鋸齒，互生。初夏開花，白色；果實爲肉果，紅色，其子可爲藥用。

「功效」其子氣味酸平，無毒。能醒酒，止渴，除痰，去酒毒，搗汁，服之，解射工，沙虱毒。其葉燒研，水服，治喉中塞。其根皮氣味苦平，無毒。治子死腹中不下，又能破血，婦人赤帶，赤白痢疾，膿血，腹痛，殺蟲毒，下血，並濃煮汁，飲之。

「學說」李時珍曰：懸鉤樹，生高四五尺。其莖白色，有倒刺；其葉有細齒，青色，無毛，背面淡青，頗似櫻桃葉，而狹長；又似地棠花葉。四月開小白花；結實，色紅，今人亦通呼爲藨子。

「別稱」又名沿鉤子，箭，山莓，木莓，樹莓。

爐甘石 Calamina

「產地」多產於硫化亞鉛鑛，及銅脈鑛中，以雲南爲最多。

「基本」此之種類頗多，通常爲白色長方形，或六面形之鑛石，每具玻璃樣，或眞珠樣之有光骰子形，塊狀形。又有褐色，青色者。用爲藥者，多取白色微紅之石。

「成分」含有炭酸亞鉛，鐵，鈣，鎂等。

「功效」民間多用爲眼科藥。

其氣味甘溫，無毒。能止血，消腫毒，生肌，明目，去翳，退赤，收濕，除爛，同龍腦點眼，治目中一切諸病。

「採製」取石，以炭火煅紅，童子小便，淬七次，水洗淨，研粉，水飛過，晒用。

「學說」李時珍曰：此金銀之苗也，其塊大小不一，狀似羊腦，鬆如石脂，亦黏舌，產于金坑者，其色微黃，爲上；產于銀坑者，其色白，或帶青，或帶綠，或粉紅。赤銅得之，即變爲黃。今之黃銅，皆此物點化也。

「別稱」又名爐先生。

櫰香

「基本」據李時珍云：櫰香，江淮，湖嶺山中皆有之。木大者，近丈許；小者，多被樵采。葉靑，而長，有鋸齒，狀如小槲葉，而香，對節生。其根，狀如枸杞根，而大。煨之，甚香。

「功效」其氣味苦澀而平，無毒。能治頭瘍，腫毒，碾末，麻脂調塗，七日腐落。

「別稱」又名兜婁婆香。

櫧 (殼斗科)

「學名」 Quercus glauca, Thunb.

「產地」多生於暖帶之間。

「基本」爲常綠喬木，高三四十尺餘，葉呈長橢圓形，或廣披針形，緣邊，有鋸齒，或無之。春夏之間，開花，爲總狀花序。果實爲堅果，有椀狀之殼斗。其甜者，細白，粒小；苦者，赤色，粗大。可採取其皮葉，及仁，皆供藥用之。

「功效」爲淸涼藥，止血藥。

其仁氣味苦濕而平，無毒。食之，能止洩痢，破惡血，除消渴。其皮葉煮汁，飲之，止產婦出血。嫩葉，可以貼臁瘡，一日三換，最良。

「用量」三•○——一○•○服用。

「學說」陳藏器曰：櫧子，處處山谷有之。其木大者，藥數抱，高二三丈；葉長大，如栗葉，稍尖而厚堅，光澤，鋸齒峭利，凌冬不凋。三四月開白花，成穗，如栗花；結實，大如槲子。

獼猴

「學名」 Macacus fuscatus, Blyth.

「基本」此屬於狹鼻類，爲猿類中之分布最廣者。其面呈赤色，體毛爲灰褐色，性極伶俐，富於模倣，頗能馴良。齒式與人相同；惟犬齒較長耳！

「功效」其肉氣味酸平，無毒。治諸風勞，釀酒，彌佳。又能治久瘧。食之，辟瘴疫。其頭骨治瘴瘧，作湯，浴小兒驚癇，鬼魅，寒熱。其手治小兒驚癇，口禁。其屎能塗蜘蛛咬傷；又治小兒臍風，撮口，及急驚風，燒末，和生蜜少許，灌之。

「別稱」又名沐猴，爲猴，胡孫，王孫，馬留。

獼猴桃 (獼猴桃科亦作木天蓼科)

「學名」 Actinidia arguta, Pl.

「產地」多生於山地之間。

「基本」爲落葉灌木，呈蔓狀，能攀緣於他物之上，其幹大者，圍過尺半；葉橢圓形，或心臟形，緣邊，有刺狀之鋸齒，互生。夏秋之間，自葉腋出數花，徑五六分，爲聚繖花序；花瓣五片，呈綠白色，藥帶黑色，子房球形，而平滑，柱頭開張，如星散狀。果實爲漿果，橢圓形，外皮褐色，可爲藥用之。

「成分」含有脂肪，酸味質，糖分等。

「功效」爲淸涼藥。

其實氣味酸甘而寒，無毒。能止暴渴，解煩熱，壓丹石，下淋石，去熱壅；又調中，下氣，治骨節風，癱緩，不隨。其藤中汁氣味甘滑而寒，無毒。治反胃，和生薑汁，服之，又下石淋。其枝葉能殺蟲，療瘑疥。

「學說」李時珍曰：其形如梨；其色如桃，而獼猴，喜食，故有諸名；閩人呼爲陽桃。

「別稱」又名獼猴梨，藤梨，陽桃，木子。

礬石 Alumen.

「產地」吾國浙江平陽縣，爲著名之產地。

「基本」此多產於火山附近之地方，常在他岩石上，結成白皮，呈土狀，塊狀，纖維狀，結晶屬等，軸晶系，常爲八面體，有玻璃光澤。劈開不完全，斷口介殼狀。純粹者，無色透明；含雜質者，呈種種之色。硬度二——二・五，比重一・八，極易溶解於水；加熱則失去結晶水，變爲白色之粉末，名煆明礬，以吹火吹之，熖呈紫色，卽爲鉀。可供醫藥之用。

「成分」含有硫酸鉀，及硫酸鋁，$KA(So_4)_2+_{24}H_2O$此外尙含鈉，錏，鐵，鎂，錳等。

「功效」爲收斂藥，止血藥。

其氣味酸鹹而寒，無毒。能去寒熱，止洩痢，治陰蝕，惡瘡，目痛，鼻中息肉。又除風，去熱，消痰，止渴，煖水臟，治中風失音，和桃仁，葱湯浴，可出汗。生含嚥津，治急喉痺，療鼻衄，齆鼻，鼠漏，瘰癧，疥癬。枯礬，貼嵌牙縫中，能止出血；又可燥濕，解毒，追涎，上血，定痛，蝕惡肉，生好肉，治癰疽，疔腫，惡瘡，癲癇，疸疾，通大小便，去口齒，眼目，諸病。

「用量」○・四——一・二服用。

「禁忌」惡牡蠣；畏麻黃。

「別稱」又名湼石，羽湼，羽澤；煆枯者名：巴石輕；白者名：柳絮礬；俗稱：白礬，明礬。

穭豆

「基本」此即黑小豆之小科，而細粒者，霜後乃熟，可爲藥用。

「成分」含有蛋白質，脂肪，無窒素物，纖維，灰分等。

「功效」其氣味甘溫，無毒。能去賊風，風痺，婦人產後冷血，炒令焦黑，及熱，投酒中，漸漸飲之。又能開胃，消食，健脾，利水。

「用量」六・〇——一二・〇服用。

穬麥

「基本」此即大麥(Hordeum sativum, Jess.)之一種皮厚者。

「功效」其氣味甘而微寒，無毒。能溫中，消食，補中，益氣，健脾，養胃。

蠐螬

「學名」Mamestra brassicae. L.

「基本」此屬鱗翅類之蛾類，卵產於葉之裏面，始爲白色，後變爲紫黑色。幼蟲，呈圓柱狀，背上有三條白線，頭部暗褐色，食害菽類，蔬菜類之葉。幼蟲，入地中，化爲蛹，赤褐色，長不過六七分。成蟲，長六七分，褐色，前翅灰褐色，有種種斑紋，後翅褐色，近於外緣者，其色濃。

「功效」其氣味鹹而微溫，有毒。能除惡血，血瘀，痺氣，破折血，疼痛；又治目中淫膚，青翳，白膜；療吐血，血結，金瘡，內塞，產後中寒；又敷惡瘡。遊疹。

「用量」一・五——三・〇服用。

「禁忌」忌附子。

「採製」取後，陰乾，與糯米同炒，至米焦黑，取出，除去糯米，及身上口畔肉毛，並黑塵子，作三四截，研粉，用之。諸方亦有乾研，及生取汁者。

「別稱」又名蟦蠐，蜸蠐，乳齊，地蠶，應條。

藿香 (脣形科)

「學名」Lophanthus rugosus, Fisch. et Mey.

「產地」多生於山野水濕之地，亦有栽培於庭院者。

「基本」爲多年生草，莖方有節，中空，高約三四尺，葉長卵形，端尖，有缺刻；自莖端，至下部，對生，甚密。夏秋之間，開花；花冠脣形，排成大穗狀，呈淡紅色，或青紫色。其枝葉，皆可供藥用之。

「功效」其枝葉氣味辛而微溫，無毒。能治霍亂，心腹痛，脾胃吐逆。又能助胃氣，開胃口，進飲食，溫中，快氣，肺虛，有寒，上焦壅熱，飲酒口臭，可煎湯漱口。

「用量」二・五——七・五服用。

「學說」據李時珍曰：藿香，方莖，有節，中虛，葉微似茄葉。潔古，東垣，惟用其葉，不用枝梗，今人併枝梗用之。

「別稱」又名兜婁婆香。

蘆 （禾本科）

「學名」Phragmites communis, Trin. var. longivalvis, Miq.

「產地」多生於濕地，或淺水中。

「基本」為多年生草，莖高丈許，中空；葉細長而尖，有平行脈。秋開細花，甚為繁密，成大圓錐花序。其根處處有結節，採集白色之地下莖，除去其纖維根，長有二尺許，稍帶甘味者；乾燥之，則為淡黃色，皆可供藥用之。

「成分」根含有糖質，護謨質，蛋白質，及中性鹽基等。

「功效」為清涼解毒藥，用於口渴，熱候，魚肉之中毒等。其根氣味甘寒，無毒。去消渴，客熱，止瀉痢，療反胃，嘔逆，不食，胃熱，傷寒，時疾，內熱；又解大熱，煩悶，久渴，孕婦心熱。其筍氣味小苦寒冷，無毒。能去膈間客熱，止消渴，利小便，去河豚，及諸蟹毒；又解諸肉毒。其莖葉氣味甘寒，無毒。治霍亂，嘔逆，肺癰，煩熱，癰疽，燒灰淋汁，煎膏蝕惡肉，去黑子。藩治金瘡，生肉滅瘢。

「用量」一〇・〇——二〇・〇服用。

「禁忌」惡巴豆。

「採製」取蘆根，須要逆水生，並黃泡肥厚者，去鬚節，並赤黃皮，用之。

「學說」李時珍曰：蘆有數種，其長丈許，中空，皮薄，白色。

「別稱」又名葦，葭。

蘆薈 （百合科）

「學名」Aloe vera, L.

「產地」產於熱帶地方，或栽培於地中海岸等。

「基本」為常綠植物，葉大而尖，肉質，有銳鋸齒；開花，成為穗狀，集生於莖上。其葉肥厚，分泌之汁，黑色，有光，取而乾涸之，以供藥用。

「成分」含有 Aloin $C_{17}H_{18}O_7$ 之微黑色無臭針狀結晶。

「功效」爲峻下藥，健胃藥；又爲通經藥。其氣味苦寒，無毒。能去熱風，煩悶，胸膈熱氣；又能明目，鎮心，治小兒癲癇，驚風，五疳，除三蟲，及痔漏，瘡瘻，解巴豆毒，去小兒諸疳熱；又單用，殺疳蚘；又吹鼻，殺腦疳，除鼻癢；又研末，敷䘌齒，甚妙。

「用量」一日數回○．一——○．三爲緩下藥；○．三——○．五——一．○爲峻下藥；○．○二——○．○三爲健胃藥。

「製劑」1 蘆薈丁幾 Tinctura Aloes

此卽以蘆薈粉末一○．○，酒精五○．○，浸成爲一種暗褐色，而有苦味之液。一日數回，以○．二五——○．五爲健胃，及通經藥，而不適宜爲瀉下藥也。

2 複方蘆薈丁幾 Tinctura Aloes Composita

此卽以蘆薈，大黃，莪蒁，紅花，龍胆各五．○，稀酒精二○○．○，浸而製之，一回，與以二．五——五．○爲健胃藥。

3 蘆薈越幾斯 Extractum Aloes

此卽以蘆薈，溜水各五○○．○混和，煮沸，而溶解之，靜置百餘小時，待其析出樹脂後，乃蒸發其上面之溶液，乾燥之，卽成黃褐色乾燥之越幾斯也。其刺戟胃臟之作用較少，故多以此代之，以○．○二——○．○三爲緩下藥；以○．○五——○．二爲峻下藥。

「別稱」又名奴會，訥會，象膽。

蘆蠹蟲

「基本」此蟲出於蘆節中；其狀亦如小蠶也。

「功效」其氣味甘寒，無毒。能治小兒飲乳後吐逆，不入腹，取蟲二枚，煮汁，飲之，卽止。按嘔逆，與哯乳不同，乳飽後哯出者，爲哯乳也。

蘇鐵 （蘇鐵科）

「學名」Cycas Revoluta, Thunb.

「產地」多栽植於庭園之間，以琉球產生爲最廣。

「基本」爲常綠木本之植物，高約丈許，莖多直立，全體有鱗片樣，爲葉痕所掩。葉叢生於莖頂，呈長大之羽狀複葉，質硬，光澤，小葉細長。開花，單性，多呈淡褐色；結如桃類而扁平之子實，外面赤色，具有薄皮，內面白色，有厚皮，可採取，而爲藥用。

「功效」爲通經藥，又爲收斂藥。

「用量」三・〇——一〇・〇服用。

蘇方木 （荳科）

「學名」Caesalpinia Sappan, L.

「產地」多產於印度各處。

「基本」爲常綠喬本，莖高五六丈，有刺。葉爲羽狀複葉，以多數小葉合成，略帶革質。開花，色黃，甚美，花後結實，黑色。其木質部，可爲藥用之。

「成分」含有紅色素等。

「功效」爲變質藥，有淸血，解毒之可能。

其氣味甘鹹而平，無毒。能破血，去產後血脹，可以水煮五兩，取濃汁，服之。又治婦人血氣，心腹痛，月候不調，及蓐勞；又能排膿，止痛，消癰腫，撲傷瘀血。凡女人失音，血噤，赤白痢疾，並虛勞，血癖，氣壅，產後惡露不止，心腹攪痛，及經絡不通，男女中風，口噤不語，皆可煎服。又治霍亂嘔逆，及常久嘔吐，用水煎服。又能破癰瘍死血，產後敗血。

「用量」三・〇——一二・〇服用。

「別稱」又名蘇木。

蘇合香 （金縷梅科）

「學名」Liquidambar orientalis, Mill.

「產地」多產於小亞細亞。

「基本」爲落葉喬木，葉作掌狀分裂，有長柄，互生。花小，而單性，叢聚爲頭狀，雌雄同株。由其皮中，取得樹膠，卽爲本品，可供藥用。

「成分」含有 Styrol 及 Styracin 桂皮酸，樹脂等。

「功效」爲刺戟性祛痰藥，及皮膚殺蟲藥。

其氣味甘溫，無毒。能辟惡，殺蟲，去溫瘧，蠱毒，癇痙，又能除邪。

「用量」〇・三——一・〇服用。

蘋 （蘋科）

「學名」Marsilia quadrifolia, L.

「產地」多生於淺水中。

「基本」爲多年生草，莖細長，柔軟，匍匐於泥下；莖之上方，抽出長柄之葉；其下方，生變形之根狀體。夏秋之候，葉柄下部，特歧出小枝，着以子囊。可採取之，而供藥用。

「功效」其氣味甘寒而滑，無毒。能去暴熱，止消渴，下水氣，利小便；又搗塗熱瘡。搗汁飲之，能治蛇傷。

「學說」李時珍曰：蘋，乃四葉菜也。葉浮水面，根連水底。其莖細如蓴莕，其葉大如指頭。面青，背紫，有細紋，頗似馬蹄决明之葉，四葉合成，中折十字；夏秋開小白花。

「別稱」又名芣菜，四葉菜，田字草。

蘑菰蕈

「基本」據李時珍云：蘑菰，出山東淮北諸處，埋桑，楮諸木於土中，澆以米泔，待菰生，采之。長二三寸，本小，末大，白色，柔軟。其中空虛，狀如未開玉簪花，俗名：雞腿蘑菰，謂其味如雞也。一種狀如羊肚，有蜂窠眼者，名：羊肚菜

「功效」其氣味甘寒，無毒。能利五臟，益腸胃，化痰，理氣，清涼，止渴。

「別稱」又名肉蕈。

藘蒿

「基本」爲多年生草，二月間，生莖葉，頗似蔞蒿。嫩者，可蒸食。開花，黃綠色，爲小頭狀花序，排列如穗。其莖可爲藥用。

「功效」其氣味辛溫，無毒。能破血，下氣，可煮食之。

「別稱」又名莪蒿，蘿蒿，抱娘蒿。

罌粟 （罌粟科）

「學名」Papaver somniferum, L. var. nigrum, Dc.

「產地」原產於歐羅巴之南部，近時吉，黑，川，雲，各省，以及西北各地方，多栽培之。

「基本」爲越年生草，莖高四五尺，葉白綠色，長橢圓形，有深刻鋸齒，平滑，無葉柄。初夏莖頭開花，大而美艷，色紅紫粉白不等。果實爲乾果，以其未熟果實之周圍，截一小口，使滲出白漿，而乾燥之，成爲褐色之塊，卽爲阿片；其殼及子，皆供藥用。

「成分」含有 Morphin $C_{17}H_{19}NO_3.H_2O$ 與 Codein $C_{18}H_{21}NO_3.H_2O$ 並 Thebain $C_{19}H_{21}NO_3$ 及 Papaverin $C_{21}H_{21}NO_3$ 等之二十餘種植物鹽基，及其護謨，樹脂，蠟質，糖質，灰分。

「功效」為祛痰藥，鎮痛藥。

其米氣味甘平，無毒。能行風氣，逐邪熱，治反胃，胸中痰滯，瀉痢，潤燥。其殼氣味酸澀，微寒，無毒。能止瀉痢，固脫肛，治遺精，久欬，斂肺，澀腸，止心腹筋骨諸痛。其嫩苗氣味甘平，無毒。作蔬食之，除熱，潤燥，開胃，厚腸。

「用量」殼用六•○——一二•○服之；米用六•○——一八•○服之。

「採製」凡用，以水洗潤，去蒂，及筋膜，取外薄皮，陰乾，細切，以米醋拌炒，入藥；亦有蜜炒，蜜炙者。

「別稱」又名米囊子，米，象穀。

罌子桐 （大戟科）

「學名」Aleurites cordata, Muell.

「產地」生於暖帶之山中，或栽培於園林之間。

「基本」為落葉喬木，高二丈許，雌雄異株。雌株之葉，似楸葉；雄株之葉，有二尖，或四五尖。夏月開花，淡紅色，集於梢上；果實球形，內含種子三四粒，可製成桐子油，而供藥用之。

「成分」含有多量膠質樣之桐子油等。

「功效」其油氣味甘而微辛，寒有大毒。能摩疥癬，蟲瘡，毒腫；又敷惡瘡，脛瘡，燙瘡。又吐風痰，喉痺，及一切諸疾，以水和油，掃入喉中，探吐，或以子研末，吹入喉中，取吐。又點風熱爛眼，亦妙。

「學說」李時珍曰：罌桐，即白桐之紫花者；油桐，枝幹花葉並類罌桐，而小。

「別稱」又名虎子桐，荏桐，油桐。

露蜂 Bienenkorb.

「基本」此即蜂類(Hymenoptera)之窠，大小皆可採取，而供藥用。通常取蜂窠，先以鴉豆枕等同拌，蒸四五小時，取出鴉豆枕，晒乾，入藥用之。

「功效」其氣味甘平，有毒。能治驚癇，瘈瘲，寒熱，邪氣，癲疾，鬼精，蠱毒，腸痔，蜂毒，毒腫。又合亂髮，蛇皮燒灰，酒服，治惡疽，附骨癰，瀝節腫，消疔腫，惡脈諸毒，皆瘥。又去上氣，赤白痢，遺尿，失禁。燒灰，酒服，治陰痿；水煮，洗狐尿刺瘡；服汁，下乳石毒；煎水，洗熱病後毒氣衝目；炙研，和豬脂，塗瘰癧成瘻；又煎水，漱牙齒，止風蟲，疼痛，又洗乳癰，蜂疔，惡瘡。

「用量」三•〇——一〇•〇服用。

「禁忌」惡乾薑，丹參，黃芩，藥芍，牡蠣。

「別稱」又名蜂腸，百穿，紫金沙。

鯼魚

「基本」據李時珍云：鯼，生江湖中，體圓厚，而長，似鱤魚，而腹稍起，扁額，長喙，口在頷下，細鱗，腹白，背微黃色，亦能啖魚，大者，二三十斤。

「功效」其肉氣味甘平，無毒。補五臟，益筋骨，和脾胃。

鯽魚

「學名」Carassius auratus, Linn.

「產地」多產生於淡水之中。

「基本」為喉鰾類之一種，似鯉而口邊無鬚，鱗之縱列數，三十九枚，背部稍為隆起，是其異點，肉供食用。

「功效」其肉氣味甘溫，無毒。用五味煮食，補虛羸，溫中，下氣，止下痢，腸痔。又合蓴作羹，治胃弱，不食，能調中，益五臟。生擣，塗惡核，腫毒不散，及瘑瘡；同小豆擣，塗丹毒；燒灰，和醬汁塗諸瘡。又以猪脂，煎灰服，治腸癰。又合小豆煮汁，服之，消水腫。又炙油，塗婦人陰疳，諸瘡，殺蟲，止痛。釀白礬燒研，飲服，治腸風，血痢。釀硫黃，煅研，及釀五倍子，煅研，酒服，並治下血。釀茗葉，煨服，治消渴。釀胡蒜，煨研，飲服，治隔氣。釀綠礬，煅研，飲服，治反胃。釀鹽花，燒研，摻齒疼。釀當歸，燒研，揩牙，烏髭，止血。釀砒，燒研，治急疳瘡。釀白鹽，煨研，擦骨疽。釀附子，炙焦，同油塗頭瘡，白禿。其鱠能治久痢赤白，腸澼，痔疾，丹毒，風眩。又能溫脾胃，去寒結。其鮓治瘑瘡，批片，貼之，或同桃葉，擣敷，殺其蟲。其頭治小兒頭瘡，口瘡，重舌，目翳。燒研，飲服，療欬嗽，下痢；酒服，治脫肛，女人陰脫。又油調擦小兒面上黃水瘡。其子能調中，益肝氣。其骨治䘌瘡，燒灰，敷數次，即愈。其膽取汁塗疳瘡，陰蝕瘡，殺蟲，止痛。點喉中，治骨鯁。其腦治耳聾，以竹筒蒸過，滴之。

「別稱」又名鮒魚。

鰌魚

「學名」Misgurnus anguillicandatus, Cantor.

「基本」此屬喉鰾類，淡水魚也，棲居泥中，時來水面，吸入空氣，爲腸呼吸。鱗埋沒於皮膚內，皮膚富於黏腺。雄脊鰭之兩側，有疣狀突起，肉供食用。

「功效」其氣味甘平，無毒。能暖中，益氣，醒酒，解消渴。同米粉煑羹，食之，調中，收痔。

「別稱」又名泥鰍。

鰕

「學名」Macrura

「基本」此屬於甲殼類之長尾類，由十二環節而成；腹部發達，比較胸部爲長。

「功效」其氣味甘溫，而有小毒。能治小兒赤白遊腫，搗碎，敷之。作羹，治鼈瘕，托痘瘡，下乳汁，又能壯陽道。煑汁，吐風痰；搗膏，敷蟲疽。

鯑魚

「學名」Halicore.

「基本」此屬於海牛類，體似海牛，而尾呈新月形，以海藻爲食物；臼齒面有多數之凸凹。其游泳之時，將頭部現於水面之上，而牝者，每以其前肢，攜抱幼兒耳！

「功效」其味甘，有毒。食之，療瘕疾。

「別稱」又名人魚，孩兒魚，俗稱儒艮。

鶩

「學名」Anas boshas L.

「基本」此屬游禽類，爲鴨之經飼養，而變化者也。體肥大，頭長，脚與尾極短。嘴軟，而觸覺銳，由泥中獲取食物頗巧，因被飼於人，飛力退化。肉，及卵，皆供食用之。

「功效」其肪氣味甘而大寒，無毒。能治風虛，寒熱，水腫。其肉氣味甘冷，微毒。能補虛，除客熱，和臟腑，及水道，療小兒驚癇，解丹毒，止頭生瘡腫。和葱，豉煑汁，飲之，去卒然煩熱。其頭煑服，治水腫，通小便。其腦治凍瘡，取塗之。其血氣味鹹冷，無毒。能解諸毒，熱飲，野葛毒，已死者，入咽，卽活。除熱血，解中生金，生銀，丹石，砒霜諸毒，射工毒；又治中惡，及溺水死者，卽灌之，亦活。蚯蚓咬瘡，塗之，卽愈。其舌治痔瘡，殺蟲。其涎治小兒痙風，陰腫，取雄鴨抹之，卽消。其膽氣味苦辛而寒，無毒。能塗痔核，又點赤目，初起，亦效。其肫衣治諸骨硬，炙研水服。其卵氣味甘而微寒，無毒。治心腹胸膈灼熱。其白鴨通，卽鴨屎。氣冷，無毒。能殺石藥毒，解結縛，散畜熱，熱毒，毒痢，又和雞子白，塗熱瘡，腫毒，卽消。塗蚯蚓咬傷，亦效。絞汁服之，解金銀銅鐵毒。

「別稱」又名鴨，舒鳧，家鳧。

鶡雞

「基本」據李時珍云：鶡，狀類雉而大，黃黑色。首有毛，角如冠，性愛其黨。有被侵者，直往赴鬬；雖死猶不置，故古者虎賁戴鶡冠禽經云：鶡，毅鳥也；毅不知死，是矣。性復粗暴，每有所攫，應手撮碎。

「功效」其肉氣味甘平，無毒。炙食之，能令人勇健，美顏，及肥潤。

鶚

「學名」Pandion haliaetus Linn.

「基本」此屬猛禽類之鷹類，背面黑褐色，腹面白色，喉部，有褐色之斑，飛游海上，捕食魚類。

「功效」其骨，可用爲接骨藥。其嘴治蛇咬傷，可燒存性，研末，一半酒服，一半塗之。

「別稱」又名魚鷹，鵰鷄，雎鳩，王雎，沸波，下窟烏。

第廿一畫

攝涅瓦

「學名」Polygala Senega, L.

「產地」產於北亞美利加。

「基本」爲多年生草，高至一尺許，葉長卵形，或披針形；花小，白色，爲穗狀花序。其地下之根部，可供藥用之。

「成分」含有 Senegae 及 Saponin 並樹脂等。

「功效」爲祛痰藥，可用於氣管枝加答兒，及喘息等。

「用量」一•〇——二•〇服用。

櫻桃 （薔薇科）

「學名」Prunus Pseudo-cerasus, Lindl. var. spontanea, Maxim.

「產地」生於山地，亦有栽培於庭園之間者。

「基本」爲落葉喬木，高者二三十尺，葉橢圓形，而闊，有鋸齒。嫩莖，及葉之背面，生毛，甚密。春夏之交，開淡紅白色之小花。果實爲球形，初呈綠色，而後漸漸變黃，成熟則色紅。其花葉等，皆供藥用之

「功效」其氣味甘熱而澀，無毒。能調中，益脾，好顏，美志；又止洩精水，穀痢。其葉氣味甘平，無毒。治

蛇咬傷，搗汁，飲之，並敷之。其東行根煮汁服之，能下寸白蚘蟲。其枝能治班䵟，同紫萍，牙皂，白梅肉研和，日用洗面。其花能去面黑粉滓。

「用量」其核用四•〇——八•〇服用。

「學說」李時珍曰：櫻桃樹，不甚高。春初開白色，繁英如雪；葉團有堅，及細齒，結子。

「別稱」又名鸎桃，含桃，荆桃。

欅 (楡科亦作蕁麻科)

「學名」Zelkowa acuminata, Pl.

「產地」生於山野之間。

「基本」為落葉喬木，高至數十尺，樹皮堅硬，灰褐色，有粗皺紋，與許多細小之突起。其樹皮老者，則如鱗片狀；葉長卵形，而尖，有鋸齒，互生。春月開淡黃綠色之小花，雌雄同株。其木皮及葉，皆可供藥用之。

「功效」其木皮氣味苦而大寒，無毒。能治時行頭痛，熱結在腸胃。夏日煎飲，去熱。又煮汁服，療水氣，斷痢，安胎，止妊婦腹痛。山欅皮性平，治熱毒，腫毒。其葉氣味苦冷，無毒。挼貼火爛瘡，有效。又治腫爛，惡瘡，鹽搗，罯之。

「採製」採時，勿取三四年者，無力；用二十年以來者，心空。其樹只有半邊，向西生者，良。剝下，去粗皮，細剉，蒸之，經四五小時，取出。焙乾，用之。

「學說」李時珍曰：欅材，紅紫，作箱案之類，甚佳。

「別稱」又名欅柳，鬼莪。

貛

「基本」據汪頴云：狗貛，處處山野有之；穴土，而居。形如家狗，而足短。食果實，有數種相似。其肉味甚甘美，皮可為裘。李時珍云：貒，豬貛也；貛，狗貛也；二種相似，而略殊。狗貛，似小狗，而肥。尖喙，矮足，短尾，深毛，褐色皮，可為裘領。

「功效」其肉氣味甘酸而平，無毒。能補中，益氣，治小兒疳瘦，殺蛕蟲，宜噉之。

「別稱」又名狗貛，天狗。

蠡實 (鳶尾科)

「學名」Iris ensata, Thunb var Chinensis, Maxim.

「產地」庭院間多栽培之。

「基本」為一種之草本，葉線形，無劍脊。常有，撚二扭三度者。春日開花，白色，有淡紫之線條。果實爲蒴果，長寸許，闊三四分。可採取之，而供藥用。

「功效」其實氣味甘平，無毒。能除皮膚寒熱，胃中熱氣，風寒，濕痺，堅筋骨，長肌膚，止心煩，利大小便。療金瘡癰腫，有效。又婦人血氣，煩悶，產後血運，並崩中，帶下，消一切瘡癤，止鼻衂，吐血，通小腸，消酒毒，治黃病，殺蕈毒，敷蛇蟲咬傷。又治小腹疝痛，腹內冷積，水痢諸病。其花實，及根葉能去百蟲，療喉痺，癰疽，惡瘡。

「用量」三・〇——六・〇服用。

「採製」採實炒過，用之。治疝，則以醋拌，炒之。

「學說」李時珍曰：蠡草，生野中，就地叢生；一本二三十莖，苗高三四尺。葉中抽莖，開花，又能結實也。

「別稱」又名茘實，馬藺子，馬楝子，馬薤，馬帚，鐵掃帚，劇草，旱蒲，豕首，三堅。

蠟梅 （蠟梅科）

「學名」Calycanthus praecox L.

「產地」多栽培於庭院之間。

「基本」爲落葉灌木，高七八尺，乃至丈餘，葉對生，卵形，有尖端，全邊。冬月枝梢出花蕾；自十二月開放，可至翌年二月之末。花被，自許多片數而成，內層各片，較外圍之各片短，呈紫色，外圍各片，黃蠟色；花後，花托成熟，結卵形之果實。其花可爲藥用。

「功效」其花氣味辛溫，無毒。能解暑，生津。

「學說」李時珍曰：蠟梅小樹，叢枝，尖葉。種凡三種，以子種出，不經接者，臘月開小花，而香。

「別稱」又名黃梅花。

蘭草 （菊科）

「學名」Eupatorium chinense, L.

「產地」生於山野中，或庭院栽植之。

「基本」爲多年生草，高二三尺許；葉平滑，有光澤，緣邊，具鋸齒，甚細；下部之葉三裂；上部之葉尖長，呈廣披針形，莖葉皆略帶紅紫色，秋末莖頭枝梢開花，花冠筒狀，細小，淡紫色，列爲頭狀花序。其葉，可供藥用。

「功效」其葉氣味辛平，無毒。能利水道，殺蠱毒，辟邪氣，除胸中痰癖。又能調氣，養營，生津，止渴，潤

肌肉，除消渴○羨水，能浴風病○又消癰腫，調月經○

「用量」三•○——六•○服用○

「別稱」又名蕳，水香，香水蘭，女蘭，香草，燕尾香，大澤蘭，蘭澤草，煎澤草，省頭草，都梁香，孩兒菊，千金草○

蘘荷 （蘘荷科亦作薑科）

「學名」Zingiber Mioga, Kosc.

「產地」生於山野中，或栽培於園圃間○

「基本」爲多年生草，高二三尺；葉呈長橢圓形，而尖長，絕類薑葉○夏月開花，花被大小不整，色淡黃，由地下莖而生○其根，可供藥用之○

「功效」其根氣味辛溫，而有小毒○能除中蠱，及瘧，可搗汁，服之○又去溪毒，沙蝨，蛇毒及諸惡瘡○凡稻麥芒，入目不出，以汁注目，即出○又治赤眼，澀痛，搗汁，點之○

「別稱」又名覆葅，蘘草，葍苴，嘉草○

蘡薁 （葡萄科）

「學名」Vitis Thunbergii, S. et Z.

「產地」多生於山野，及原野之間○

「基本」爲一種灌木狀之蔓草，莖有卷鬚，常攀緣於他物之上○葉爲掌狀淺裂，有鋸齒；基脚呈圓錐形，表面平滑，裏面密生淡褐色，似綿狀之毛○夏月開小黃綠花，爲複總狀花序；果實爲漿果，球形，紫黑色，可採之，而供藥用○

「成分」含有葡萄酸，及葡萄糖等○

「功效」爲清涼藥○

其實氣味甘酸，無毒○能止渴，益氣○其藤氣味甘平，無毒○止噦逆，及傷寒後嘔噦，搗汁，飲之，最良；亦能止渴，利小便○其根氣味甘平，無毒○能除下焦熱痛，淋悶，又消腫毒○

「用量」三•○——八•○服用○

「學說」李時珍曰：蘡薁，野生林墅間，亦可插植，蔓葉，花實，與葡萄無異○其實小，而圓，色不甚紫也○

「別稱」又名燕薁，嬰舌，山葡萄，野葡萄；藤名：木龍○

續斷 （菊科）

「學名」Sonchus asper, Vill.

「產地」多自生於原野之間○

「基本」為多年生草，春季自宿根抽出方莖，高三四尺，中空，有稜。葉羽狀深裂，春夏之交，開花，紫色，為唇形花冠。其根可採取之，而供藥用。

「功效」為鎮痛藥。

其根氣味苦而微溫，無毒。能治傷寒，補不足，金瘡，癰瘍，折跌，續筋骨，又治婦人乳難，婦人崩中，漏血；又能止痛，生肌，去惡血，腹痛，關節緩急，諸溫毒，通血脈，助氣，補五勞，七傷，破癥結，瘀血，消腫毒，腸風，痔瘻，乳癰，瘰癧，婦人產前後一切疾病，胎漏，子宮冷，面黃虛腫，縮小便，止泄精，尿血。

「用量」二・〇——六・〇服用。

「禁忌」惡雷丸。

「採製」取根，須橫切剉之；又去向裏硬筋，以酒浸一伏時，焙乾，入藥用之。

「別稱」又名屬折，接骨，龍豆，南草。

續隨子 （大戟科）

「學名」Euphorbia Lothyris. L.

「產地」多栽培於庭園之間。

「基本」為二年生草，莖圓而粗，高三四尺，斷之有白汁滲出。葉箭鏃形，對生。夏月開花，四瓣，褐綠色。結實大如指頭，圓形，中藏褐色種子。可採取之，而供藥用。

「成分」含有 Aesuletine $C_9H_6O_4$ 之無色結晶等。

「功效」為瀉下藥，與大戟，甘遂瀉水之功相同。

其氣味辛溫，有毒。治婦人血結，月閉，瘀血癥瘕，痃癖，除蠱毒，鬼疰，心腹痛，冷氣脹滿，利大小腸，下惡滯，積聚，痰飲，不食，嘔逆，及腹內諸疾，碎研，酒服，不過三顆，當下惡物。又宣一切宿滯，肺氣，水氣，日服十粒，即瀉，多以酸漿水，或薄醋粥食之，即止。又塗惡疥，癬瘡。其葉，及莖中白汁，能剝人面皮，去䵟，又敷白癜，癧瘍；又搗葉，敷蠍螫，立止。

「用量」二・〇——六・〇服用。

「採製」取子，去殼，取色白者，以紙包壓，去油，取霜，用之。

「學說」馬志曰：續隨子，生蜀郡，今處處亦有之，苗如大戟。

「別稱」又名千金子，千兩金，菩薩豆，拒冬，聯步。

鐵樹 （百合科）

「學名」Cordyline terminalis, Kth. var. ferrea, Bak.

「基本」據云：亦名鐵連草，生於鐵山銅壁之上，又鐵石之上亦生；並非草本，形如屏風，狀如孔雀尾分張，黑色，細枝，刀砍不斷，斧之乃折。其葉，可爲藥用。

「功效」近來民間多用其葉，以治吐血，便血等，之胃腸出血。

鐵色箭 （石蒜科）

「學名」Lycoris sanguinea, Maxim.

「產地」多生於山野之間。

「基本」爲多年生草，地下有鱗莖；葉扁平，細長，呈白綠色，與石蒜相似。春月自鱗莖叢生，至初夏則葉枯死。夏末花莖，高一尺許，頂端開四五花，呈繖形，花被黃赤色。

「功效」與石蒜相同，可參考石蒜條。

鐵華粉 Ferrum Pulveratum

「基本」爲鋼鐵之鑢屑，呈灰黑色之粉樣，或粒樣之物質，如遇磁鐵，能被吸引，即爲是品，可供藥用。

「功效」爲强壯藥。

其氣味鹹平，無毒。能安心神，堅骨髓，强志力，除風邪，養血氣，去百病，止驚悸，虛癇，鎮五臟，去邪氣。治健忘，冷氣，心痛，痃癖，癥結，脫肛，痔瘻，宿食等。

「用量」一日二三回，以〇·〇一，——〇·〇五服用。

「別稱」又名鐵胤粉，鐵艷粉，鐵霜。

鐵線蓮 （毛茛科）

「學名」Clematis florida, Thunb.

「產地」庭園間多栽培之。

「基本」爲多年生草，有蔓性，作灌木狀；常以葉柄卷絡於他物之上。葉對生，多二回三出之複葉，小葉九片，卵形。夏月開花，青紫色，或白色。可採之，而供藥用。

「功效」其氣味微苦而平，無毒。治諸風，消腫毒，有效。

「別稱」又名鐵線草。

騾

「學名」Equus mulus

「基本」此屬馬類（Equidae）之一種，爲馬母，驢父之所產也。其肉等，可供藥用。

「功效」其肉氣味辛苦而溫，並有小毒。性最頑劣，肉不益人，孕婦食之，難產。其蹄治難產，燒灰，入麝香少許，酒服一錢。其尿治打損諸瘡，破傷，中風，腫痛，炒焦，裹熨之。

鰣魚

「基本」據李時珍云：鰣魚，形秀而扁，微似魴而長，白色如銀，肉中多細刺，如毛。其子甚細膩，故何景明稱：其銀鱗，細骨。彭淵材恨其美，而多刺也。大者不過三尺，腹下有三角硬鱗，如甲。其肪亦在鱗甲中，自甚惜之。其性浮游，漁人以絲網沉水數寸取之。

「功效」其肉氣味甘平，無毒。能補虛勞。蒸下其油，以瓶盛之，埋於土中，取塗燙傷，甚效。

鶴

「學名」Crus japonicas. Mull.

「基本」此屬涉禽類，嘴頸脚均長，飛翔頗巧，鳴聲甚高，因氣管長，而有曲折也。丹頂鶴，頭頂赤色，喉部，及翼端黑色，餘則純白。黑鶴，全身呈灰黑色，頭頂赤色，嘴黃綠色，脚黑色。鍋鶴，頭，及前胸部白，上嘴之基部少黑，餘則灰黑色。黑袖鶴，翼之後端黑，頭頂，及眼之周圍無羽毛，呈赤色，餘爲白色。

「功效」其白鶴血氣味鹹平，無毒。能益氣力，補虛乏，去風，益肺。其腦和天雄，葱實，服之，令人目明，夜能書字。其卵氣味甘鹹而平，無毒。預解痘毒，多者令少，少者令不出，每用一枚，煑與小兒食之。其骨酥炙，入滋補藥。其肫中砂石子，可以磨水，服之，解蠱毒。

「別稱」又名山禽，胎禽。

鶴蝨　（菊科）

「學名」Carpesium abrotanoides, L.

「產地」山野多自生之。

「基本」爲一種宿根草，莖高二尺餘，根生葉，叢生地上，形似烟草葉，緣邊，有鋸齒。夏月於葉腋開花，如菊花狀。花後結實，爲黑褐色。可採其菊狀花頭，而供藥用之。

「功效」爲驅蟲藥。

其氣味苦辛，而有小毒。能治蚘蟯蟲，爲散，以肥肉臛汁，服之，亦入丸散用之。凡蟲心痛，以淡醋和半匕服之立瘥。又能殺五臟蟲，止瘧，敷瘰癧。

「用量」二•○——六•○服用。

鶻嘲

「基本」據掌禹錫云：鶻嘲，南北總有，似山鵲，而小，短尾，有青毛，冠多聲，青黑色，在深林間，飛翔不遠；北人呼爲鸛鷙鳥。

「功效」其肉氣味鹹平，無毒。能助氣，益脾胃，去頭風，目眩，煮炙食之，頓盡一枚，至驗。

麝

「學名」*Moschus moschiferus*, L.

「基本」此屬有蹄類之反芻類，體形似鹿，而小，牝牡均缺角。牡之上顎之犬齒，彎曲而長，伸於口外。牡之腹部有腺二個，名麝囊。麝香，卽其分泌物也。有特異之香，用作香料，或供藥用之。

「功效」其麝香氣味辛溫，無毒。能辟惡氣，殺鬼精，去三蟲，蠱毒，溫瘧，驚癇。療諸凶邪，鬼氣，中惡，心腹暴痛，脹急，痞滿，風毒；去目中膚翳，婦人產難，墮胎。佩服，及置枕間，辟惡夢，及尸疰，鬼氣，又療蛇毒。治瘧疾，吐風痰，療一切虛損，惡病，納子宮，暖水臟，止冷帶下。用熟水研服，治小兒驚癇，客忤，能鎭心，安神，止小便，又能蝕一切癰瘡，膿水；除百病，治一切惡氣，及驚怖，恍惚；又能通諸竅，開經絡，透肌骨，解酒毒，消瓜果食積；治中風，中氣，中惡，痰厥，積聚，癥瘕。其肉氣味甘溫，無毒。能治腹中癥病。

「用量」麝香用○•一——○•二服之。

「別稱」又名射父，香麞。

第廿二畫

鰷魚

「基本」據李時珍云：鰷，生江湖中，小魚，長僅數寸。形狹而扁，狀如柳葉，鱗細，而整，潔白可愛。

「功效」其氣味甘溫，無毒。煮食之，能暖胃，止冷瀉。

鰻鱺魚

「學名」*Angnila japonica* T. & S.

「基本」此屬喉鰾類，體延長爲圓柱狀，皮膚富於黏液，鱗埋沒於皮膚內，口深裂，後角達於眼下，唇甚厚，下顎比上顎爲突，齒細小爲鑢狀。鼻爲管狀，與上唇相接。鰭條有彈性之軟刺，惟脊鰭，及胸鰭之前條，往往堅硬，無腹鰭；脊鰭自脊之中部而起，臀鰭之起點較後，皆延行至尾，與尾鰭連合，而包圍於尾端。尾形尖圓，而不分歧。體色隨棲處而異，背有暗綠，蒼黑，茶褐等色，體側淡色，腹白色，又帶淡黃金色，雌雄異棲。

「功效」其肉氣味甘平，有毒。治五痔，瘻瘡，殺諸蟲，治惡瘡，女人陰瘡，蟲瘻，傳尸，疰氣，勞損，暖腰膝，起陽氣，去濕，脚氣，風痺。又治小兒疳勞，及蟲心痛，婦人帶下，一切風瘙，如蟲行。又壓諸草石藥毒，不能爲害。其膏治諸瘻瘡，耳中蟲痛。其骨及頭炙研入藥，治疳痢，腸風，崩帶，又燒灰敷惡瘡；並燒熏痔瘻，殺諸蟲。其血治瘡疹入眼生翳，以少許，點之。

「別稱」又名白蟬，蛇魚，乾者名風鰻。

鰾膠 Colla piscium

「基本」爲鱘魚 Acipenser. Huso Lidn 等之魚鰾製造而成之膠，黏着力，甚爲强大，多爲工業接合之用。亦有用爲藥者。

「功效」其氣味甘鹹而平，無毒。可燒存性，治婦人產難，產後風搐，破傷風，痙攣；又止嘔血，散瘀血，消腫毒，伏硇砂。

鱅魚

「基本」據李時珍云：處處江湖有之，狀似鰱，而色黑。其頭最大，有至四五十斤者，味亞於鰱，鰱之美，在腹；鱅之美，在頭，或以鰱，鱅爲一物，誤矣。首之大小，色之黑白，大不相侔。山海經云：鱃魚，似鯉，大者食之，已疣是也。

「功效」其肉氣味甘溫，無毒。能暖胃，益人，食之，己疣。多食動氣，發瘡疥。

「別稱」又名鱃魚。

鷗

「學名」Larus canus L.

「基本」此屬游禽類，體概灰白色，嘴之先端，曲爲鈎狀，甚長，而翼亦長，脚淡紅色。每飛翔河海上，捕食魚類。

「功效」其肉之功能，與鴞大略相同。

「別稱」又名，鷖水鴞。

鷓鴣

「基本」爲一種原禽類，體似鶉稍大，翼圓而短，尾亦較短，惟趾甚長。背灰蒼色，有紫赤之斑點。腹灰色，胸前有圓點，似眞珠樣之白色，每捕食蟲類。

「功效」其肉氣味甘溫，無毒。能治嶺南野葛菌子毒，及溫瘧，久病欲死者，合毛熬酒，服之，或生擣汁，服之。又能利五臟，益心力，聰明耳目。其脂膏能塗手皸瘃，令不龜裂。

「別稱」又名越雉。

鷓鴣菜 （紅藻類）

「學名」Digenea simplex, Wull.

「產地」生於海底之岩石上。

「基本」爲圓柱狀之體，細長而堅韌，分歧無規則，或呈複叉狀。各支之全部，以無數之細短小枝被之，狀類狐尾，全長三四寸，乃至六七寸，黑紫色，乾則褐色。可採取之，而供藥用。

「成分」含有黏液素，食鹽，苦鹽，及硇砂等。

「功效」爲驅蟲藥，及解毒藥。對於胃腸等之寄生蛔蟲，以及胎毒等，皆有特效。

「用量」一回一・〇——三・〇——六・〇服用。

「學說」漳州府志：鷓鴣菜，散碎花，微黑，出漳浦。

「別稱」俗稱：海人草。

麞

「基本」據蘇頌云：麞，今陂澤淺草中，多有之，其類甚多，麕乃總名也。有有牙者，有無牙者，其牙不能噬嚙。李時珍云：麞，秋冬居山，春夏居澤，似鹿而小，無角，黃黑色。大者不過二三十斤，雄者有牙，出口外，俗稱牙麞。其皮細軟，勝於鹿皮。夏月毛毨而皮厚，冬月毛多而皮薄也。

「功效」其肉氣味甘溫，無毒。補五臟，益氣力，又釀酒，有祛風之功。其髓腦亦能益氣力，治虛風。其骨氣味甘而微溫，無毒。能治虛損，洩精，又益精髓，悅顏色。

「別稱」又名麕。

鼴鼠

「學名」Mogera Wogura, Temm.

「基本」爲食蟲類之一種，體圓錐形，適潛行於地中也。體面密生軟毛，防溼氣，保體溫，且適於潛行，時防與土相摩擦也。眼極小，缺耳殼，尾短小，因營地中生活故也。聽嗅兩覺銳敏，以補視覺之不足也。前肢大，具強爪，且蹠面外向，既能掘土，又能送土於後方。

「功效」其肉氣味鹹寒，無毒。燔之，療瘰疽，諸瘻蝕，惡瘡，陰䘌，爛瘡。久食之，能去風，治瘡疥，痔瘻，風熱久積，血脈不行，結成瘰疽。小兒食之，殺蚘蟲。其膏能摩諸瘡。其糞治蛇虺，螫傷，腫痛，可研末，豬脂調塗。

「別稱」又名田鼠，鼢鼠，隱鼠。

第廿三畫

欒荊 (馬鞭草科)

「學名」Vtiex Negundo L.

「基本」爲落葉灌木，高四五尺，葉對生，掌狀複葉，小葉有鋸齒。七八月間開小花，青紫色，爲圓錐花序。結子，狀似大麻，可爲藥用。

「功效」其子氣味辛苦而溫，並有小毒。能治大風，頭面手足諸風，癲癇，狂痙，濕痺，寒冷，疼痛，四肢不遂，通血脈，明目，益精。又合柏油同熬，塗人畜瘡疥。

「禁忌」惡石膏。

「別稱」又名頑荊。

欒華 (無患子科)

「學名」Koelreuteria paniculata, Laxm.

「產地」多自生於山谷之間。

「基本」爲一種木本之植物，高達丈餘，葉奇數羽狀複葉，互生，有不整齊之缺刻，及重複之鋸齒。上面平滑，下面有毛。夏秋之際，開小黃花，爲圓錐花序。果實爲蒴果，如膀胱狀，種子黑色。其木，可爲藥用之。

「成分」含有黃色素等。

「功效」其氣味苦寒，無毒。治目痛，淚出，傷眥，能消目腫。合黃連作煎，療目赤腫爛。

「學說」蘇恭曰：此樹，葉似木槿，而薄細，花黃似槐，而稍長大。子殼似酸漿，中有實，如熟豌豆，黑圓堅硬，堪爲數珠者是也。

蠮螉

「學名」Ammophila infesta, Sm.

「基本」此屬膜翅類之有劍類，體中形，頭部及腹部黑色，前腹部赤色。捕食蜘蛛類，昆蟲類等之幼蟲。

「功效」其氣味辛平，無毒。治久聾，欬逆，毒氣，嘔逆，生研，能署竹木刺。

「別稱」又名土蜂，細腰蜂，蜾蠃，蒲盧。

蘿藦 （蘿藦科）

「學名」Metaplexis Stauntoni, R. et S.

「產地」多生於山野之間。

「基本」爲多年生草，有蔓性，常纏絡於他物上。葉爲心臟形，端尖；葉柄甚長，對生。夏間葉腋抽花軸，開小白花，花瓣之內面，淡紫色，有白毛。結實爲蒴果，長二三寸，內多生種子，亦附有毛絨之長毛。可取其子及葉，供藥用之。

「功效」爲强壯藥。其子及葉氣味甘辛而溫，無毒。能治虛勞，補益精氣，强陰道；而葉羮食，亦能同功。又搗子，敷金瘡，生膚，止血；搗葉，敷腫毒；取汁，敷丹毒，赤腫，及蛇蟲毒，卽消蜘蛛傷；頻治不愈者，搗封二三度，能爛絲毒，卽化作膿也。

「用量」三•〇——九•〇服用。

「學說」據李時珍曰：斫合子，卽蘿摩子也。三月生苗，蔓延籬垣，極易繁衍。其根白軟，其葉長，而後大，前尖。根與莖葉斷之，皆有白乳，如構汁。六七月開花，結實。

「別稱」又名藋，芄蘭，白環藤，實名：雀瓢，斫合子，羊婆奶，婆婆鍼線包。

蘹香 （繖形科）

「學名」Foeniculum officinale, All.

「產地」中國園圃間，多栽培之。

「基本」爲多年生草，莖高五六尺，分枝，繁茂。葉大分裂，爲絲狀之細片，與莖皆帶白色。夏月開小花，黃色，爲繖形花序。其果實爲長橢圓形，較蒔蘿之果實爲大，俗稱大茴香，可供藥用之。

「成分」含有揮發油，綠性固油，樹脂，越幾斯質，護謨，林檎酸，單寧，石灰，糖分等。

「功效」爲興奮，驅風藥。

其子氣味辛平，無毒。治諸癭，霍亂，及蛇傷。凡膀胱胃間冷氣，可服之。又能調中，止痛，嘔吐。又治乾濕脚氣，腎勞，癩疝，陰疼，亦能開胃，下氣。其莖葉氣味與子相同。煮食之，能治卒惡，心腹疼痛，氣衝胸脇，如刀刺痛，喘息不得，可生擣汁，投熱酒和服。

「用量」一回〇•五——二•〇服用。

「學說」李時珍曰：茴香宿根，深冬生苗，作叢，肥莖，細葉。五六月開花，如蛇床花，而色黃。結子大如麥粒，輕而有細稜，俗呼爲大茴香。今惟以寧夏出者爲第一；其他處小者，謂之小茴香。

「別稱」又名茴香，八月珠。

蘹香蟲

「學名」Hemirophila atrilineata, ute.

「基本」爲蛾類之幼蟲，多生於蘹香枝葉，種類頗多，以方脚著樹枝，使體之前部左右動搖，以探其前進之腹向，方向定，則以胸脚著適當之處，然後使腹部前進，食害植物之葉。

「功效」據云：能治小腸疝氣。

蘖米 （禾本科）

「學名」*Setaria italica* kth. var. *germanica*, Trin.

「產地」吾國北方，多栽培之。

「基本」爲一年生草，莖高三四尺，葉狹長，花排列成圓錐花序，果粒帶黃色。通常取其米，浸於水中，使其發生米芽，曝乾而後，去鬚，取米，炒過，研粉，可用之爲藥。

「功效」其氣味苦溫，無毒。治寒中，下氣，解熱，除煩，消宿食，開胃，爲末和脂，敷面，令皮膚悅澤。

「用量」八•〇——九•〇服用。

鱊魚

「基本」據李時珍云：按段公路北戶錄云：廣之恩州，出鵝毛脡，用鹽藏之。其細如毛，其味絕美。郭義公所謂：武陽小魚，大如針，一斤千頭，蜀人以爲醬者也。又一統志云：廣東陽江縣出之，卽鱊魚兒是也；然今興國州諸處，亦有之。彼人呼爲春魚，云春月自岩穴中，隨水流出，狀似初化魚苗，土人取收，曝乾，爲脡，以充苞苴，食以薑醋，味同蝦米，或云：卽鱧魚苗也。

「功效」其氣味甘平，無毒。能和中，益氣，令人喜悅。

「別稱」又名春魚。

鱝魚

「學名」Batoidei.

「基本」此屬板腮類之橫口類，體扁平，爲菱形，或團扇形。腮孔與口共開於腹面，胸鰭擴張，經體之側面而達頭之前端。尾甚上，具有銳棘，用以護身。臀鰭缺，移動專賴胸鰭。其動作不甚輕捷，常潛海底，食軟體動物，及甲殼類。

「功效」其肉氣味甘而大溫，無毒。能益血，補虛損，婦人產後惡露淋瀝，血氣不調，羸瘦，又能止血，除腹中冷氣，腸鳴，及濕痺氣，又逐諸風邪，濕風惡氣。又專貼一切冷漏，痔瘻，臁瘡，引蟲。其血能塗疥癬，及瘻瘡。療口眼喎斜，同麝香少許，左喎塗右，右喎塗左，正卽洗去。又治耳痛，滴數點入耳。又治鼻衄，滴數點入鼻。又治疹後生翳，點少許入目。又治赤疵，同蒜汁，墨汁，頻塗之，又塗赤遊風。其頭氣味甘平，無毒。燒服，止痢，消渴，去冷氣，除痞癥。

鱗蛇

「基本」據李時珍云：按方輿勝覽云：鱗蛇，出安南，雲南，鎭康州，臨安，沅江，孟養諸處，巨蟒也。長丈餘，有四足，有黃鱗，黑鱗二色，能食麋鹿。春冬居山，夏秋居水，能傷人。土人殺而食之，取膽治疾，以黃鱗者，爲上，甚貴重之珍。按此亦蚺蛇之類；但多足耳！

「功效」其膽氣味苦寒，而有小毒。能解藥毒；治惡疾，及牙疼。

鱒魚

「學名」

「基本」此屬喉鰾類，與蛙類似，而口端少鈍，鱗細小，是其異點。習性，效用，與鮭同。

「功效」其肉氣味甘溫，無毒。能暖胃，和中。多食動風熱，發疥癬。

鱖魚

「別稱」又名鯚魚，赤眼魚。

「基本」據李時珍云：鱖，生江湖中，扁形闊腹，大口，細鱗，有黑斑，采斑。色明者，爲雄；稍晦者，爲雌，皆有鬐鬣，刺人。厚皮，緊肉，肉中無細骨，有肚，能嚼，亦啖小魚。夏月居石穴，冬月偎泥罧，魚之沉下者也，小者，味佳，至三五斤者，不美。李廷飛延壽書云：鱖鬐刺，凡十二，以應十二月，誤鯁害人，惟橄欖核，磨水，可解，蓋魚畏橄欖故也。

「功效」其肉氣味甘平，無毒。治腹內惡血，去腹內小蟲，補虛勞，益脾胃，又治腸風，瀉血。其尾治小兒軟癤，貼之，最良。其膽氣味苦寒，無毒。治骨哽，不拘久近。

「別稱」又名罽魚，石桂魚，水豚。

鱘魚

「學名」 Acipenser mikadoi Hilgd.

「基本」此屬硬鱗類，長有達七八尺者，體紡錘形，頭部突伸為吻，吻之下面，有鬚二對。口小，菱形之大鱗，縱列五行，背上左右兩側，兩腹側。小鱗散布全面，至產期，則溯河流而上。頭之軟骨，最良之明骨也，鰾，可以製上等之魚鰾。

「功效」其肉氣味甘平，無毒。能補虛，益氣，令人肥健。可羨汁，飲之，治血淋。其鼻肉作脯，名鹿頭，亦名：鹿肉，言其美也。能補虛，下氣。其子食之肥美，殺腹內小蟲。

「別稱」又名鱣魚，䱜魚，碧魚。

鷩雉

「學名」 Phasianus colchicus.

「基本」為家雞所自來，雄體羽毛，較雌體美麗，與家雞相同，具藍綠色，及紅褐色；雌體多具灰褐色。

「功效」其肉氣味甘溫，微毒。食之，令人聰慧。

「別稱」又名山雞，錦雞，金雞，采雞。

鷸

「學名」 Gallinago caelsrtis. Frenzel

「基本」此屬涉禽類，嘴，脚，前趾長而後趾短，且後向。棲息沼澤，捕食魚類小蟲等，肉味甚美。

「功效」其肉氣味甘溫，無毒。能補虛，暖人。

鷺

「學名」 Ardeidae

「基本」此屬涉禽類，種類頗多，白鷺，全身純白色，頭背胸等生有簑毛，脚黑色，趾黃色，常眠樹枝上。大鷺，體大，嘴至秋則變爲黃色，夏黑色。五位鷺，背蒼黑，腹黃白，頭上有毛冠，常棲樹上，夜出索食。篦鷺，嘴匙狀，羽毛淡灰色，腹白。蒼鷺，體大，嘴直，呈黃色，頭帶黑色，背部淡青色，翼端黑，頸與腹俱白。

「功效」其肉氣味鹹平，無毒。治虛瘦，能益脾，補味，可炙熟，食之。其頭治破傷風，肢強，口緊，連尾燒研，以蠟猪脂，調敷瘡口。

「別稱」又名鷺鷥，絲禽，雪客，舂鋤，白鳥。

第廿四畫

蠶豆 （荳科）

「學名」Vicia Faba, L.

「產地」多栽種於陸田之中。

「基本」爲越年生草，莖方形，中空，高至二三尺許；葉爲羽狀複葉，小葉長橢圓形，自二片，至六片，有托葉；葉與莖皆柔軟，有汁。春間開花，花冠蝶形，白色帶紅，有紫黑斑紋，爲總狀花序。果實爲莢，向於上面。其實與苗，可爲藥用。

「成分」含有脂肪，蛋白質，及澱粉，灰分等。

「功效」其氣味甘而微辛，平而無毒。能快胃，和五臟。其苗氣味苦微，甘溫。能治酒醉不醒，以油鹽炒熟，煮湯服之。

「學說」李時珍曰：蠶豆，南土種之，蜀中尤多。八月下種，冬下嫩苗，可茹。方莖，中空；葉狀如匙，葉頭本圓，末尖，面綠，背白，柔而厚；一枝三葉。二月開花，如蛾狀，紫白色，又如豇豆花；結角連綴如大豆，其形頗似蠶。

「別稱」又名胡豆。

蠶繭草 （蓼科）

「學名」Polygonum japonicus, Meisn.

「產地」多生於原野之濕地。

「基本」爲多年生草。莖高二三尺，葉披針形，長而稍厚，互生。有鞘狀之托葉，上緣生長剛毛。秋月開穗狀花，呈白色，或紅色。可取其全草，供藥用之。

「功效」其氣味辛平，無毒。治諸蟲，如蠶類咬人，恐毒入腹，可煮服之，亦搗敷諸瘡。

「學說」陳藏器曰：生濕地，如蓼大，莖赤，花白，東土，亦有之。

蠵龜

「學名」Thalassochelys caretta Linn. (Chelone mydas. L.)

「產地」多產於淡水，或鹹水，以魚介植物爲食。

「基本」爲龜類，體扁闊，腹背被有堅甲，趾間有蹼，亦爬蟲類也，兩顎以角成嘴狀，無齒，方骨不動，背甲乃眞皮中所生之骨板，與脊椎，及肋骨密合而成。區分爲脊骨板，肋骨板，緣板。腹甲概屬眞皮之化骨也。區分爲上腹板，中腹板，下腹板，劍狀腹板，而其表面，覆以油表皮角質所化之鱗。

「功效」其甲能治傷中，益氣，補不足，去熱氣，溼痺，腹中激熱；又五味煮食，當微泄；又於婦人漏下，羸瘦，宜常食之。又治婦人帶下，血瘕，腰痛，去血熱，久痢，長髭鬚；作丸服之，治虛勞，痃癖，脚氣。其脂能拔白髮，取脂塗孔中，卽不生；欲再生，以白犬乳汁塗之。其頭燒灰，療小兒諸疾，婦人產後，陰脫，下墜，尸疰，心腹痛，又敷歷年脫肛，不愈。其頭血塗脫肛，能去風，口喎眼僻，小兒疳勞，潮熱。其卵鹽藏，煨食，止小兒下痢。

「別稱」又名靈蠵，靈龜，皮名：龜筒。

靈砂

「基本」此卽化學上之赤色硫化汞也。按胡寅丹藥祕訣云：升鍊靈砂之法，須用新鍋，置於逍遙爐上，蜜揩鍋底，文火下燒，入硫黃二兩，溶化，投水銀半斤，以鐵匙急攪，作靑砂頭。如有焰起，噴醋解之，待汞不見星，取出，細研；盛入水火鼎內，以鹽泥固濟，下以自然火升之，乾水，十二盞爲度，取出如束鍼紋者，成矣。

「功效」其氣味甘溫，無毒。能去百病，養神，安魂，益氣，明目，通血脈，止煩滿，益精神，殺精魅，辟鬼氣，通神明，下虛痰，除壅盛，頭旋，吐逆；又治霍亂，反胃，心腹冷痛，又調和五臟，輔助元氣，研末，糯米糊爲丸，棗湯服，最能鎭墜，神丹也。

「用量」〇・三——一・〇服用。

「別稱」名又二氣砂。

靈貓

「學名」Paradoxurus larvatus. Temm.

「產地」產於亞細亞之南部，及墨西哥等處。

「基本」此屬食肉類之貓科，雄者，生殖器之兩側，各具一個小囊，生黃色半流動體，具脂肪樣之物質，有異香，故名：靈貓。其肉等，可供藥用之。

「功效」其肉氣味甘溫，無毒。其陰氣味辛溫，無毒。能治中惡，飛尸，蠱疰，心腹卒痛，狂邪，瘧疫，夢寤邪魘。又能鎮心，安神。

「別稱」又名靈狸，香狸，神狸，類。

靈貓香 Zibethum

「基本」爲靈貓 (Paradoxurus larvatus Temm) 肛門與生殖器間開口腺，而分泌之液汁。通常用以小匙徐徐刮取其液，而備藥用。

「成分」含有揮發油，脂肪等。

「功效」爲興奮藥，與麝香性質無異。

「用量」〇・三——〇・六服用。

靈壽木

「基本」據李時珍云：陸氏詩疏云：椐，即樻也。節中腫，似老杖，即今靈壽也。人以作杖，及馬鞭。弘農郡北山，有之。

「功效」其根皮氣味苦平，能治水腫等。

「別稱」又名扶老杖，椐。

鱣魚

「基本」爲硬鱗魚類 (Ganoidae) 一種之無鱗大魚也。其狀似鱘，其色灰白，其背有骨甲三行，其鼻長有鬚，其口近頷下，其尾歧。其出也，以三月逆水而生。其居也，在磯石湍流之間。其食也，張口接物，聽其自入食，而不飲，蟹魚多誤入之。

「功效」其肉氣味甘平，而有小毒。能利五臟，肥美，人多食，難消化。其肝無毒，能治惡血，疥癬，勿以鹽炙食之。

「別稱」又名黃魚，蠟魚，玉版魚。

鱠殘魚

「學名」Amphioxus lunceolatus Branchiostoma laceolatum

「產地」多居於海底沙地上。

「基本」爲管心魚類，大者，長四五寸，身圓如筯，潔白如銀，無鱗，若已膾之魚，但目有兩黑點爾！小者，曝乾，以貨四方，清明前有子，食之甚美。清明後子散，而瘦，但可作鮓臘耳！

「功效」其氣味甘平，無毒。作羹食之，能寬中，健胃。

「別稱」又名王餘魚，銀魚。

鱟魚

「基本」據李時珍云：鱟狀如惠文冠，及熨斗之形，廣尺餘。其甲瑩滑，青黑色。鏉背，骨眼，眼在背上，口在腹下。頭如蜣蜋，十二足似蟹，在腹兩旁，長如六尺。尾長一二尺，有三稜，如棕莖。背上有骨如角，高七八寸，如石珊瑚狀。每過海相負示，背乘風而游，俗呼鱟帆，亦曰鱟簰。其血碧色，腹有子，如黍粟米，可為醯醬，尾有珠如粟。其行也，雌常負雄，失其雌，則雄即不動。漁人取之，必得其雙，雄小，雌大，置之水中，雄浮，雌沉。

「功效」其肉氣味辛鹹而平，微毒。能治痔疾，殺蟲。其尾燒焦，治腸風，瀉血，崩中，帶下，及產後痢疾。其膽治大風，癩疾，殺蟲。其殼治積年呷嗽。

鱤魚

「基本」據李時珍云：鱤，生江湖中，體似鯮，而腹平，頭似鯇，而口大；頰似鮎，而色黃；鱗似鱒，而稍細。大者，三四十斤，啖魚，最毒，池中有此，不能畜魚。

「功效」其肉氣味甘平，無毒。食之，已嘔；又能暖中，益脾胃。

「別稱」又名黃頰魚。

鱧魚

「學名」

「產地」多棲息於近海之泥沙中。

「基本」為喉鰾類之一種，似鰻，而下顎不突出；脊鰭生於顋孔之直上；顋孔較長，是其異點。其肉可食，亦供藥用。

「功效」其肉氣味甘寒，無毒。能治療五痔，濕痺，面目浮腫，又下大小便，壅塞，脚氣，風氣，及妊娠之水氣。其腸及肝能冷敗瘡中生蟲。腸以五味炙香，能貼痔瘻，及蛀瘡，以引蟲盡，為度。其膽氣味甘平，治喉痺，將死者，點入少許，即瘥，病深者，水調灌之。

「別稱」又名蠡魚，黑鱧，文魚。

鱧腸 （菊科）

「學名」Eelipta alba, Hassk.

「產地」多生於水邊，池沼之間。

「基本」為一年生草，莖高二尺許，葉對生，粗厚有毛，為披針形，有鋸齒。秋日開小頭狀花，色白，而細；果實成熟，呈黑色，稍似小蓮房。可取其全草，供藥用之。

「功效」其氣味甘酸而平，無毒。治血痢，鍼灸瘡，發洪，血不可止者，敷之立已。其汁塗眉髮，生速而繁；且能烏髭髮，益腎陰，止血，排膿，通小腸，敷一切瘡，並蠶瘑，又可膏點鼻中，添腦。

「學說」李時珍曰：旱蓮，有二種：一種苗似旋覆，而花白細者，是鱧腸。一種花黃紫，而結房如蓮房者，乃是小蓮翹也。

「別稱」又名蓮子草，旱蓮草，金陵草，墨頭草，墨菜，猢孫頭，猪牙草。

鷹

「基本」爲鷹類(Falconidae)之一種動物。其形狀及顏色，各具其異，多以較小之動物，爲食料。

「功效」其肉食之，治野狐，邪魅。其頭治五痔，燒灰，飲服；或燒灰，入麝香少許，酥酒服之。又治頭風，眩運，一枚燒灰，酒服。其嘴及爪治五痔，狐魅，燒灰，水服。其骨治傷損，能接骨，燒灰，每服二錢，酒服，隨病上下，食前，食後。其毛能斷酒，水煮汁，飲之，卽止酒也。其屎白氣味微寒，而有小毒。能消虛積，殺勞蟲，去面皰，䵟黯。

鸊鷉

「學名」Podiceps. fluviatilis philippensis. Bonnat.

「基本」此屬游禽類，體甚小，嘴尾均短，脚赤色，位於後方，裂有小瓣，所謂裂泳足是也。善於潛水，能捕食魚類；翼短，不能遠飛。

「功效」其肉氣味甘平，無毒。能補中，益氣，五味炙食，甚美。其膏滴耳，能治耳聾。

「別稱」又名須鸁，水鷿，刁鴨，油鴨。

鸀鳿

「學名」Ciconia alba

「基本」爲高足禽類，全體白色，狀似白鷺，長喙，高脚，能捕食蟲類，且善行走。

「功效」其毛及屎燒灰，水服，能解溪鳥毒。

鸂鶒

「基本」據陳藏器云：鸂鶒，南方有短狐處，多有之，性食短狐也。所居處，無復毒氣。人家宜畜之，形如小鴨，毛有五彩，首有纓，尾有毛，如船舵形。

「功效」其肉氣味甘平，無毒。食之，去驚邪，及短狐毒。

「別稱」又名溪鴨，紫鴛鴦。

鹽藥

「基本」據陳藏器云：生海西南雷羅諸州山谷，似芒硝，末細，入口極冷。南人少有服者，恐極冷，入腹，傷人，宜慎之。

「功效」其氣味鹹冷，無毒。能治赤眼，眥爛，風赤，可細研，和水，點之。又水研，服之，能去熱煩，痰滿，頭痛；又能明目，鎮心，除蛇虺，惡蟲毒，藥箭鏃毒，疥癬，癰腫，瘰癧，並摩敷之；甚者，水化，服之；又解獨自草箭毒。

鹽膚子 （漆樹科）

「學名」*Rhus Semi-alata, Murr. var. osbeckii, Dc.*

「產地」自生於山野之間；但日本最多。

「基本」為落葉喬木，莖高三丈，葉為奇數羽狀複葉，長尺餘，有柄；小葉無柄，長卵形，葉端尖，邊緣有鋸齒；面綠色，有毛，背淡綠色。夏月梢頭開花，為圓錐花序；花小，綠白色；花後結小核果，蜜生紫色，及白色之短毛。至成熟時，則蚜蟲聚集。每由此蟲刺傷其嫩枝，或葉柄；由其生卵，自然膨脹，為囊狀之蟲瘤，呈卵形，或不正球形；並有多數突起物。皮為灰褐色，甚為堅脆，中藏小蟲之卵，及死蟲。可取其囊皮，供藥用之。

「成分」含有單寧酸，樹脂，護謨，越幾斯，糖分等。

「功效」為收斂藥；有止血之特能，可用於下痢，及出血；並可外用，為收斂藥。

其氣味酸平，無毒。治腸虛，泄痢，五痔，下血，脫肛，腸墜；並能生津，化痰，止嗽，止血。又外用於風濕，疥癬，膿毒，痔瘡。

「用量」一•五——三•五服用。

鼈

「學名」Tricony japonicus. Schleg.

「產地」多產於暖帶之川澤湖沼中。

「基本」此屬龜類，體大於水龜，背甲灰橙色，中央部甚堅，而緣邊較軟；背腹之兩甲，以軟骨連接之。頭與頸長，而尾短，四肢不能縮入甲內。其肉，可供食用，其甲，即鼈甲，又可供藥用之。

「功效」爲强壯藥，常用於女子虛勞，及血病。其甲氣味鹹平，無毒。能除心腹癥瘕，堅積，寒熱；去痞疾，息肉，陰蝕，痔核，惡肉。治溫瘧，腰痛，宿食，痃癖，冷瘕，勞瘦；又除骨熱，結實，婦人漏下，瘀血，血氣，惡血；又能墮胎，消瘡腫，腸癰，並撲損瘀血。又能補陰，補氣，除老瘧，瘧母，陰毒，腹痛，勞復，食復，斑痘，煩喘，小兒驚癎，婦人經脈不通，產難，產後陰脫，男子陰瘡，石淋，能斂潰癰。

「用量」六•○——一○•○服用。

「禁忌」惡礬石，理石。

「採製」鼈甲，以煆竈灰，酒浸一夜，煑爛，如膠，用之。或浸童便，或浸醋，炙之則自碎，乃入石臼搗末，用之。

「別稱」又名團魚，神守。

第廿五畫

鱝魚

「基本」據李時珍云：鱝生江湖中，常以三月始出，狀狹，而長薄如削木片，亦如長薄尖刀形，細鱗白色，吻上有二硬鬚，腮下有長鬣，如麥芒。腹下有硬角刺，快利若刀，腹後近尾，有短鬣。肉中多細刺，煎炙，或作鮓鱐食，皆美。

「功效」其肉氣味甘溫，無毒。發疥，不可多食，能助火，動痰，發疾。其鮓能貼痔瘻。

「別稱」又名鮆魚，魛魚，望魚。

鱮魚

「學名」Acheilognathus limbatum T. & S.

「基本」此屬硬鰭之淡水魚也，外形似鮒，而體幅較寬，且有光澤之美；至產卵期，則帶紅色。其肉可食，亦供藥用。

「功效」其肉氣味甘溫，無毒。能溫中，益氣，多食，冷人熱中，發渴，又發瘡疥。

「別稱」又名鰱魚。

鸐雉

「學名」Phasianus Scintillans. Gonla.

「產地」多棲息於山林之原野間。

「基本」爲雞類之一種，羽毛美麗，尾羽頗長。頸部銅赤色，距頗發達。尋常鸐雉之雄，全身有白斑，尾羽上下兩面，均黑褐色。赤鸐雉之雄，全身無白斑，尾羽諸色，互相横列。其肉亦可食。

「功效」其肉甘平，而有小毒。治五臟氣喘，不得息者，作羹臛食之；又炙食之，能補中，益氣。

「別稱」又名鸐鷄，山雞，山雉。

鶪

「學名」Lanius bucephalus T. & S.

「基本」爲鳴禽類之一種，嘴强壯，略類於猛禽類之嘴；側緣有齒狀缺刻，鳴聲頗噪，捕食蛙昆蟲小鳥等。

「功效」其肉氣味甘溫，無毒。能補益陽氣，助脾，食之，不妬。

「別稱」又名黃鳥，黃鸝，黧黃，倉庚，青鳥，黃伯勞。

第廿六畫

驢

「學名」Equus asinus.

「基本」爲馬類之一種，體之構造，與馬略相等；惟體格較小，毛色不同。耳長，尾闊，是爲異點。

「功效」其肉氣味甘涼，無毒。能解心煩，止風狂；釀酒，治一切風狂，憂愁，不樂，能安心氣。同五味煑食，或以汁作粥食，補血，益氣，治遠年勞損。煑汁空心，飲之，療痔，引蟲。其頭肉煑汁，能治多年消渴，無不瘥者，又以漬麯，釀酒，服之，去大風，頭風。又同薑，齏，煑汁，日服，治黃疸，百藥不治者。其脂能敷惡瘡，疥癬，及風腫。又和酒服之，治狂癲，不能語，不識人；和烏梅爲丸，治多年瘧疾，於未發時，服二十丸。又以生脂，和生椒，搗爛，綿裹塞耳，治積年聾疾。又和酒等分，服之，治卒欬嗽；和鹽，塗身體，手足風腫。其髓氣味甘溫，無毒。治耳聾。其血氣味鹹涼，無毒，利大小腸，潤燥結，下熱氣。其乳氣味甘冷，無毒。治小兒急熱，驚邪，赤痢，癇疾，客忤，天弔風疾；又卒心痛，連腰臍者，熱服，三升。又蜘蛛咬瘡，器盛，浸之。又蚰蜒，及飛蟲入耳，滴之，當化成水。又頻熱飲之，治氣鬱，解小兒熱毒，不生痘疹，浸黃連取汁，點風熱赤眼。其陰莖氣味甘溫，無毒。能强陰，壯筋。其駒衣能斷酒，煆研酒服。其皮煎膠，食之，治一切風毒，骨節痛，呻吟不止，和酒服，更良。又以膠食之，治鼻洪，吐血，腸風，血痢，崩中，帶下。其毛治骨節中一切風病，炒黃，投酒中，空心細飲，令醉，暖臥取汗，明日更飲，如前，忌陳倉米麪。其骨煮湯，浴瀝節風。其懸蹄燒灰，敷癰疽，散膿水；和油，敷小兒解顱，以瘥爲度。其溺氣味辛寒，而有小毒。浸治蜘蛛咬瘡；又治反胃，噎病，狂犬咬傷，癬瘍，惡瘡，並多飲，取瘥；風蟲牙痛，頻含漱之，最良。其屎熬之，熨風腫，漏瘡；絞汁，治心腹疼痛，諸疰忤，癥癖，反胃不止，牙齒痛，水腫；又可燒灰，吹鼻，止衄，甚效；又和油，塗惡瘡，濕癬。

鱵魚

「學名」Hyporhamphus sajori. T. & S.

「基本」此屬喉鰾類之海魚也。體細長，背部淡黑，側面有縱線；腹面銀白，下顎突出頗長；脊鰭小形，與臀鰭相對；尾鰭叉形，下葉稍長。其肉，亦供食用。

「功效」其氣味甘平，無毒。食之，無疫。

「別稱」又名姜公魚，銅唲魚。

鼺鼠

「學名」Pteromys momonga. Temm.

「基本」此屬嚙齒類，體側張皮膜，飛躍樹間，較鼯鼠體稍小；但其尾短大耳！

「功效」其氣味微溫，無毒。能墮胎，令易產子。

「別稱」又名耳鼠，夷由，鸓，飛生鳥。

第廿七畫

鱸魚

「學名」Lateolabrax japonicus C. & V.

「基本」爲硬鰭類之一種，體側扁而長，口與眼比較爲大；背面淡蒼色，腹部淡白色；肉味甚美，亦可食用。

「功效」其肉氣味甘平，而有小毒。補五臟，益筋骨，和腸胃，治水氣，多食，宜人；作鮓，尤良；曝乾，甚爲香美；又能益肝腎，安胎，補中；作鱠，尤佳。

「別稱」又名四鰓魚。

鸕鶿

「學名」Pelecanus onocrotalus

「產地」產於歐洲，亞洲之南，及非洲，多居於淺水上。

「基本」爲漿足類，體形似鵝；惟口喙特異，而較長，下顎有鬆膜下垂，能延長，以便捕魚之用；上喙尖，微細，作鈎狀；食管甚闊，爲捕魚最便利之動物。

「功效」其肉氣味酸鹹，而冷，微毒。治大腹，鼓脹，又利水道。其頭氣味微寒，治哽，及噎，燒研，酒服。其骨燒灰，水服，下魚骨哽。其喙治噎，病發卽嚥之，便安。其嗉治魚哽，吞之，最效。其翅羽燒灰，水服半錢，治魚哽，噎，卽愈。

「別稱」又名鷁，水老鴉。

第廿八畫

鸚鵡

「學名」Psittacus erithacus. L.

「產地」美洲，澳洲，皆產；吾國秦隴間，亦多產生之。

「基本」此屬攀禽類，嘴大而短，嘴根有蠟膜。上嘴彎曲，覆其下嘴，故爲可動性，有强力，能與足協助攀援。羽毛，因種類而異；綠色者，最美；鳴聲清銳，可聽，人多飼之。

「功效」其肉氣味甘鹹，溫而無毒。食之，已虛嗽。

「別稱」又名鸚哥，乾皋。

第廿九畫

鬱金 (蘘荷科亦作薑科)

「學名」Curcuma longa, L. var. macrophylla, Miq.

「產地」產於中國，及東印度之暖地。

「基本」爲多年生草，高二尺許，葉爲楕圓形。夏秋之間，自葉叢之中心，抽出花穗，簇生球果狀之花叢。秋冬之際，採取地下之莖，供藥用之。

「成分」含有多量之黃色素 Curcumin $C_{10}H_{10}O_3$ 及揮發油，澱粉等。

「功效」爲收斂藥。

其根氣味辛苦而寒，無毒。能治血積，下氣；又能生肌，止血，破惡血，止血淋，尿血，和金瘡。單用治女人宿血，心痛，冷氣，結聚，用溫醋，摩敷之；亦治陽毒入胃，下血，頻痛。又治血氣，心腹痛，產後敗血，衝心，欲死，癲狂，蠱毒。

「用量」一．〇——三．〇服用。

「別稱」又名馬蒁。

鬱金香 (百合科)

「學名」Tulipa Gesneriana, L.

「產地」多產於小亞細亞。

「基本」爲多年生草，高一尺餘；葉廣披針形，帶白色。夏秋之交，開花，大而美麗，黃色，或紅色，或白色

○可採取其花，而供藥用之。

「成分」含有芳香性揮發油等。

「功效」其氣味苦溫，無毒。能除蠱野諸毒，心腹間惡氣，鬼疰，鴞鵂等，一切臭，又入諸香藥，用之。

「學說」陳藏器曰：鬱金香，生大秦國。二月，三月，有花，狀如紅藍；四月，五月，采花，卽香也。

「別稱」又名鬱香，紅藍花，紫述香，草麝香，茶矩摩。

鸛

「學名」Ciconia boyciana Swinhoe.

「基本」此屬涉禽類，翼端黑色，其餘白色。脚爲淡紅色，形似鶴，而眼之周圍裸出；氣管短，而鳴聲低；後趾頗發達，是其異耳！

「功效」其骨氣味甘而大寒，無毒。能除疰毒，五尸，心腹痛。其脚骨及嘴治喉痺，飛尸，蛇虺咬，及小兒閃癖，大腹，痞滿，可煑汁，服之，亦燒灰，飲服。其卵能預解痘毒，水煑一枚，與小兒啖之，令不出痘，或出亦稀。其屎治小兒天吊，驚風，炒研半錢，入牛黃，麝香各半錢，炒蠍五枚，爲末，每服半錢，新汲水服。

「別稱」又名皂君，負釜，黑尻。

鸜鵒

「學名」Sturnus vulgaris.

「基本」爲廖哥類，全體羽毛黑色，在日光下，則現綠紫色彩，脫毛後每具白尖。鳴聲不佳，但能效鳥歌，燕聲，又能學人語，故人多畜之。

「功效」其肉氣味甘平，無毒。能治五痔，下血，炙食，或爲散，飲服。又炙食一枚，能治吃噎，下氣，通神志，止老嗽。臘月，臘日，取得，五味醃炙食之，作羹食之；或擣散，蜜丸，服之。非臘日者，不可用。其目睛和乳汁，研滴目中，令人目明，能見霄外之物。

「別稱」又名鴝鵒，哵哵鳥，八哥，寒皋。

——終——

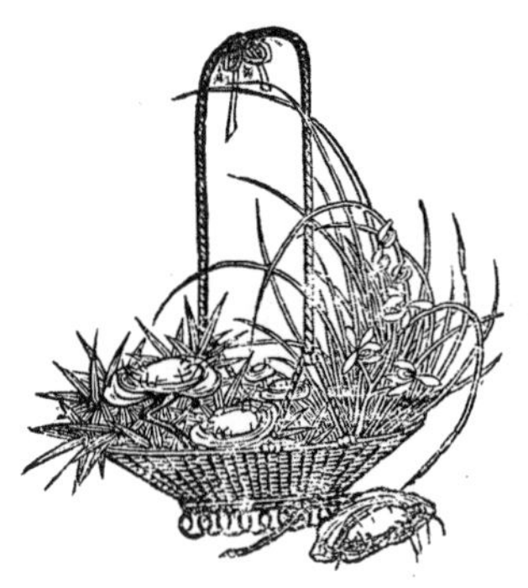

本辭典應用之度量衡

吾國之度量衡，向多參差，雖於滿清時代，定有庫平，而各省仍多沿用舊例，不能劃一。故吾國政府於民國四年一月六日公佈，採取萬國權度通制。（卽法國之克蘭姆量等。）克蘭姆重量之單位，非常確實，因其爲一立方生的米突之純水，在百度寒暑表四度時之重量也。而本辭典藥物之用量，爲質量準確起見，故亦採用此之新制，茲列表舉述於後：

一：法國之克蘭姆（卽吾國採用之新衡制）

國名	簡稱	原文	譯名	略號	進位	吾國之舊制量
公絲	兞	Milligramme	蜜理克蘭姆	mg	○•○○一	○•二六八毫
公毫	兣	Centigramme	生的克蘭姆	cg	○•○一	○•二六八厘
公厘	兝	Decigramme	特西克蘭姆	dg	○•一	○•二六八分
公分	克	Gramme	克蘭姆	g	一•○	○•二六八錢
公錢	兙	Decagramme	特卡克蘭姆	Dg	一○•○	○•二六八兩
公兩	兡	Hectogramme	海克脫克蘭姆	hg	一○○•○	二•六八一兩
公斤	兛	Kilogramme	啓羅克蘭姆	kg	一○○○•○	一•六七六斤

前記之一克蘭姆，等餘吾國二分六厘八毫零八九，其他進退，由是類推。本辭典藥物之用量，每有一瓦之稱，或有一•○之記號，以及通常所用一克之名詞，均與克蘭姆相同。如「五•○——一○•○」，卽爲五瓦至十瓦之記號；而其中之「——」，又爲至字之記號也。

二·法國之液量（卽吾國採用之新量制）

國名	簡稱	原文	譯名	略號	進位	吾國之舊制量
公撮	竓	Milliliter	蜜理立脫爾	ml	○·○○一	○·○九六六勺
公勺	竰	Centiliter	生的立脫爾	cl	○·○一	○·九六六勺
公合	竕	Deciliter	特西立脫爾	dl	○·一	○·九六六合
公升	竔	Liter	立脫爾	L	一·○	○·九六六升
公斗	竍	Decaliter	特卡立脫爾	Dl	一○·○	○·九六六斗
公石	竡	Hectoliter	海克脫立脫爾	hl	一○○·○	○·九六六石
公秉	竏	Kiloliter	啟羅立脫爾	kl	一○○○·○	九·六五七石

通常以克蘭姆量，專秤固體之藥物，而用天秤以記其量。至於立特爾量，專量流動液體之藥物，而用量杯以記其量。此外尚有滴量，亦常用於處方箋上；但其每滴之重量，隨其體質之輕重，而有不同。茲將一瓩之滴數，合併記明於左。

1 水劑——大約二十滴爲一瓩，每滴○·○五。

2 丁幾及油類——大約二十五滴爲一瓩，每滴○·○四。

3 酒精劑——大約三十滴爲一瓩，每滴○·○三。

4 依的兒——大約五十滴爲一瓩，每滴○·○二。

5 舍利別及拔爾撒謨——大約十二滴爲一瓩，每滴○·○八。

6 硫酸類——大約十滴爲一瓩，每滴○·一。

本辭典編輯引用之參考書籍

神農	本草經
陶弘景	名醫別錄
李當之	藥錄
吳普	本草
雷斆	炮炙論
蘇恭	唐本草
甄權	藥性本草
孫思邈	千金食治
孟詵	食療本草
陳藏器	本草拾遺
李珣	海藥本草
蕭炳	四聲本草
陳士良	食性本草
韓保昇	蜀本草
馬志	開寶本草
掌禹錫	嘉祐本草
蘇頌	圖經本草
大明	日華本草
唐愼微	證類本草
寇宗奭	本草衍義
李景	用藥法象
朱震亨	本草補遺
吳瑞	日用本草
周憲王	救荒本草
汪穎	食物本草
甯原	食鑑本草
汪機	本草會編
陳嘉謨	本草蒙筌
李時珍	本草綱目
多記鶴郎	補註本草綱目
日野五七郎	最新和漢藥物學
湯本求眞	臨床漢方醫藥解說
野津猛男	漢方醫典
沖秀秋	藥草栽培及利用法
小泉榮次郎	和漢藥考
松村任三	植物名彙
牧野富太郎	植物圖鑑
松田秀雄	新藥植物栽培
安本義久	植物實驗指鍼
下山順一郎	藥用植物學
日本藥學研究會	生藥學粹
窪美溫	植物化學分析法
松井元輿	分析化學
井上寬一郎	近世製藥化學
松泉七郎	植物學大全
佐藤敬次	高等動物學
松田五七郎	高等礦物學講議
平野一貫	藥學辭典
平野一貫	歐米賣藥集珍
池口慶三	飲食物鑑定法
鈴木幸太郎	藥物學提綱

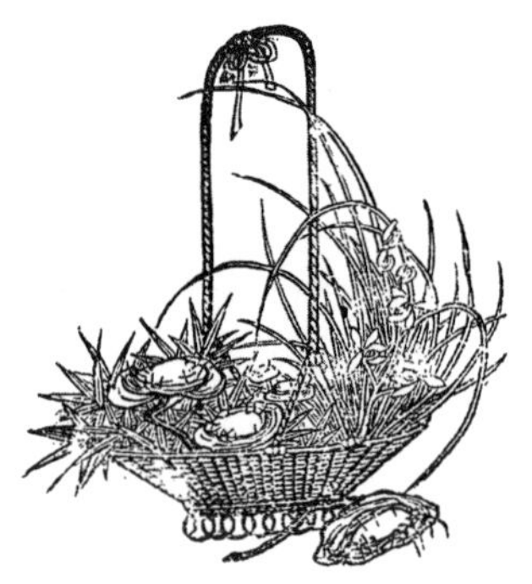

本辭典應用之新醫病名解釋表

新醫病名	舊醫解釋
腸窒扶斯	吾國稱傷寒，瘟疹，內傷外感，及熱病等。
百斯篤	又稱鼠疫，黑死病，及核子瘟等。
巴拉窒扶斯	與腸窒扶斯相同；但症狀較輕耳。
赤痢	即痢疾。吾國稱爲毒痢，冷痢，熱痢，瘴痢，風痢，噤口痢等。
亞細亞虎列拉	俗稱霍亂，或稱瘟毒痢，瓜瓤瘟，蕃痧，痧病，暴瀉等。
歐羅巴虎列拉	與亞細亞者相同。
流行性感冒	即傷風時症，或稱瘴氣，及天行中風，與痒等。
麻拉里亞	即瘧疾，瘧病。又稱瘟瘧，風瘧，寒瘧，濕瘧等。
發疹窒扶斯	與瘟疫論所謂之瘟疹等相類。
再歸熱	爲一種傳染病，亦差後勞復之類。
破傷風	俗稱破皮風，口禁，驚風，牙關緊閉等。
恐水病	即狂犬瘋，瘋犬咬傷等。
麻疹	即赤瘡，痲子熱，糠疹等。
風疹	即風氣紅疹等。
猩紅熱	古稱隱疹，赤疹，丹疹等。俗稱發疹子，瘟毒痧等。
流行性耳下腺炎	俗稱痄腮，又稱蝦蟆瘟，或時毒。
水痘	即風痘，紅斑痘等。
百日咳	即疫咳，痙咳，頓咳等。
痘瘡	即天花，天然痘，天行痘，眞痘。
實扶的里	即白喉，鎖喉風，爛喉痧，馬脾風等類。
丹毒	即大頭瘟，赤遊風，赤丹，火丹。
脾脫疽	即壞疽，紫泡，黑泡，疔毒等。
馬鼻疽	即馬疫，馬病；古名：內勞。
甲狀腺腫	俗稱山癭，又稱癭帶。
癩病	與吾國痲瘋，癘瘋，大痲瘋相同。

淋病　即白濁，色淋，及五淋，白帶等。

軟性下疳　即下疳瘡，陰疳，陰頭瘡，恥瘡。

梅毒　俗稱楊梅，髒病等。

安魏那　此卽急性咽頭加答兒之別稱。古時以喉風，脾風之類汎稱之。

盧度烏氏安魏那　此卽口腔基底面發生蜂窩織炎。

溫商氏安魏那　此卽扁桃腺膜發生壞爛。

扁桃腺炎　與吾國喉蛾，乳蛾相同。

鵝口瘡　俗稱口瘡，鵝口，及白球子等。

亞布答　與鵝口瘡相同；但發於三歲小兒。

水癌　卽走馬牙疳之類。

加答兒性口內炎　卽口糜之類，「按加答兒，原爲流出之意。凡身體各部黏膜，發生炎症；（卽赤腫疼痛）且有分泌物（卽水液流出）者是。」

潰瘍性口內炎　卽馬牙瘡等。

舌炎　卽舌脹，舌腫，及木舌之類。

懸壅垂炎　卽懸癰，及懸壅腫痛等。

顎骨潰瘍　俗稱骨槽風等。

齒齦炎　卽牙齦腫痛等。

齒齦潰瘍　卽牙癰風，牙瘨風，角架風之類。

齒牙加里愛斯　卽牙痛，齲齒等。

齒齦出血　卽齒衄，牙槽流血等。

鼻腔出血　卽鼻衄，鼻孔流血，鼻紅等。

惡臭鼻　卽鼻淵，及腦漏等。

急性鼻加答兒　俗稱傷風感冒等。

慢性鼻加答兒　卽頭風，鼻齆等。

格魯布性喉頭炎　卽馬脾風等。「雖同爲白喉菌之原因，如侵入咽頭，而發炎時謂之實扶的里性咽頭炎；如侵入喉頭而發炎時，謂之格魯布性喉頭炎。」

咽頭加答兒　卽脾風，喉風之類。「因其症候不同，而更分爲急性，及慢性之咽頭加答兒。」

喉頭加答兒　卽喉頭焮腫。「爲喉頭黏膜發炎之類，亦有急性，及慢性之稱。」

聲門痲痺　與失聲相同。

流行性腦脊髓膜炎　俗稱痙瘟等。

急性氣管枝炎　俗稱傷風咳嗽等。

慢性氣管枝炎　卽久咳之類。

氣管枝出血　卽咳血等之類。

氣管枝擴張　卽氣管膨大等症；爲老人痰咳等，最多發生之。

氣管枝狹窄　卽氣管窄小等症。

氣管枝喘息　與吾國喘息，喘促，喘急，及痰喘等相同。

纖維素性氣管枝炎　卽格魯布性氣管枝炎也；與吾國咯膿等相同。

肺出血　卽咯血等。

肺氣腫　俗稱肺脹，胸脹等。

肺水腫　卽金匱之肺水也。

肺結核　俗稱肺癆，勞瘵；而婦女雜疾病等亦多屬之。

加答兒性肺炎　卽肺痰，肺熱等。

格魯布性肺炎　卽膿咳等。

肺充血　卽心胸痛，或胸脇苦悶等症。

肺膿瘍　卽肺癰之類。

肺壞疽　亦肺癰之類；但較劇烈耳。

肺臟膨脹不全　卽肺萎縮等。

肺二口蟲病　爲一種寄生蟲之疾病，日本最多發生，且爲其特有。

肺癌　卽肺疽之類。

肋膜炎　與吾國脇痛等相同。

胸氣腫　俗稱氣胸，胸風，及肺胞氣脹等。

胸膿腫　卽胸痛，胸癰等。

胸水腫　爲吾國飲證之類。

食道狹窄　卽噎膈，廢食等。

急性胃加答兒　吾國稱爲傷食等。

慢性胃加答兒　卽古書所謂淡飲，癖囊之類。

胃衰弱症　與吾國脾胃虛衰相同。

胃擴張症　卽胃大之症。

胃圓形潰瘍　卽胃腕癰等。

胃出血　卽吐血也。

胃癌　亦胃癰之一種，古稱脾氣擴泄，或稱飲癖等。

胃下垂症　卽胃變位等。

神經性胃痛	即胃腕痛，胃氣痛，瘕疝，心下絞痛等。
神經性噯氣	即常發噫氣等。
神經性嘔吐	即嘔逆，吐逆等。
神經性消化不良	亦胃虛，脾虛之類。
急性腸加答兒	與吾國泄瀉相同。
慢性腸加答兒	即久泄瀉也。
盲腸炎及蟲樣垂炎	即腸癰之類。
S狀部結腸及周圍炎	同前。
腸潰瘍	同前。
腸癌	同前；但較爲劇烈耳。
腸結核	即腸癆類。吾國俗稱痺腎瀉，五更瀉，雞鳴瀉等。
常習性便秘	即大便秘結，及大便不通等。
下痢	俗稱便瀉，或泄瀉，或大便自利，大便失禁等。
腸閉塞及腸狹窄症	即吐糞，或吐屎等，病中常見之。
腸重疊症	同前。
腸神經痛	即疝氣，疝痛等。

腸出血	即便血，或下血等。
腸歇爾尼亞	與吾國小腸疝氣等相同。
直腸脫	即脫肛也。
痔疾	即痔瘡之類。
直腸瘻	即痔漏也。
直腸癌	即痔癰之類。
肛門皸裂	即肛門裂瘡等。
縧蟲	即寸白蟲之病。
蛔蟲	即蚘蟲，長蟲，食蟲，圓蟲等。
蟯蟲	即白坐蟲，小白蟲，短蟲，線蟲，蠖蟲等。
十二指腸蟲	亦腸中之寄生蟲病。
鬱血肝	即肝血鬱滯等。
充血肝	即肝積血，肝血多證等類。
加答兒性黃疸	俗稱黃病者是。
急性傳染性黃疸	同前，而新醫所稱之懷伊爾氏病，亦係此病。
小兒加答兒性黃疸	即胎黃之類。
肝臟膿瘍	即肝癰之類。

病名	釋義
肝癌	亦肝癰之類，但較劇耳。
肝臟二口蟲病	此爲肝臟中之寄生蟲病。
肝臟包蟲腫	同前。
膽石病	黃病類中包含之。
脾臟充血	卽疝痛症之類。
脾臟肥大	卽瘧母，脾癖，脾積，塊癖等。
腹水	俗稱水膨症，古名脹滿。
急性腹膜炎	卽衝疝，或卒疝之類。
慢性腹膜炎	同前。
腹膜癌	爲水膨之重症；但多續發胃腸癌。
急性心臟內膜炎	卽心痛，胸痛，熱心痛等皆屬之。
慢性心臟內膜炎	同前。
心臟肥大	吾國胸痺症包含之。
心臟擴張	卽心膨大症。
心臟肉質炎	亦胸痛，熱心痛中，包混之。
心臟破裂	吾國眞心痛類包含之。
心囊炎	亦心痛，或熱心痛等包含之。
心囊水腫	吾國胸水症中包含之。
心囊氣腫	卽心包氣腫，心衣氣等。
神經性心悸亢進	卽心跳，心松等。
狹心症	卽眞心痛，或痃癖，卒痛等。
動脈硬化	吾國以血瘤概稱之。
大動脈瘤	同前。
貧血	卽血虛，或血乏等。
萎黃病	俗稱乾血癆等。古名黃胖，綠病，食勞黃疸等。
進行性惡性貧血	亦血虛之類；但較爲劇烈耳。
白血病	卽脾疳之類，爲白血球增多之病。
壞血病	卽牙疳，牙宣，及牙縫出血之類。
敗血病	同前。
血友病	古名易衄病；亦稱血證等。
紫斑病	此爲皮膚及胃腸膜有點狀之溢血，或出血；但不侵犯齒齦。
白塞氏病	此爲血虛脾大之症。
糖尿病	卽消渴之類。
脂肪過多症	卽肥胖病，或色肥，及閃朒等稱。
尿酸性關節炎	俗稱痛風者是。
腺病	卽瘰癧等；而通俗亦稱老鼠瘡等。

病名	說明
尿圓壔	卽尿濁之病。
浮腫	卽水氣病，或水證等。
尿毒症	此卽尿毒入血之病。
急性腎臟炎	吾國腎消之一種；而新醫所稱武雷篤氏病，亦係此病。
慢性腎臟炎	同前。
腎癌	腎石症等包含之。
腎臟包蟲腫	此卽腎臟寄生蟲之病。
腎盂炎	多尿症中包含之。
腎臟水腫	與吾國腎虛等相似。
腎臟結石症	腎石症，及石淋等包含之。
膀胱加答兒	卽便濁等。
膀胱癌	卽膀胱毒癰之類。
膀胱結石	同前。
遺尿症	卽遺溺，或夜尿失禁等。
膀胱痙攣	五淋症中，亦包含之。
膀胱麻痺	卽小便不通等。
安實樽氏病	此爲青銅色皮病，吾國消渴之類，亦包含之。

病名	說明
遺精	卽失精，夢遺等。
陰萎	爲陰莖勃起不能，或勃起缺乏。
三叉神經痛	卽頭痛，牙痛，眼痛等多包含之。
坐骨神經痛	俗稱腰痛等。
頭痛	卽受風頭痛等。
腦腫瘍	卽腦內生瘤等。
腦膿瘍	卽腦內癰等。
腦貧血	卽血虛頭眩等。
腦充血	卽頭痛，或逆上等之類。
腦出血	卽卒中風，卒中，及中風之類。
腦膜炎	卽眞頭痛，及熱病譫妄等。
腦水腫	卽解顱之類。
腦梅毒	俗稱楊梅開窗等。
日射病	卽中熱，中暑，中暍等。
脊髓炎	卽背脊痛等。
脊髓充血	卽裸腿風，酒膵腿症之類。
脊髓出血	卽髓竭病，瘻軟，背脊痛等。
脊髓癆	卽裸腿風，及中風類包含之。
半身麻痺	卽偏枯，偏癱，半身不遂等。

橫截麻痺 即截癱，癱軟，脚軟等。

神經衰弱 即健忘，易怒等症。

歇私的里 即婦人藏躁等。

依卜昆垤里 即心風，心思病。（神經過敏者，最易罹之）

帝答尼 即手抽筋等。

排在獨氏病 古時所謂肝脹，蟹睛，即兩眼球突出之症。

舞蹈病 即顫振，吾國亦包含癇症之類。

癲癇 俗稱羊角瘋，羊癇瘋等。

幼兒急癇 即急驚風等。

振顫麻痺 即癱瘓振動等。

亞台篤設 即手足每起連續動作之病。

痲痺狂 亦癱瘓之類，即每說謊言，或講大話之神經病。

倍里倍里 即脚氣病。

神經麻痺 即麻木，不仁等。

顏面神經麻痺 口眼喎斜包含之；中風中亦有之。

眼筋神經麻痺 即眼珠不動症。

嗅神經麻痺 即失齅等。

味神經麻痺 即風舌强，及謇吃等。

顏面筋痙攣 即口眼喎斜，面喎，喎斜等。

橫隔膜痙攣 即吃逆，逆呃，噦噎等。

指端痙攣 即指痺，及書痙等。

筋肉局部痙攣 即轉筋等。

急性關節僂麻質斯 即白虎風痛，白虎瀝節風等。

慢性關節僂麻質斯 即風溼，中溼，溼痺，及遊走痛，瀝節風等。

筋肉僂麻質斯 即肉痺，筋痺，及肉痛，筋痛等。

佝僂病 即龜胸，龜背等；而新醫又稱英吉利斯病，亦爲此病。

骨質軟化症 即骨軟畸形樣之類。

創傷 即挫，刺，割，銃之外傷。

瘭疽 即指頭焮腫等。

熱性膿瘍 即無名腫毒，及腫瘍之類。

寒性膿瘍 即流注等。

癤瘍 即癤瘡，癤腫等，如臀癰之類。

潰瘍 即潰瘡，及潰爛瘡面之稱。

病名	釋義
狠瘡	卽皮膚結核病。
癰疽	卽發背，頸癰等。
瘑腫	卽翻花瘡等包含之。
淋巴管炎	卽紅絲瘡等。
淋巴腺炎	隨其部位，而定名稱，如鼠蹊淋巴腺發炎，卽俗稱橫痃者是；如耳下淋巴腺發炎，卽俗稱痄腮者是。
皮下蜂窩織炎	卽皮下膿滲潤之症。
筋肉炎	卽筋腫，筋痛等包含之。
靜脈炎	卽紅絲疔類。
靜脈瘤	卽筋瘤之類。
動脈炎	亦稱筋瘤等。
動脈瘤	卽血瘤等包含之。
黏液囊炎	卽腫瘤之類。
關節炎	卽鶴膝風等之類。
骨炎	卽骨痛，風溼，中溼等包含之。
骨膜炎	同前。
骨髓炎	亦胕髓病，骨痛等包含之。
骨壞疽	卽附骨疽等。
膿泡疹	卽膿瘡，臁瘡等。
濕疹	卽膿泡，水泡等。
汗泡疹	俗稱痱子，痱瘡等。
水泡疹	卽黃水瘡等。
疥癬	俗稱疥瘡等。
頭虱	卽髮內生虱等。
衣虱	卽衣被生虱等。
毛虱	卽陰蝨，八脚蟲等。
頑癬	卽鱗甲瘡之類。
鱗屑癬	卽乾癬，牛皮癬等；如發生手掌，又稱鵝掌風等。
頭部鱗屑癬	卽白禿風等。
頭部匐行疹	卽禿瘡等。
陰部匐行疹	卽腎囊風，俗稱繡球風等。
帶狀匐行疹	卽火帶瘡，纏腰丹等。
寄生性匐行疹	亦癬瘡之類。
蕁麻疹	卽癮疹類包含之。
薔薇疹	同前。
糠粃疹	卽蛇皮癬等。

病名	釋義
丘疹	即尖頭疹等。
癦疹	即風癬，癦瘡等。
痤瘡	即粉刺，穀嘴瘡等。
酒齇鼻	即酒糟鼻等。
凍傷	俗稱凍瘡等。
火傷	卽燙瘡等。
紅色苔癬	亦蛇皮癬之類。
癜風	卽白癜風等。
漆毒疹	即漆瘡等。
羅斯	即丹毒，火流，火丹等。
紫斑病	即肌衄，膚血，汗血，黑斑等。
面皰	俗稱粉刺。
夏日斑	俗稱汗斑等。
多汗症	即自汗，手汗，足汗等。
腋臭	即狐臭等。
皸裂	即手足破裂，及裂紋等。
疣贅	即膚疣，肌疣，水疣等。
力士耳	此即耳翼軟骨膜之發炎也。
外聽道炎	即耳瘡，耳疳等。
外聽道出血	卽耳衄也。
中耳炎	卽耳漏，耳痛等。
鼓膜炎	通常稱爲耳痛等，又稱腦裏虛瘍。
內耳炎	同前。
聽覺神經亡失	卽耳聾也。
歐氏管狹窄	卽耳氣不通。
眼瞼濕疹	卽眼皮瘡之類。
眼瞼潰瘍	同前。
眼瞼浮腫	卽眼胞腫等。
眼瞼痙攣	卽風牽喎僻等。
眼瞼麻痺	卽瞧風，侵風，眼胞餘皮等。
瞼緣充血	卽眼邊流血等。
眼瞼緣炎	卽爛弦風等。
睫毛亂生症	卽眼毛亂生或倒插等。
麥粒腫	卽眼丹，針眼等。
淚腺炎	俗稱迎風流淚等。
淚囊炎	卽淚漏，大眦漏等。
結膜充血	卽眼睛紅脹等。
加答兒性結膜炎	卽暴發火眼，及風熱眼之類。

篤拉仿謨　即沙眼之類，俗稱瞼生風粟者是；而新醫又稱顆粒性結膜炎也。

結膜翼狀贅片　即努肉攀睛等。

膿漏性結膜炎　即膿漏眼，淋眼等。

角膜炎　即深根釘翳等。

角膜盤奴斯　即星翳等。

鞏膜炎　即白睛炊衝等。

虹彩炎　亦白眼痛之類。

毛樣體炎　同前。

全眼球炎　即睛腫暴發眼之類。

脈絡膜炎　亦白眼痛之類。

網膜炎　同前。

網膜充血　即血灌瞳人之症。

夜盲症　俗稱雀目眼等。

晝盲症　同前；但發於晝間。

黑內障　即失明之類。

色盲　即不能視色之症。

硝子體溷濁　即眼見飛蚊之類。

綠內障　即青盲之類。

白內障　同前。

姙婦嘔吐　即惡阻等。

妊婦水腫　即胎水病等。

姙婦痙攣　即子癇，子盲等。

陣痛　即分娩時所發之三次疼痛。

產褥熱　即產後病等。

月經失調　即經行不順等。

月經困難　即經行腰痛，腹痛等。

月經過多　即經行過溢等。

無月經　即月經不通等。

乳癌　即乳巖之類。

乳房膿腫　即乳癰，妬乳等。

乳房神經痛　即乳痛等。

乳頭破裂　即乳痏等。

膣脫　即陰挺下脫等類。

膣囊腫　即陰瘡等。

子宮出血　即崩漏，崩中等。

子宮腫瘤　即癥瘕，陰臭等。

子宮潰瘍　即赤白帶下之類。

——終——

本辭典最新藥物配劑及製劑方法之解釋

第一 丁幾劑 Tinctura

丁幾，與吾國藥酒類之製劑，大略相同；如紅花藥酒，亦可稱爲紅花丁幾也。其製造方法，除特別規定，而有製法者外，多採用冷浸方法。卽將應用藥品，銼成粗末，投入適當之容器中，而後注入其水及酒精等之液體，密封，置於冷靜之處；但須常常振盪，約浸至一週，乃至三週後，而濾過之。(遇必要時，加以壓迫濾之。)取其濾液，更置於冷靜之處，俟其渣滓沉底，用濾紙置於玻璃漏斗中，再行濾過。所得濾液，卽爲丁幾。茲舉其數例於左：

(一)虎列剌丁幾 Tinct. Anticholerica

阿片	二·〇
丁香	二·〇
桂皮	二·〇
小荳蔻	二·〇
薑根	五·〇
酒精	七〇·〇
溜水	三〇·〇
薄荷油	二·〇

法先將阿片，丁香等，銼成粗末，投入玻璃容器中，而後注入酒精及溜水等，嚴密封藏；置於冷靜之處，浸至一星期後，濾過之。取其濾液，再加薄荷油，卽成爲褐色之液體。一回十滴乃至三十滴，服用之，爲治虎列剌(卽霍亂)之十滴藥水也。

(二)阿片丁幾 Tinctura Opium

阿片末	一〇·〇
稀酒精	五〇·〇

右混和冷浸，經五日後，壓榨而濾過之，卽成赤褐色之液。其功效與阿片相同，一回極量，一·五，一日極重，五·〇；但亦可外用，爲含嗽，點眼，及灌腸等。

按阿片(Opium)爲罌粟之未熟果，切之，卽流出白色乳狀液，使其乾涸而成暗赤褐色之團塊，通常製成膏類，以供鴉片慢性中毒者之吸食；但亦多爲藥用。其功效之範圍甚廣，雖有鎮痛鎮痙之可能；但少微量，又有與奮之作用。凡由精神興奮所發之疼痛，苦瘙，咳嗽之不眠等，皆有催眠之作用。又於精神病等，有鎮靜之作用，於胃腸等之疝痛，有鎮痛之作用。此外對於痙攣症，呼吸困難，咳嗽，嘔吐，下痢，及一般胃腸出血等，皆有應用之必要。其末，一回以〇·〇〇五——〇·〇一——〇·一爲丸劑，粉劑，錠劑等，而服用之；一日〇·五之極量，一回〇·一五之極量。如過極量，足能致死。

(三)阿片安息香丁幾 Tinctura opium benzoica

阿片末	一〇·〇
安息香	四〇·〇
樟腦	二〇·〇
茴香	一〇·〇
稀酒精	一九二〇·〇

右混和冷浸，經五日後，壓榨而濾過之，即成澄明淡黃褐色之液體。對於氣管加答兒，有鎮咳，及去痰之效。一日與以二十滴，至六十滴，（卽一·〇——三·〇）服用之。

(四)芳香阿片丁幾 Tinctura opium aromaticum

紅花	一〇·〇
桂皮	一〇·〇
丁香	一〇·〇
稀酒精	一五〇·〇

右混和冷浸，經五日後，亦按前法壓榨濾過，取其所得濾液一〇〇·〇，再加以阿片五〇·〇，復冷浸五日，再壓榨而濾過之，卽成暗褐色澄明芳香之液體。其用量，及功效，與阿片丁幾相同。

第二 越幾斯劑 Extractum

越幾斯雖有乾燥及流動之別，但多與吾國二冬膏之類相同。其製劑方法，多用以酒精，或稀酒精，或水與酒精，或水與醋酸，照處方擬定之量，混和其他藥品，仍按丁幾製劑之浸濾，取其浸出濾過之液，而後置於重盪煎上，蒸發其液，至一定度，而得乾燥，或流動之越幾斯也。

(一)華澄茄越幾斯 Ext. Cubebarum

華澄茄粗末	二〇〇·〇
酒精	五〇〇·〇
溜水	五〇〇·〇

法先取華澄茄，加以酒精及水各三〇〇·〇混和，置於攝氏一五——二〇之溫度，時時振盪，浸三日後，而壓榨之。將其剩渣，再加以酒精及水各二〇〇·〇，仍按前法浸製。更將先後所得之濾液，混和置於重湯煎上，蒸發至稍濃爲度，卽爲越幾斯也。

(二)龍膽越幾斯 Ext. Gentianae

龍膽根末	一〇〇·〇
酒精	一〇〇·〇
水	八〇〇·〇

法先取龍膽，加以水五〇〇·〇，冷浸一日，壓榨濾之。再將其剩渣，加以水三〇〇·〇，亦冷浸一日，壓榨濾之。而後將其兩液混和，加溫，蒸發至全量剩三〇〇·〇時，遂加酒精

一〇〇•〇。置於冷靜之處，經二日後，再行蒸發，至濃厚爲度，即爲越幾斯也。

(三)阿片越幾斯 Extractum Opium

阿片 一〇•〇

水 六〇•〇

法取阿片末全量，以一回注水四〇•〇，一回注水二〇•〇，各浸一日後，而濾過之。再將二回所濾之液，混和，而蒸發之，即成爲赤褐色之乾燥越幾斯也。

(四)烏頭越幾斯 Extractum Aconiti.

烏頭根 六〇•〇

酒精 七五〇•〇

水 二五〇•〇

法先取烏頭，冷浸於酒精及水中，仍按其兩浸方法，蒸發而製成之稠厚體也，呈黃褐色，能溶於水。其功效與烏頭相同，一日二三回，以〇•〇〇五——〇•〇一——〇•〇一五爲丸劑，水劑等；又可以其十分之一量，爲軟膏，及擦劑。可外用於僂麻質斯，神經痛之局部等。

第三 浸劑 Infusa

適用於浸劑者，爲植物性之生藥，但多因其有效成分之易溶於水者，或經過長久煮沸，使其揮發性成分之逸出者，而選爲浸劑服用之。其製方法，通常宜將所用之藥物，必須細切，浸入容器中，而注以沸湯，時時振盪之。再置於重湯煎上，經五分時間，使其冷後，而濾過之；其所得之濾液，即爲浸劑也。

(一)遠志浸 Infusum Senegae

遠志根 四•〇

沸水 一〇〇•〇

法先取遠志根切碎，投入浸劑器中，而後加以沸水，時時振盪。再置於重湯煎上，加熱，至五分時，放冷後，而濾過之，即可服用矣。

第四 煎劑 Decocta

煎劑之製法，殆與浸劑相同，不過加熱之時間較長耳！蓋因其有效成分之溶出於水者，比較的困難也；且爲由熱逃逸，或不分解之植物性生藥適應之劑也。其製爲煎劑之時，所用之藥物，則必細切，而注以水，時時振盪之。其熱於重湯煎上之時間，通常以三十分時，至六十分時爲度，更須乘其溫，而壓濾之，即爲煎劑也。

(一)金鷄勒煎 Decoctum Chinae

金鷄勒皮 一五•〇

水 一五〇•〇

法取金鷄勒皮切成均勻粗末，投於煎鍋中，注加冷水，時時攪拌。再置於重湯煎上，加熱，至三十分時，而壓濾之，即得其溶液也。

第五 丸劑 Pilulae

丸劑者，以粉末狀之藥物，與液狀，半液狀，或柔軟黏靭性之物質，密和爲柔軟之塊。以一定之方法，製成小球形，或卵形之丸子也。一個重量，大約由〇•〇五，至〇•二；服用之後，至胃腸管，始能融解。通常製造丸劑軟塊之方法，即以有力之主藥，與適當之賦形藥，同置於乳鉢中，搗和極密。宜先製成細索狀之條，次由此索狀之條，作成丸子。

丸劑在吾國最爲廣用，因科學尚在幼稚時代，缺少化學品之故。其製丸之方法，亦爲手工業，多以手指團成丸劑，或以篩子滾成丸劑。故近來因其形狀大小不等，質量不確，每以丸劑器，而製造之。其法亦極簡單，宜先於平板上，分作丸劑塊，再以長形之板，延轉爲若干索條，置於鐵製之細溝板上，以長形而有細溝之鐵板，壓於其上，則得截取均勻之小塊。更以此小塊，載於轉丸器之扁板上，將圓轉板加輕壓之，然後迴轉，而團圓之，以爲整形之丸子。防其交互黏着，則撒布石松子，或甘草末等。其所製成之丸子數，可就截切丸劑塊之鐵板細溝數計之。

(一)無痛阿片丸 Pilulae anadynae Opiatae

阿片越幾斯	五•〇
甘草根末	五•〇
亞拉毗亞護謨漿	適宜

右混和，按法分製百丸，每夜一丸，服用，爲鎮痛藥。

第六 錠劑 Pastilli

錠劑之起源，初爲清涼，口香劑之一種，取放口中，微舐之，藉唾液之溶化，呼吸間覺有清香涼爽之味，不過爲一種口香糖耳。後來逐漸進步，乃用以爲藥，故近多以乳糖，或白糖爲基礎之賦形藥。有時加少量之亞拉毗亞護謨，爲結合藥，包含種種之藥末者也。常有甘味，頗易融解之。其錠劑之重量，大約一•〇，厚二密迷，至五密迷，爲扁板狀之片。通常製錠劑之法，先取主藥，預定錠劑一個所含之量，及其個數。測其一個，大約可爲一瓦之重，則和以白糖等之賦形藥，更濕以稀酒精，及甘油，而搓揑之，爲適宜軟塊。若結合力不足，則加少量之黏漿，而延展其軟塊於平板上，使爲適當之厚薄。以所謂錠劑截切器，將錠子切而拔之。其至要者，印藥名等於其上也。

(一)矢音錠 Pastilli Aphoaiae

龍腦	一•〇
兒茶	〇•五

甘草　四・〇
薄荷　〇・五

法先將諸藥，研爲細末，以甘油濕潤之，再以亞拉毗亞護謨漿黏着，而後製成錠劑。

第七　散劑 Pulverus

散劑者，即俗稱之藥粉也；爲微細乎均乾燥性藥物之碎粉也。隨其微細之度，有粗末，及細末之分，而處方上之散劑，皆以細末爲主。通常製散劑之法，大抵皆用乳鉢，乳棒搗碎，研磨，與篩過，而製成者也。

(一)健胃散 Pulvis stomachicus

牡蠣末　一〇・〇
菖蒲末　一〇・〇
天南星末　二〇・〇
桂皮末　五・〇
龍膽末　一〇・〇

右混和，研爲細末，用於消化不良，一日二三回，每回五・〇服用。

第八　舐劑 Electuaria

舐劑，乃糊泥狀，或粥狀之混和劑，多由植物粉末，舍利別，蜂蜜，扱爾撒謨，果泥等而製成。此多用於小兒，因其味較甘，而易服之故。其舐劑，在處方上，每舉其一定時日中，可服一定量之主藥。但舍利別，蜂蜜，果泥等之賦形藥量，可任調劑者適宜用之可也。

(一)複方大黃舐劑 Electuarium Rhei. Compositum

大黃末　五・〇
小茴香末　五・〇
甘草末　一〇・〇
旃那末　一〇・〇
白糖　二〇・〇
蜜蜂　適量

右混和，煉成羔狀，即爲舐劑，而食用之。

第九　茶劑 Sepcies

茶劑，爲粗剉植物性之生藥，而煎之，或浸之，加以適當之法，始可取用。其主要目的，則在製成所謂藥茶，故名茶劑。其調製及用量，須特別注意。凡效力峻烈之藥物，不可與以此劑形之處方。因此茶劑，每多授與病者，使病家自行以熱湯浸出，或煎出，而服用之。

(一)鎮咳茶劑 Species bechicae

蜀葵根　四・五
甘草根　四・五
茴香　一・〇

右混和搗碎，爲茶劑，服用之。

(二)神經茶劑 Species nervinae

甘松根　一〇・〇
薄荷葉　一〇・〇

右混和剉截，爲茶劑。

第十 舍利別劑 Syrupus

舍利別，爲俗稱糖漿之譯音也。其製造方法，非常簡單，以白糖投入於水，或芳香水，及酒精之混和溶液中，溶化而成之濃厚液者是也。

(一)芳香舍利別 Syrupus Aromaticus

陳皮	一〇•〇
桂皮	一〇•〇
水	一〇〇•〇
白糖	一五〇•〇

法先將陳皮等，浸於水中，經三日後，而取其濾液，再加以白糖，即成。

(二)單舍利別 Syrupus Simplex

白糖	六五•〇
溜水	三五•〇

右混和溶解之，即成。

(三)遠志舍利別 Syrupus Senegae

遠志根	一〇•〇
稀酒精	一〇•〇
蒸溜水	九〇•〇
白糖	一二〇•〇

法先取遠志根，粉碎之，投於酒精，及水中，置於攝氏十五度，或二十度之溫處，冷浸二日後，壓榨濾之。取其濾液八〇•〇，加入白糖全量，使其溶化之，即成。

第十一 乳劑 Emulsion

乳劑者，乃以水，或水性液，製出不透明之乳狀液劑。使其不溶於水之油性，或樹脂性物質，藉黏漿性結合物之介助，爲顯微鏡的微細之小球形物，以浮游散布於水中者也。故乳劑因此關係，頗似振盪合劑，然經時之後，不分離爲二層，此爲與彼相異之點。通常乳劑分爲溶解藥，乳化藥，及被乳化藥之三種。其溶解之賦形藥者，多爲水，間或爲其浸劑。而被乳化之主藥者，大抵爲脂肪油，如扁桃油，罌粟油，亞麻仁油，蓖麻子油，肝油等。其他爲揮發油，樹脂，護謨樹脂，拔爾撒謨，樟腦，麝香等。而乳化藥，即結合藥，爲麥芽越幾斯，動物性，及植物性蛋白質，乾酪素，亞拉毗亞護謨等。

乳劑在吾國藥物之應用上，範圍最爲狹窄，故記之，以待將來之研究。

第十二 甘油劑 Glycerinum

甘油劑之製造法，甚爲簡單，僅將原料藥品，投入於甘油中，使其溶化，即成。

(一)硼砂甘油 Glycerinum Boraxatum

硼砂	二〇•〇
甘油	八〇•〇

右混和，加熱，溶化，即成。

第十三 酒精劑 Spiritus

酒精劑，亦係原料藥品，或芳香油類，投入酒精中，溶化以製之。

(一)肥皂精 Spiritus Saponatus

椰子油	六〇・〇
石鹼	七〇・〇
酒精	三〇〇・〇
溜水	一七〇・〇

法先取椰子油，投入於瓶中，再加石鹼，酒精，及溜水各二分之一，密封，時時振盪，至全溶化，更加其他二分之一混合，而後濾之，即成。

(二)芥子精 Spiritus Sinapis

芥子油	一・〇
稀酒精	五〇・〇

法將上列二種藥物混合，使其溶化，即成。

第十四　藥酒劑 Elixiria

藥酒劑，即新醫所稱之越里幾矢兒劑也；在吾國藥物製劑上，最為應用。凡配有數種藥物，與芳香性之甘味性質，及含有酒精等而製成之藥劑，即藥酒劑。其製劑方法，與丁幾劑大略相同。而應用之藥物，亦多為植物性之生藥也。

(一)芳香藥酒 Elixir aromatica

陳皮	四〇・〇
桂皮	五・〇
小荳蔻	一〇・〇
茴香	一〇・〇
酒精	一五〇・〇

法將陳皮諸藥，銼成碎末，投入酒精中，浸至十日後，而壓榨濾過之，即成。

第十五　藥露劑 Cordiales

藥露之性狀，與藥酒相類，惟含有酒精之成分較少，而糖分則較多，芳香氣則較烈耳！其製劑之方法，大略如左。

(一)强壯藥露 Cordial tonicum

金鷄勒皮	四・〇
陳皮	四・〇
桂皮	二・〇
蒔蘿	〇・五
丁香	〇・〇一
荳蔻	〇・〇一
酒精	二〇〇・〇
白糖	一〇〇・〇
水	五〇〇・〇

法先將植物生藥，銼成粗末，投入容器中，加酒精浸一日，而後傾出其酒精浸液，將藥品裝入浸出器中，加以輕壓，再注入其傾出之酒精浸之，俟酒精浸出液瀝盡，再將其先後壓出之浸液混和，更加以白糖，及水，使其溶化濾過之，即成。

以上所記載之諸種製劑，為植物性之生藥，直接可能配製；惟對於醫療應用之含嗽，洗滌，以及灌腸等劑，因吾國科學幼稚，化學藥品尚未普及，故亦宜先製成浸劑，或煎劑，而後溶解於水，方可作成諸種水劑。其製劑處方，舉述於左。

(一)貫衆含嗽劑 Collutorii Aspidii folcati.

貫衆 三•〇

水 一〇〇•〇

法將貫衆銼為粗末，投於水中煎之，而後取其濾液，即可作為含嗽料，有消炎，解毒，止血之功，對於汞毒性口腔炎等，皆可用之。

(二)鹿梨洗滌劑 Lotiones Pirus calleryana

鹿梨 五•〇

水 一〇〇•〇

法將鹿梨銼成粗末，按法煎濾，所得液體，可作疥癬洗滌料。

(三)雞腸草洗滌料 Lotiones Trigonotis peduncularis

鷄腸草 五•〇

水 一〇〇•〇

法將鷄腸草切碎，投於煎鍋中，加全量之水煎之；所得煎濾液體，可為手足潰爛，及濕疹等之洗滌料。

(四)楊櫨洗滌液 Lotiones Diervilla

楊櫨 四•〇

水 一〇〇•〇

法如前述，所得煎濾之液體，可為癰疽，瘰癧之洗滌料，有消腫，鎮痛，防腐，解毒之效。

(五)陸英浴劑 Balnea Sambucus

陸英 四〇〇•〇

酒 四〇〇•〇

水 五〇〇〇•〇

法將陸英銼成粗末，投於水中煎之，而後壓取濾液，加以全量之酒，作為足浴湯料，可用於脚氣等，有消腫，鎮痛之功。

(六)牛扁浴劑 Balnea Aconiti lyeoctomi.

牛扁 五〇〇•〇

水 八〇〇〇•〇

法將牛扁切碎，投於水中煎浸之，而後壓取其濾液，以作浴湯，可用於全身濕疹，風疹，汗疹等之皮膚病。

(七)楠浴劑 Balnea Machili Nanmi.

楠木 五〇•〇

水 一〇〇〇•〇

法將楠木投於水中煎浸，而壓濾之，所得液體，可作下肢浴，專治虎列拉性之腓腸筋痙攣，以及脚氣性水腫。

(八)胡麻灌腸劑 Clysmata Sesamum oriental

胡麻子煎(10.0) 二〇〇•〇

樟腦 〇•五

麝香 〇•三

鷄蛋黃 二個

法先將胡麻子煎過，而後取其濾液，再混和其他樟腦等，製成乳樣劑，以作興奮性之灌腸料。

按煎劑或浸劑之處方式，皆按以上胡麻所舉列之方式相同。其胡麻以下之(10.0)量，爲胡麻量；又下之二〇〇•〇量，爲作煎劑時，所用之水量，其他可效倣如是之法。

(九)硼砂罨劑 Epithema Borax

硼砂　八•〇

杏仁煎(20.0)　二〇〇•〇

法先將杏仁作成煎液，而後溶化硼砂，即可用之。(按罨劑之用法，即以布片或綿紗浸漬藥液，貼於皮膚者是；但此法隨其局部之需要，可分爲涼罨及熱罨之二法。)

(十)槲罨劑 Epithema Guercus dentata

槲皮煎(0.0)　一〇〇•〇

右按前法，作成煎液，而後浸漬於棉布，即可用爲罨法，有止血，收斂，殺菌之功能。

(十一)芥子巴布劑 Cataplasmast Semen sinapis

芥子末　三〇•〇

胡麻子末　三〇•〇

法將芥子末等混和，加以熱湯拌攪之，至成濃粥爲度，乘溫之際，用紙包裹之，貼於患處，有引赤，消炎之功效。

(十二)單軟膏 Unguentum Simplex

黃蠟　五〇•〇

胡麻子油　一〇〇•〇

法取黃蠟及胡麻子油，投入蒸發皿器中，置於重湯煎上，加熱溶化之，而後拌攪至冷度爲止，即成軟膏樣之膏劑，可用爲軟膏之基礎料。

(十三)羊躑躅軟膏 Unguentum Hyoscyami.

羊躑躅越幾斯　一〇•〇

甘油　五•〇

單軟膏　八五•〇

右混和製爲軟膏劑，有麻痺，鎮痛之功效。

(十四)莨菪軟膏 Unguentum Scopoliae

莨菪越幾斯　一〇•〇

猪脂　九〇•〇

法先將莨菪越幾斯投於乳鉢中，加水少許，使其溶化之，而後加以豬脂煉合之，即成爲軟膏也。

——終——

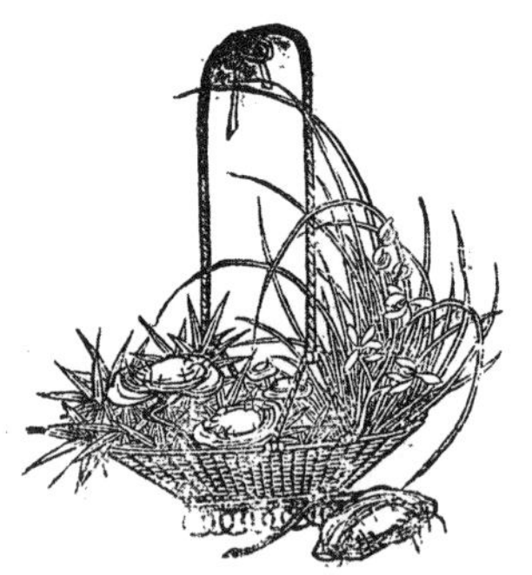

本辭典藥物性質分類索引

第一 強壯藥

第二 健胃藥

第三 瀉下藥

第四 利尿藥

第五　收斂藥

第六 刺戟藥

第七 興奮藥

第八 解熱藥

第九 解毒藥

第十 祛痰藥

第十一 涼清藥

第十二變質藥

第十三通經藥

第十四 催吐藥

第十五 驅蟲藥

第十六 腐蝕藥

第十七 引赤藥

第十八 鎮痛藥

第十九 鎮痙藥

第二十 芳香藥

——終——